LEHRBUCH

DER

CHIRURGISCHEN KRANKENPFLEGE

FÜR PFLEGERINNEN UND OPERATIONSSCHWESTERN

VIERTE AUFLAGE

NEUBEARBEITET VON

PROFESSOR DR. P. JANSSEN

DÜSSELDORF

MIT 306 ABBILDUNGEN

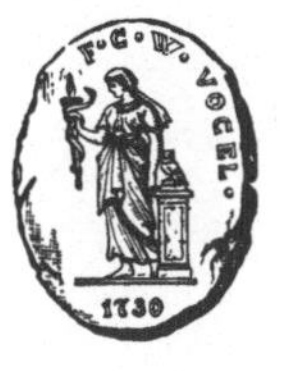

LEIPZIG

VERLAG VON F. C. W. VOGEL

1922

ISBN-13:978-3-642-89899-0 e-ISBN-13:978-3-642-91756-1
DOI: 10.1007/ 978-3-642-91756-1

Softcover reprint of the hardcover 4th edition 1922

VORWORT ZUR ZWEITEN AUFLAGE.

Der Aufforderung des Verlages, das Laanscherr Buch einer neuen Bearbeitung zu unterziehen, bin ich mit großer Freude nachgekommen. Welcher Chirurg sollte auch nicht gern die Arbeit auf sich nehmen, an der Fortbildung unserer Schwestern mitzuarbeiten, mit denen er Freude und Leid in der Arbeit gemeinsam zu tragen hat, auf deren Verständnis und Kenntnissen als Grundlage sich seine operativen Erfolge aufbauen! — Die chirurgische Schwester, vor allem die Operationsschwester ist, viel mehr als auf anderen Gebieten der Medizin, die Mitarbeiterin des Chirurgen. Die Kenntnisse, deren sie zu dieser verständnisvollen Mitarbeit bedarf, kann sie nicht in allgemeinen Pflegekursen sammeln, wie sie zur Ablegung der Staatsprüfung gefordert werden. Bei der Kürze der Zeit und der Ausdehnung des Lehrstoffes können sich jene mit spezialchirurgischen Dingen nur flüchtig beschäftigen: die Lehre vom Bau und den Funktionen des Körpers, die allgemeine Pflege bei Krankheiten steht im Vordergrunde des Unterrichtes.

Ihre Spezialausbildung muß die chirurgische Schwester im Operationssaal, im chirurgischen Krankensaale selbst empfangen, indem sie praktisch von älteren Mitschwestern lernt und sich vom Arzte belehren läßt. Vieles wird ihr dabei zunächst fremd bleiben, in manchem verbietet ihr vielleicht die Bescheidenheit, den Dingen durch Fragen auf den Grund zu gehen.

Das Laansche Buch hat es in vorzüglicher Weise verstanden, den Wissensdrang der Schwester zu befriedigen, die Lust und Liebe zur Sache der chirurgischen Betätigung zutreibt. —

In der vorliegenden neuen Bearbeitung habe ich mich, was Form und Einteilung des Lehrstoffes angeht, durchaus an die bewährte erste Auflage gehalten. Inhaltlich bedurfte manches der Umarbeitung. Der schnelle Fortschritt in der chirurgischen Wissenschaft machte es notwendig, gerade was die Tätigkeit der Operationsschwester angeht, vieles moderner zu gestalten, veraltete Auffassungen aus dem Buche zu entfernen. Unter anderem wurde auch das Kapitel Narkose wesentlich abgeändert. Was die Grundzüge der Aseptik angeht, so bin ich im wesentlichen den Vorschriften gefolgt, welche an der Akademischen chirurgischen Klinik zu Düsseldorf sich bewährt haben. Die Verletzungen des Krieges wurden, soweit der Raum dies gestattete, mehr in die Besprechung hineingezogen.

Die Zahl der Abbildungen wurde in etwa beibehalten, weil gerade in den äußerst instruktiven Bildern der ersten Auflage ein großer Teil des Wertes unseres Buches liegt. Manche Bilder habe ich durch neue, eigene ersetzt, welche mir in klarerer Weise das Wichtigste wiederzugeben schienen.

Im allgemeinen war ich bestrebt, alles das in das Buch hineinzuflechten, was sich mir als wissenswert für die chirurgische Schwester ergeben hat, nachdem ich seit etwa 8 Jahren den chirurgischen Pflegeunterricht an der mit der Akademie für praktische Medizin in Düsseldorf verbundenen Schwesternschule geleitet habe.

Ich hoffe, daß das Lehrbuch der chirurgischen Krankenpflege in seinem neuen Gewande sich des gleichen Wohlwollens seiner Leser erfreuen möge wie seine erste Auflage, zumal in der Zeit des großen Krieges, welcher so viele weiblichen Kräfte in den schönsten Dienst für das Vaterland gestellt hat: die chirurgische Pflege unserer Verwundeten, denen die deutsche Frau in keiner besseren Weise ihren Dank erzeigen kann, als durch hingebende, aufopferungsvolle und gewissenhafte Pflege der fürs Vaterland erlittenen Wunden!

Düsseldorf im Juni 1916.

Professor PETER JANSSEN.

VORWORT ZUR DRITTEN AUFLAGE.

Bei der notwendig gewordenen dritten Auflage des Lehrbuches der chirurgischen Krankenpflege habe ich seinen Inhalt einer neuen Überarbeitung unterzogen. An der allgemeinen Einteilung des Buches wurde festgehalten, doch sind einzelne Abschnitte, z. B. diejenigen über Knochenbrüche und örtliche Betäubung wesentlich erweitert worden. — Ein Teil der Abbildungen wurde durch instruktivere ersetzt, einige neue wurden hinzugefügt.

Ich hoffe, daß die Veränderungen, welche das Lehrbuch bei der neuen Durchsicht erfahren hat, seinen Freundeskreis weiterhin vergrößern werden.

Düsseldorf im Mai 1918.

P. JANSSEN.

VORWORT ZUR VIERTEN AUFLAGE.

Die vierte Auflage des vorliegenden Lehrbuches stellt gleichfalls eine eingehende Überarbeitung desselben dar.

Es wurden dabei alle Neuerungen auf chirurgischem Gebiete, soweit sie für die pflegende Schwester und für die Operationsschwester von Interesse sein können, Rechnung getragen ohne den Zweck des Buches aus dem Auge zu verlieren: der Schwester in knapper Form das Verständnis für diejenigen Handlungen zu eröffnen, mit denen sie das Los ihrer Pflegebefohlenen erträglich gestalten kann.

Düsseldorf im Dezember 1921.

P. JANSSEN.

INHALT.

EINLEITUNG.

Seite

Der Zweck des Buches und die Aufgaben der chirurgischen Schwester . . 1

HAUPTABSCHNITT I.

Wunden.

1. Was sind Wunden? 5
2. Bedeutung der Wunden für den Körper 5
3. Zustandekommen von Wunden 5
4. Verschiedene Arten von Wunden 6
5. Erscheinungen bei Wunden: 7
   a) Quetschungen 7
   b) Schnittwunden 8
   c) Stichwunden 10
   d) Schußwunden 11
   e) Riß- und Quetschwunden 16
   f) Knochenbrüche 18
   g) Verrenkungen 22
   h) Verbrennungen, Erfrierungen, Ätzungen 22
      Vorsichtsmaßregeln, welche von der Schwester zu ergreifen sind . . 25
   i) Wunden infolge von Erkrankungen 25
6. Wundheilung bei
   a) Schnittwunden (Heilung per primam und per secundam) 27
   b) Inneren Quetschungen 31
   c) Riß- und Quetschwunden 31
   d) Knochenbrüchen 33
   e) Verrenkungen 35
   f) Fisteln 37
7. Einflüsse auf den Heilprozeß 38
   a) Einflüsse, welche in der Wunde selbst gelegen sind 38
   b) Einflüsse, welche außerhalb der Wunde gelegen sind 39
   c) Einfluß der Behandlung 39

HAUPTABSCHNITT II.

Infektion.

1. Was ist Infektion? 40
2. Ursache der Infektion 40
   a) Bakterien 40
   b) Schimmelpilze 44
   c) Amöben 45
   d) Parasiten 45

Seite

3. Wie kommt die Infektion zustande? 45
4. Wie verhält sich der Organismus gegenüber der Infektion 46
5. Folgen der Infektion 48
6. Erscheinungen der Infektion 49
7. Formen der Infektion 50
   a) Eiterinfektion 50
      Furunkel 50
      Pusteln und Blasen 50
      Karbunkel 51
      Abszesse und Phlegmonen 51
      Lymphgefäß- und Lymphdrüsenentzündung 52
      Blutvergiftung 52
   b) Spezielle infektiöse Erkrankungen der Wunde 53
      Erysipel 53
      Milzbrand 54
      Tetanus 54
      Gasbrand 56
   c) Andere Infektionen 57
      Lupus, Tuberkulose 57
      Syphilis 58
   d) Schimmelpilzerkrankungen 59
   e) Parasiten 59
      Läuse, Krätzmilben usw. 59
8. Geschwülste, bösartige, gutartige 60
9. Vermeidung der Infektion 61
10. Bekämpfung der Infektion 62

HAUPTABSCHNITT III.

Aseptik und Antiseptik, Desinfektion und Wundbehandlung.

Einleitung 63
Erster Teil: Aseptik, Antiseptik 65
   Körperliche Sauberkeit 66
Zweiter Teil: Desinfektion 69
   I. Desinfektion der Luft 69
   II. Desinfektion der Möbel 70
   III. Desinfektion der Operationswäsche 70
      Operationsanzug, Schleier usw. 71
   IV. Desinfektion der Haut 72
      a) Reinigung der Hände 72
         1. Hilfsmittel beim Waschen 75
            Reines Wasser 75
            Waschschüssel 75
            Seife 78
            Bürste und Loofa 78
            Nagelschere 80
            Handtuch 82
            Äther, Alkohol, Sublimat 82
            Uhr, Sanduhr 83
         2. Wie muß man sich waschen? 84
            (1., 2., 3. Waschung) 85

Seite

3. Dauer der Sterilität der Hände nach dem Waschen 86
4. Handschuhe 86
5. Muß die Hand immer so sorgfältig gereinigt werden? 87

b) Reinigung der Patienten zur Operation 88

V. Reinigung der Wunden 91
a) Wunden, welche von dem Chirurgen gesetzt sind 91
b) Wunden als Folge von Unglücksfällen 91
c) Wunden, die nur per secundam heilen können 92

VI. Reinigung von Verbandzeug 92
a) Aufbewahren von sterilem Verbandzeug 94
b) Vorsichtsmaßregeln beim Gebrauch von sterilem Verbandzeug . . 96

VII. Reinigung von Instrumenten 97
a) Instrumente, welche ausgekocht werden können 98
b) Instrumente, welche nicht ausgekocht werden können 104
c) Instrumente aus Gummi 104
d) Seidenkatheter und Sonden 105
e) Spritzen und Glasinstrumente 106
f) Nahtmaterial: Seide, Katgut usw. 106

VIII. Reinigung von Flüssigkeiten, Flaschen, Korken usw. 108

Dritter Teil: Wundbehandlung 111

I. Erste Hilfe bei Verletzungen 111
a) Blutung 111
Schnellverband 112
Schädelverletzung 113
Gesichtsverletzung 113
Nasenbluten. Sonde nach Bellocq 113
Zahnblutung 114
Halsverletzung 115
Bauchverletzung 115
Gliederverletzung 116
Abschnüren von Gliedern 118
Wie lange darf die Esmarchsche Binde anliegen? 121
Blutleere nach Esmarch 121
b) Wundbehandlung 122
c) Allgemeine Hilfe bei Blutverlust 123
d) Hilfe bei unbedeutenden Verletzungen 123

II. Definitive Hilfe bei Verletzungen 124
a) Blutstillung 124
b) Drainage 125
Dauerbad 127
Saugung nach Bier 127
Stauung nach Bier 128
c) Wundnaht 130
d) Verbände 131
1. Verband zur Wundbehandlung 132
Wundverband 132
Deck- und Schutzverband 133
Schienenverband 133
Kollodiumverband 135

Seite

Feuchter Verband 135
Suspensionsverband 135
Verband bei Verbrennungen 136
Offene Wundbehandlung 136
2. Besondere Arten von Verbänden 137
Gipsverband 137
Streckverband 138
Pflasterverband 139
Salbenverbände 139
Anlegen eines Salbenverbandes 140
Salbenbehandlung am behaarten Teile des Kopfes 141
Schmierkur 142
Krätzekur 142
Leimverband 143
Pulververband 143
3. Anhang: Entfernung von Parasiten und Ungeziefer 144

HAUPTABSCHNITT IV.

Aufgabe der Operationsschwester.

I. Operationssaaleinrichtung 149
II. Vorbereitung des Operationssaales 152
III. Vorbereitung der Patienten 155
IV. Assistieren 157
1. Die Narkoseschwester 158
2. Die Schwester, welche den Kopf usw. des Kranken hält. Narkoselähmung 158
3. Die assistierende und die instrumentierende Schwester 159
4. Die Schwester, welche sich nicht zu desinfizieren braucht 166
V. Narkose 168
A. Örtliche Unempfindlichkeit (Lokalanästhesie) 169
Gefriermethode 169
Infiltrations-, Leitungs-, Lumbalanästhesie 171
Pinselung 172
B. Allgemeine Narkose, Masken usw. 173
C. Vorbereitungen für die allgemeine Narkose 177
D. Die Narkose selbst 178
Kopfhaltung 180
Zählen 180
Tropfen 180
Stadien der Narkose 181
Atmung 182
Husten 183
Puls 183
Gesichtsfarbe 183
Auge und Pupille 184
Kiefer, Zunge 184
Erbrechen 185
Kollaps 187
Künstliche Atmung 188
Ätherrausch 192

Seite
E. Nach der Narkose 192
Atemübungen und Zimmerlüftung 192
Verabreichung von Spritzen 195
Klysmata 197
Subkutane Einspritzung 197
F. Unterstützung der Einatmungsnarkose durch andere narkotische Mittel 199
VI. Instrumente 200
Zum Spalten der Gewebe 201
Zum Auseinanderhalten der Wundränder 203
Zur Blutstillung 203
Zum Festhalten der Gewebsteile 204
Zum Sondieren von Wunden 205
Hohlnadeln und Spritzen 206
Zur Wundnaht 209
Knocheninstrumente 211
Zum Ausbrennen von Geweben 216
Meßinstrumente 217
Spiegelinstrumente 218
Verschiedene andere Instrumente: Zahnzangen, Katheter, Sonden usw. 222
Instrumente, welche nötig sind bei
Eröffnung eines Abszesses 227
Abszeßpunktion 227
Hauttransplantation 227
Verletzungen 227
Operation der eingeklemmten Hernie 228
Amputation 228
Gelenkresektion 228
Operation des Darmverschlusses usw. 228
Trepanation 229
Wie werden Instrumente am besten aufbewahrt? 230
VII. Transport der Patienten 233
a) Die Schwester als Krankenträgerin 233
Transport von Kindern 233
Transport von Erwachsenen 236
Transport von Narkotisierten 238
b) Der Tragstuhl als Transportmittel 239
c) Die Bahre als Transportmittel 239
d) Das Bett als Transportmittel 244

HAUPTABSCHNITT V.

Aufgaben der Stationsschwester.

I. Vorbereitung der Patienten zu allgemeinen Operationen und besonders zu Magen- und Darmoperationen; Körperpflege der Kranken 246
II. Lagerung der Patienten 248
Hochlagerung der Extremitäten bei kleinen Kindern 248
Behandlung von Gips- und Streckverbänden 249
Lagerung schmerzhafter Gelenke 249
Rückenlage 252
Bewußtlose Patienten 253

Seite
Sitzende Haltung 253
Thrombose und Embolie 253
Das chirurgische Bett 254
Decubitus 256
III. Das Verbinden 257
Verbandwagen 257
Vorsichtsmaßregeln zur Vermeidung von Infektionen 258
Festhalten der Patienten bei
Kopf- 262
Arm- 262
Bauch- 264
Unterleibs- 266
Hüftgelenks- 267
Beinaffektionen 268
Umkleiden, Umbetten 268
Schutz des Verbandes 269
IV. Pflege bei gewissen Erkrankungen 269
Kopferkrankungen 270
Halserkrankungen 272
Diphtherie 272
Intubation 273
Tracheotomie 276
Erkrankungen an Brust und Rücken 279
Laparotomie 279
Magen-, Darm-, Urinfisteln 281
Gliedmaßen, Heißluftbehandlung 282
V. Ernährung 283
Gesunde und erkrankte Personen 283
Vor und nach der Narkose 284
Nach verschiedenen Operationen (Mund, Magen-Darmkanal usw.) . . 285
Ernährung durch die Magenfistel 285

HAUPTABSCHNITT VI.

Aufgaben der Gemeindeschwester und der Privatpflegerin.

Improvisationen bei Operationen außerhalb des Krankenhauses 287

Verzeichnis der Abbildungen 290

EINLEITUNG.

Dieses Buch ist bestimmt für die chirurgische Krankenschwester. Es soll nicht eine Einführung in den Pflegerinnenberuf darstellen, sondern es setzt alle diejenigen Kenntnisse in der allgemeinen Krankenpflege voraus, welche die Schwester zur Erlangung der staatlichen Approbation im Examen darzulegen hatte.

Während ihres kurzen Ausbildungsjahres muß die Schwester einen ausgedehnten Lehrstoff sich zu eigen machen, hinzu treten die nicht zu umgehenden Aufregungen ihres bisher ungewohnten Berufs, — und wenn nach abgelegter Prüfung sie das Gelernte überblickt, so wird die gewissenhafte Schwester alsbald herausfinden, daß sie im Grunde nichts anderes als einen Überblick gewonnen hat über das weite Gebiet der Krankenpflege. Sie bemerkt, daß ihr, wenn sie sich nun einem ihr zusagenden Spezialgebiete, etwa der chirurgischen Krankenpflege oder der Tätigkeit im Operationssaale widmen will, vieles fehlt an den Kenntnissen, die der Arzt von einer verständnisvollen Schwester verlangt. Die eigentliche Spezialausbildung der Schwester beginnt erst nach der abgelegten Staatsprüfung. Für diese Weiterbildung soll der chirurgischen Krankenschwester das vorliegende Buch ein Leitfaden sein.

Die Aufgabe der chirurgischen Schwester ist eine schwierige: sie muß eine bei weitem größere Verantwortung auf sich nehmen können, und deshalb eignet sich nicht jede Schwester für die chirurgische Tätigkeit. Sie ist die Assistentin des Chirurgen, und namentlich in ihrer Eigenschaft als Operationsschwester muß sich der Arzt ganz unbedingt auf sie verlassen können. Sie bereitet ihm das Handwerkszeug für seine operativen Eingriffe, und der Erfolg des Chirurgen ist zu einem nicht geringen Teile abhängig von der gewissenhaften Aseptik seiner Operationsschwester. Diese unbedingte Zuverlässigkeit in der Ausführung jeder ärztlichen Anordnung ist deshalb bei der chirurgischen Schwester in gesteigertem Maße zu verlangen, und sie kann nur gedeihen auf dem Boden besonders guter charakterlicher Eigenschaften, die alles andere hintansetzen dem Wunsche, in ehrlicher und treuer gemeinsamer Arbeit mit dem Arzte dem Kranken das Beste zu bieten.

Es gehört zu den Eigentümlichkeiten einer chirurgischen Abteilung, daß nirgendwo mehr Abwechslung in der Art der Erkrankungen vorkommt, wie gerade hier. Aus diesem Grunde muß die chirurgische Schwester durchaus erfahren sein in der Pflege innerlich Kranker. Viele Erkrankungen wie Blinddarmentzündung, Magen- und Darmleiden, eiternde Brustfellentzündung usw. werden nicht selten zunächst als „innere Fälle" behandelt, um nach einer gewissen Zeit der eigentlichen chirurgischen Behandlung zugeführt zu werden.

Oft auch sieht man neben der chirurgischen eine innere Erkrankung auftreten. Solche Fälle machen dem Pflegepersonal unter Umständen große Sorgen, weil die innere und die äußere Erkrankung bei demselben Patienten in der Pflege verschiedene und sich vielleicht widersprechende Anforderungen stellen können. Wie muß z. B. ein alter Mann behandelt werden, der mit einem gebrochenen Bein und außerdem wegen einer Lungenentzündung zu Bett liegt? Das Bein verlangt Massage und Bewegung, während die Lungenentzündung jede auch noch so geringe Anstrengung für den Patienten verbietet. Die Krankenpflegerin muß wissen, daß die Lungenentzündung für den alten Mann direkt lebensgefährlich ist und mehr Aufmerksamkeit erfordert als der Beinbruch, der nur selten den Tod zur Folge hat. Ein Typhuspatient, welcher operiert werden muß, bleibt ein Typhuspatient, der nach der Operation noch sorgfältigerer Pflege bedarf als zuvor. Ein gesunder junger Mann dagegen, welcher wegen einer leichteren, die Konstitution nicht angreifenden Erkrankung operiert wird, hat sicherlich nicht die gleiche peinliche Pflege nötig.

Da das Gebiet der Chirurgie ein sehr ausgedehntes ist, so kann die Schwester sich nur eine allgemeine Vorstellung von den verschiedenen Erkrankungen bilden, wenn auch auf diesem Gebiete bald die Erfahrung ihren Gesichtskreis erweitern wird. Immer wieder aber begegnet sie bei den meisten chirurgischen Erkrankungen den Wunden und Infektionen. Kennt die Schwester die Ursachen und die Erscheinungen der Wunden und hat sie einigermaßen eine Vorstellung von der Wundheilung, so wird sie sich leichter von dem Wundverlauf und dem Zweck der Operationen eine Vorstellung machen können. Sie soll oft beim Verbinden helfen und dann auch wissen, weshalb gerade im vorliegenden Falle auf eine ganz bestimmte Art verfahren wird. Die Ursachen der verschiedenen Infektionen der Wunden und ihre Formen dürfen der Krankenpflegerin nicht fremd sein. Vor allem muß sie genau darüber unterrichtet sein, wie Infektionen verhütet und bekämpft werden. Die Desinfektion, die Aseptik muß sie ebenso gut beherrschen wie der Arzt selbst, zumal wenn sie bei Operationen assistieren soll. Die Behandlung Operierter und Narkotisierter ist ihre tägliche Beschäftigung. Besonders orientiert muß die Krankenpflegerin über die Ernährung Operierter (vor allem nach Magen- und Darmoperationen) sein. Und so gibt es eine Unmenge von Dingen, welche die chirurgische Schwester unbedingt wissen muß, die an dieser Stelle nicht alle genannt werden können, die jedoch später nacheinander besprochen werden sollen.

In der Voraussetzung also, daß die chirurgische Krankenschwester über die allgemeine Krankenpflege und die Pflege innerer Kranker genau unterrichtet ist, daß sie sich über die Anatomie und die Physiologie des Menschen an der Hand ihres allgemeinen Lehrbuches gründliche Kenntnisse erworben hat, wird unser Buch die folgenden Hauptabschnitte behandeln:

die Lehre von den Wunden (Verletzungen),
die Lehre von der Infektion, Desinfektion und Wundbehandlung,
die Aufgaben der Operationsschwester,
die Aufgaben der Stationsschwester (Krankensaalschwester);

außerdem kommen noch einige Bemerkungen für die
Gemeindeschwester und für die
Privatpflegerin hinzu.

Damit ist nicht das gesamte Gebiet der chirurgischen Krankenpflege abgetan. In der ersten Hilfeleistung bei Unglücksfällen und in der Verbandlehre wurde die Schwester gelegentlich ihrer allgemeinen Vorbereitung unterwiesen. Deshalb werden diese Kapitel im vorliegenden Buche ebensowenig behandelt werden wie die Massage. Zur Ausübung der letzteren ist eine Ausbildung in besonderen Kursen unumgänglich notwendig, weil eine fehlerhafte Technik unter Umständen dem Kranken Schaden statt Nutzen bereiten kann. Dagegen wird hier wohl beschrieben werden, wie bei Verletzungen der erste Verband angelegt werden muß, denn dies gehört in das Gebiet der Aseptik und der allgemeinen Wundbehandlung.

Der Abschnitt über chirurgische Sauberkeit ist sehr ausführlich behandelt. Die Krankenpflegerin muß bis zu den Einzelheiten wissen, wie sie sich und das Operationsmaterial zu desinfizieren hat. Sie kann jederzeit plötzlich in eine entsprechende Lage kommen: kein Chirurg aber kann sich auf die Aseptik der Schwester verlassen, welche erst im letzten Augenblick überlegt, wie sie sich zu desinfizieren hat. Trotz des besten Willens würde sie so viele Fehler machen, daß die Operation nicht ohne große Gefahr für den Patienten ausgeführt werden könnte. Möge die ausführliche Auseinandersetzung über die Desinfektion dazu beitragen, daß die Pflegerin sich genau bewußt wird, worin die Wundbehandlung besteht und was sie bezweckt. Mögen die Vorschriften sich so fest dem Gedächtnis der Krankenschwester einprägen, daß sie diese mit Erfolg anzuwenden versteht. Möge keine Schwester vergessen, daß diese Vorschriften wenig nützen, wenn sie nicht in der Praxis ausprobiert werden.

Dem Buche sind möglichst viele Abbildungen beigegeben worden. Eine Abbildung trägt oft leichter zum Verständnis bei als die genaueste, sorgfältigste Beschreibung. Dies kommt ebensosehr in Betracht für verschiedene Krankheitsformen und Instrumentenmodelle wie für die Handgriffe, welche beim Narkotisieren, Verbinden und Transportieren von Kranken notwendig sind. Es bestand die Absicht, die Instrumente nach Möglichkeit entsprechend dem fünften Teile ihrer wirklichen Größe wiederzugeben; hierdurch blieb das gegenseitige Größenverhältnis bewahrt, wenn auch bisweilen die Abbildung des einen oder anderen Instrumentes etwas klein ausfiel. Zahl und Art der Instrumente, wie sie bei den üblichsten Operationen gebraucht werden, geben gleichfalls Photographien wieder. Über den Bau der Instrumente kann sich die Schwester natürlich nur am Original unterrichten.

Während Abbildungen von äußeren Infektionen in relativ größerer Zahl vorhanden sind, wird der Umstand vielleicht Befremden erregen, daß andere vielfach vorkommende chirurgische Erkrankungen nicht beschrieben werden. Dies geschieht aus folgendem Grunde: Die bildlichen Darstellungen der verschiedenen Formen der äußeren Infektionen dienen dazu, der Krankenpflegerin einen Begriff von den ansteckenden Erkrankungen zu geben. Wenn sie derartige Erkrankungen sieht, so soll sie sich ihrer Bedeutung und Tragweite an der Hand jener Abbildungen erinnern. Im übrigen eine Diagnose zu stellen, soll die Pflegerin aus diesem Buche durchaus nicht lernen, denn dies ist Sache des Arztes. Deshalb werden auch weder Darmlähmung, noch eingeklemmte Brüche, noch Bauchfellentzündung, noch Blinddarmentzündung oder andere Krankheitsbilder geschildert, obwohl die Pflegerin täglich mit diesen Erkrankungen in Berührung kommt. Es wird vorausgesetzt, daß die Krankenschwester nicht diese Erkrankungen, wohl aber die Erkrankten pflegt. Für sie bestehen nur Patienten, welche an Erbrechen, Leibschmerz, Verstopfung, Geschwülsten, Ausschlag, Fieber u. a. m. leiden. Der Verfasser befürchtet wohl, daß viele Krankenschwestern vor ihrer Ausbildung mit dieser Auffassung nicht zufrieden sein werden. Ist ihre Ausbildung jedoch vollendet, so werden die Schwestern einsehen, daß auch so ihre Aufgabe höchst schwierig und verantwortungsreich bleiben wird.

Die Krankenpflegerin soll nicht vor dem Umfang unseres Buches zurückschrecken! Es war nicht die Absicht, ein kleines Werk zu verfassen, das für das Examen schnell auswendig gelernt wird. Das Buch soll vor allem nach dem Examen ein vertrauter Freund bleiben!

HAUPTABSCHNITT I.

Die Wunde.

Was ist eine Wunde, welche Bedeutung hat sie für den Organismus, wie kommt sie zustande, welche Krankheitserscheinungen finden sich bei ihr, was fördert den Heilungsprozeß und was hemmt denselben?

1. Was ist eine Wunde?

Unter einer Wunde versteht man in der Regel eine Gewebstrennung der äußeren Bedeckung des Körpers oder der sichtbaren Schleimhäute, welche mehr oder minder klafft und auch zu Gewebsverlust führen kann. Bei äußeren Wunden weicht die Haut auseinander, sie klafft, so daß die darunter liegenden Organe verletzt oder unverletzt sichtbar werden. Bei inneren Wunden braucht die Haut nicht verletzt zu sein, es können jedoch alle anderen Organe in Mitleidenschaft gezogen sein: Muskeln, Knochen, Lungen, Därme u. a. m.

2. Bedeutung einer Wunde für den Organismus.

Das verletzte Gewebe ist in seinen normalen Funktionen gestört. Diese Störung kann unbedeutend sein (Beulen bei Kindern), sie kann aber auch das betreffende Individuum vollständig arbeitsunfähig machen und sogar den Tod zur Folge haben. Eine kleine Handverletzung z. B. kann jemanden völlig arbeitsunfähig machen, wenn er hierdurch den freien Gebrauch seiner Finger verloren hat. Waren Sehnen oder Nerven der Hand durchgeschnitten, so kann diese Hand vollständig untauglich werden. Knochenbrüche machen in der Regel längere Zeit arbeitsunfähig. Ein gebrochenes Bein zwingt meistenteils zur Bettruhe, ein gebrochener Arm ruft leicht den Zustand der Hilflosigkeit hervor. Innere Quetschungen und Verwundungen können direkt lebensgefährlich werden, wenn eine innere Blutung oder Bauchfellentzündung hinzukommt. Eine Verletzung der großen Schlagadern kann zur Verblutung führen.

3. Wie kommen Wunden zustande?

Die Einwirkung irgendeiner Gewalt oder auch Krankheiten können Wunden verursachen. Als Entstehungsursache für die durch Gewalt (Trauma) hervorgebrachten Wunden finden wir bald die Einwirkung einer scharfen Gewalt (Messer usw.), bald die einer stumpfen, vorausgesetzt natürlich, daß diese genügend stark ist. Ein Sturz auf harten Erdboden oder ein solcher aus großer Höhe kann dieselbe Wirkung haben. Der Körper muß dabei mit solch großer Kraft gegen den einwirkenden Gegenstand gedrückt werden oder umgekehrt der einwirkende Gegenstand gegen den Körper, daß der Widerstand des Gewebes, seine natürliche Elastizität, aufgehoben wird. Das Gewebe klafft, und die Wunde ist da. Der Widerstand der verschiedenen Gewebe ist nicht immer der gleiche; die meisten Knochenbrüche z. B. kommen zustande, ohne daß die Haut reißt. Muskeln reißen sehr leicht. Nerven und Sehnen dagegen sind sehr widerstandsfähig, die kleinen Blutgefäße wiederum sehr zart: um eine Blutung im Unterhautzellgewebe hervorzurufen, ist nur eine geringe Gewalteinwirkung notwendig. Die inneren Organe sind meist alle wenig widerstandsfähig, sie liegen glücklicherweise gut geschützt. Das Gehirn verträgt direkte Gewalt überhaupt nicht: es liegt sorgfältig in der knöchernen Schädelhöhle eingeschlossen und schwimmt in Flüssigkeit, durch beides wird die Gewalt eines Stoßes verringert. Es kommen jedoch Gehirnerschütterungen vor, ohne daß Kopfhaut oder Schädeldach auch nur die Spur einer Verletzung zeigen. Dasselbe gilt auch für die anderen inneren Organe. Man kann von einem schweren Lastwagen überfahren werden, ohne daß dies zu äußerlich sichtbaren Verletzungen führt, während die inneren Organe (Leber, Milz, Nieren, Därme) zerrissen sind.

Trotz der verhältnismäßig großen Widerstandsfähigkeit der Haut begegnen wir doch am meisten den Hautwunden. Dies ist eigentlich selbstverständlich, denn die Haut ist dasjenige Organ, welches mit der einwirkenden Gewalt zuerst in Berührung kommt.

Wunden, welche die Folge einer Erkrankung sind, sehen ganz anders aus wie die vorhin besprochenen. Die Krankheit muß zunächst so viel Gewebe zerstören, daß es zu Substanzverlusten des Körpers kommt. Dies ist z. B. der Fall bei allen möglichen Arten von Geschwüren, hauptsächlich bei Tuberkulose, bei Krampfadergeschwüren, bei bösartigen Geschwülsten. Solche Substanzverluste findet man nicht allein an der äußeren Haut, sie kommen auch im Inneren des Organismus vor, z. B. in der Nase, im Mund, Hals, Magen und im Darm. Kein Organ wird von solchen Krankheitsprozessen verschont, weil keins so widerstandsfähig ist, daß sein Gewebe nicht durch eine Erkrankung zerstört werden könnte.

4. Die verschiedenen Arten der Wunden.

Man unterscheidet die Wunden nach den Ursachen, durch welche sie hervorgerufen wurden.

Quetschungen (Kontusionen) werden durch die Einwirkung einer stumpfen Gewalt (Schlag, Stoß, Fall, Verschüttung) hervorgebracht, Schnittwunden durch einen scharfen Gegenstand (Messer,

Säbel, Meißel, Glas), Stichwunden durch einen Dolchstoß, eine Nadel oder ein spitz geformtes Instrument. Schußwunden entstehen durch Handfeuerwaffen oder schweres Geschütz (Granate, Schrapnell, Mine), Quetsch- und Rißwunden können auf die verschiedensten Arten zustande kommen (Fall, Stoß, Schlag, Biß, Explosion usw.), Knochenbrüche und Verrenkungen nehmen eine besondere Stelle ein. Sie werden auch auf verschiedene Weise verursacht, meist durch eine Gewalteinwirkung, bisweilen auch durch eine Knochenerkrankung. Verbrennungen, Erfrierungen, Ätzungen entstehen durch übergroße lokale Hitzeeinwirkung (Wasser, Dampf, Feuer, glühendes Metall, Blitz) oder infolge zu großer Kälte (Eis, Schnee, Wasser) oder durch die Einwirkung chemischer Stoffe (Laugen, Säuren usw.). Geschwüre, Fisteln u. a. m., Folgeerscheinungen von Erkrankungen, werden wohl zu den Wunden, aber nicht zu den Verwundungen gezählt.

5. Erscheinungen von seiten der Wunden.

a) Quetschungen.

Bei einer Quetschung ist das Gewebe über eine gewisse Ausdehnung hin im Inneren zerstört. Alle Organe können dabei in Mitleidenschaft gezogen sein, von der Haut an bis zu den tiefst gelegenen Organen. Selten werden dabei größere Gefäße zerrissen, meist sind es nur die kleinen Gefäße und die Haargefäße (Kapillaren), welche verletzt sind. Die zerrissenen Blut- und Lymphgefäße ergießen ihren flüssigen Inhalt in das zerstörte Gewebe. So kommt es zu einer Anschwellung, welche nach außen hin sichtbar sein und großen Schmerz verursachen kann, vor allem bei Berührung und Druck. Außerdem fühlt die betreffende Stelle sich warm an. Wenn der Bluterguß eine Zeitlang bestanden hat, werden die Gewebsspalten so sehr mit Blut und Lymphe angefüllt, daß kein Tropfen mehr hinzufließen kann. In diesem Augenblick kommt es zum Stillstand der Blutung. Nach einiger Zeit beginnt die ausgetretene Flüssigkeitsmenge zu gerinnen. Teilchen der geronnenen Flüssigkeit verstopfen die zerrissenen kleinen Gefäße, die Gefahr für eine Wiederholung der Blutung ist damit beseitigt, es sei denn, daß eine neue Quetschung jene Gerinnsel lockert. Die schmerzhafte Anschwellung bleibt nicht bestehen, da die ausgetretene Flüssigkeit von den unversehrt gebliebenen Blut- und Lymphgefäßen aufgesaugt wird. Die direkte Folge hiervon ist das allmähliche Abnehmen der Anschwellung und des Schmerzes, der durch den Druck der ausgetretenen Flüssigkeitsmenge auf das umgebende Gewebe (und damit auch auf die Gefühlsnerven) verursacht wurde. Im gesunden Körper steht nur das arterielle Blut unter hohem Drucke. Solange die Arterien nicht krankhaft verändert sind, bleibt das umliegende Gewebe unbehelligt, da die Arterien sehr starke Wandungen besitzen. Wenn das Blut durch einen Riß in der Wand austritt, dann wird es mit dem Druck des Blutstromes in das benachbarte

Gewebe hineingepreßt. Es ist klar, daß dieser Vorgang, mit dem ein Druck auf die Gefühlsnerven verbunden ist, schmerzhaft ist. Wenn der starke Druck aufhört, wie es der Fall ist bei der Resorption der Flüssigkeit, so werden auch die Nerven weniger gedrückt, der Schmerz muß demnach nachlassen. Zugleich wird sich die gequetschte Stelle weniger heiß anfühlen, weil die Blutzufuhr abnimmt und das Gewebe allmählich wieder zur Ruhe kommt. Das Blut, welches in die Gewebe austritt, gibt diesen eine eigenartige Färbung, die Veränderungen eingeht, je nachdem das ausgetretene Blut sich zersetzt. Die benachbarte Hautpartie sieht blaurot aus, wenn die Quetschung dicht unter der Haut liegt. Während der ersten 10—12 auf die Verletzung folgenden Tage kann man nach und nach folgende Farben beobachten: Blaurot bis nahezu Schwarz, Braun, Grün, Gelb. Dann bekommt die Haut wieder ihre ursprüngliche Farbe. Diese Verfärbung kann sich sehr weit ausdehnen: eine Schulterverletzung kann z. B. den ganzen Arm verfärben, besonders auf der Innenseite. Eine Verletzung in der Hüftgegend kann das ganze Bein und die Unterbauchgegend verfärben usw.

Innere Quetschungen zeigen bisweilen lebensgefährliche Erscheinungen. Ihre Beurteilung ist unter Umständen mit großen Schwierigkeiten verknüpft und ist stets dem Arzte zu überlassen. Jedermann kennt die Gefahr, welche von einer Gehirnerschütterung, von einer Lungenzerreißung, von einer Verletzung der Baucheingeweide ausgeht.

b) Schnittwunden.

Der scharfe Gegenstand, welcher eine Schnittwunde setzt, verschont unter Umständen kein einziges in sein Bereich kommendes Organ. Nerven-, Sehnen-, Schlagader-, Lungen-, Herz- und Darmverletzungen werden angetroffen. Oberflächliche Wunden werden in kurzer Zeit und ohne weitere Störung heilen, weil hier sehr wenig Gewebe zerstört wird. Schnittwunden haben glatte Ränder. Hautlappen und Substanzdefekte findet man nur dann, wenn die schneidende Gewalt nicht senkrecht, sondern tangential die Haut traf. Ist es nicht zu einem Gewebsverlust gekommen, so können die Wundränder genau aneinandergelegt werden. Bleiben nun die Wundränder in dieser Lage, so werden sie ohne Störung in einigen Tagen aneinanderwachsen und auf diese Weise die Wunde zur Heilung bringen.

Anders verhält es sich, wenn ganze Gliedabschnitte vom Körper abgetrennt werden, wie man es bei Maschinenverletzungen beobachtet. In allen diesen Fällen ist es die Aufgabe des Arztes zu beurteilen, welche Organe in Mitleidenschaft gezogen sind: Nerven, Sehnen, Gefäße, innere Organe u. a. m.

Das Eigentümliche einer Hautwunde, mag sie groß oder klein, mag viel oder gar nichts von der Haut entfernt sein, besteht darin, daß sie klafft. Dies kommt daher, daß die gesunde Haut immer unter einer gewissen elastischen Spannung steht. Sobald eine Öffnung entsteht, ziehen sich die Hautränder auseinander (Fig. 1). Das darunter liegende Gewebe, welches nicht mehr von der darauf drückenden Haut zurückgehalten wird, quillt nach außen vor. Die Wunde kann stark, wenig oder gar nicht klaffen: dies hängt ab von der Größe, Tiefe und Richtung des Schnittes. Ein Querschnitt in der Gegend des Handgelenks wird viel weniger klaffen als ein anders verlaufender Schnitt (Fig. 2). Das Klaffen betrifft nicht allein die Haut, auch Muskeln, Sehnen und Nerven können daran beteiligt sein. Es kann zu größeren Höhlenbildungen in den Muskeln kommen. Bei einem frischen Schnitt macht es keine große Mühe, die Wundränder sogleich aneinander zu bringen. Versucht man dies einige Tage später, dann hat sich die Haut und unter ihr Muskeln, Sehnen und Nerven so stark zurückgezogen, daß das Schließen der Wunde und das Aneinanderbringen der genannten darunter gelegenen Organe nicht mehr, oder aber nur mit größter Mühe möglich ist. Bei der Wundbehandlung ist dies von Bedeutung.

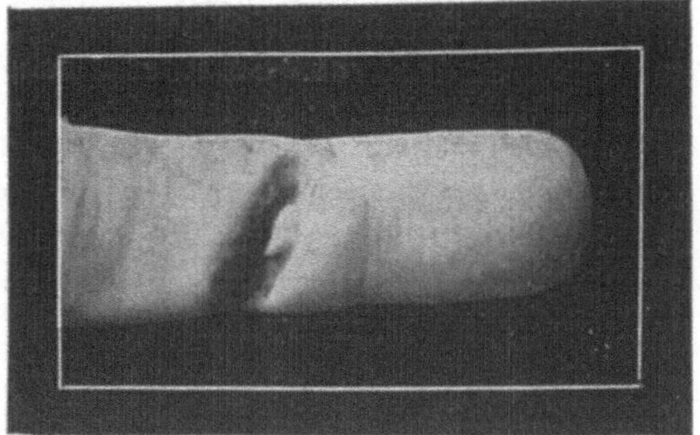

Fig. 1. Schnittwunde (Fingerwunde; das periphere Ende der durchgeschnittenen Sehne ist sichtbar, das zentrale hat sich zurückgezogen).

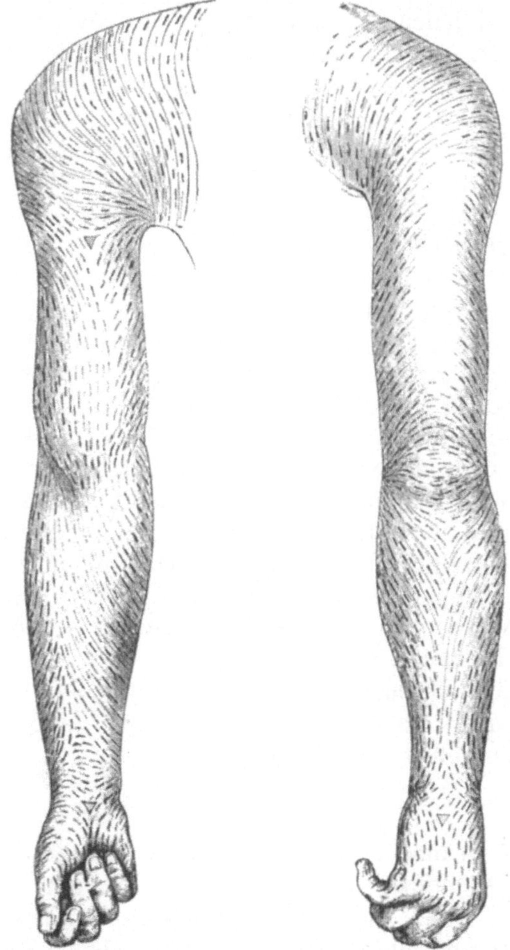

Fig. 2. Abbildung eines Armes (Beuge- und Streckseite). Die punktierten Linien zeigen die Richtung der wesentlichsten Hautfasern an. Eine Wunde, welche in der Richtung dieser Fasern verläuft, klafft weniger als eine in anderer Richtung verlaufende (aus dem Handbuch der Anatomie des Menschen von v. Bardeleben).

Jede Schnittwunde, wie überhaupt jede Wunde, scheidet Flüssigkeit aus: das Wundsekret. Bei einer frischen Wunde besteht dieses Sekret aus Blut und Lymphe: beide quellen aus den angeschnittenen Gefäßen hervor. Hat die Blutung aufgehört und wird die Wunde nicht geschlossen, so scheidet diese doch weiter Sekret aus. Zunächst sieht dieses leicht blutig gefärbt aus, nachher wird es trübe, noch später rahmartig eitrig. Diese Veränderungen werden durch den Heilungsprozeß selbst hervorgerufen.

Sind bei einer Verwundung größere Blutgefäße angeschnitten, so wird das gesamte Krankheitsbild von der Blutung beherrscht. Eine scharf durchgeschnittene oder angeschnittene Arterie klafft und blutet sehr heftig. Mit kräftigem Strahl spritzt das Blut heraus, bei großen Arterien (Pulsschlagader) bis auf einige Meter Entfernung. Bei jedem Pulsschlag wird der Strahl länger, bei jeder Schlagpause kürzer. Dies gibt das Bild einer regelmäßigen (rhythmischen) Blutentleerung, welche der Herztätigkeit entspricht. Die Blutung aus einer Vene hat einen anderen Charakter. Wohl läuft das Blut in einem Strahl aus dem Gefäß, aber dieser Strahl ist kraftlos und zeigt nicht die rythmischen Schläge des Schlagaderblutes. Aus der Färbung des der Wunde entströmenden Blutes zu beurteilen, ob es sich um eine arterielle oder um eine venöse Blutung handelt, ist oft nicht ganz einfach, weil helles arterielles und dunkles venöses Blut hier gemischt ausströmen. Ist die Blutung sehr gering, waren nur sehr kleine Gefäße getroffen, dann scheint die Wunde Blut über der ganzen Oberfläche auszuschwitzen. Diese Blutung steht von selbst. Die durchgeschnittenen Gefäßchen ziehen sich zurück, die Öffnungen verkleinern sich und werden durch Gerinnsel verschlossen. Bei Verletzung größerer Gefäße muß man eingreifen, wenn anders der Getroffene nicht zu viel Blut verlieren soll. Wie dies geschieht wird später besprochen. Ist die Blutung ungefähr zum Stillstand gekommen und ist auch die Lymphsekretion eine geringere geworden, dann hört, wie bereits erwähnt, die Sekretion doch nicht vollständig auf. Bei oberflächlichen und kleinen Wunden kann diese Ausscheidung so gering sein, daß die ablaufende Flüssigkeit direkt gerinnt und eine Kruste bildet, welche die Wunde gänzlich bedeckt. Bei tieferen und klaffenden Wunden ist der Flüssigkeitsstrom hierfür zu stark. Die Wunde sondert so lange Sekret ab, bis sie völlig verheilt ist.

c) Stichwunden.

Während die Schnittwunden bei geringer Tiefe eine große Flächenausdehnung besitzen können, ist das Umgekehrte bei Stichwunden der Fall. Eine sehr kleine Hautwunde kann eine große Tiefe haben. So unschuldig eine derartige kleine Wunde aussehen mag, so gefährlich kann sie sein (Fig. 3). Ein Beispiel soll dies erläutern. — Einem Manne wird bei einer Schlägerei ein schmales Messer in den Leib gestoßen. Die kleine Hautwunde erscheint noch schmäler als die

Breite der Klinge. Es sind jedoch, abgesehen von der ganzen Bauchwand und dem großen Netz, mehrere Darmschlingen völlig durchstoßen. Ohne sofortige operative Hilfe würde dieser Mann sicherlich sterben. — Sehr leicht ist es auch möglich, daß das stechende Instrument — ein Dolch, eine Messerklinge — etwa in den Schädelknochen oder zwischen die Rippen eindringt und nun infolge einer abwehrenden Bewegung des Verletzten im Niveau des Knochens, also unter der Haut so abbricht, daß ein Teil im Körper stecken bleibt. Nur der Arzt vermag bei Revision der Wunde den Fremdkörper zu entdecken. Aus diesem Grunde und vor allem deshalb, weil man nur auf Grund großer Erfahrung abschätzen kann, ob und welche Organe das stechende Instrument in der Tiefe verletzt hat, soll zur Beurteilung solcher Stichverletzung des Schädels oder des Rumpfes stets und sofort der Arzt hinzugerufen werden.

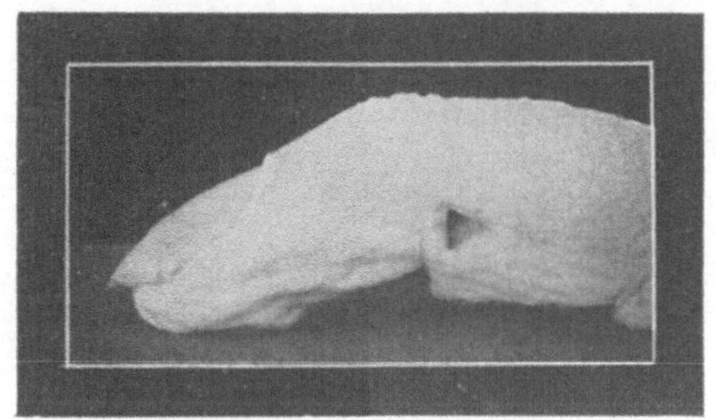

Fig. 3. Stichwunde, hervorgerufen durch einen dreikantigen Dolch.

Im übrigen hat die Stichwunde dieselben Eigenschaften wie die Schnittwunde.

d) Schußwunden.

Bei der Besprechung der Schußverletzungen müssen wir einen Unterschied machen zwischen denjenigen, die uns aus der Friedenszeit bekannt waren, und den Verheerungen im Körper, welche die Kriegsfeuerwaffen anzurichten pflegen.

Im Frieden begegnen wir den Schußverletzungen durch Schrotkörner, Revolverkugeln und Kugeln aus Jagdgewehren. Der Schrotschuß aus naher Entfernung kann ausgedehnte Zerstörungen der Gewebe anrichten, namentlich der Weichteile, da der Knochen gewöhnlich der Durchschlagskraft standhält. Schrotladungen aus größerer Entfernung bleiben gewöhnlich in der Haut oder etwas tiefer stecken (Fig. 4). Revolver- und Gewehrkugelwunden haben übereinstimmenden Charakter. Besitzt die Kugel genügend Durchschlagskraft, so kann sie den Körper durchbohren und das Gewebe, welches sich ihr auf ihrem Wege entgegenstellt, völlig zerstören (Fig. 5). Revolverkugeln haben eine geringere Durchschlagskraft, sie bleiben meist im Körper stecken (Steckschuß). Gewehrkugeln können den Körper durchbohren. Die Öffnung, welche eine Kugel beim Eindringen in die Haut macht, ist nur klein und sieht anders aus wie eine Schnittwunde. Die Ränder sind durch die Quetschung des auftreffenden Geschosses eingedrückt und können bei einem Schuß aus der Nähe durch Pulver verbrannt sein;

sie bluten nicht, weil die Gefäße versengt werden. Was im Körper selbst geschieht, hängt von dem Wege der Kugel ab. Starke Nervenstämme und Schlagadern können durchbohrt, innere Organe können getroffen,

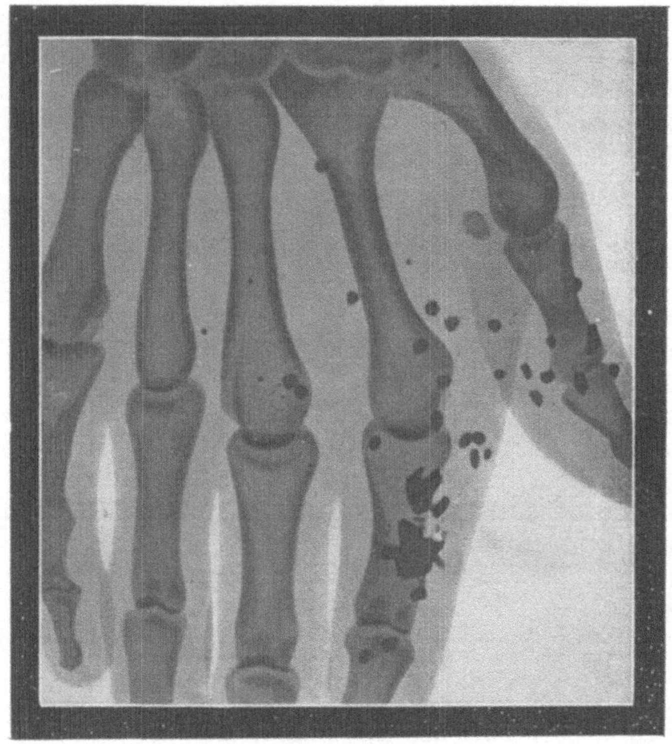

Fig. 4. Schrotschuß in die Hand (Röntgenbild Marwedel-Lehmannsche Atlanten).

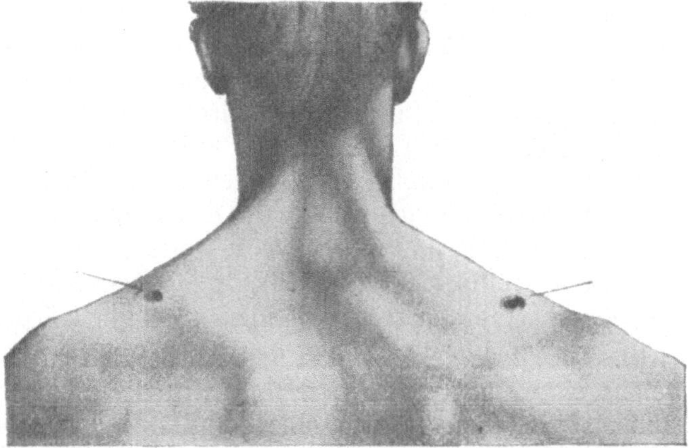

Fig. 5. Gewehrschuß mit Ein- und Ausschußöffnung. Die Einschußöffnung ist glattrandig geblieben, die Ausschußöffnung zeigt zerfetzte Ränder und erscheint größer (Seydel, Kriegschirurgie 1905).

Knochen können zertrümmert werden. Lähmungen, tödliche Blutungen, schwer zu heilende Knochenbrüche können die Folge sein. Mit der Kugel können Teile von Kleidern hineingerissen werden, welche zu heftigen Entzündungen Anlaß geben, denn mit den Kleidern dringen Eiterbakterien in die Wunde ein.

Besitzt die Kugel genügend Kraft, so verläßt sie den Körper an anderer Stelle (Durchschuß). Die hierdurch entstandene Ausschußöffnung sieht ungefähr aus wie die vorhin beschriebene Einschußöffnung, nur ist sie gewöhnlich größer als jene, weil mit dem Geschoß Teile des Körpergewebes hinausgerissen werden: sie ist eine Rißwunde. Man denke aber nicht, daß die gerade Verbindung von Einschuß- und Ausschußöffnung stets den Weg der Kugel anzeige, denn diese wird gelegentlich durch Auftreffen auf Knochen aus ihrer Bahn seitlich abgelenkt. Trifft die Kugel den Körper nur oberflächlich und seitlich, ohne in denselben einzudringen, so nennt man dies Streifschuß. Reißt das Geschoß einen Teil eines Gliedes ganz ab, so spricht man von einem Abschuß des betreffenden Gliedes. Wenn keine wichtigen Organe getroffen werden, dann ist die Schußwunde nicht gefährlich und kann einige Tage später verheilt sein. Am gefährlichsten sind die Schädelverletzungen, weil die Kugel gewöhnlich in den Schädel eindringt, ohne die Kraft zu besitzen, wieder hinauszukommen, sie zerstört die weiche Gehirnsubstanz, ein Umstand, der oft zum Tode führt. Herz- und Lungenverletzungen verlaufen nicht immer tödlich. Bauchschüsse sind sehr gefährlich, weil bei Verletzung der Därme deren Inhalt in die Bauchhöhle austritt und eiterige Bauchfellentzündung verursacht. Die Gefahr eines Kugelschusses liegt in erster Linie in der Zerstörung des Gewebes, nicht in der Tatsache, daß sich im Körper eine Kugel befindet. Früher suchte man sorgfältig nach der Kugel, heutzutage läßt man sie oft ruhig sitzen, weil die durch die Kugel hervorgerufenen Erscheinungen völlig verschwinden können. Schwierig ist es oft, ein in den Körper eingedrungenes Geschoß aufzufinden; wir fanden gelegentlich ein Infanteriegeschoß, welches am rechten Ellbogen eingedrungen war, neben dem After liegen, wohin es durch seine Durchschlagskraft gelangt war (der Mann war in liegender Stellung bei gestrecktem Arm getroffen worden) ohne wichtige Organe verletzt zu haben! Die Röntgenstrahlen sind ein treffliches Hilfsmittel, um die Stelle zu finden, wo die Kugel stecken geblieben ist.

Die im Verlaufe des Krieges fortgeschrittene Technik ermöglicht es heute, durch stereoskopische Röntgenbilder und durch besondere Meßverfahren, den Sitz eines Geschosses auf die Entfernung von Millimetern von der Hautoberfläche genau festzustellen, so daß ohne langes, die Gewebe zerfetzendes Suchen seine Entfernung meist leicht gelingt. Auch unter der Röntgenröhre werden heute oft die Geschoßteile entfernt derart, daß der Chirurg während der Operation den zu suchenden Metallkörper nie aus dem Auge verliert.

Ganz anders ist die Wirkung dei Geschosse, die wir in einem moder-

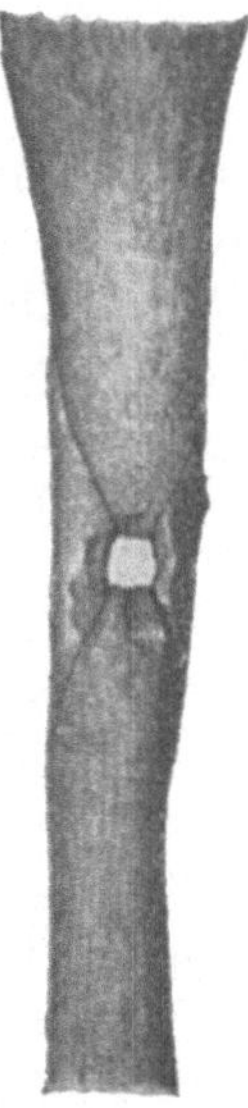

Fig. 6. Schienbein, von einer modernen Gewehrkugel durchbohrt (Helferich, Frakturen und Luxationen. 1901).

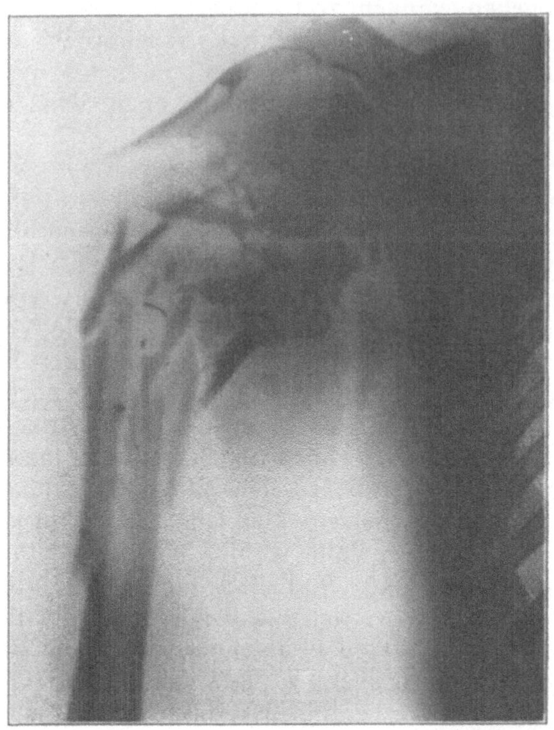

Fig. 7. Splitterung des Knochens durch modernen Infanteriegewehrschuß.

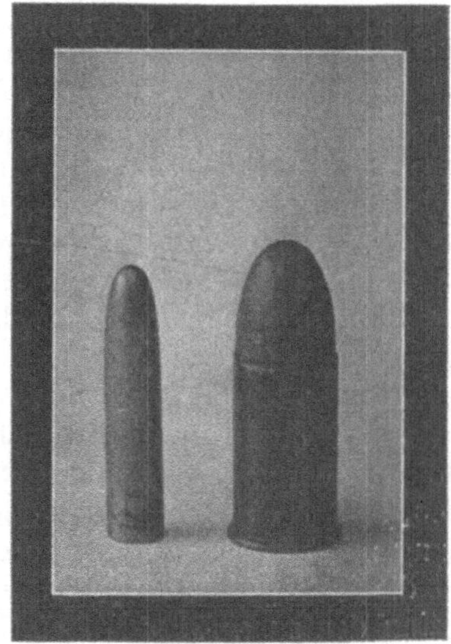

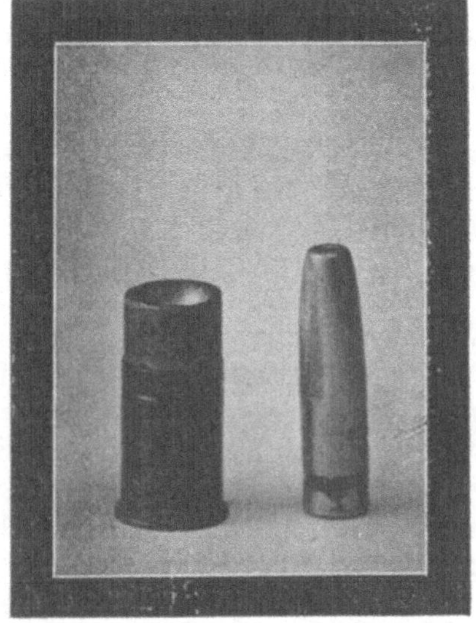

Fig. 8 (links). Moderne Gewehrkugeln (natürl. Größe). Links eine Mauserkugel. Rechts eine Jagdgewehrkugel mit Patrone. — **Fig. 9** (rechts). Dumdumkugeln natürl. Größe.

nen Kriege zur Anwendung kommen sehen. Sie zeichnen sich aus durch eine enorme Durchschlagskraft, der gegenüber auch die Knochen keinen Widerstand entgegenzusetzen vermögen (Fig. 6 u. 7). Sie haben ferner nicht die gewohnten Formen, mit denen sie in die Waffe geladen wurden, sondern sie ändern unter explosiven und anderen Einwirkungen ihre Gestalt. Endlich aber haben die Wunden, welche sie setzen, durchaus nicht den relativ harmlosen Charakter der Friedensschußverletzungen. Die Wunde ist vielmehr in der großen Mehrzahl der Fälle infiziert: das Geschoß trägt den Schmutz des Erdbodens, auf den es aufschlug, den Schmutz der Kleidung und der Haut, die es durchdrang, in die Tiefe des Körpers hinein, und durch die Tätigkeit der Bakterien kommt es in den zerfetzten Körpergeweben zu ausgedehnten Eiterungen, welche oft noch spät den Tod des Verwundeten veranlassen, dem die Schußverletzung als solche das Leben nicht gekostet hatte.

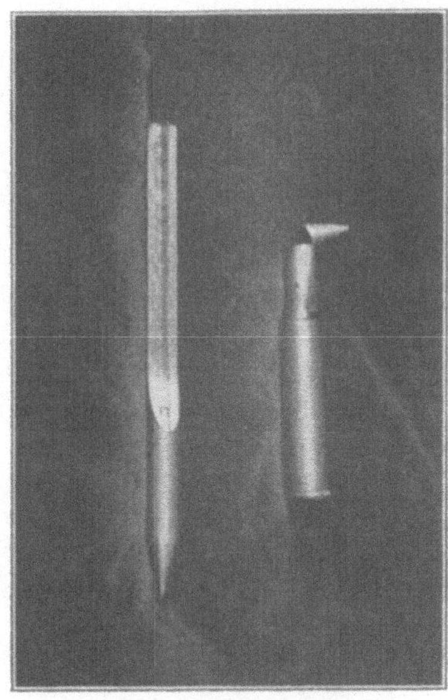

Fig. 10. Englische Dumdumpatrone, Spitze halb abgekniffen und Fliegerpfeil.

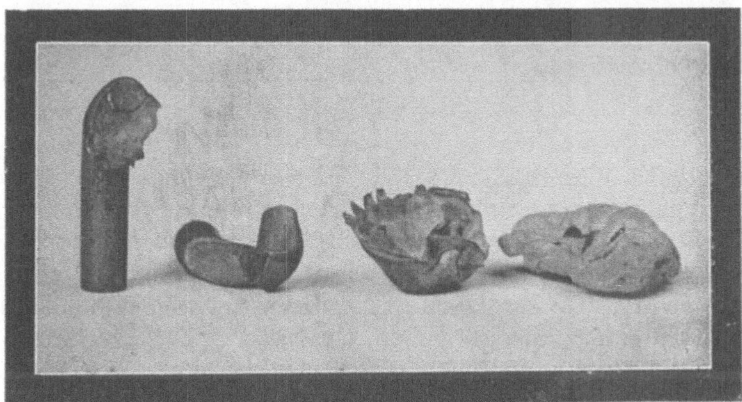

Fig. 11. Deformierte Kugeln (natürl. Größe). Links zwei Mauserkugeln, bei denen der stählerne Mantel eingerissen ist. Rechts eine ganz unförmige bleierne Kugel. Dazwischen ein losgerissener und unförmiger stählerner Mantel.

Das relativ harmloseste ist die runde, glatte Schrapnellkugel, deren Durchschlagskraft eine geringere ist. Sehr viel größer ist diejenige der Gewehrkugel, besonders auf geringere Entfernungen (Fig. 8 u. 9). Die Gewehrkugel kann den Körper glatt durchschlagen, und ihre Verletzung ist dann leicht, wenn sie wichtige Organe auf ihrer Bahn verschont hatte. Sobald sie sich jedoch nach Berührung eines Widerstandes quer stellt („Querschläger"), kann sie in Weichteilen und Knochen ausgedehnte Zerstörungen anrichten. Noch größer sind die Verheerungen der sogenannten Dumdummunition (Fig. 10). Diese wird hergestellt dadurch, daß man den harten Nickelmantel, welcher den weichen Bleikern des Geschosses umhüllt, an einer Stelle öffnet; dringt dann das Geschoß in den Körper ein und schlägt gegen den Knochen, so wird der harte Mantel angehalten und der weiche Bleikern spritzt aus der Öffnung heraus und reißt den Mantel auf, so daß die Körpergewebe in der ganzen Nachbarschaft des Schußkanals zerfetzt werden (Fig. 11). Noch erheblicher sind die Zerstörungen der explosiven Gewehrkugeln, in deren Innerem durch eine „sinnreiche" Einrichtung eine kleine Patrone eingelassen ist, welche im Körper des Verletzten explodiert, oder eine Erfindung unserer Feinde, bei der als

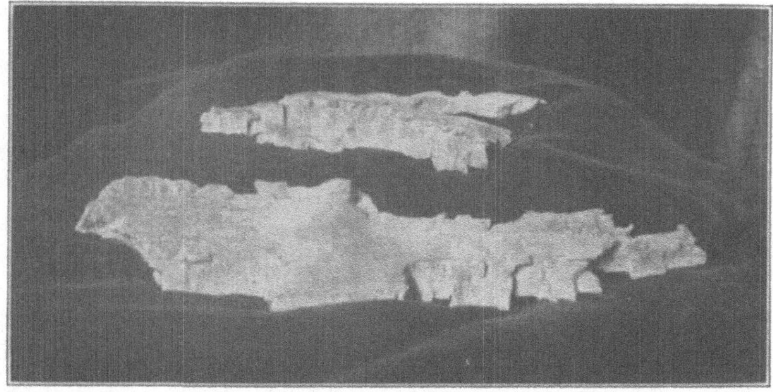

Fig. 12. Granatsplitter.

Geschoß kleine Metallsplitter verwendet wurden, welche in ein Papiergewebe eingepreßt sind und nun beim Auftreffen auf den Knochen nach allen Richtungen hin auseinander geschleudert werden.

Die bei weitem gefährlichsten Verletzungen sind diejenigen durch Bomben-, Minen- und Granatsplitter. Das explodierende Geschoß wird in eine Unmenge großer und kleiner Splitter zerrissen. Diese Eisenteile haben ganz unregelmäßige Form, messerscharfe, sägenartige Kanten und zerschmettern Knochen und Weichteile in gleicher Weise (Fig. 12). Sie können ganze Teile des Körpers abreißen, und die Verletzungen sind sehr oft sofort tödlich. Was die Erscheinungen und den Verlauf dieser Wunden betrifft, so gehören sie zur folgenden Gruppe.

e) Riß- und Quetschwunden.

Die Einwirkung einer größeren stumpfen Gewalt: ein Fall, ein Stockschlag, ein Balkeneinsturz bei Bauten, ein Steinwurf, eine Unvorsichtigkeit bei der Bedienung von Maschinen (Kammräder, Pressen usw.) kann zu Verletzungen führen, welche bisweilen ausgedehnte Zerstörungen anrichten (Fig. 13). Bei Eisenbahnunglücksfällen, Explosionen u. a. m. können ganze Gliedmaßen abgerissen werden. Die Kopfhaut kann vom Kopf gerissen werden, wenn die Haare einer Person z. B. von einer Transmission erfaßt werden (Skalpierung). Meist bleibt die Haut an einer Seite hängen und kann dann wieder zur Anheilung gebracht werden. Merkwürdig ist es, daß bei diesen ausgedehnten Quetschungen sehr oft keine stärkere Blutung eintritt. Selbst bei Abreißen eines ganzen Beines kann die Blutung so gut wie

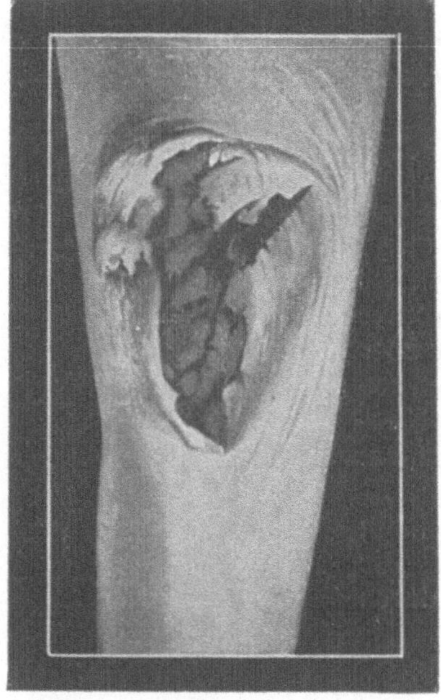

Fig. 13. Schuß in den Unterschenkel (Dumdum).

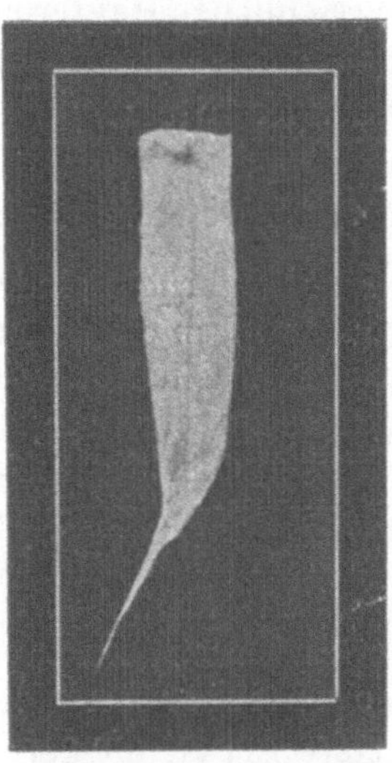

Fig. 14. Abgerissene Schlagader von mittlerer Dicke. Das Ende ist vollständig in eine Spitze ausgezogen, aus welcher nur wenig oder gar kein Blut ausfließen kann.

ganz ausbleiben. Dies erklärt sich auf folgende Weise. Bevor das Bein abreißt werden alle Gewebsteile überaus stark gedehnt. Bei den Gefäßen, deren Wandung aus drei Schichten besteht, reißt zunächst die Innenwand, welche sich dann aufrollt und die Öffnung halb verstopft. Dann reißt der stärkere mittlere Teil, der sich gleichfalls nach innen kräuselt. Zuletzt reißt der Rest der Gefäßwand ab (Fig. 14). Auf diese Weise kann das abgerissene Gefäß wie durch einen Pfropfen verschlossen werden, so daß selbst das unter hohem Druck stehende arterielle Blut nicht ausfließen kann. Wenn dieses für die größten Gefäße gilt, so ist es um so leichter bei den Venen und den kleineren Gefäßen zu verstehen, in denen das Blut unter viel geringerem Drucke fließt. Ähnlich verhält es sich mit jedem Gewebe, welches weggerissen wird, insbesondere auch mit der Haut. Sie wird in dünne, ausgefetzte Lappen zerrissen, denen infolge der Zerreißung der Blutgefäße die Ernährung fehlt. Diese Hautlappen sterben ab, sie werden „nekrotisch“[1]). In den Taschen der zerrissenen Gewebe entfalten durch den Schmutz hineingelangte Bakterien ihre Tätigkeit und es kann zu ausgedehnten Infektionen kommen.

Aus diesen Gründen heilen die Quetsch- und Rißwunden viel langsamer als die Schnittwunden und können dem Körper manche Gefahren bringen.

Auch die Bißwunden sind Quetschwunden. Sie sind fast stets infiziert durch die reichlichen Bakterien der Mundhöhle und heilen daher recht langsam und oft unter sehr bösartiger Eiterung.

f) Knochenbrüche (Frakturen).

Knochenbrüche sind nach außen hin allein sichtbar durch die Veränderung der Form des verletzten Gliedes, wenn der benachbarte Hautteil unversehrt geblieben ist, oder aber es finden sich hier äußere Verletzungen, so daß bisweilen Zacken der gebrochenen Knochen durch die Haut hindurch hervorragen. Im ersten Fall haben wir es mit einem einfachen Bruch, im zweiten Falle mit einem „komplizierten“ Bruch zu tun. Die letztere Art ist die gefährlichere, weil durch

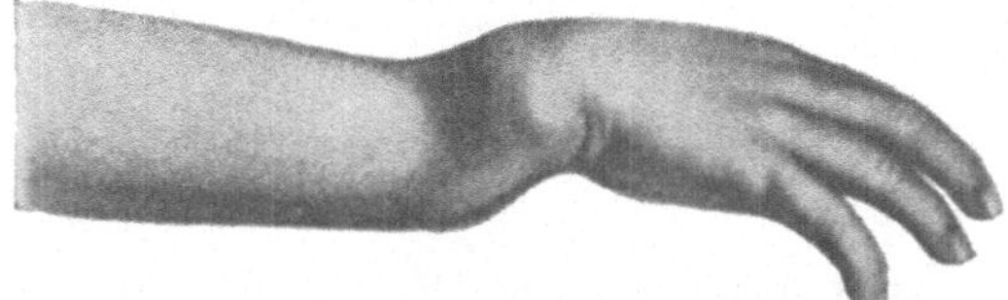

Fig. 15. Bruch am unteren Ende des Unterarmes, an der Abknickung erkennbar (Helferich).

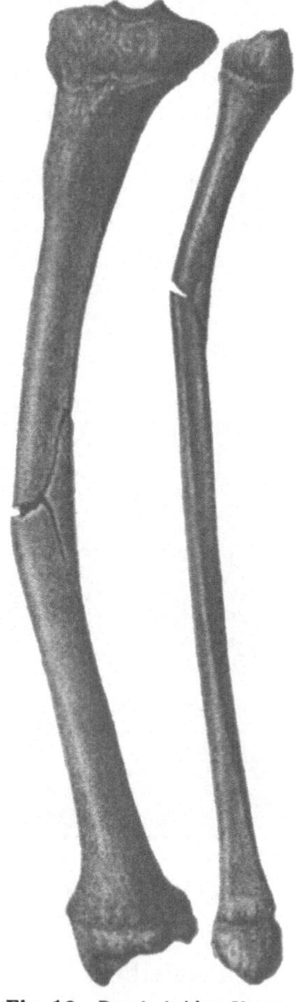

Fig. 16. Bruch beider Unterschenkelknochen (Helferich).

Berührung des Knochens mit der Kleidung oder auch nur mit der Außenfläche der Haut, selbst wenn der Knochen sich sogleich wieder in die Tiefe zurückgezogen hat und die Öffnung in der Haut auch noch so klein war, von außen Bakterien eindringen können, welche eine Infektion hervorrufen. Derartige Infektionen sind sehr gefürchtet. Die Form des Gliedes ist verändert durch die veränderte Stellung der

[1]) Nekrose = Gewebstod.

Knochenbruchstücke und durch den Bluterguß, welcher stets die Verletzung begleitet (Fig. 15). — Knochenbrüche entstehen durch Schlag oder Fall. Trifft der Schlag eine bestimmte Stelle, so wird an dieser Stelle ein Bruch entstehen, wenn der Schlag so stark ist, daß der Knochen über eine gewisse Grenze hinaus abgebogen wird (direkter Knochenbruch). Bei Erwachsenen bricht er gewöhnlich vollständig,

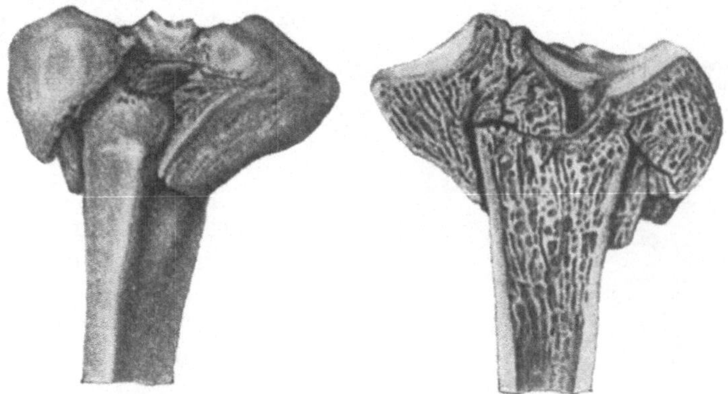

Fig. 17. Oberes Ende eines zusammengedrückten Schienbeins.

bei Kindern kann er wie ein biegsames und zähes Ästchen einknicken (Fig. 16). Bei einem Sturz aus größerer Höhe biegen sich die langen Knochen und können am Scheitel des Bogens brechen (indirekter Knochenbruch). Bei kleinen Knochen und an den Enden der langen Knochen kann durch einen Sturz der Knochen ganz zusammengedrückt werden (Fig. 17). Mit Röntgenstrahlen läßt sich genau feststellen, wie

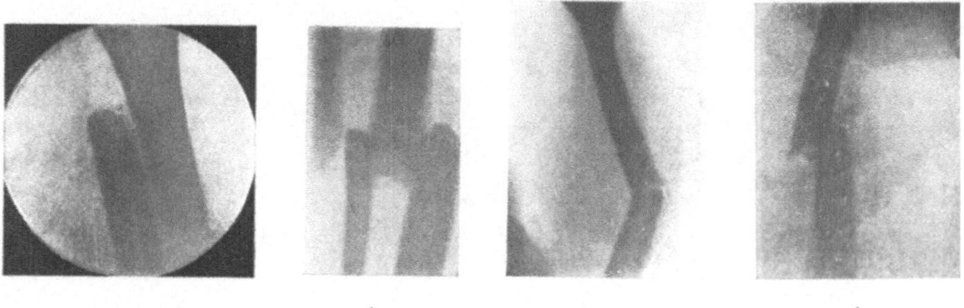

a b c d

Fig. 18. Verschiebung der Knochenbruchstücke im Sinne der Länge, der Seite, der Achse und der Peripherie.

die Bruchstücke eines Knochens zueinander stehen. Gewöhnlich verschieben sich die Bruchenden gegeneinander (Fig. 18). Schon während des Brechens selbst kann es dazu kommen oder aber später dadurch, daß die benachbarten Muskeln sich zusammenziehen und so die Achse des Gliedes an der Bruchstelle abknicken oder die Länge des Gliedes durch Übereinanderschieben der Bruchstücke verkürzen u. dgl. So unterscheidet man beim Knochenbruch ein Abweichen der Knochenachse nach der *Länge* (Verkürzung des Gliedes, Fig. 18a), nach der *Seite* (Nebeneinanderstehen der Bruchstücke, Fig. 18b), nach der *Achse* (Abknickung des Gliedes, Fig. 18c) und nach der *Peripherie* (Verdrehung des unteren Bruchabschnittes gegen den oberen, Fig. 18d). Am Arm und am Bein ist dies meist schon an der äußeren Form zu erkennen. Das gebrochene Glied ist nicht gebrauchsfähig, weil ihm die feste Stütze fehlt.

Auch einfache Sprünge im Knochen — *unvollständige Brüche* — können diese funktionellen Beschwerden machen.

Je nach der einwirkenden Gewalt können die Röhrenknochen glatt *quer* brechen

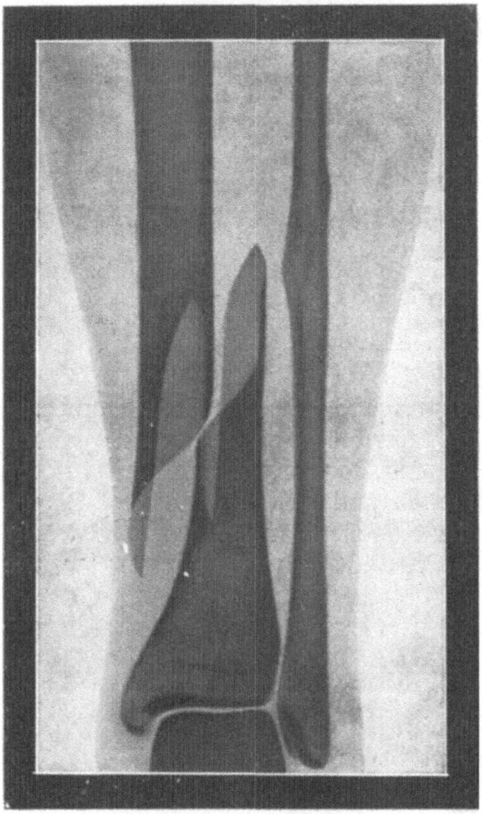

Fig. 19. Gebrochenes Schienbein mit starker Verschiebung (Flötenschnabelbruch) im Röntgenbild (Helferich).

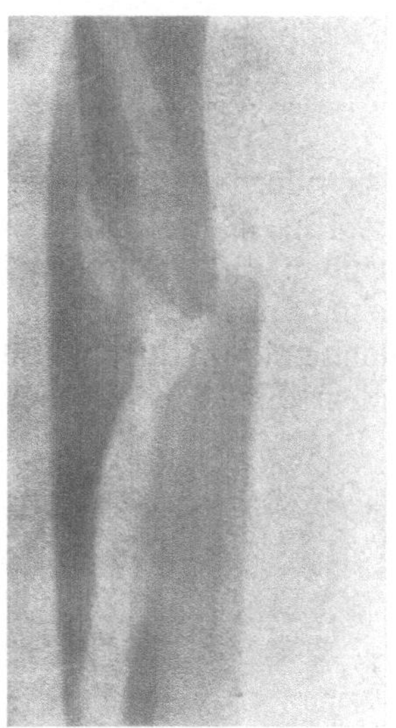

Fig. 20. Drehungs- oder Torsionsbruch.

oder in *leicht schräger* Richtung — dies sind die am wenigsten gefährlichen Frakturen, die am besten zu einer restlosen Heilung führen. Bricht der Knochen sehr schräg, so entsteht der sogenannte „*Flötenschnabelbruch*“ (Fig. 19), d. h. ein Bruch mit sehr scharfen, spitzen Bruchenden, die sich leicht durch die Haut bohren und so den Bruch zu einem „komplizierten“ machen. Sehr ungünstig sind ferner die Drehungs- oder *Torsionsbrüche*. Sie entstehen dadurch z. B., daß, während etwa der Fuß in einem Wagengleise festgehalten wird, der Körper gewaltsam gedreht wird. Bei dieser Drehung des Knochens werden ganze Abschnitte aus seinem Schaft herausgesprengt, und es gelingt nur schwer, sie wieder an ihre Stelle zu bringen (Fig. 20).

Lochbrüche der Knochen wurden bereits bei den Schußverletzungen erwähnt. Wir begegnen ihnen auch bei anderen Gelegenheiten, wenn z. B. der Schädel durch einen Hammerschlag getroffen wurde: Knochensplitter werden dabei in das Gehirn getrieben und können erheblichen Schaden anrichten.

Beim Sturz auf den Schädel kommt es oft zur sogenannten Sternfraktur: von einer Stelle aus verlaufen mehrere Sprünge durch die Schädelknochen weithin über die Schädeldecke und durch die Schädelbasis.

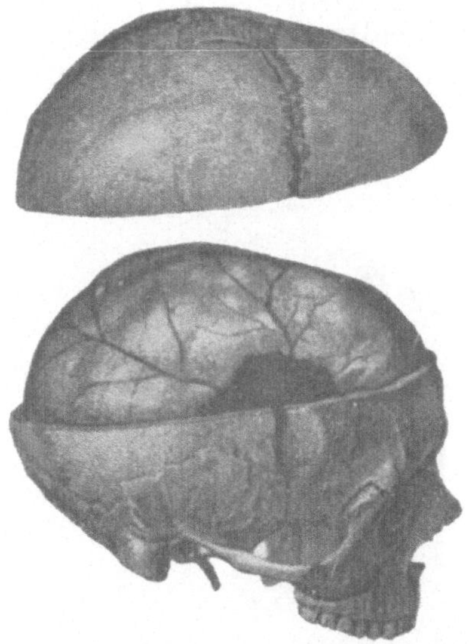

Fig. 21. Schädelbruch (Helferich). Das Schädeldach ist abgehoben, um den Bluterguß zwischen Knochen und Hirnhaut sichtbar zu machen.

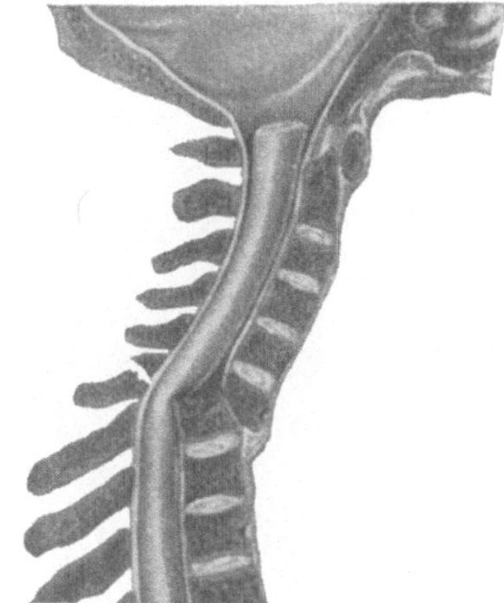

Fig. 22. Wirbelbruch auf dem Durchschnitt. Das untere Bruchstück komprimiert das Rückenmark (Helferich).

Ein Bruch ist gewöhnlich mit großen Schmerzen verbunden, weil mit der Knochenhaut viele kleine Nerven zerrissen werden. Es kommt jedoch bei Kindern und Nervenkranken vor, daß kaum über Schmerz geklagt wird. Einfache Arm- und Beinbrüche sind meist nicht lebensgefährlich. Anders ist es mit den Brüchen des Schädels und der Wirbelsäule. Bei den ersteren kann das Gehirn verletzt und gequetscht werden, was mit stärkeren Blutergüssen innerhalb der Schädelhöhle einhergehen kann (Fig. 21); bei Brüchen der Wirbelsäule kann das Rückenmark gequetscht und verletzt werden: Lähmungen an Armen und Beinen, Blase und Darm können die Folge sein (Fig. 22). Die Getroffenen gesunden erst nach vielen Monaten oder überhaupt nicht. Bei dem Genickbruch kann das verlängerte Mark verletzt werden, so daß Atemstillstand eintreten muß, und dieser hat den sofortigen Tod zur Folge.

g) Verstauchungen (Distorsionen) und Verrenkungen (Luxationen).

Eine Quetschung des Gelenkes mit mehr oder weniger großer Zerreißung der Gelenkkapsel und der Bänder nennt man Verstauchung oder Distorsion. Das Gelenk ist dabei gewöhnlich stark geschwollen durch einen Flüssigkeitserguß in die Gelenkkapsel oder durch Blutung.

Etwas anderes versteht man unter Verrenkung oder Luxation eines Gelenkes. Hier können die Gelenkflächen so gegeneinander verschoben sein, daß sie ganz (komplette L.) oder teilweise (inkomplette L.) nicht mehr aufeinander, sondern nebeneinander liegen (Fig. 23). Dieses ist in der Regel die Folgeerscheinung irgendeiner Gewalt, welche Gelenkkapsel und Gelenkbänder zum Einreißen bringt. Bisweilen entsteht eine Verrenkung sehr langsam bei chronischen Entzündungen wie Gelenktuberkulose, bisweilen auch ist die Verrenkung angeboren (am

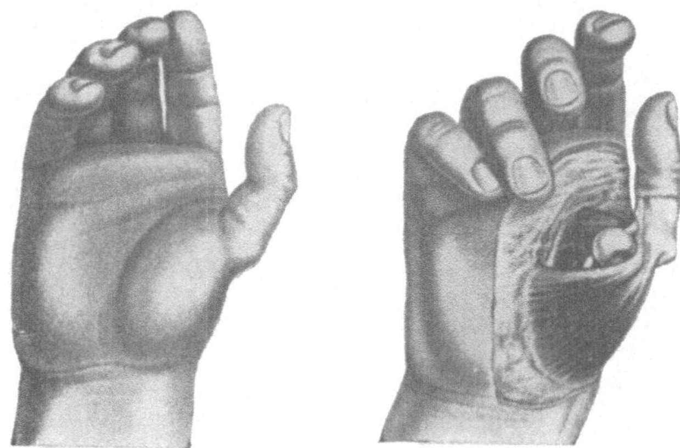

Fig. 23. Verrenkung des Daumens (Helferich). Rechts ist die Haut wegpräpariert, um die Stellung des Daumens zu dem Gelenkköpfchen des Mittelhandknochens sichtbar zu machen.

Hüftgelenk). Am meisten werden Verrenkungen beobachtet an der Schulter, am Ellenbogen und an der Hüfte, weniger oft an Fingern und Füßen, selten an den anderen Gelenken. Auch der Unterkiefer wird ab und zu ausgerenkt als Folge von zu ausgedehntem Gähnen. Das verrenkte Glied ist gar nicht oder nur mit größten Beschwerden zu gebrauchen, weil die Gelenkflächen nicht mehr aufeinander passen. Wird die Verrenkung beseitigt, dann fühlen die Patienten sich sofort erleichtert und können das Glied wieder etwas bewegen. Bei geeigneter Behandlung wird das Gelenk wieder vollständig funktionsfähig.

h) Verbrennungen, Erfrierungen, Ätzungen.

Diese Verletzungen haben große Ähnlichkeit miteinander. Im allgemeinen unterscheidet man drei Grade der Gewebszerstörungen je nach der Intensität der Einwirkung.

Der erste Grad zeigt sich im Auftreten eines schmerzhaften roten Fleckes mit Anschwellung, der bei Verbrennung hochrot, bei Erfrierung bläulich, bei Ätzungen manchmal etwas blasser aussieht. Die Haut verändert sich in dieser Weise überall dort, wo die schädliche Einwirkung stattgefunden hat. Bei Verbrennungen ist dies meist Gesicht, Hände und Füße (Dampf, kochendes Wasser, offene Flamme, glühende Gegenstände). Geraten die Kleider in Brand, dann kann der ganze Körper versengt werden. Erfrierungen zeigen sich meist an Händen und Füßen (Frostbeulen), weniger oft an Nase und an Ohren. Ätzungen kommen gewöhnlich vor an Händen, Gesicht, im Munde und in der Speiseröhre. Ätzungen an Händen und im Gesicht finden wir vielfach in Fabrikbetrieben (konzentrierte Säuren und Laugen).

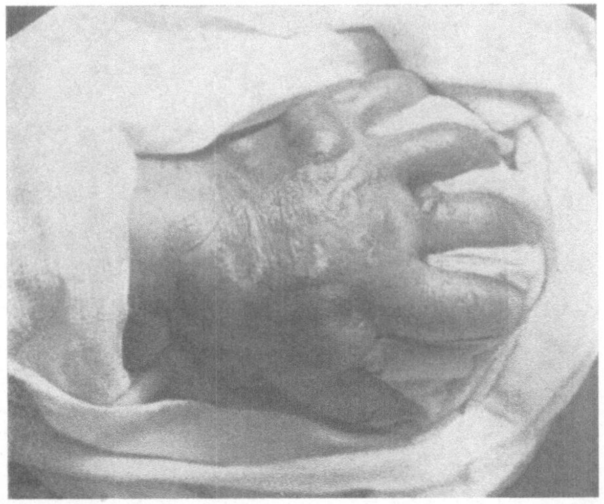

Fig. 24. Verbrennung ersten und zweiten Grades. Die ganze Hand zeigt ausgedehnte Blasenbildung.

Speiseröhreätzungen kommen meist bei Leuten vor, die aus Versehen Lauge, Salzsäure, Schwefelsäure, Lysol oder dergleichen trinken, und bei Selbstmordversuchen.

Der zweite Grad zeigt das Auftreten von Blasen. Die oberflächliche Haut wird abgehoben durch Lymphe, welche sich unter ihr ansammelt (Fig. 24). Diese Blasen können sehr groß werden (wie Hühnereier). Frische Blasen enthalten durchsichtige, hellgelbe Flüssigkeit, ältere Blasen eine trübe Flüssigkeit, welche sogar eitrig und übelriechend werden kann. Das letztere ist dann eine Folge der Bakterieneinwirkung. Wenn die Blasen sich öffnen, was sehr leicht geschehen kann, sei es von selbst oder durch Einschneiden, dann läuft die Flüssigkeit ab und die äußerst empfindliche, rötliche, tieferliegende Hautpartie, welche leicht blutet, liegt frei. Sie ist sehr leicht Infektionen ausgesetzt, deshalb darf man die Eröffnung der Blasen nur mit größter Sauberkeit vornehmen.

Der dritte Grad ist mit dem Absterben des Gewebes verbunden. Bisweilen wird nur die Haut oder die Schleimhaut (Mund) nekrotisch, bisweilen sind auch tiefere Teile bis zu den Knochen in Mitleidenschaft gezogen. Das nekrotische Gewebe kann völlig weiß aussehen oder schwarz (wenn das Gewebe verkohlt ist).

Bei dem ersten und zweiten Grad kann bei geeigneter Behandlung eine volle Wiederherstellung der Haut eintreten. Bei dem dritten Grad ist diese nicht mehr möglich: nach der Heilung bleiben ausgedehnte Narbenbildungen zurück. Verbrennungen in größerer Ausdehnung sind

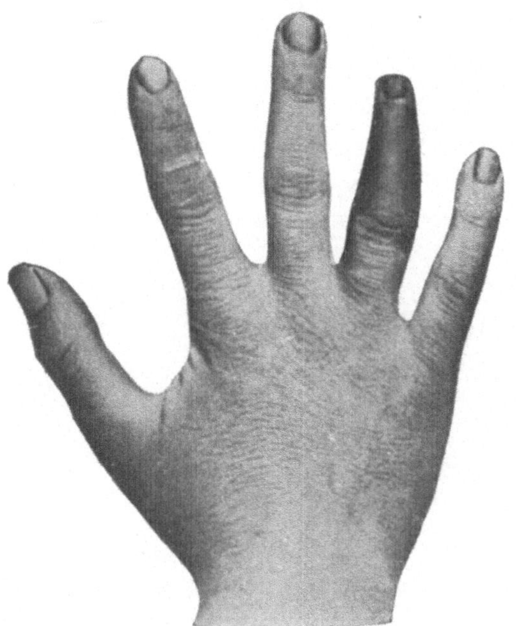

Fig. 25. Ätzung dritten Grades (Karbolgangrän). Der vierte Finger ist abgestorben und eingetrocknet (Marwedel).

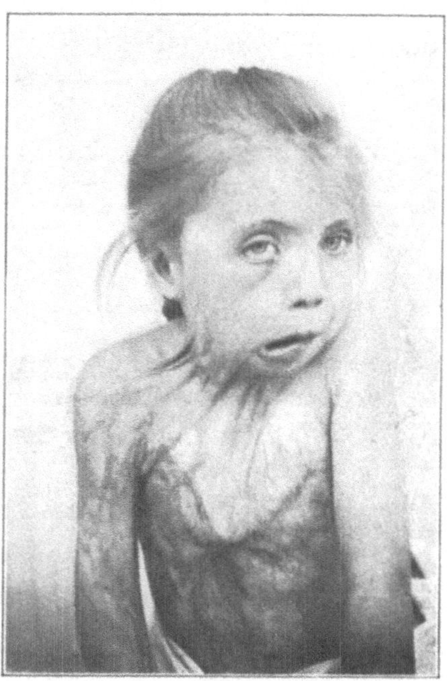

Fig. 26. Narben nach Verbrennung.

lebensgefährlich. Selbst bei einer Verbrennung ersten und zweiten Grades kann der Tod eintreten, wenn mehr als ein Drittel der gesamten Hautoberfläche versengt ist. Die Ursache des Todeseintrittes kennt man noch nicht sicher. Bei dem dritten Grad von Verbrennung, Erfrierung, Ätzung sterben Teile ab, die nach der Abheilung Verstümmelungen zurücklassen (Fehlen von Ohren, Nase, Fingern, Zehen). Ein warnendes Beispiel hierfür ist das Absterben der Finger nach Wundverbänden mit Karbolsäure oder Lysollösung auch ganz geringer Konzentration (Fig. 25). Derartige Verbände sollten deshalb unter keiner Bedingung angewendet werden.

Die Verstümmelungen nach Verbrennungen und Verätzungen dritten Grades können noch größer werden durch die Schrumpfung der gebildeten Narben. Erhebliche Mißgestaltung von Gesicht und Gliedmaßen kann auf diese Weise zustande kommen (Fig. 26). Außergewöhnlich gefährlich sind die Ätzungen der Speiseröhre, da hier durch die Narbenschrumpfung das Durchtreten der Speisen zur Unmöglichkeit wird. Wenn die Verletzten auch zunächst mit dem Leben davonkommen, so kann doch noch nach und nach die Speiseröhre veröden, so daß der Hungertod eintritt, wenn es nicht gelingt, die Nahrung auf einem neuen, operativ geschaffenen Wege einzuführen.

Es darf nicht vorkommen, daß Verbrennungen usw. auf das Verschulden der Krankenschwester zurückzuführen sind. Wärmekrüge geben ab und zu Anlaß zu solchen Unglücksfällen: sie werden mit kochendem Wasser gefüllt und gelegentlich zu nahe an narkotisierte oder aus anderem Grunde bewußtlose Patienten herangebracht. Wenn die Wärmflaschen nun nicht genügend oder überhaupt nicht mit Wolle oder dergleichen umkleidet sind, so können sehr ernste Verbrennungen entstehen, welche für die Patienten, aber auch für die Schwester äußerst unangenehm sein können. Große Vorsicht erfordert das Baden der Patienten und vor allem das Dauerbad. Die Temperatur muß stets mit dem Thermometer festgestellt werden, nie darf die Pflegerin sich auf ihr Gefühl bei dieser Bestimmung verlassen.

Durch die Unvorsichtigkeit der Krankenpflegerinnen ist es auch schon dadurch zu Ätzungen gekommen, daß sie sich nicht vor der Anwendung über den Grad der Konzentration ätzender Flüssigkeiten vergewisserten. Wenn die Krankenpflegerin derartige Mittel verdünnen muß, wie es bei Karbol, Lysol, Sublimat usw. nötig ist, dann soll sie genau Obacht geben, daß sie die richtige Menge nimmt, um auf diese Weise die verhängnisvollen Folgen eines Irrtums zu vermeiden.

i) Wunden als Folgen von Erkrankungen.

Wenn sich an einer Stelle des Körpers Krankheitsherde bilden, so können diese die direkte Ursache für das Entstehen von Wunden werden. Derartige Wunden haben nichts mit denen zu tun, welche wie die bisher besprochenen Formen die Folge einer Gewalteinwirkung sind. Eine Gewalt kann jedoch hier wohl eine Verschlimmerung herbeiführen. Dies ist z. B. der Fall, wenn durch einen geringfügigen Stoß eine durch Entzündung wenig widerstandsfähig gewordene Stelle der Haut eingerissen wird (bei reifen Abzessen usw.). Hier soll nur die Rede sein von nach außen hin sichtbaren Hautveränderungen. Sie gehen von der Haut selbst oder von den darunter gelegenen Teilen aus. Hautinfektionen, Tuberkulose und bösartige Geschwülste, einerlei wo diese ihren Ausgangspunkt nehmen, sind zumeist die Ursache dieser Art Wunden. In dem Abschnitt über Infektion werden die verschiedenen Formen näher besprochen werden.

Wie bei den bereits beschriebenen Wunden mit Hautdefekten kommt es auch hier zu Eiterungen. Die Wunden scheiden ein Sekret aus, welches bald eitrig, bald blutig oder wässerig ist und welches oft sehr unangenehm riecht. Die Haut in der Umgebung dieser Wunden ist oft miterkrankt. Die Ursache hierfür ist teils in der Erkrankung selbst zu suchen, teils in dem ätzenden Sekret, welches beständig über die der Wunde benachbarte Haut hinwegfließt. Einen Typus dieser wunden Hautflächen stellen die Beingeschwüre (Ulcus cruris, Fig. 27) dar, deren Behandlung durch Verbände der Krankenschwester vielfach obliegt. Sie kommen überaus oft vor bei älteren Personen und solchen mit Venenerkrankungen. Zum großen Teil sind es Frauen, die daran leiden, besonders nach Schwangerschaften, dann Personen, deren Beruf lange dauerndes Stehen mit sich bringt. Die Beinvenen halten dies nicht aus, das Blut staut sich in ihnen, sie erkranken, entzünden sich und durch die Zirkulationsstörungen entstehen die offenen Beingeschwüre. Die Heilung dieser Geschwüre dauert gewöhnlich länger als die Geduld des Kranken und so entstehen stets wieder neue Geschwüre oder alte brechen von neuem auf. Die Heilung ist deshalb eine so schwierige, weil durch die Venenerkrankung die Blutversorgung gestört ist und weil die durch lange Dauer der Erkrankung erschöpften Zellen nicht mehr genügend Granulationsgewebe bilden können.

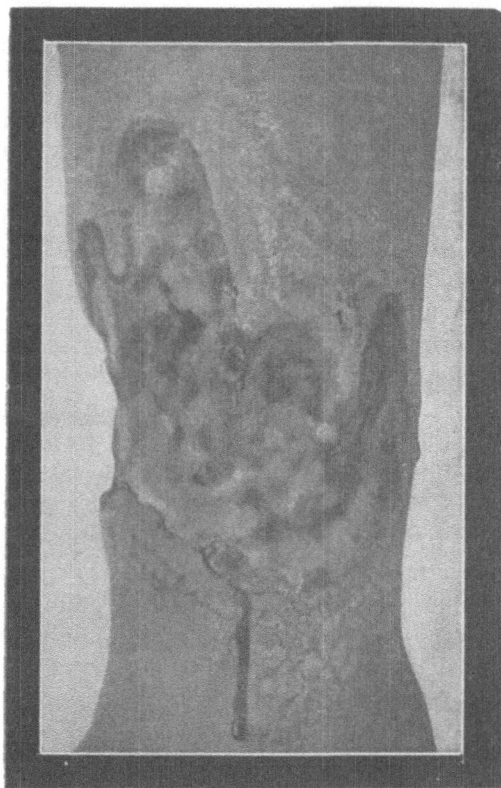

Fig. 27. Beingeschwür bei Varicen.

6. Wundheilung.

Nicht die Kunst des Arztes allein heilt eine Wunde, sodern die Lebenskraft der Körperzellen, welche bis zum Tode bestehen bleibt, ist es, welche die Heilung ermöglicht. Beim jungen Kind ist diese Lebenskraft am größten, beim Greis am schwächsten. Auch bei jüngeren Personen kommt es vor, daß die Lebenskraft sehr herabgesetzt wird, z. B. wenn der Körper durch chronische Leiden, lange Eiterungen, Zuckerkrankheit, Syphilis u. a. m. erschöpft ist.

a) Schnittwunden.

Wenn in einer Wunde die Blutung gestillt ist (von selbst oder mit Kunsthilfe), und wenn die Wundränder etwa durch die Naht

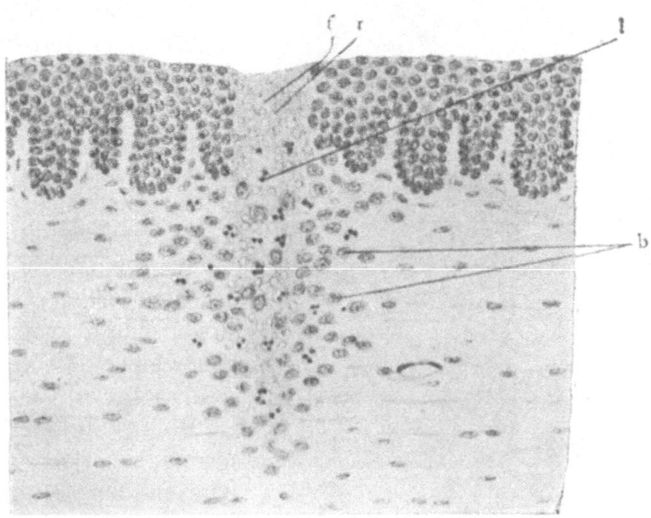

Fig. 28. Durchschnitt durch die Haut, die Heilung per primam vorstellend. Der Schnitt geht durch die Epidermis bis in die Lederhaut. Die Wunde ist verklebt mit geronnener Lymphe (*f*), welche mit roten (*r*) und weißen (*l*) Blutkörperchen vermischt ist. Vom Rande aus werden neue Körperzellen (*b*) gebildet (Marwedel).

aneinandergelegt werden und in dieser Lage verharren, so verkleben dieselben durch die aus den Blut- und Lymphgefäßen austretenden Gewebssäfte von selbst miteinander. Es ist gerade so, als ob die beiden Wundhälften mit einem Klebstoff aneinander geklebt würden. Sobald die Wunde „verklebt“ ist, hört die Sekretion auf und die Verklebung festigt sich. Die auf diese Weise gewissermaßen durch ein Bindemittel zusammengeklebten Gewebszellen wachsen direkt aneinander, und sobald dieser Prozeß vollendet ist, ist die Wunde verheilt. Dieser Vorgang wird primäre Wundheilung oder Sanatio per primam intentionem genannt (Fig. 28). Nach der Heilung entsteht eine Narbe (cicatrix), welche so schmal sein kann, daß sie kaum sicht-

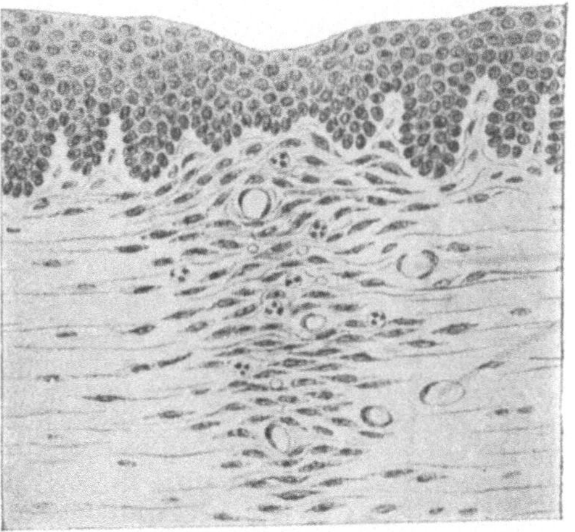

Fig. 29. Die Wunde in Fig. 28 ist per primam geheilt. An Stelle der „Klebmasse“ ist die Narbe getreten, welche aus jungem Bindegewebe mit vielen kleinen Blutgefäßen besteht, die später großenteils verschwinden. Die erst rote Narbe wird dann weiß (Marwedel).

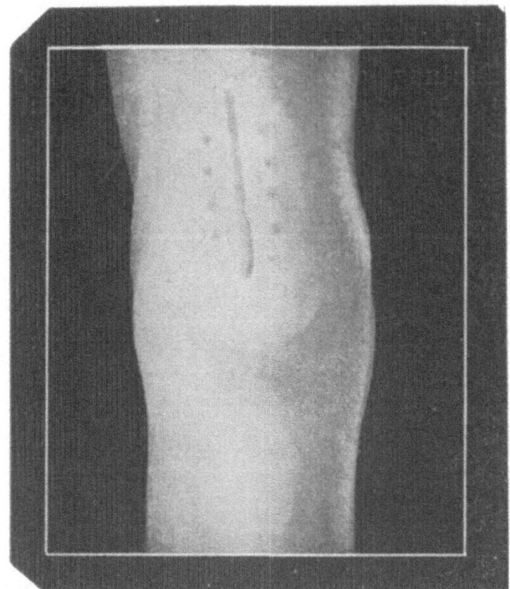

Fig. 30. Narbe oberhalb des Knies, per primam geheilt. Die doppelte Reihe von Punkten neben der Narbe deuten noch die Stelle der Seidennähte an. Die Beinoperation fand drei Monate vorher statt. Die jetzt noch rote und dicke Narbe wird nach einiger Zeit weniger sichtbar.

bar ist („strichförmig") und nur noch die Stelle andeutet, wo sich einst die Wunde befand (Fig. 29 u. 30). Durch Dehnung kann solch eine Narbe nach einiger Zeit breiter werden. Im Anfang ist sie hellrot gefärbt, allmählich wird sie völlig weiß, weil sie weniger Gefäße enthält als die gesunde Haut. Bisweilen wächst sich die Narbe zu einem dicken roten und harten Strang aus, der sehr schwer dauernd zu entfernen ist, weil er sich immer wieder von neuem bildet (Keloid).

Wenn die Heilung nicht so ideal verläuft, wenn ein Klaffen der Wunde bestehen bleibt, etwa nach einer Eiterung, welche das Schließen der Wunde verbot, oder einem

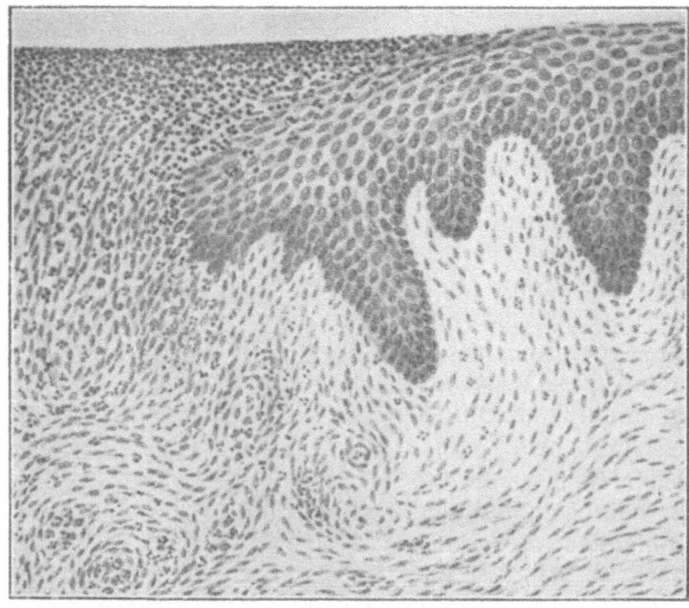

Fig. 31. Durchschnitt durch eine Hautwunde. Die Verklebung der Wundränder ist nicht so wie in Fig. 28 zustande gekommen. Der Defekt ist mit jungem Bindegewebe ausgefüllt. Die Wundoberfläche wird noch gebildet durch (eiternde) Granulationen (Marwedel).

Substanzdefekt, d. h. wenn die einzelnen Teile nicht verkleben konnten, so ist der Heilungsprozeß ein ganz anderer. Dieser erfolgt dann per secundam intentionem = sekundäre Wundheilung (Fig. 31). Bereits recht schnell beginnen die oberflächlich gelegenen Zellen der Haut, angeschnittene Blutgefäße, Lymphgefäße, Bindegewebszellen zu sprossen. Diese neuen Zellen bilden am Grunde der Wunde Fleischwärzchen (Granulationen), die ein ganz anderes Aussehen haben als das Gewebe, von dem sie ausgehen. Sie stellen kleine, pilzförmige Erhebungen dar, die frisch rot aussehen und anfangs ein wässerig-blutiges, später ein mehr eitriges Sekret ausscheiden. Das Sekret ist mit Zellen vermischt, besonders mit weißen Blutkörperchen. Diese Sekretion ist sehr günstig für den Heilungsprozeß, weil Verunreinigungen, welche von außen eindringen können, durch dieses Wundsekret weggespült und unschädlich gemacht werden. Die alten Ärzte nannten diese Absonderung den „guten und lobenswerten Eiter"! Es findet so lange eine Granulationsbildung statt, bis die ganze Wundhöhle ausgefüllt ist. Bisweilen granuliert diese noch weiter, so daß sich die Granulationen über die umgebende Haut hinaus erheben, es kommt dann zur Bildung des sogenannten „wilden Fleisches". Dieses bildet eine Störung im Verlauf der Heilung, da mit der Anfüllung der Wundhöhle durch Granulationsgewebe der Heilungsprozeß noch nicht abgeschlossen ist. Es muß sich noch ein Hautüberzug über die Wunde bilden. Dieser Hautüberzug entsteht vom Rande der Wunde her dadurch, daß die sprossende Epidermis sich allmählich nach dem Zentrum der Wunde über die Granulationen hinwegschiebt. Wenn nun „wildes" Fleisch vorhanden ist, so muß es beseitigt werden, denn sonst kann die Haut nicht darüber hinwegwachsen. Dieses „wilde" Fleisch bildet sich bei tieferen Wunden, welche längere Zeit eitern und bei sehr großen Wunden. Bei lang eiternden Wunden wird die sich neu bildende Epidermis immer wieder durch das Sekret entfernt, so daß es zu einer weiteren Granulationsbildung kommen kann. Bei großen Wunden ist der Defekt zu groß, als daß die Haut ihn ganz bedecken könnte, so daß auch hier beständig Granulation stattfindet. Erst wenn die Epidermis die Granulationen bedeckt, können diese nicht mehr weiter wuchern, weil die Haut auf sie drückt.

Auch das Umgekehrte kann eintreten, daß sich die Granulationen nicht genügend bilden, z. B. bei alten Beingeschwüren. Hier ist die Ernährung des Bettes der Granulationen infolge schlechter Blutversorgung keine genügende, so daß das Granulationsgewebe keine Lebenskraft besitzt, um weiter zu wachsen und die Wundhöhle ausfüllen zu können.

Wenn die Granulationen älter werden, werden sie in Bindegewebe umgwandelt und schrumpfen zusammen. Für den Heilungsprozeß ist dies ein Vorteil, weil die Granulationen die Haut mit sich ziehen. Hierdurch wird die Wunde kleiner. Ist die Wunde groß (Beingeschwüre, Verbrennungen usw.), dann kann sich die Haut infolge der Narbenbildung nach außen ziehen und der Heilungsprozeß wird erschwert: das junge Hautgewebe schrumpft gleichfalls und zieht sich wieder zurück. Fehlt z. B. die Haut einer Fingerkuppe, dann wird die sich neubildende Haut zwar stets trachten, nach der Kuppe hinzuwachsen, aber durch den narbigen Schrumpfungsprozeß wird die Haut fortwährend zurückgezogen und der Heilungsprozeß wird sehr verzögert. Inzwischen wuchern die Granulationen auf der Kuppe sehr heftig, weil hier der Druck der Haut fehlt. Hat die Haut einmal die Kuppe erreicht, dann schrumpft die Haut von allen Seiten zusammen und die Wunde ist bald geschlossen. Es ist die Aufgabe des Arztes, diesen Heilungsprozeß zu fördern. Er wird übermäßiges Wuchern von Granulationsgewebe zu verhindern bestrebt sein und andererseits geringe Granulationsbildungen zu fördern suchen. Die Bildung der neuen Hautbedeckung

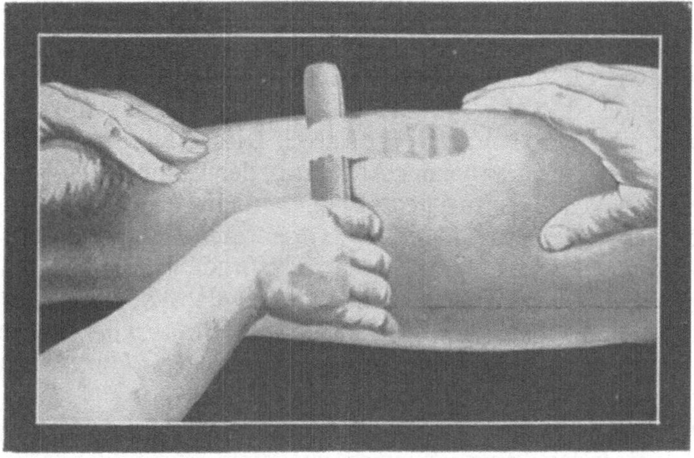

Fig. 32. Die losgelöste Haut wird auf die zu bedeckende Wunde ausgebreitet und festgedrückt. Die Gewebssäfte bringen eine Verklebung zustande. Die Stelle, wo die Haut abgetrennt wurde, heilt in einigen Tagen ab (Marwedel).

wird er zu beschleunigen, störenden Narbenzug zu vermeiden trachten. Erfolgt auf diese Weise keine Heilung, so bleibt immer noch die Möglichkeit, Haut von anderen Stellen des Körpers auf die Wunde zu überpflanzen (transplantieren).

Es geschieht dies dadurch, daß man von einer anderen Stelle des Körpers ein dünnes Stückchen Epidermis mit dem Rasiermesser flach abtrennt (Fig. 32) und dasselbe auf die mit frischen roten Granulationen bedeckte Wunde bringt. Durch sanften Druck angelegt, verbindet sich das Hautstückchen in wenigen Stunden mit der Unterlage. Zwar sind diese Verwachsungen nach 1—2 Tagen noch schwach, so daß geringe Gewalt genügt, um sie wieder abzureißen, wird jedoch alles durch geeignete Verbände gut geschützt, so können die Verwachsungen nach mehreren Tagen so stark werden, daß die neue Haut nicht mehr entfernt werden kann. Man nennt diese Überpflanzung von Epidermisstücken Transplantation nach Thiersen. Auch größere, alle Hautschichten bis auf das Unterhautzellgewebe in sich begreifende Hautstücke können in geeigneter Weise mit Erfolg überpflanzt werden (Cutislappen).

Die Narben, welche nach der sekundären Wundheilung entstehen, sind, der Größe des Defektes entsprechend, meist breit. Sie sind zart, weil die Epidermis keine normale Lederhaut als Unterlage hat, und sie sind deshalb leicht verletzlich, namentlich in der ersten Zeit nach Schluß der großen Wunde, weil ihre Blutversorgung aus der Tiefe noch keine regelrechte ist.

b) Innere Quetschungen.

Die Heilung innerer Quetschwunden erfolgt auf dieselbe Art, nur mit dem Unterschied, daß hier keine Wunde mit Haut bedeckt zu werden braucht, weil es sich stets um geschlossene Höhlen handelt. Diese mit Blut und Lymphe angefüllten Höhlen werden kleiner, weil das Wundsekret von den benachbarten Gefäßen aufgesaugt wird, weil die Wandungen wie bei einer gewöhnlichen Wunde Granulationen bilden, welche die Höhle anfüllen und sie infolge der späteren narbigen Schrumpfung sehr bald verkleinern. Mit Beendigung des Schrumpfungsprozesses ist die Heilung vollendet: es entstand eine Narbe in der Tiefe, die noch lange Zeit hindurch bei späteren Operationen sichtbar werden kann.

c) Riß- und Quetschwunden.

Bei den Riß- und Quetschwunden verläuft der Heilungsprozeß anders wie bei den Wunden mit scharfen Schnitträndern, von denen vorher die Rede war. Das gequetschte Gewebe ist nur teilweise lebensfähig geblieben und ist wegen seiner ungenügenden Ernährung nicht imstande, sofort Granulationsgewebe zu bilden. Das abgestorbene Gewebe steht dem Heilungsprozeß im Wege, so daß die Heilung „per primam“ ausgeschlossen ist, es muß erst entfernt werden, dann kann das darunter liegende gesunde Gewebe zur Heilung beitragen.

Gleich nach der Verletzung setzt der Heilungsprozeß ein. Der lebensfähige Teil wird Granulationsgewebe bilden, der nicht mehr lebensfähige stirbt ab, nachdem er sich scharf gegen das gesunde Gewebe abgesetzt hatte (Demarkationslinie), er trocknet ein, wird schwarz und mumifiziert, oder verfällt unter der Wirkung von Bakterien dem feuchten Brand (Gangrän). Einige Zeit später löst sich das abgestorbene Gewebe los. Unter ihm tritt gesundes Granulationsgewebe zutage, welches sich bereits vorher gebildet hat. Nunmehr handelt es sich um eine gewöhnliche sekundäre Wundheilung. Die Wundhöhle wird mit Granulationsgewebe angefüllt und mit der neugebildeten Haut bedeckt. — Das Abstoßen von abgestorbenem Gewebe kann schnell beendet sein, kann aber auch recht lange dauern. Abgestorbene Haut stößt sich nach einigen Tagen ab. Die Wunde hat sich dann „gesäubert". Sehnen, Bindegewebs- und Knochenhautlappen brauchen einige Wochen zur Abstoßung. Ist der Knochen abgestorben, dann kann der Abstoßungsprozeß monatelang dauern (Fig. 33). Von Bedeutung ist natürlich auch der Umstand, ob es sich um ein kleines oder großes Knochenstück handelt. Liegt der nekrotische Herd an der Oberfläche des Knochens, so kann er leicht entfernt werden. Anders verhält es sich, wenn das abgestorbene Knochenstück sich in einer Höhle befindet, deren Ausgangsöffnung so klein ist, daß das Knochenstück nicht heraustreten kann. Zwar wird der nekrotische Teil (Sequester) von den Leukocyten angefressen und infolgedessen kleiner, dieser Prozeß geht jedoch recht langsam vor sich. Andererseits übt das abgestorbene Knochenstück einen Reiz auf seine Umgebung aus, so daß die Knochenhaut ausgedehnte Neubildung von Knochensubstanz entstehen läßt, die nun als „Totenlade" den abgestorbenen Knochenteil umgibt und die

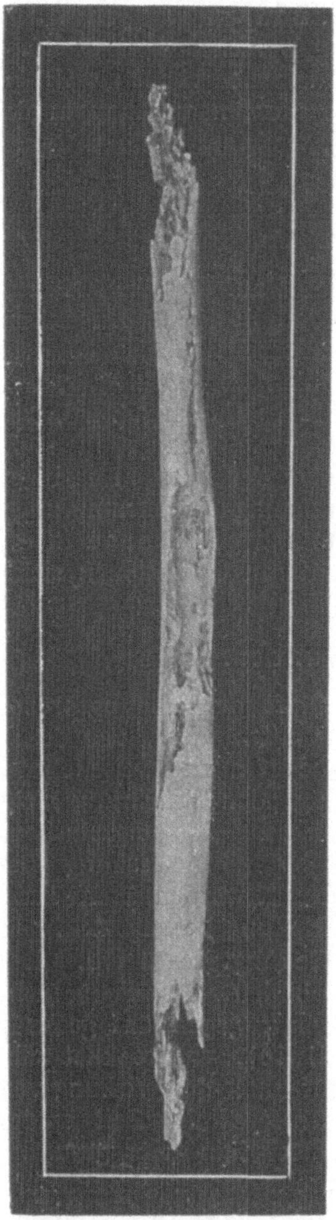

Fig. 33. Knochensequester (natürliche Größe). Der kleine Knochen ist ein großer Teil des Wadenbeins bei einem 6jähr. Knaben, der an einer eitrigen Knochenentzündung erkrankt war (sog. akute Osteomyelitis).

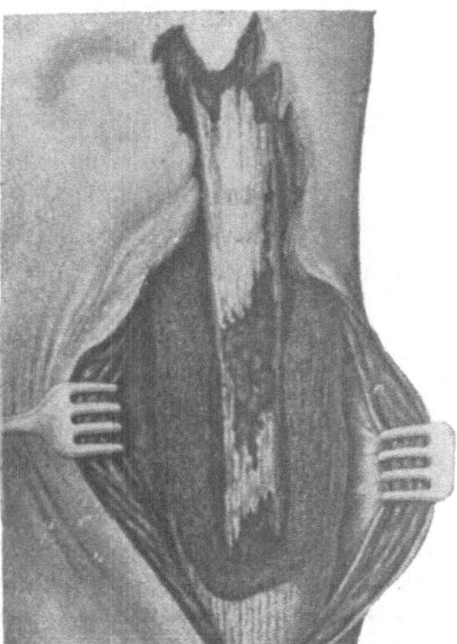

Fig. 34. Durch Aufmeißeln des neugebildeten Schienbeines ist das frühere, jetzt in einen Sequester umgewandelte Knochenstück sichtbar geworden (Marwedel).

natürliche Abstoßung des letzteren erschwert. Solange das abgestorbene Knochenstück sich in der Höhle befindet, kann sich die äußere Wunde nicht schließen. Allerdings wird diese kleiner, da nur wenig Wundsekret aus der Knochenhöhle abzufließen braucht, eine kleine Öffnung wird jedoch zurückbleiben, und zwar so lange, bis das abgestorbene Knochenstück abgestoßen wird (Fig. 34). Bringt man eine Sonde durch diese kleine Öffnung in die Höhle, so kann man mit der Spitze das rauhe, abgestorbene Knochenstück fühlen. — Der Heilungsprozeß bei Fisteln ist ein so eigenartiger, daß er später besonders besprochen werden soll.

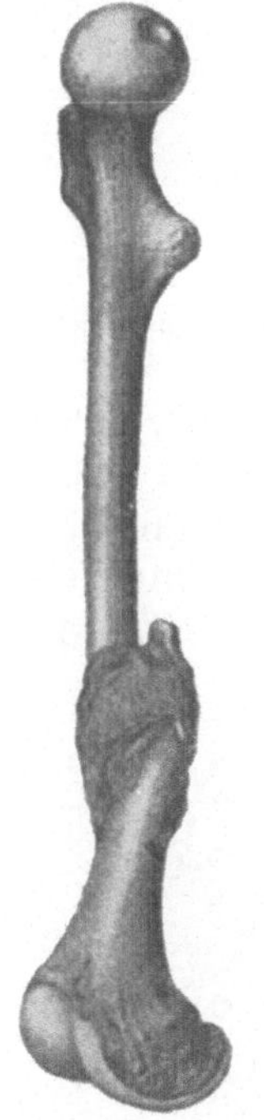

Fig. 35. Schief geheilter Oberschenkelbruch (Helferich).

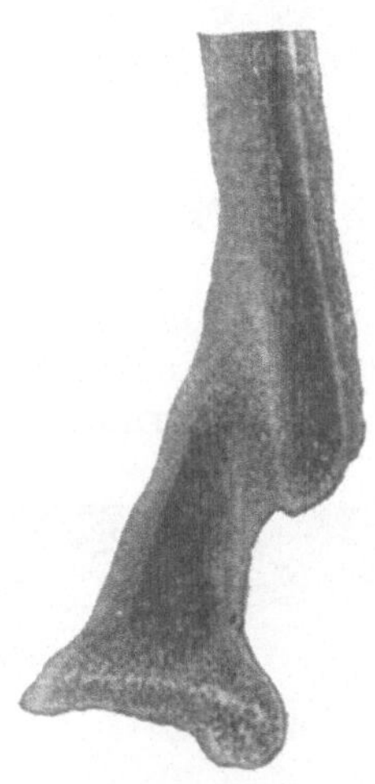

Fig. 36. Unterschenkelbruch auf dem Querschnitt. Zwischen den stark verschobenen Bruchenden hat sich, hauptsächlich von der Knochenhaut ausgehend, eine neue Knochenmasse gebildet, welche die beiden Bruchenden fest zusammenhält (Helferich).

d) Knochenbrüche.

Ganz anders wie das Verhalten eines abgestorbenen Knochenstückes im Organismus gestaltet sich die Heilung eines gewöhnlichen Knochenbruches mit oder ohne äußere Verletzung. Eine äußere Wunde braucht nicht mit der Heilung des Knochenbruches selbst in Zusammenhang zu treten, d. h. eine „komplizierte" Fraktur liegt nur dann vor, wenn eine äußerlich über dem Knochenbruch sichtbare Hautverletzung wirklich in die Tiefe bis auf den Knochen reicht. Die meisten Knochenbrüche verlaufen ohne äußere Wunde, der Heilungsprozeß findet ganz abgeschlossen statt. Sobald die meist heftige Blutung um die Bruchstelle herum steht, beginnt die Aufsaugung dieses Blutes wie bei allen

Quetschwunden, und zugleich beginnt der Heilungsprozeß wie bei einer sekundären Wundheilung. Nach einigen Tagen, bisweilen auch etwas länger, findet man an der Stelle des Blutergusses ein Granulationsgewebe, welches die Knochenteile miteinander verbindet. Dieses

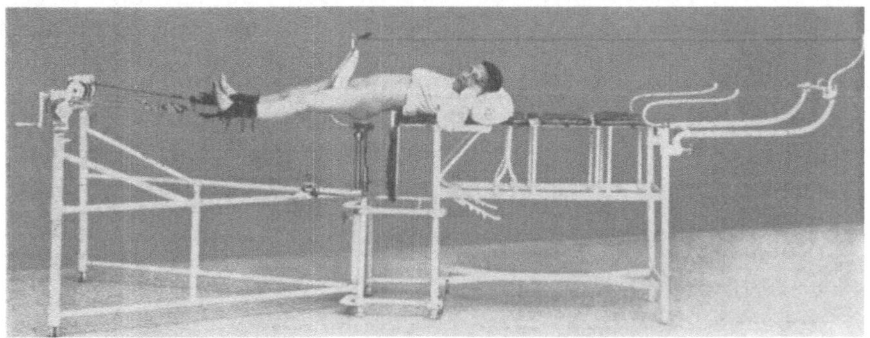

Fig. 37. Apparat zur Reposition von Knochenbrüchen nach Schede.

sprossende Gewebe geht aus von der Knochenhaut, von dem Knochenmark und in geringem Maße vom harten Knochen selbst. Im Verlauf einiger Wochen wird das neue Gewebe, Callus genannt, durch Kalkeinlagerungen fest und solide, so daß es von außen als eine dicke Masse zu

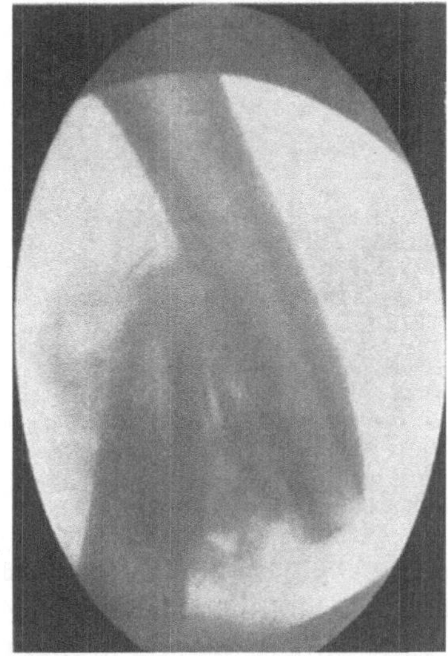

Fig. 38. In schlechter Stellung verheilter Knochenbruch mit starker Callusbildung (im Röntgenbild).

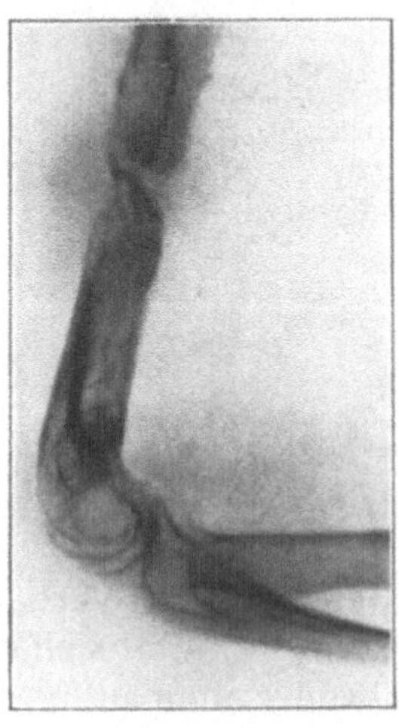

Fig. 39. Pseudarthrose (falsches Gelenk).

fühlen ist, und aus ihr wird schließlich gewöhnliches Knochengewebe (Fig. 35 u. 36). Damit hat sich eine neue Knochenmasse zwischen den Bruchenden gebildet, welche diese fest miteinander vereinigt. Der Arzt hat dafür Sorge zu tragen, daß dieser Heilungsprozeß ungestört verlaufen kann, daß die Knochen ohne Verschiebung der Bruchstücke gegeneinander zusammenwachsen. Dies geschieht dadurch, daß der Muskelzug, welcher die Bruchenden aus ihrer normalen Lage bringt, aufgehoben wird (Fig. 37). Erreicht wird dies am besten durch den Streckverband. Ist die frühere Form des Gliedes auf diese Weise wieder hergestellt, dann müssen die Knochen im Gips- oder Schienenverband so festgestellt („immobilisiert") werden, daß der Heilungsprozeß ungestört sich vollziehen kann.

Die Dauer der Heilung des Knochenbruches ist im allgemeinen abhängig von der Dicke des Knochens. Sehr schnell heilen Rippen- und Fingerbrüche. Innerhalb dreier Wochen können diese so weit geheilt sein, daß sie wenig oder gar keine Störung mehr verursachen. Ein Bruch in der Gegend des Handgelenkes hat mindestens 3 Wochen zur Heilung nötig. Gebrochene Oberarmknochen und Unterschenkelbrüche haben bis zu 6 Wochen nötig, und der Oberschenkelbruch braucht etwa 9 Wochen zur Heilung, d. h. zur vollständigen Wiederherstellung seiner Funktion (Gebrauchsfähigkeit bzw. Tragfähigkeit).

Bisweilen kommt es vor, daß der Callus nicht verknöchern will und somit die Bruchstelle nicht fest wird. Der Grund kann darin liegen, daß sich Muskeln zwischen die Bruchenden legen, welche die Vereinigung verhindern; es entsteht dann an der Stelle ein „falsches Gelenk" (Pseudarthrose, Fig. 39). Dies muß durchaus vermieden werden, u. a. dadurch, daß man das Zwischenlager entfernt und die Bruchenden mit Silberdraht aneinanderfügt, eine Methode, welche oft mit Erfolg angewandt wird (Fig. 40a, b, c). Auch bei gleichzeitig bestehenden anderen Krankheiten (Syphilis usw.) kann die Knochenheilung verzögert werden oder ganz ausbleiben.

e) Verrenkungen (Luxationen).

Der Heilungsprozeß der Luxationen ist ein einfacher. Die Risse der Gelenkbänder und der Kapsel heilen durch Granulationsbildung der Wundränder und darauffolgende Schrumpfung des Granulationsgewebes. Wenn sich die Gelenkflächen während des Heilungsprozesses nicht an der regelrechten Stelle befinden, so wird das Gelenk unförmig und unbrauchbar bleiben. Hat der behandelnde Arzt dafür gesorgt, daß die Gelenkflächen wieder auf die alte Stelle zurückgebracht und vor allem in dieser Lage festgehalten werden, so wird das Gelenk innerhalb weniger Wochen wieder brauchbar sein. Gelegentlich aber bleibt die Gelenkkapsel überdehnt oder der Einriß in derselben schließt sich nicht wieder, dann kann bei entsprechenden Bewegungen es sehr leicht zu einer erneuten Ausrenkung kommen, die nun immer wieder beim Gebrauche des Gliedes eintritt. Derartige „habituelle Luxationen" kommen namentlich am Schultergelenk vor. In diesen Fällen kann es nötig werden, mit anderen Hilfsmitteln einer Wiederholung der Verrenkung vorzubeugen. Bei der angeborenen Hüftgelenkverrenkung liegen die Verhältnisse anders. Hier ist die Gelenkpfanne zu klein und nicht tief genug um den Gelenkkopf halten zu können. Man muß eine geeignetere Gelenkpfanne bilden, indem man die alte vergrößert und vertieft. Indem man durch Verbände den der Gelenkpfanne gegenüber gestellten Gelenkkopf fest gegen jene anpreßt, kann

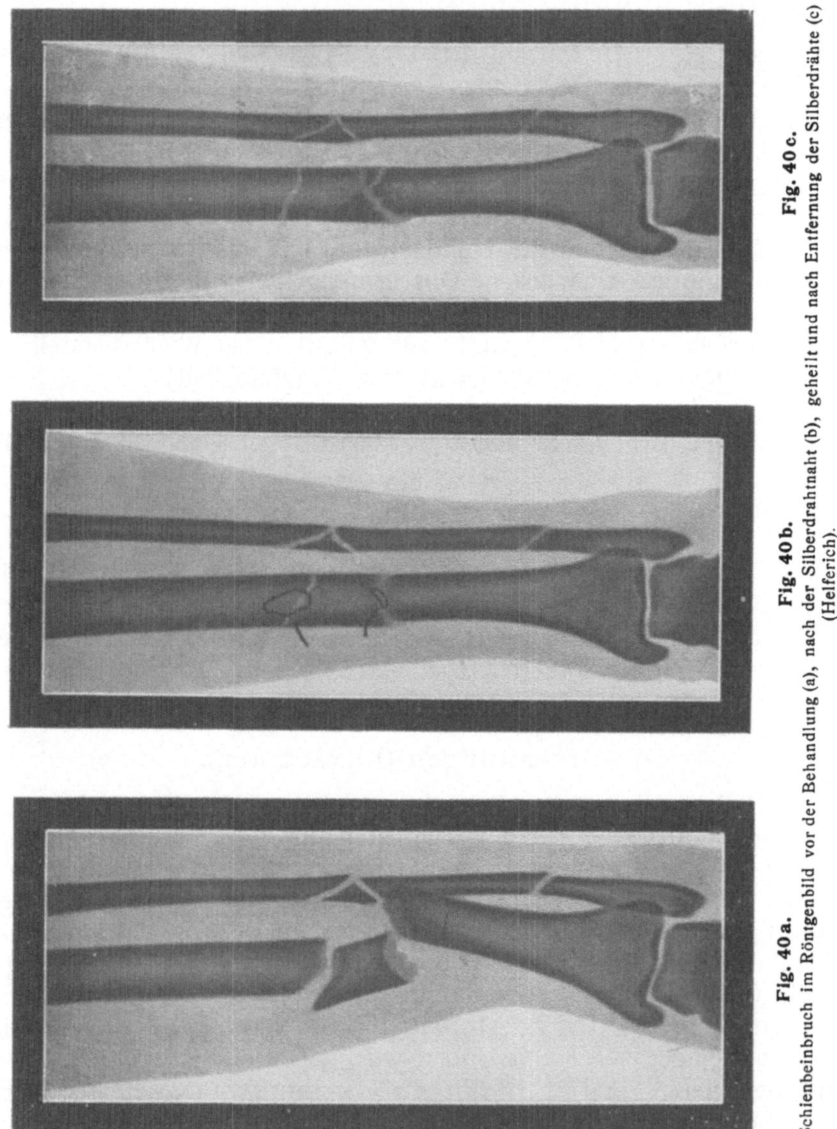

Fig. 40 a. **Fig. 40 b.** **Fig. 40 c.**
Schienbeinbruch im Röntgenbild vor der Behandlung (a), nach der Silberdrahtnaht (b), geheilt und nach Entfernung der Silberdrähte (c) (Helferich).

auch ohne operativen Eingriff die Pfanne vergrößert und vertieft werden. Damit vergeht lange Zeit und dies ist auch der Grund, warum Kinder mit angeborenen Hüftgelenksluxationen unter Umständen lange Monate in Gipsverbänden bleiben müssen. Bei einer gewöhnlichen Hüftgelenksluxation ist dies natürlich nicht nötig, weil hier ja

Gelenkkopf und Pfanne genau zueinander passen. Im Gegenteil ist es bei gewöhnlichen Verrenkungen dringend *notwendig*, *daß der feststellende Verband schon nach einer Woche zur Vornahme von Gelenkbewegungen entfernt wird*, weil sonst das Gelenk versteift.

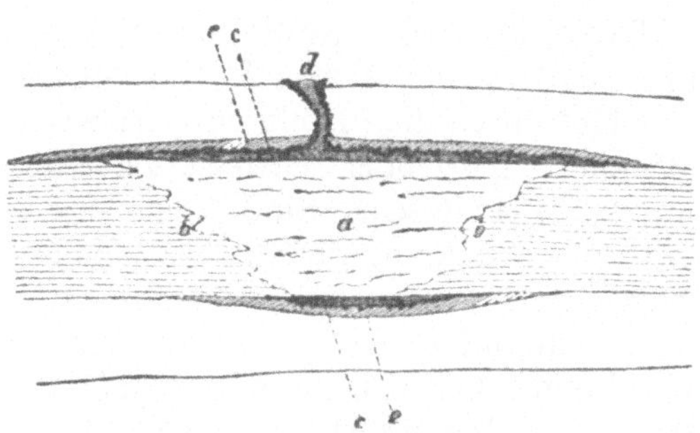

Fig. 41. Schema einer Fistel (Billroth-Winiwarter: Chirurgische Pathologie und Therapie). Wenn sich irgendwo ein abgestorbenes Knochenstück (*a*) befindet, so trennt sich dieses von dem gesund gebliebenen Knochen (*b*). In der Umgebung bildet sich Eiter (*c*), der sich längs des neugebildeten, oft verdickten Knochens (*e*) und der Weichteile einen Weg nach außen bahnt. Dieses Kanälchen (*d*) ist die eigentliche Fistel.

f) *Fisteln.*

Fisteln verdanken ihre Entstehung nicht nur abgestorbenen Teilen des Körpergewebes, sondern *allen möglichen fremden Gegenständen*, welche in den Organismus gelangt sind: Kugeln, Kleiderfetzen, Holzsplittern, Nadeln, Getreideähren, Glas, Seidenfäden usw. Sobald der Fremdkörper sich abgestoßen hat oder aus dem Körper beseitigt worden ist, besteht kein Anlaß mehr für das Vorhandensein einer Fistel und diese wird sich schließen. Sie ist dann zu einer Wunde geworden, welche in der Regel sekundär verheilt. Fremdkörper können aber auch im Organismus einheilen ohne Fisteln zu bilden, wenn sie „steril“, d. h. keimfrei in denselben hineingelangt sind und so verbleiben.

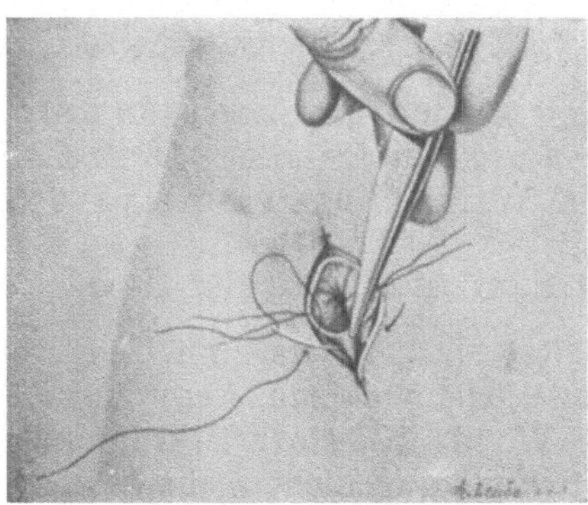
Fig. 42. Die meisten Darmfisteln werden vom Chirurgen angelegt als Anus praeternaturalis (künstlicher After), um Darminhalt bei Darmverschluß zu entleeren. Zu diesem Zweck wird der aufgeschnittene Darmteil an die Haut genäht (Lejars, Chirurgie d'Urgence).

Eine ganz andere Form bilden diejenigen Fisteln, welche die *Folge eines Krankheitsprozesses* sind. Hierhin gehören Zahnfisteln, tuberkulöse Fisteln, Blasen- und Darmfisteln. *Zahnfisteln* entstehen im Munde oder außen an der Wange, wenn ein Entzündungsprozeß um den Zahn herum nach außen durchbricht. Nur wenig abgestorbenes Gewebe genügt, um eine solche Fistel monatelang offen zu halten, ein kleines abgestorbenes Knochenstückchen am Kiefer oder an der Zahnwurzel kann sie jahrelang bestehen lassen.

Tuberkulöse Fisteln finden sich recht oft. Solange sich irgendwo in der Tiefe, unter der Haut, in einer Lymphdrüse, in einem Knochen,

Gelenk usw. tuberkulöses Gewebe findet, kann dieses die Ursache für das Vorhandensein von Fisteln sein. Wenn das erkrankte Gewebe viel Sekret liefert, so wird die Fistel nicht leicht ausheilen. Hört die Sekretion auf, so wird die Fistel sich schließen können (Fig. 41).

Blasen- und Darmfisteln entstehen durch Kranheitsprozesse oder werden vom Arzt mit Absicht angelegt (Fig. 42). Solange Urin oder Kot durch die Fisteln entleert werden müssen, weil die natürlichen Öffnungen ganz oder teilweise verschlossen sind, kann von einer Heilung keine Rede sein. Sind die natürlichen Wege wieder frei, so werden Urin und Stuhlgang auf die natürliche Weise entleert und die Fisteln können sich schließen. Manch einer ist gezwungen, mit einer derartigen Fistel dauernd zu leben, da es keine anderen Wege gibt, um die Ausscheidungen bei Verschluß der natürlichen Ausführungsgänge zu entleeren, z. B. bei bösartigen Geschwülsten und bei nicht zu beseitigenden Verengerungen. Solche Fisteln bilden einen Gegenstand der Sorge für die Krankenschwestern, weil die Behandlung gewöhnlich ihnen anvertraut wird. Durch das beständige Beschmutzen der Haut mit den Sekreten kann es in der Umgebung der Fisteln leicht zu Entzündungen kommen.

7. Dinge, welche den Heilungsprozeß beeinflussen.

Durch die verschiedensten Dinge kann der natürliche Heilungsprozeß beeinflußt werden. Diese Einflüsse sind entweder in der Wunde selbst zu suchen oder sie treten von außen hinzu.

a) Einflüsse, welche in der Wunde selbst gelegen sind.

Diese sind bereits zum Teil erwähnt worden. Eine gequetschte Wunde heilt nur dann, wenn das abgestorbene Gewebe abgestoßen ist. Eine Wunde bei einer Erkrankung heilt gleichfalls nur dann, wenn die Erkrankung nicht mehr besteht. Außerdem gibt es noch andere Momente, welche mit dem Allgemeinzustand der Patienten zusammenhängen, mit dem Lebensalter usw. Im Anfang dieses Hauptabschnittes ist bereits darauf hingewiesen worden, daß Wunden bei Kindern viel schneller heilen als bei alten Personen, weil die Lebenskraft und deshalb die Heilkraft bei Kindern am größten ist. Daß kränkliche und erschöpfte Personen mehr Zeit zur Heilung nötig haben als sehr kräftige Menschen, ist einleuchtend. Es gibt auch Ursachen für die Hemmung des Heilungsprozesses, deren Beseitigung nicht in der Macht des Arztes liegt. Die Wundheilung hängt mit dem Zustande des Nervensystems zusammen. Bei Störungen im Nervensystem kann die Heilung merklich verzögert werden, wie z. B. bei Rückenmarkschwindsucht (Tabes dorsalis) usw. Alle diese Einflüsse sind aber nicht so ernster Natur, daß der Chirurg beim Operieren damit sehr zu rechnen hätte, in notwendigen Fällen muß man trotzdem zu einer Operation schreiten.

b) Einflüsse, welche außerhalb der Wunde gelegen sind.

Abgesehen von dem Vorhandensein von Schmutz in einer Wunde, welcher die Heilung natürlich verhindern wird, sind es vor allem Infektionen, welche den Heilungsprozeß verzögern können. Von der Infektion wird später die Rede sein. Aber nicht nur die bakterielle Infektion der Wunde kann den Heilungsprozeß verzögern, sondern auch Allgemeinerkrankungen wie Zuckerleiden, Nierenerkrankungen, Syphilis u. a. m.

c) Einfluß der Behandlung.

Obwohl man im allgemeinen annehmen darf, daß die ärztliche Behandlung eine zweckmäßige ist, kommt es dennoch vor, daß vom Arzte Stoffe in die Wunde gebracht werden, welche von dem Organismus, ohne daß man es voraussehen könnte, nicht vertragen werden. Oft finden wir dies bei Jodoform, welches früher mehr wie heute bei der Wundbehandlung angewandt wurde. Das Jodoform übt bei einigen Menschen eine nachteilige Wirkung aus (Jodoformausschlag). Weil man dies von Jodoform und anderen Heilmitteln weiß, ist man stets auf der Suche nach Mitteln, welche jene Nachteile nicht haben. Bei jedem neuen Mittel muß man dies erst ausprobieren.

Schlimmer ist es, wenn eine Wunde durch Unwissenheit oder Unvorsichtigkeit falsch behandelt wird. Dies gilt selten für die Wunde, welche der Chirurg setzt, weil bei diesen Wunden gerade die größtmöglichen Vorsorgemaßregeln getroffen werden. Es kommt aber recht oft vor, daß ärztliche Vorschriften nicht befolgt werden. Der Arzt erteilt seine Anordnungen und der Patient hält sich nicht an diese. Wenn die Patienten sich selbst behandeln oder sich in die Behandlung von Kurpfuschern begeben, werden oft Mittel angewandt, welche weit davon entfernt sind, die Heilung zu fördern. Nur zu oft bekommt der Arzt selbstbehandelte Wunden zu sehen, welche ein abschreckendes Aussehen zeigen und einen widerlichen Geruch verbreiten. Ist dies denn auch anders möglich, wenn eine Wunde, die nichts anderes nötig hat wie absolute Reinlichkeit und Schutz, bedeckt wird mit Hundehaaren, Kot, Erde und Lehm, mit schmutzigen Blättern und Lappen, die gewaschen wird mit Urin, übelriechendem Wasser und anderen Dingen?

Die Schwester muß die Grundlagen der Wundbehandlung genau kennen und auch ihrerseits dafür sorgen, daß Laienkreise über die große Bedeutung derselben aufgeklärt werden. Die Erfahrung zeigt, daß es sehr leicht ist, den normalen Wundverlauf zu stören und daß es sehr schwierig ist, schädliche Einflüsse, vor allem die Infektion von der Wunde fern zu halten.

HAUPTABSCHNITT II.

Infektion.

Die sogenannten Infektionskrankheiten wie Masern, Scharlach usw. werden hier nicht besprochen werden. Es ist vielmehr nur die Rede von der chirurgischen oder Wundinfektion.

Was ist Infektion, welches ist ihre Ursache, wie kommt sie zustande, wie verhält sich der menschliche Organismus ihr gegenüber, welches sind ihre Folgen, ihre Erscheinungen, ihre verschiedenen Formen, wie vermeidet und wie bekämpft man sie?

1. Was ist Infektion.

Unter Infektion verstehen wir das Eindringen von äußerst kleinen Lebewesen in den Organismus — gleichgültig auf welchem Wege dies geschieht —, die bekämpft werden von den Körperzellen, wobei es zu örtlichen und allgemeinen Entzündungserscheinungen (Blutvergiftung) kommt. Die von den Lebewesen produzierten giftigen Stoffe (Toxine) und die vom Körper gebildeten Gegengifte (Antitoxine) spielen dabei eine wichtige Rolle.

2. Ursache der Infektion.

Die oben genannten Lebewesen stehen auf einer niedrigen Entwicklungsstufe und sind sehr klein. Man nennt sie Bakterien oder Spaltpilze, Schimmelpilze, Protozoen oder Amöben. Auch höherstehende Lebewesen (Parasiten) müssen an dieser Stelle erwähnt werden.

Bakterien und Schimmelpilze werden in der Regel zum Pflanzenreich gezählt, weil sie eine für das Tierreich nicht genügende Entwicklung besitzen. Die übrigen Arten gehören zur Tierwelt.

a) Bakterien.

Die Bakterien bestehen aus einer einzigen Zelle, in welcher man bisher einen Kern nicht gefunden hat. Sie besitzen eine Zellmembran und einen halbflüssigen Inhalt (Protoplasma), dessen Struktur man nicht kennt. Sie unterscheiden sich vielfach, was ihre Form und Eigenschaften betrifft. Nach der Form werden sie eingeteilt in Stäbchenbakterien (Bazillen), Kugelbakterien (Kokken) und Spirillen mit allen möglichen Zwischenstufen. Die Bazillen sind lang oder kurz, dick oder dünn, abgeplattet oder rund, mit oder ohne Verdickung oder Geißelfäden an den Enden. Andere wieder tragen am Ende eine kolbenförmige Verdickung, wie der Bazillus des Wundstarrkrampfes (Tetanus). Die Kokken sind meist rund, dann und wann abgeplattet. Sie liegen in Reihen wie Ketten (Streptokokken) (Fig. 43) oder in unregelmäßigen Gruppen traubenartig (Fig. 44) (Staphylokokken) oder zu zweien und vieren beieinander (Diplo- und Tetrakokken) (Fig. 45). Die Bazillen zeigen ein ähnliches Zusammenleben. Die Spirillen sind in Schlangenwindungen fadenförmig gestaltete Lebewesen; das bekannteste unter ihnen ist der Erreger der Syphilis. Diese Bakterien sind so klein, daß sie nur im Mikroskop zu sehen sind bei einer 800—1000fachen Vergrößerung. Mit bloßem Auge sieht man sie nur, wenn viele Tausende beieinander liegen. Auch dann noch zeigen sich diese Gruppen oder „Kolonien" als äußerst kleine,

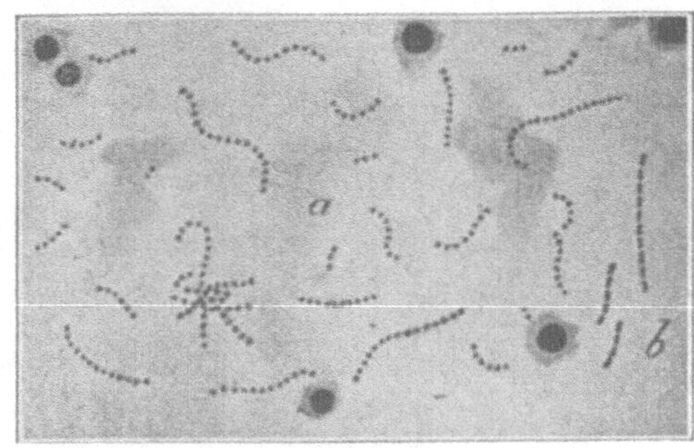

Fig. 43. Streptokokken, stark vergrößert.

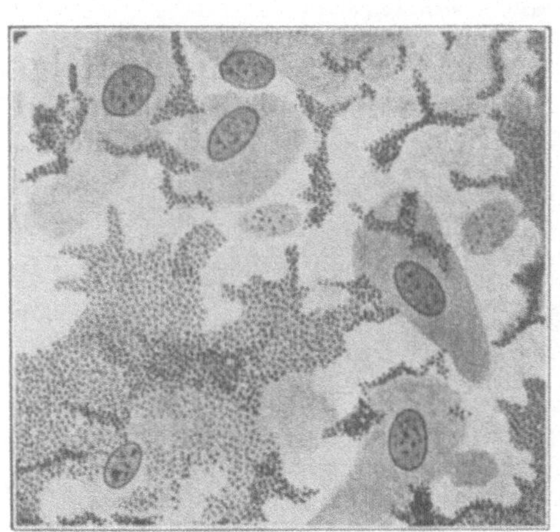

Fig. 44. Staphylokokken, stark vergrößert.

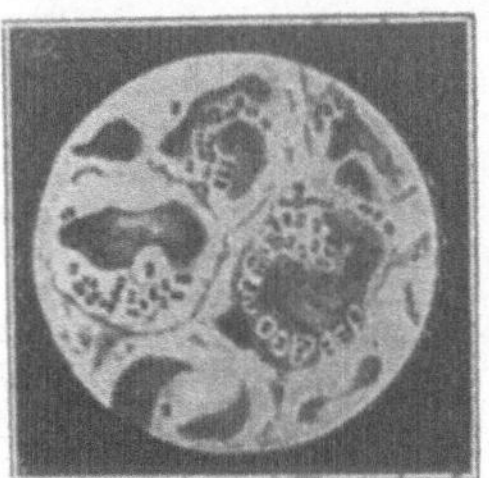

Fig. 45. Diplokokken, st. vergr. (Lehmann-Neumanns Handatlas.)

gefärbte oder ungefärbte Pünktchen. Die Größe der Bakterien ist ein oder einige Mikra (1 Mikron = $^1/_{1000}$ mm). In ihrer natürlichen Farbe sind sie mikroskopisch nicht leicht zu sehen. Deshalb färbt man sie in der Regel vor der Untersuchung mit verschiedenen Farbstoffen. Ihre Vermehrung geht so schnell vor sich, daß man bisweilen Gelegenheit hat, diese unter dem Mikroskop zu beobachten. In einigen

Minuten kann man eine Bakterie heranwachsen und sich in zwei Teile zerlegen sehen. Es bilden sich dann zwei Bakterien, welche sich ebenso teilen wie die vorige. Einige Arten bewegen sich mit Hilfe von Geißelfäden fort; andere wiederum besitzen keinerlei Fortbewegungsorgane, im Organismus werden sie passiv durch Blut und Lymphe fortbewegt.

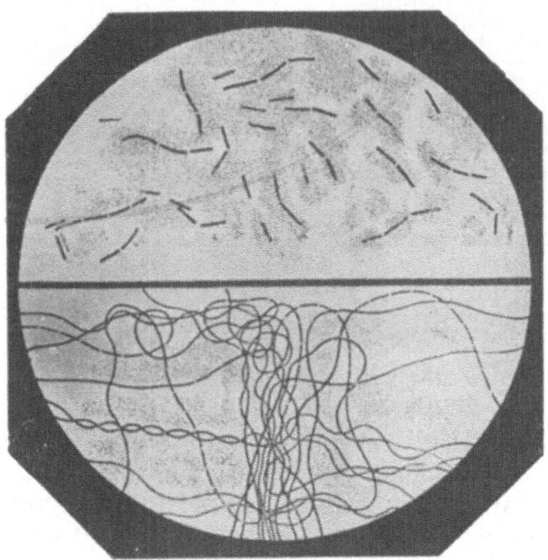

Fig. 46. Milzbrandbazillen, stark vergrößert.

In der schnellen Vermehrung und in der Bildung giftiger Stoffe liegt die Gefahr dieser Lebewesen für den Organismus. In einigen Tagen können aus einer einzigen Bakterie Millionen hervor-

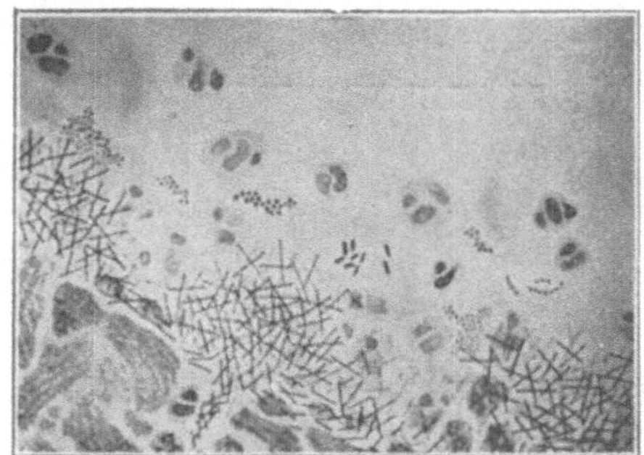

Fig. 47. Fäulnisbakterien, stark vergr., die Ursache des Hospitalbrandes.

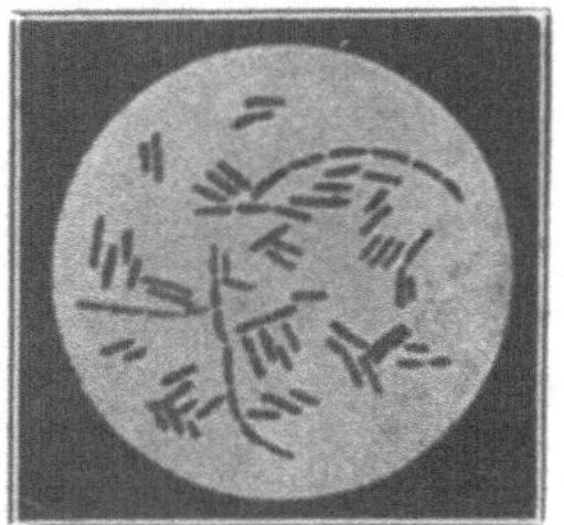

Fig. 48. Typhusbazillen 1000fach vergr. (Marwedel).

gehen, vorausgesetzt, daß genügend Nährstoffe vorhanden sind. Erst seit den letzten 50 Jahren ist man über diese Bakterien verhältnismäßig gut unterrichtet: man weiß, wo sie leben, wie sie leben, wie sie sich ernähren, und von vielen weiß man, welche Erkrankungen sie verursachen. Man kann sie züchten in Glasröhrchen oder Schälchen die mit sogenannten Nährböden (Bouillon, Blutserum, Agar-Agar, Gelatine usw.) beschickt sind. Solange genügend Nährstoffe vorhanden sind, gedeihen sie gut, jedoch selten bei Kälte und Zimmertemperatur. Die Bakterien, welche eine Infektion hervorrufen, wachsen am besten im Brutschrank bei einer Temperatur von ungefähr 37° C, d. h. einer solchen, die mit der Körpertemperatur übereinstimmt. Sie können Kälte wohl vertragen, denn sie werden nicht

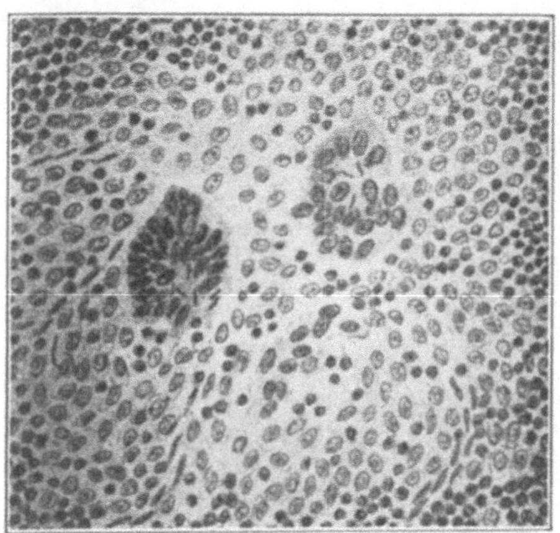

Fig. 49. Tuberkelbazillen in Riesenzellen, mitten in tuberkulös verändertem Gewebe (Marwedel).

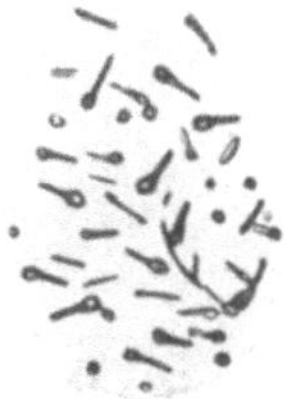

Fig. 50. Tetanusbazillen (Erreger des Wundstarrkrampfes).

leicht durch Erfrieren abgetötet. Auch Wärme gegenüber sind sie sehr widerstandsfähig. Es gibt sogar Arten, welche in kochendem Wasser am Leben bleiben, aber glücklicherweise werden nahezu alle krankheitserregenden Mikroorganismen durch kochendes Wasser abgetötet. Man ist imstande, sie hierdurch zu vernichten.

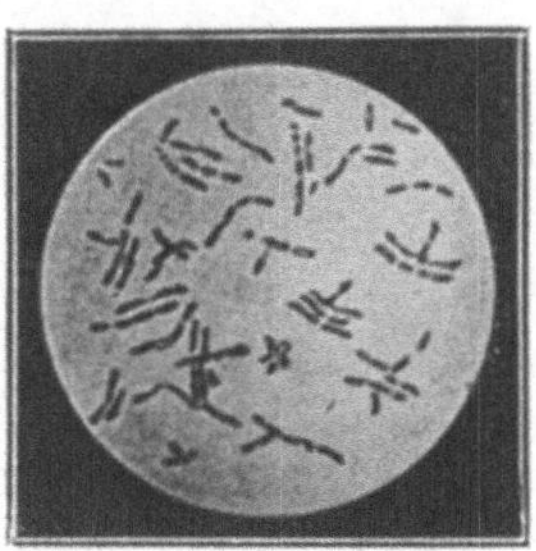

Fig. 51. Diphtheriebazillen, 1000fach vergrößert (Lehmann-Neumanns Handatlas).

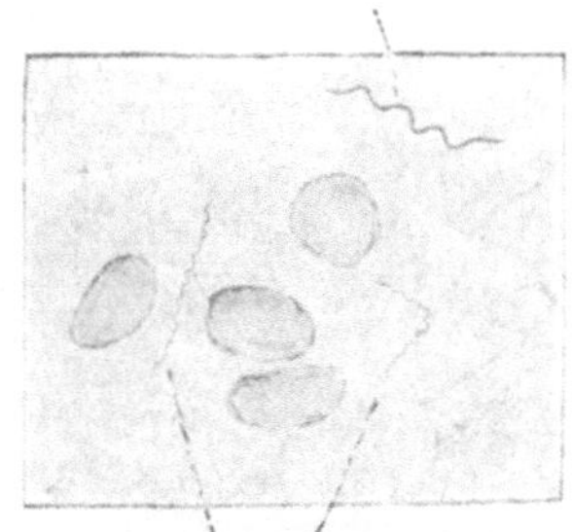

Fig. 52. Spirochäten (Erreger der Syphilis).

Die Arten, mit denen der Chirurg gewöhnlich zu tun hat, sind Eiterkokken (die Erreger von Abszessen, Blutvergiftung, Phlegmonen, Erysipel usw.), Fäulnisbakterien, Tuberkelbazillen, Tetanusbazillen, Gasbrandbakterien, Gonokokken, Typhusbazillen, Diphtheriebazillen usw.

b) Schimmelpilze.

Schimmelpilze sind höherstehende (pflanzenartige) Lebewesen als die Bakterien. Sie sind größer und bilden bei ihrer Fortpflanzung lange Fäden mit Verzweigungen. Am Ende dieser Verzweigungen

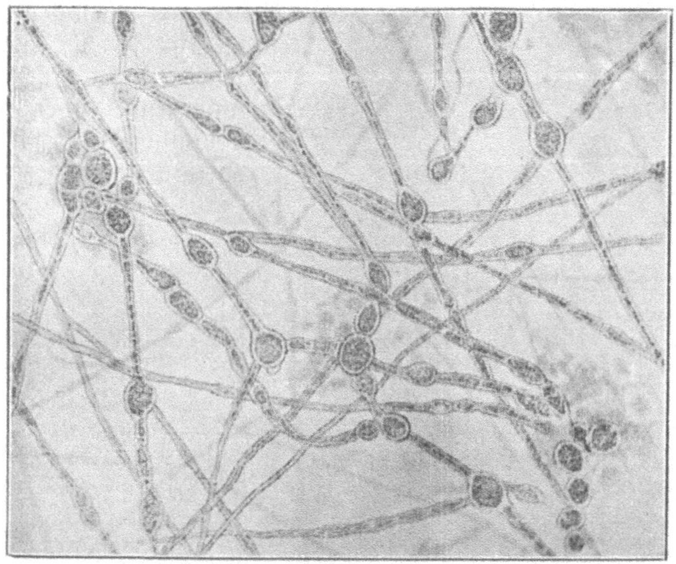

Fig. 53. Schimmelpilzfäden, stark vergrößert.

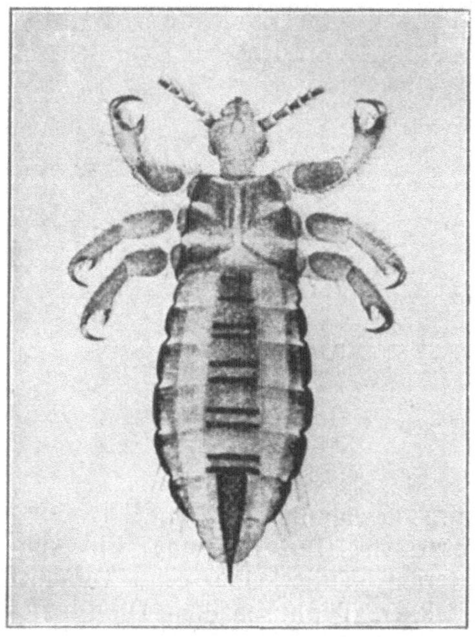

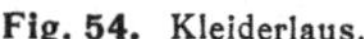

Fig. 54. Kleiderlaus.

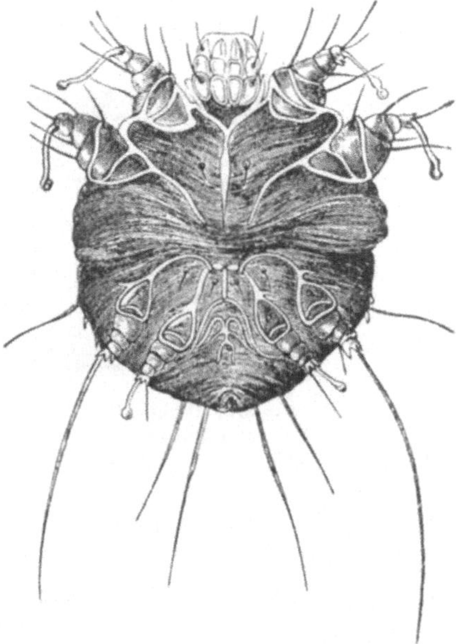

Fig. 55. Krätzmilbe. Ausgewachsenes Männchen. 0,20 mm lang und 0,35 mm breit (Kaposi).

entwickeln sich Verdickungen (Sporen), welche sich lostrennen und neue Schimmelpilze bilden können (Fig. 53). Schimmelpilze sind viel schwieriger zu züchten als Bakterien. Deshalb weiß man von diesen Lebewesen auch viel weniger. Sie verursachen vor allem Mund-, Haar- und Hauterkrankungen.

c) Protozoen, Amöben.

Diese sind einzellige Tierchen, welche bisher nur recht wenig bekannt sind. Sie sind die Ursache von Malaria, manchen Darm- und anderen Erkrankungen. Sie gelangen durch den Stich von Insekten (Mücke, Floh, Laus), in deren Körper sie sich aufhalten, zumeist in den Körper des Menschen.

d) Parasiten.

Neben einzelnen Darmerkrankungen, die von Eingeweidewürmern verursacht werden, sind es vor allem Hautkrankheiten, welche von verschiedenen Tierarten hervorgerufen werden. Die am meisten hier in Frage kommenden Tierarten sind einige Arten von Läusen und Flöhen und die Krätzmilbe. Auch der Erreger der Echinococcus-Erkrankung, der Hundebandwurm, ist zu den Parasiten zu zählen.

e) „Infektionen" durch Verletzungen von höheren Tieren.

Endlich kann es zu schweren, auch tödlichen Allgemeinerkrankungen kommen durch die Drüsensekrete von Mücken, Wespen, Schlangen, Fischen usw., die durch Biß oder Stich dieser Tiere in den menschlichen Körper gelangten.

3. Wie kommt die Infektion zustande?

Die Welt ist voll von Bakterien, so daß fast kein Fleckchen zu finden ist, wo diese nicht vorkommen. Alle Gegenstände, mit denen der Mensch in Berührung kommt, können die auf ihnen lebenden Bakterien auf den menschlichen Organismus übertragen, z. B. im Magen- und Darmkanal die Nahrung, bei der Atmung die Luft, bei Hautverletzungen unsaubere Instrumente usw. Die gesunde Haut läßt nicht leicht Bakterien hindurchtreten, und dies ist ein Glück für den Menschen, denn unsere Haut beherbergt unendliche Mengen von Schimmelpilzen und Bakterien. Wenn eine Wunde entsteht, so sind immer Bakterien in der unmittelbaren Nähe der Wunde, die äußerst leicht hineingeraten können. Außerdem können alle Gegenstände, welche die Wunden hervorrufen und mit ihnen in Berührung kommen, Bakterien in dieselben hineinbringen. Nicht alle Bakterien rufen eine Infektion hervor, wenn sie mit der Wunde in Berührung kommen. Wäre dies der Fall, dann würde keine einzige Wunde ohne Infektion heilen können. Es gibt also Bakterien, welche keine Infektion hervorrufen, und es gibt Wunden, welche nicht leicht infiziert werden. Daneben gibt es außergewöhnlich gefährliche (virulente) Bakterien, und es gibt Wunden, welche äußerst leicht infiziert werden. Es ist bekannt, daß bei einer unbedeutenden Verletzung die eine Bakterienart eine tödliche Blutvergiftung hervorrufen kann, während die andere nur eine harmlose Pustel erzeugt.

Im allgemeinen wird eine frische Wunde leicht infiziert, eine ältere weniger leicht. Eine frische Operationswunde z. B. ist schwer vor Infektion zu schützen, ein altes Beingeschwür kümmert sich nicht viel um die Bakterien, welche auf seiner Oberfläche hausen: hier schützt ein dickes Lager von Granulationsgewebe den Körper vor tieferem Eindringen der Bakterien. Eine Schnittwunde mit ungequetschten Rändern ist wieder nicht so leicht zu infizieren wie eine Quetschwunde. Das gequetschte Gewebe kann sich nicht so gut gegen die Bakterien verteidigen wie gesundes Gewebe, weil dort die ernährende Blutzufuhr und mit ihr die Bildung von Abwehrstoffen aus dem Blute behindert ist. In einer Wunde mit glatten Rändern und mit glattem Grunde werden die Bakterien besser vom Wundsekret weggespült als in einer solchen mit zahlreichen Winkeln und Taschen, in denen sich die Bakterien ungestört festsetzen können.

Ob die Infektion zustande kommen wird oder nicht, hängt ganz und gar von der Möglichkeit ab, ob die Wunde die Bakterien von sich fernzuhalten weiß. Werden die Bakterien beständig von dem Wundsekret weggespült, so daß sie sich nirgendwo festsetzen können, dann können sie nicht in den Organismus eindringen und es entsteht keine allgemeine Infektion. Werden die Bakterien dagegen mit dem Wundsekret aufgesaugt, so kommt es zur Infektion.

4. Wie verhält sich der Organismus gegenüber der Infektion?

Man kann sich das Verhalten des Körpers einer Infektion gegenüber leicht vorstellen, wenn man den Organismus mit einer gut verteidigten Festung, die Bakterien mit einem die Festung belagernden Feind vergleicht. Dieser sucht durch eine Bresche — die Wunde — einzudringen und sich auf dem Wege der Lymph- und Blutbahnen auszubreiten.

Sobald einzelne Bakterien eingedrungen sind, wird dies von dem Organismus bemerkt, und es beginnt die Verteidigung an der bedrohten Stelle. Blut und Lymphe strömen in größerer Menge hierhin und bringen die Leukocyten heran. Der nunmehr erfolgende Kampf kann einen verschiedenen Verlauf nehmen.

Bei leichteren Infektionen sind die Leukocyten imstande, die Bakterien zu vernichten, und die aus der Wunde abfließende Lymphe spült sie fort. Anfangs werden nur vereinzelte Leukocyten erscheinen, und die Bakterien sind in der Lage, sich in einem bestimmten Gebiet ansässig zu machen. Nach und nach stehen mehr Leukocyten zur Verfügung, und die Infektion wird sich dann nicht weiter ausdehnen. Dieser Unterschied ist ganz deutlich bei frischen und bei älteren Wunden zu beobachten. Es ist bereits erwähnt worden, daß frische Wunden viel leichter zu infizieren sind als ältere. Erstere verfügen nur über eine geringe Zahl von Leukocyten als Hilfstruppen, während den anderen eine viel größere Zahl dieser Schutzkörper zur Verfügung steht, welche die Bakterien zerstören.

Bei schwereren Infektionen dringen die Bakterien tiefer in den Organismus ein, bevor eine genügende Anzahl Leukocyten zur Stelle ist, und zeigen sogleich ihre giftbringende und gewebstötende Wirkung. Es dauert längere Zeit, bis die Leukocyten über die Bakterien Herr werden: damit ist dann in der Regel die Gefahr beseitigt.

Werden die Leukocyten aber nicht am Orte der eindringenden Infektion oder seiner unmittelbaren Umgebung Herr über die Bakterien, so werden diese auf dem Wege der Lymphbahnen im Körper verbreitet. In die Lymphbahnen eingeschaltet finden wir an mehreren Stellen des Körpers, z. B. Achselhöhle, Kieferwinkel, Leistengegend die Lymphdrüsen. Sie enthalten sehr große Ansammlungen von Leukocyten, und dieser Wall hält die Bakterien vor weiterem Eindringen in die Blutbahn zurück. Die Drüsen, welche dem Körperteil entsprechen, an welchem die Infektion eintrat, schwellen dabei stark an und werden schmerzhaft. Ist nun die Infektion sehr schwer (virulent), so schützt auch der Abwehrwall der Lymphdrüsen den Körper nicht: die Bakterien dringen darüber hinaus in die Blutbahn und es entsteht die Blutvergiftung (Sepsis), welche in vielen Fällen den Tod des Menschen zur Folge hat. — Aber auch bei entstandener Blutvergiftung ist die Abwehrkraft des Organismus noch nicht erschöpft. Gegenüber den dem Körper schädlichen Giftstoffen (Toxine), welche die Bakterien produzieren, bereitet er im Blute Gegengifte (Antitoxine), welche die Toxine unschädlich machen und die Bakterien abtöten, so daß die Infektion also mit Erfolg vom Organismus bekämpft wird.

Man hat nun mit Erfolg versucht, den Körper in seinem Abwehrkampfe künstlich zu unterstützen dadurch, daß man Blutserum einspritzt, welches bestimmte, genau dosierte Mengen jener Antitoxine enthält, so daß der Organismus also mehr Kriegsmaterial für den Abwehrkampf von außen her zugeführt erhält als er selbst produzieren kann. Dieses Serum entstammt Tieren, welche mit der betreffenden Infektionserkrankung vorbehandelt sind, also die Abwehrstoffe selbst gebildet haben. Bekannt ist die vorzügliche Wirkung des Diphtherieserums und des Tetanusserums, über diejenige anderer Heilsera sind die Akten noch nicht geschlossen.

Die allgemeine Infektion des Körpers breitet sich im übrigen nicht immer so aus, daß die Bakterien die ganze Blutbahn überschwemmen, sondern gewisse Arten bleiben am Orte der Wundinfektion haften

(Tetanusbazillen), und nur ihre Giftstoffe gelangen in den übrigen Körper, wo sie auf ganz bestimmte Zellgruppen (beim Tetanus auf Nerven-, Gehirn- und Rückenmarkzellen) giftig einwirken und so den Tod hervorrufen.

Schwere akute Infektionen, d. h. solche mit sehr virulenten Bakterien, können in wenigen Tagen den Tod herbeiführen. Leichtere werden vom Körper in kurzer Zeit überwunden. Chronische Infektionen, wie solche mit Tuberkelbazillen, befallen oft nur z. B. einzelne Gelenke und können erfolgreich chirurgisch bekämpft werden; aber auch diese Infektionen können plötzlich virulent werden, sich über den ganzen Körper verbreiten und nun als allgemeine Aussaat der Infektion (z. B. Miliartuberkulose) schnell zum Tode führen.

5. Folgen der Infektion.

Die chirurgischen Infektionen verlaufen in den meisten Fällen nicht tödlich. Meist beschränkt sich der Prozeß auf einen unbedeutenden Herd, der außer einer Narbe für den Organismus keine weiteren Folgen hinterläßt, oft aber erleidet der Körper eine dauernde schwere Schädigung, wie den Verlust eines Gliedes u. dgl.

Im Kampfe zwischen Bakterien und Körperzellen gehen sowohl Bakterien wie Körperzellen zugrunde. Hierdurch kommt es zu einem Absterben kleiner und größerer Körperteile, ja sogar ganzer Gliedmaßen. Bisweilen ist der abgestorbene Gewebsteil so klein, daß er nur mit dem Mikroskop wahrzunehmen ist. Nach Knochenmarksentzündung können ganze Knochen absterben, Gelenke können vereitern und steif werden, Sehnen können nekrotisch werden usw. Bleibt der Organismus Sieger, dann wird das abgestorbene Gewebe abgestoßen wie gequetschtes Gewebe aus einer Wunde. Es entsteht sodann eine Wundfläche, welche „per secundam" verheilen wird. Der Laie ist im großen und ganzen recht gut über die Gefahr des Gewebstodes als Folge einer Infektion unterrichtet. Der volkstümliche Ausdruck lautet: „der kalte Brand" (Gangrän) ist zu der Wunde hinzugetreten. —

Abgesehen von der allgemeinen Blutinfektion ist der Zustand ein sehr ernster, wenn die großen Blutgefäße sich infolge der Infektion verstopfen (thrombosieren). Dies kann unverzüglich zur Folge haben, daß die Blutzufuhr eine ungenügende wird, daß Zirkulationsstörungen (teigige Schwellung des Unterhautzellgewebes durch Ansammlung von Gewebsflüssigkeit = Ödem) auftreten, ja daß, wenn ein großes arterielles Blutgefäß sich verstopfte, das ganze Gebiet, welches von dem erkrankten Gefäß mit Blut versorgt wird, abstirbt. Die Gerinnsel in den erkrankten Gefäßen können von Bakterien durchsetzt sein und die Infektion kann auf dem Wege der Blutbahn nach anderen Körperteilen verschleppt werden (metastatische Eiterung). Unterbindung des Blutgefäßes oder Abnahme des ganzen Gliedes kann oft allein diese Gefahr vom übrigen Körper abwenden.

Für die Krankenpflegerin kann eine Infektion böse Folgen haben.

Wenn sie einen Erysipelkranken pflegen soll, kann sie sich selbst durch Ansteckung oder durch Unvorsichtigkeit diese Krankheit zuziehen. Eine unwesentlich erscheinende Fingerinfektion (nach einem Nadelstich) kann den Verlust der Bewegungsfähigkeit der Hand zur Folge haben und damit wird die Krankenschwester berufsuntauglich.

6. Erscheinungen der Infektion.

Man unterscheidet unter den Infektionen zwei Gruppen, die akuten chirurgischen Wundinfektionen und die langsam und schleichend verlaufenden Infektionen wie Tuberkulose usw.

Die akuten = schnell verlaufenden Infektionen zeigen als lokale Erscheinungen: Anschwellung, Schmerz, Rötung, Wärme. Bei den chronischen = langsam verlaufenden Erkrankungen findet man dieselben Erscheinungen, jedoch in weniger heftiger und deutlicher Form.

Die Anschwellung erklärt sich aus der Ansammlung der Leukocyten und der zugehörigen Lymphe (Ödem), welche gleichzeitig auf die Nerven drückt und den Schmerz hervorruft. Der größere Blutandrang und die Toxine sind die Ursache für die örtliche wie die allgemeine Wärme (Fieber) und die Rötung. Wenn die infizierte Stelle in der Tiefe liegt, so ist anfangs äußerlich nichts wahrzunehmen. Nach und nach bricht der Prozeß nach außen durch, und es bildet sich ein Abszeß. Sobald dieser Abszeß aufgebrochen ist, haben wir eine eiternde Wunde vor uns. Bestand bereits vorher eine Wunde, so wird diese unter dem Einfluß der Infektion mehr oder weniger eitern. Dieser Eiter wird gebildet aus abgestorbenen Gewebsteilen, welche mit Gewebsflüssigkeit, Leukocyten und Bakterien vermischt sind. Er sieht in der Regel gelb aus und kann einen unangenehmen Geruch verbreiten. Am Geruch ist des öfteren wahrzunehmen, woher der Eiter kommt (z. B. aus der Nachbarschaft des Darmes) und von welcher Bakterienart er hervorgerufen wird (Bacillus pyocyaneus oder Bacterium coli). Auch gewisse Farbstoffe werden von einzelnen Bakterien erzeugt und lassen so auf die Art der Infektion schließen; so erzeugt der Bacillus pyocyaneus einen den Eiter bläulichgrün färbenden Farbstoff. Bei sehr gefährlichen Entzündungen ist keine Gelegenheit vorhanden zur Abszeß- und Eiterbildung. Die Bakterien bringen das Gewebe direkt zum Absterben (Gangrän), und die Leukocyten haben keine Zeit, sich zu sammeln. In solchen Fällen fließt ein wässeriges, trübes Sekret aus der Wunde, welches bisweilen sehr übel riecht.

Bei chronischen Prozessen kann sich gleichfalls Eiter bilden, jedoch nicht immer. Eine solche Eiteransammlung im Gewebe wird wegen des Fehlens lokaler Wärmeentwicklung wie sie bei akuten Eiterungen vorhanden ist, kalter Abszeß genannt.

Neben den örtlichen Erscheinungen finden sich allgemeine. Die

Patienten fühlen sich krank, matt, haben Fieber. Der Kopf ist schwer und schmerzt heftig. Licht, Bewegung, Geräusche werden als störend empfunden. Die Zunge kann trocken wie Leder sein (dies ist ein schlimmes Zeichen, auf welches die Krankenpflegerin besonders achten soll). Die Patienten sind ängstlich, durstig, haben keinen Appetit. In schweren Fällen können sie irrereden. Der Puls kann sehr schnell und sehr klein sein. — Bei chronischen Prozessen fehlen diese Erscheinungen gänzlich oder wenigstens zum großen Teil. Wenn die Infektionen einen ungünstigen Verlauf nehmen, so treten vor allem allgemeine Krankheitserscheinungen in den Vordergrund: die Patienten werden sehr schwach und magern ab. Erholen sie sich wieder, dann dauert es recht lange, bis sie ihren früheren Zustand erreicht haben.

7. Formen der Infektionen.

a) Eiterinfektion.

Die eitrige Infektion kommt unter dem Bilde der Pustel, des Abszesses, Furunkels, Karbunkels, der Entzündungen der Lymphwege und der Blutvergiftung zur Beobachtung. Pusteln (Aknepustel) sind örtliche und oberflächliche Hautinfektionen. Sie bilden Bläschen, welche mit Eiter angefüllt sind und einen roten Hof besitzen. Die Bläschen können so klein sein, daß man sie kaum sieht, sie können aber auch größer sein als eine Erbse. Sie finden sich überall auf der Haut, vor allem an den Haarwurzeln, auf dem Kopfe, im Gesicht, an den Armen und Beinen. Sie stellen keine schwere Erkrankung dar, sind jedoch sehr unangenehm, besonders wegen ihres durch örtliche Weiterinfektion gehäuften Auftretens.

Der Furunkel besteht aus einem sich hart anfühlendem, rötlichen, über die Oberfläche der Haut sich erhebenden Gebilde, in dessen Mitte sich ein gelblicher Punkt befindet. Furunkel finden sich allenthalben auf der Haut, jedoch besonders an den behaarten Teilen. Sie sind in der Regel klein, können jedoch die Größe eines Zweimarkstückes erreichen. Sie können hohes Fieber (39° und mehr) verursachen und mit schmerzhafter Schwellung der benachbarten Lymphdrüsen (Nacken, Achselhöhle, Leistengegend) einhergehen. Auch sie zeigen örtliche Weiterinfektion, d. h. es bilden sich neue in der Nähe der alten, so daß häufig ein Furunkel dem anderen folgt. Wenn ein Furunkel einige Tage bestanden hat, stößt sich in der Mitte ein gelbweißer Pfropf ab. Dieser besteht aus Gewebe, welches von den Bakterien zum Absterben gebracht worden ist. Sobald dieses abgestorbene Gewebe entfernt ist (der Prozeß kann durch Ausdrücken oder Herausziehen beschleunigt werden), schwillt der Furunkel ab und heilt aus. Es bildet sich dann eine Kruste und die Rötung der Umgebung verschwindet. In schlimmeren Fällen ist es damit nicht abgetan: es kann zur Abszeßbildung kommen. Bei Vernachlässigung kann die ganze Körperoberfläche mit Furunkeln übersät werden. Dieser Zustand ist nicht ungefährlich, da auch Eiterungen in den tiefen Organen des Körpers die Folge sein können. Äußerst bedrohlich, ja das Leben gefährdend werden sehr oft die Furunkel der Oberlippe und ihrer Nachbarschaft, weil von ihnen aus eitrige Entzündungen des Gehirns und seiner Häute entstehen. Die Schwester muß unbedingt dafür sorgen, daß eine derartige Erkrankung unverzüglich chirurgischer Behandlung zugeführt wird.

Blasen (bullae) entstehen bei leichteren Verletzungen und bei Verbrennungen, sie infizieren sich sehr leicht, weil stets Bakterien in der Haut vorhanden sind. Sie liegen in der Haut selbst und enthalten anfangs Lymphe, welche später eitrig werden kann. Sie können sehr groß werden (bis zu Eigröße). Wenn für Eiterabfluß gesorgt wird, so heilen die Blasen schnell ab.

Der Karbunkel besteht aus einer Anhäufung von Furunkeln. Er findet sich vorzugsweise im Nacken und am Rumpf und kann bis zu Faustgröße heranwachsen. In der Regel werden ältere Personen davon befallen, sehr oft Zuckerkranke. Der Karbunkel führt bisweilen zur Gangrän ausgedehnter Gewebsabschnitte und kann durch Hinzutreten einer Blutvergiftung zum Tode führen. Es können sich große Hautdefekte bilden, welche in günstigen Fällen mehrere Wochen zur Ausheilung bedürfen. In der Regel ist eine schwere Störung des Allgemeinbefindens mit der Erkrankung verbunden.

Abszesse und Phlegmonen stellen ausgedehnte Eiterherde dar, sie sitzen nicht allein in der Haut und unter derselben, sondern sie finden sich in allen möglichen Organen. Überall, wo Gewebe vereitern kann, findet man sie. Abszesse in der Haut (Hautdrüsen) sind so groß wie eine Erbse oder auch kleiner; in der Bauchhöhle, Leber usw. können die Abszesse Eiter in großen Mengen (literweie) enthalten. Sie entstehen auch, wenn die Entzündung sich auf dem Wege der Lymphbahnen verbreitet hat, im Bereiche der letzteren und in den Lymphdrüsen. Haben die Leukocyten Zeit, sich an der bedrohten Stelle zu sammeln, dann entstehen Abszesse; wird das Gewebe zu schnell zum Absterben gebracht, so daß keine Leukocytenansammlung stattfindet, dann kommt es zur Phlegmonebildung. Beide Arten sind nicht streng voneinander zu trennen, weil die eine Form in die andere übergehen kann. Wenn ein Abszeß schnell nach außen durchbricht, so daß der Eiter gut abfließen kann, dann wird die Gefahr schnell vorüber sein. Kann der Abszeß nicht nach außen durchbrechen oder nur unter erschwerten Bedingungen, wie beispielsweise bei einem Gehirnabszeß, bei einer eitrigen Rippenfellentzündung, bei einem Knochenmark- und Gelenkeiterung, so kann der Zustand recht bedrohlich werden. Es tritt durch Aufnahme der Giftstoffe (Toxine) in die Blutbahn sehr hohes Fieber auf und es kommt zu heftigen Vergiftungserscheinungen, so daß der Kranke in einigen Tagen sterben kann.

Derartige gefährliche Infektionen können aus geringen Anlässen hervorgehen. Eine kleine Schramme, ein Nadelstich kann die schlimmste Infektion nach sich ziehen.

Lymphangitis. Wenn, bei schwereren Infektionen, Bakterien vom Orte der Infektion aus auf dem Wege der Lymphbahnen in den Organismus verschleppt werden, so entzünden sich diese Bahnen selbst und man sieht sie als schmerzhafte rote Streifen eventuell schon nach wenigen Stunden von der Hand bis in die Achselhöhle ziehen, wenn etwa ein Nadelstich in die Fingerkuppe infiziert ist (Fig. 56). Man nennt diese Entzündung der Lymphbahnen Lymphangitis. Sie verläuft oft mit hohem Fieber.

Wenn die in die Lymphbahnen eingeschalteten Drüsen sich weiterhin entzünden, so entsteht hier die Lymphadenitis (Lymphdrüsenentzündung), welche man an der Anschwellung und der Schmerz-

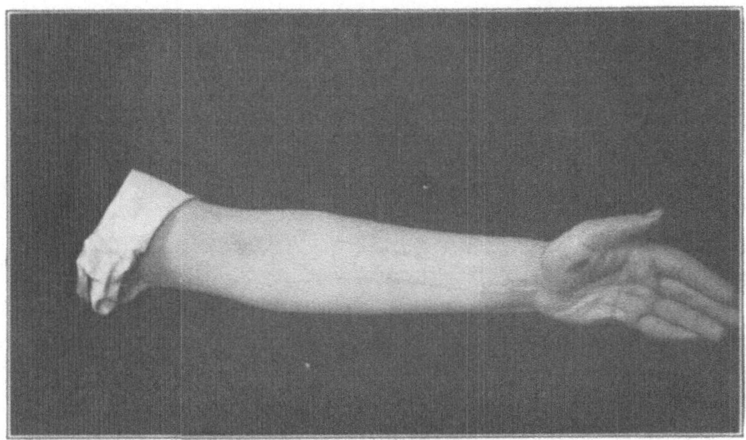

Fig. 56. Entzündung der Lymphbahnen am Arm (Lymphangitis).

haftigkeit dieser Organe erkennt. Die Patienten bemerken oft eher eine solche Drüsenentzündung als die Wundinfektion, weil sie diese oft genug übersehen. Es kommt z. B. manchmal vor, daß die Füße oder die Zehen an Steinen, Schuhnägeln oder beim Nagelschneiden verletzt werden und diese kleinen Wunden, die nicht beachtet werden, heilen in wenigen Tagen ab. Wenn sich dann nach einem Fall oder Sprung eine Schmerzhaftigkeit der Leistendrüsen einstellt, so sind die Patienten oft sehr erstaunt, wenn sie hören, daß von der kleinen Fußwunde aus die Bakterien bis zu den Drüsen gewandert sind. Ebenso verhält es sich mit den Achseldrüsen und mit anderen. Solche Entzündungen heilen meist von selbst ab. Bisweilen aber ist die Entzündung so heftig, daß die Drüse vereitert und sich ein Abszeß bildet. Erst wenn dieser sich nach außen Bahn bricht oder gespalten wird, kann Heilung erfolgen. Durch zurückbleibende Fisteln wird jedoch der Heilungsprozeß oft sehr verzögert.

Wie wir sahen tritt, wenn die Infektion nicht im Gebiete der Lymphdrüsen angehalten wird, sondern in den Blutkreislauf hineinbricht, die Blutvergiftung auf.

Da die Blutvergiftung nicht als eine Krankheit anzusehen ist, welche durch eine bestimmte Bakterienart hervorgerufen wird und da sie kein bestimmtes Krankheitsbild wiedergibt, ist der Begriff „Blutvergiftung" ein so unklarer, daß es zweckmäßig erscheint, kurz darauf einzugehen.

Der Laie spricht schon von Blutvergiftung, wenn eine Verletzung, wie auch immer sie zustande kam, ein Glied zur Anschwellung bringt, sei es mit oder ohne Schmerzen, mit oder ohne Fieber. Das ist nicht richtig. Diese Anschwellung wird vielfach eine Folge der Wirkung der Toxine sein, der Giftstoffe, welche durch Bakterien oder Mückenstich usw. in den Organismus gelangt sind. Der Arzt spricht in solchen Fällen noch nicht von Blutvergiftung, wohl aber von einer der bereits erwähnten Formen von Eiterinfektion. Die echte Blutvergiftung (Pyämie und Sepsis) besteht dann, wenn das gesamte Blut des Verwundeten mit Bakterien und ihren giftigen Produkten überschwemmt ist. Solche Patienten sind gefährlich krank, sie haben hohes Fieber und Schüttelfrost mit allen Erscheinungen einer ernsten Infektion. Dieser Zustand kann sogar nach ganz unbedeutenden kleinen Verletzungen eintreten und ist abhängig von der Art der eingedrungenen Mikroorganismen. Blutvergiftung sieht man nach Stichwunden und Lymphbahnenentzündung bisweilen schon innerhalb 24 Stunden auftreten, ebenso bei Phlegmonen, bei Erysipel, Milzbrand usw. Die Blutvergiftung braucht nicht direkt tödlich zu verlaufen, und sie verläuft tatsächlich bei geeigneter Behandlung (ausgehend von der Stelle, wo das Gift eindrang, der Wunde) oft günstig.

b) Spezielle infektiöse Erkrankungen der Wunde.

Besondere Bakterienarten können ganz besondere und typische Wundinfektionen hervorrufen.

Die Wundrose oder das Erysipel stellt eine schwere Komplikation der Wundheilung dar, an der die Kranken nicht selten zugrunde gehen. Während sie früher — ebenso wie der jetzt kaum noch beobachtete Hospitalbrand — in manchen Krankenhäusern so einheimisch war, daß fast alle Wundkranken und Operierten daran erkrankten, findet man sie heute in einer sauber geleiteten chirurgischen Abteilung so gut wie nicht mehr vor. Ihr Auftreten an Operierten ist für Arzt und Schwester ein beschämendes Ereignis und beweist in den meisten Fällen, daß die chirurgische Sauberkeit fehlerhaft gehandhabt wurde. Das Erysipel ist eine durch direkte Berührung oder durch die Übertragung auf dem Wege der Pflegerin höchst ansteckende Krankheit; deshalb müssen die Erkrankten isoliert werden und die Pflegerin, welche sich selbst davor schützen muß, mit einer kleinen Verletzung an der Hand einen Erysipelkranken zu berühren, muß von der Pflege anderer chirurgischer Kranker ausgeschlossen bleiben.

Die Erkrankung wird hervorgerufen durch Streptokokken, welche sich, von der Wunde oder einer kleinen Hautschrunde der

Nase usw. in den Körper eindringend, in der Haut weiter verbreiten. Sie beginnt mit dem Entstehen eines scharf umschriebenen, flammend roten Fleckes. Dieser Herd dehnt sich alsbald weiter aus, in seinem Bereiche kann — nicht immer — Blasenbildung und Gangrän der Haut auftreten. Während an der Stelle des ersten Auftretens der Fleck alsbald abblaßt und die Haut abschuppt, kann die flammende Röte sich weiter verbreiten und über den ganzen Körper hinwegziehen. Gleichzeitig mit dem Auftreten des Erysipels steigt die Körpertemperatur plötzlich hoch an auf 41°, es tritt Schüttelfrost und Erbrechen ein, der Kranke ist benommen und so unruhig, daß man solche Kranke nicht allein lassen darf, weil sie das Bett verlassen, aus dem Fenster springen können usw. Bei günstigem Verlauf dauert die Krankheit 1—2 Wochen, um dann unter allmählicher Entfieberung zu schwinden. Oft aber ist bei schwerer Infektion der Verlauf tödlich, wenn die Herzkraft in dem Kampfe mit der Infektion unterliegt. Deshalb muß die Sorge des Arztes und der Schwester vor allem darauf gerichtet sein, die Herztätigkeit durch geeignete Mittel: starken Kaffee, Alkohol, eventuell Kampfereinspritzungen usw. hoch zu halten.

Milzbrand (Anthrax) ist eine sehr gefährliche Infektion, sowohl für den Patienten wie für dessen Umgebung. Die Gefahr für den Patienten liegt in der drohenden Blutinfektion; die Gefahr für die Umgebung liegt in der Widerstandsfähigkeit der Milzbrandbazillen. Die Erkrankung wird von der Tierhaut aus übertragen, sie beginnt in der Regel mit einer Pustel am Kopf oder am Arm, z. B. bei Metzgern und Gerbern und kann sich so schnell ausdehnen, daß innerhalb 24 Stunden der ganze Arm stark anschwillt. Gleichzeitig besteht hohes Fieber. Hat man frühzeitig Gelegenheit, auf die eine oder andere Art (Ausbrennen bzw. Ausschneiden) den Krankheitsherd zu entfernen, dann ist der Patient in der Regel gerettet. Besteht bereits die gefürchtete Blutinfektion mit Milzbrandbazillen, dann ist in der Mehrzahl der Fälle der Patient rettungslos verloren. Die pflegende Schwester muß sich sehr in acht nehmen, damit sie sich selbst nicht ansteckt. Die Milzbrandsporen (Übergangsform in der Entwickelung der Bazillen) können nicht auf die gewöhnliche Art im strömenden Dampf abgetötet werden. Deswegen müssen die gebrauchten Verbände verbrannt, die Kleider mit starken antiseptischen Mitteln behandelt werden.

Tetanus oder Wundstarrkrampf ist eine außerordentlich schwere Erkrankung der Wunde, die hervorgerufen wird durch einen Bazillus, der sich im Straßenschmutz und in der Gartenerde vorfindet und die Eigentümlichkeit hat, sich nur unter Abschluß des Sauerstoffes der Luft zu entwickeln. Im Beginn des Weltkrieges trat diese Wundinfektion in erschreckender Weise häufig auf, weil die Granatsplitter usw. alle bei der Explosion, d. h. bevor sie in den Körper eindrangen, mit Schmutz und Erde verunreinigt waren. Erst nachdem man gelernt hat, ganz systematisch alle Verletzten vorbeugend mit Tetanusserum zu behandeln, ist die Gefahr der Erkrankung sehr wesentlich herabgemindert worden. Die Erkrankung tritt selten schon 24 Stunden, oft später, ja bis zu 60 Tagen nach einer oft ganz geringfügigen Verletzung auf, nachdem diese längst spurlos abgeheilt ist, und ist um so gefährlicher, je früher sich ihre ersten Anzeichen zeigen. Fälle, bei denen sich die Erkrankung innerhalb der ersten 7—8 Tage zeigt, verlaufen fast ausnahmslos tödlich, später auftretende können ausheilen. Die Bazillen verbreiten sich nicht im

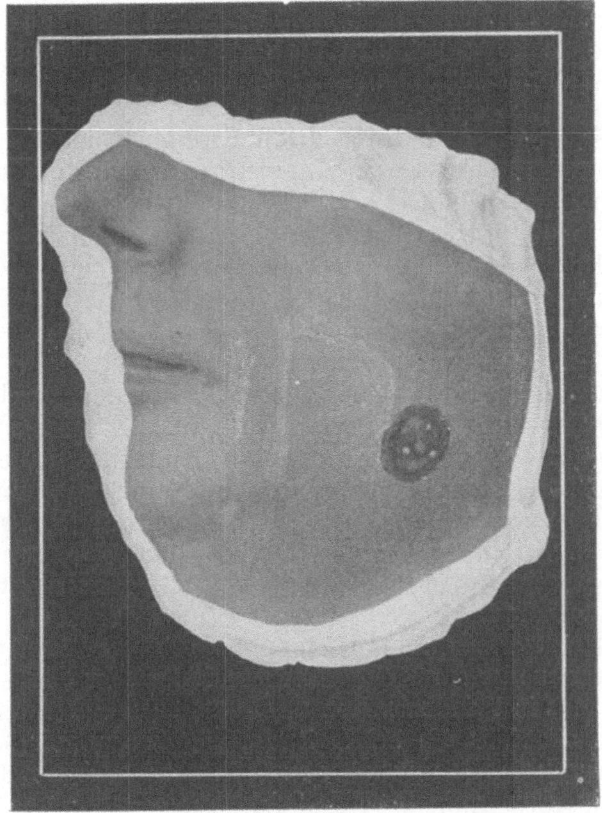

Fig. 57. Milzbrandpustel.

Körper, sondern bleiben in der Wunde, und ihre giftigen Ausscheidungsprodukte (Toxine) dringen in den Körper tiefer ein, verbinden sich mit den Nerven-, Gehirn- und Rückenmarkzellen und führen zu Krampfzuständen der Muskulatur, die bei Beteiligung der Atmungs-usw.-Muskeln tödlich sind. Der Beginn der Erkrankung ist leicht zu erkennen und fällt meist der Pflegerin zuerst auf, wenn der Kranke über Beschwerden beim Öffnen des Mundes und im Halse klagt. Dies sind die ersten auftretenden Krämpfe, die sich alsbald verbreiten auf den übrigen Körper: die Muskeln des Rückens und der Glieder befinden sich im Zustande dauernder Anspannung, so daß der Mensch ganz steif auf seinem Lager liegt („Starrkrampf"). Das Gesicht nimmt durch die Spannung der Muskeln einen sonderbar höhnisch-lächelnden Zug an. Jedes Geräusch, jeder Lichtstrahl, jedes Berühren der Lagerstätte, ja jeder Versuch zu sprechen steigert diese sehr schmerzhaften Krampfanfälle, die immer häufiger eintreten bis, oft schon nach 24 Stunden, überraschend schnell der Tod den Kranken erlöst. — Die Schwester muß wissen, daß, wie überhaupt die gewohnten Zeichen schwerer Wundinfektion lokal und allgemein hier fehlen, z. B. die Temperatur nicht besonders erhöht zu sein braucht, der Tetanuskranke gewöhnlich bis zu seinem Ende bei Besinnung bleibt. Man darf deshalb in seiner Gegenwart nicht von Wundstarrkrampf reden, muß die Befürchtungen des Kranken zu zerstreuen versuchen. — Außer der vorbeugenden Serumbehandlung, die neuerdings bei allen irgendwie verunreinigten Wunden prinzipiell durchgeführt wird, gibt es bei ausgebrochenem Tetanus eine einigermaßen sicheres Heilmittel noch nicht. Der Arzt wendet beruhigende Mittel, Chloralhydrat, Skopomorphin usw. an, um die schmerzhaften Krampfzustände zu beseitigen. Die Schwester hat die Aufgabe, jede Erregung der Sinnesorgane der Kranken, auf die wir oben hinwiesen, ihm in geeigneter Weise fernzuhalten.

Von Interesse ist es zu wissen, daß Patienten, namentlich solche, welche vor nicht allzulanger Zeit bereits eine Serumeinspritzung erhielten, im Anschluß an die erneute Serumeinspritzung, mit der das „artfremde Eiweiß" des Tierblutes in den Körper gebracht wird, an schweren Allgemeinerscheinungen: Fiebersteigerung, ausgedehntem Nesselausschlag, Atembeschwerden, Glieder- und Gelenkschmerzen erkranken, die mehrere Tage anhalten können. Man nennt diese Erscheinung Anaphylaxie.

Der Gasbrand ist gleichfalls eine sehr schwere Wunderkrankung, der wir in der modernen Kriegschirurgie leider sehr häufig begegnen, während sie uns in Friedenszeiten nur in seltenen Fällen bekannt war. Ihr Erreger, ebenfalls ein bei Luftabschluß wachsender Bazillus, gelangt auch durch den Schmutz der explodierten Bomben und Granatensplitter in den Körper hinein. Die Infektion verläuft ohne Eiterung, wenn nicht andere Eiterbakterien mit in die Wunde hinein gerieten. Der Bazillus hat die Eigentümlichkeit, im Körpergewebe ein Gas zu bilden, und wenige Tage nach der Verletzung bemerkt man beim Verbandwechsel, daß die Haut der Umgebung der Wunde geschwollen ist. Beklopft man dieselbe leicht mit dem Finger, so hat man das Gefühl, als ob man etwa ein prall gespanntes Luftkissen berührt, oft fühlt man auch ein Knistern unter der Oberfläche, welches von Gasblasen herrührt. Die Haut ist dabei leicht gelbbraun gefärbt. Wenn die Schwester dies merkt, muß sie unverzüglich dem Arzt Meldung erstatten, denn die Ausbreitung des Gasbrandes geht mit rasender Schnelligkeit vor sich und führt in wenigen Stunden zur Gangrän (Absterben) des betreffenden Gliedes. Der Arzt kann durch tiefe Einschnitte, oft nur durch schleunigste Amputation den Kranken retten. In sehr vielen Fällen tritt durch Herzschwäche oder allgemeine Blutvergiftung der Tod ein.

Auch von dieser Krankheit ist anzunehmen, daß sie für die Pflegerin und durch Übertragung auch für andere Wundkranke sehr infektiös ist.

c) Andere Infektionen.

Es ist nicht möglich, alle chirurgischen Infektionskrankheiten im Rahmen dieses Buches durchzusprechen. Nur von einigen, mit welchen die Pflegerin viel zu tun haben kann, soll die Rede sein.

Lupus ist eine Form der Hauttuberkulose, welche sich vor allem im Gesicht, an der Nase und am Halse vorfindet, jedoch überall auf der Haut vorkommen kann. Die Erkrankung beginnt in der Regel mit einem kleinen erhabenen roten Knötchen und kann sich im Verlauf eines mehr oder minder längeren Zeitraumes weiter ausbreiten. Auf der einen Stelle sieht man die Knötchen mit oder ohne offene kleine Wunden sich vermehren, während an einer anderen Stelle dieselben abheilen. Durch diesen Heilungsprozeß, der zuweilen auch ohne Behandlung erfolgt, kann das Gesicht sehr entstellt werden. Der Mund wird schief gezogen, die Augenlider nach außen umgestülpt, die Nasenlöcher verlieren ihre normale Gestalt usw. Durch den Lupus wird das Gewebe zerstört, Ohrmuscheln und Nase können ganz oder teilweise verschwinden. Es ist sehr schwer, diese Erkrankung zur Heilung zu bringen, mit Erfolg verwendet man dazu heute die Röntgen- und die ultravioletten Strahlen. Ob die Wunden und Knoten für andere ansteckend sind, darüber ist man nicht genau unterrichtet. Es ist vorläufig wohl am besten, wenn die Krankenpflegerin den Prozeß als ansteckend betrachtet.

Hauttuberkulose (Skrofuloderma) kann überall auf der Haut auftreten, vor allem bei jugendlichen Individuen. Es handelt sich meist um eiternde Wunden am Kinn und am Hals, welche Jahre hindurch bestehen können und schrumpfende Narben zurücklassen.

Knochen- und Gelenktuberkulose (Fig. 58). Die erheblichen Verkrüppelungen, bei denen beispielsweise der Kopf vollständig zwischen die Schultern gesunken zu sein, bei denen die Brust ebenso stark nach vorn wie die Wirbelsäule nach hinten vorzustehen scheint, sind in der Regel eine Folge von tuberkulösen Erkrankungen der Wirbelknochen (Fig. 59). Die lange Jahre eiternden Fisteln in der Gegend des Handgelenks, am Ellenbogen, an der Hüfte, am Knie und an den Füßen, neben denen man fehlerhafte Stellungen dieser Körperteile antrifft, sind in der Regel ebenfalls die Folgen von tuberkulösen Eiterungen der Knochen und der Gelenke. Nicht alle Erkrankungen verlaufen so ungünstig, oft heilen sie aus, sei es auch nach langen Jahren, ohne daß es zu größeren außen sichtbaren Wunden kommt. Die Behandlungserfolge haben hier in den letzten Jahren außerordentliche Fortschritte gemacht, doch gibt es viele Kranke, welche entweder an den Folgen ihrer Knocheneiterung sterben oder für ihr Leben durch Arm- oder Beinverlust, Verkrümmung und Steifbleiben eines erkrankten Gliedes entstellt sind. Wie die Krankheit auch verläuft, meist sind die Kranken für lange Zeit ans Bett gefesselt, ohne daß sie imstande sind, etwas zu arbeiten. Die Pflegeschwester kann hier bei der Behandlung sehr viel Gutes wirken. Sie muß wissen, daß neben den chirurgischen Maßnahmen es vor allem die gute Ernährung ist und der Aufenthalt in Sonne und frischer Luft, welche die Heilung herbeiführen. Sie soll ihre Pflegemaßnahmen danach einrichten und besonders dafür sorgen, daß den Kranken jeder Sonnenstrahl und der Aufenthalt im Freien (auf Terrassen usw.) zugute kommt.

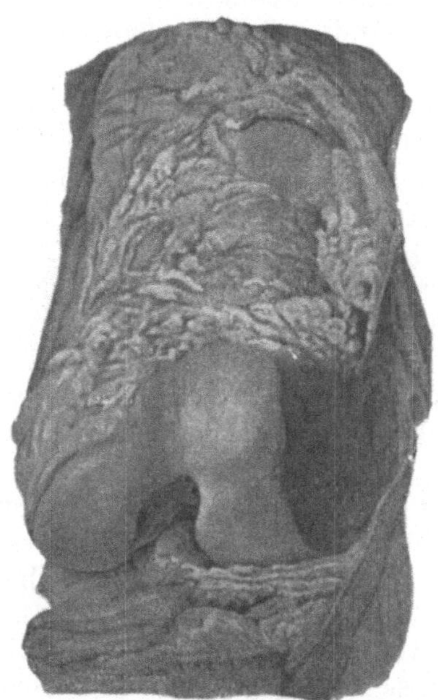

Fig. 58. Gelenktuberkulose. Das Kniegelenk ist an der Vorderseite geöffnet und die Kniescheibe nach oben geschlagen, so daß die rötlichgraue erkrankte Gelenkkapsel sichtbar geworden ist (Marwedel).

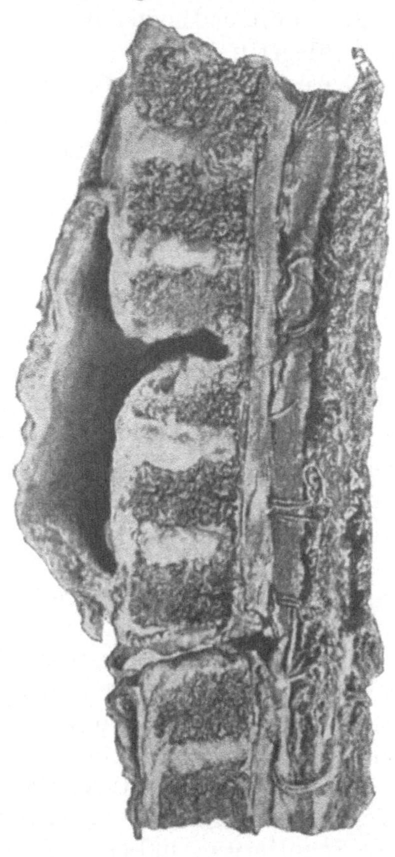

Fig. 59. Knochentuberkulose. Vor dem halbzerstörten Wirbelkörper hat sich ein ausgedehnter Abszeß gebildet (Marwedel).

Syphilis (Lues). Diese Erkrankung beginnt mit einem Geschwürchen (Schanker), welches meist an den äußeren Geschlechtsteilen sitzt, jedoch auch an anderen Stellen gefunden wird, an der Nase, im Mund und im Hals. Etwas später findet man krankhafte Veränderungen im Munde (Plaques), in der Nähe des Afters (Kondylome), an der ganzen Körperoberfläche (Roseolen und Papeln) und Drüsenschwellungen. Noch später treten hie und da größere oder kleinere Geschwülste auf, welche zum Teil aufbrechen und meist längere Zeit zur Heilung brauchen. Im Anfang ist die Erkrankung für andere sehr ansteckend. Es ist dann die Pflicht der Schwester, dafür Sorge zu tragen, daß die Krankheit weder auf sie selbst noch auf andere Patienten übertragen wird. Vor allem sind es kleine Wunden, welche infiziert werden können. Alle Gegenstände, mit denen der Patient in Berührung kommt, müssen gesondert aufbewahrt werden, z. B. Teller, Gläser, Tassen, Gabel und Löffel, Handtücher, Schwämme usw. Man pflegt die gebrauchten Tassen usw. mit einem Zeichen zu versehen, z. B. mit einem Stückchen Leukoplast, sie können dann nicht mit anderen Gegenständen derselben Art verwechselt werden. Die Ansteckungsgefahr dieser Krankheit macht aber nicht etwa eine Isolierung der Kranken notwendig, in den Krankenhäusern liegen sie meist zwischen den anderen Patienten.

d) Erkrankungen, welche durch Schimmelpilze hervorgerufen werden.

Favus (Erbgrind) findet sich besonders bei Schulkindern, welche sich gegenseitig anstecken durch Benutzung desselben Kleiderständers, durch das gegenseitige Tragen der Hüte und der Mützen, durch Schlafen in einem Bett usw. Diese Krankheit, welche mit gelben Krusten auf dem behaarten Teile des Kopfes einhergeht und bisweilen sich über den ganzen Körper verbreitet, hat eine starke Lichtung des Haares zur Folge. Die Haarkrankheit kann jahrelang bestehen und ist nur sehr schwer zur Heilung zu bringen.

Bartflechte und Haarschwund werden besonders in Friseurgeschäften übertragen. Diese Erkrankungen verlaufen nicht so hartnäckig wie Favus, aber der jedermann sichtbare Ausschlag hat etwas Abstoßendes an sich, Grund genug, um die Erkrankung möglichst bald zur Heilung zu bringen.

Es gibt eine endlose Reihe von Hauterkrankungen, mit denen die Krankenpflegerin oft zu tun haben wird, jedoch ist eine Beschreibung der verschiedenen Formen an dieser Stelle nicht angängig.

e) Parasiten usw.

Kopf- und Filzläuse verursachen einen juckenden Ausschlag, jene zumeist auf dem behaarten Teil des Kopfes, diese in der Leistengegend. Über ihre Entfernung durch Verbände mit Salbeiessig wird die Schwester im Berufe reichlich Erfahrung gesammelt haben! Dicke, übelriechende Krusten können den Kopf der Patienten bedecken, welche sehr darunter leiden.

Kleiderläuse rufen neben starkem Juckreiz einen allgemeinen Ausschlag an den bedeckten Teilen des Körpers hervor. An dem Körper findet man selten ein Tier, in der Regel findet man die Läuse in den Kleidern der Patienten. Wir haben während des Krieges die Kleiderlaus als die Überträgerin des so schwer infektiösen Fleckfiebers kennen gelernt.

Krätze (Scabies) ruft einen Ausschlag hervor, welcher für die erfahrene Pflegerin leicht zu erkennen ist. Die Schwester soll den

Verdacht auf Scabies hegen, wenn die Patienten über heftigen Juckreiz klagen, vor allem des Nachts im warmen Bett. Gewöhnlich betrifft die Infektion eine ganze Reihe von Familienmitgliedern. Auch Krankenschwestern werden bisweilen ein Opfer dieser Infektion. Wenn die Erkrankung erkannt und richtig behandelt wird, so kann sie in wenigen Tagen zur Heilung gebracht werden, ist dies nicht der Fall, so kann sie monate-, ja jahrelang bestehen.

Verschiedene Tiere, die nicht zu den Parasiten gehören, können durch ihren Biß oder Stich die verschiedenartigsten Erkrankungen hervorrufen. Die Schafszecken dringen mit dem Kopf in die Haut ein und können schmerzhafte Beulen hervorrufen. Das Gift, welches Schlangen (Kreuzotter, Brillenschlange), Skorpione, Fische (Stacheldrachen), Mücken, Hornissen und Wespen mittels Bisses oder Stiches unter die Haut bringen, ruft zuweilen eine unbedeutende Anschwellung in der Umgebung der Wunde hervor, zuweilen kommt es jedoch zu einer gewaltigen Anschwellung eines ganzen Armes oder Beines unter den heftigsten Vergiftungserscheinungen, die schnell zum Tode führen können.

8. Geschwülste (Tumoren).

Über die Entstehung von Geschwülsten bestehen manche Theorien, die aber zu einer einheitlichen Auffassung bisher nicht geführt haben; manche Forscher nehmen an, daß sie durch Infektion noch unbekannter Lebewesen verursacht werden, doch spricht wenig für diese Annahme.

Die bösartigen Geschwülste. Von diesen begegnen wir am häufigsten dem Krebs (Karzinom). Die Geschwulst kann überall ihren Sitz haben, sie bevorzugt, abgesehen vom Krebs der inneren Organe, den Kopf (Gesicht, Lippen, Kiefer und Zunge) und bei Frauen die Brust. Im Gesicht sind es Geschwüre, welche langsam entstehen und anfangs wenig Schmerzen verursachen. In der Brust sind es Knoten, welche gleichfalls erst später Schmerzen verursachen und noch später offene Wunden zeigen (Krebsgeschwür). Eine Zeitlang hindurch kann der Krebs auf eine Stelle beschränkt bleiben, später werden dann die nächstgelegenen Lymphdrüsen in Mitleidenschaft gezogen und das Leiden dehnt sich unter Bildung von Tochtergeschwülsten (Metastasen) über den ganzen Körper aus. Weil die Heilung des Krebses fraglich bzw. sehr schwierig ist, die Krankheit ohne Behandlung aber sicher in wenigen Jahren zum Tode führt, ist es notwendig, daß man die Kranken möglichst bald einem Arzte zuführt. Die Krankenpflegerin kann hier viel nützen. Wenn eine Frau einen Knoten in der Brust fühlt, der keine Schmerzen verursacht, so wird die Patientin die Geschwulste leicht für gutartig halten und sich deshalb nicht in ärztliche Behandlung begeben. Die Krankenpflegerin muß besser unterrichtet sein und stets darauf dringen, daß der Arzt aufgesucht wird, sobald sich eine solche verdächtige Anschwellung zeigt. Wird die Geschwulst nicht behandelt oder ist die Behandlung eine nicht ausreichende gewesen, so entstehen Geschwüre, welche leicht bluten und übel riechen können. Durch den Säfteverlust sowohl wie durch das von dem Krebs ausgehende Gift werden die Patienten immer magerer und schwächer, ein Zustand, den man Kachexie nennt, heftige Schmerzen treten hinzu und die Kranken gehen nach schwerem Leiden zugrunde. Der Krebs tritt in der Regel jenseits des 40. Lebensjahres auf, wird aber auch in jüngeren Jahren angetroffen.

Sarkome finden sich besonders bei jüngeren Individuen und sind ebenso gefährlich wie Krebs; sie breiten sich sehr schnell im ganzen Körper aus. Sie können äußerlich sichtbare, blutende Wunden hervorrufen, ebenso wie die Krebsgeschwüre. Gewöhnlich nimmt eine solche Geschwulst ohne geeignete Behandlung schnell einen tödlichen Verlauf.

Bei alten Individuen können die bösartigen Geschwülste recht langsam wachsen und stören das Allgemeinbefinden oft erst nach langen Jahren, während sie bei jungen, lebenskräftigen Menschen gewöhnlich einen sehr schnellen Verlauf zeigen.

Als ansteckend können die bösartigen Geschwülste nicht bezeichnet werden.

Außer diesen bösartigen Geschwülsten gibt es eine große Zahl sogenannter gutartiger, die allerdings auch durch ihren Sitz oder durch heftige Blutungen zu tödlichen Erkrankungen werden können. Zu diesen Geschwülsten gehören die Myome, die Blutgefäßgeschwülste (Angiome), Knochengeschwülste (Osteome), Gehirngeschwülste usw. Andere Geschwülste wiederum behalten während der ganzen Dauer ihres Bestehens einen durchaus gutartigen Charakter und stören den Allgemeinzustand in keiner Weise. Auf diese Geschwülste im einzelnen einzugehen, würde zu weit führen.

Eine besondere Stellung unter den Geschwulstbildungen nehmen die Warzen ein. Es ist nicht ausgeschlossen, daß sie durch einen besonderen Krankheitserreger verursacht werden, den man aber nicht kennt. Jedenfalls weiß man, daß besonders bei Kindern in kurzer Zeit Hände und Gesicht mit diesen Gebilden wie übersät sein können und daß sie leicht auf andere Individuen übertragen werden. Die chirurgische Krankenschwester darf selbst nicht mit dieser Affektion behaftet sein, weil die Desinfektion der Hände hierdurch erschwert wird. Sie muß sich deshalb vor dieser Infektion in acht nehmen und bestehende Warzen beseitigen lassen, was sich unschwer mit rauchender Salpetersäure ausführen läßt.

9. Das Vermeiden der Infektion.

Die Infektion einer Wunde mit Eiterbakterien wird vermieden, wenn man dafür Sorge trägt, daß die Wunde sowohl wie die Hände und Gegenstände, welche für die Wundbehandlung in Frage kommen, nicht mit Eiterbakterien in Berührung gebracht werden. Die Bakterien aber, welche die Wunde bereits verunreinigt haben, müssen entfernt oder unschädlich gemacht werden.

Die Wunden werden dadurch rein gehalten, daß man sie nur mit reinen Instrumenten, reinem Verbandzeug und mit reinen Händen behandelt. Da die Hände sehr schwer zu reinigen sind, so ist es gut, die Wunden möglichst wenig mit den Händen selbst zu berühren und möglichst nur mit Instrumenten zu arbeiten. Sind reine und verunreinigte Wunden nacheinander zu behandeln, so nimmt man in der Regel zunächst die reinen vor und verfährt nicht umgekehrt. Wo es möglich ist, trennt man infektiöse Kranke von nichtinfektiösen: auf diese Weise wird die Übertragung einer Infektion auf reine Wunden vermieden. Ist die Wunde bereits mit Bakterien verunreinigt, so wird in den meisten Fällen eine geeignete Behandlung genügen, um eine Verbreitung der Infektion zu vermeiden.

10. Die Bekämpfung der Infektion.

Wenn die Infektion sich einmal entwickelt hat, so muß ihre Ausdehnung gehemmt und die Ursache entfernt werden. Dies erreicht man durch Anwendung von Mitteln, welche die Bakterien unschädlich machen oder abtöten, welche sie mit der Lymphe aus dem Körper entfernen und welche die Körperzellen in ihrem Kampfe unterstützen.

Die Mittel, von denen man annimmt, daß sie die Bakterien unschädlich machen, sind die antiseptischen Stoffe wie Sublimat, Formalin, Karbol, Lysol, Jodoform, Vioform und sehr viele andere Stoffe.

Das Wegspülen der Bakterien mit dem Lymphstrom wird dadurch erreicht, daß man in der Wunde selbst und in ihrer Umgebung Öffnungen anbringt, so daß sie nach außen nicht abgeschlossen ist. In diese Öffnungen legt man kleine Röhrchen aus Gummi oder Glas (Drains), alsdann fließt aus diesen „Drainagen" eine große Menge von Körpersäften (Lmyphe) ab: hierdurch werden zu gleicher Zeit die Bakterien und ihre Gifte weggespült und so kann der Körper wieder von den Bakterien befreit werden.

Die Körperzellen werden in ihrem Kampfe gegen die Infektion dadurch unterstützt, daß man die arterielle Blutzufuhr vermehrt (heiße Umschläge, heiße Bäder, heiße Luft,) dadurch werden mit der größeren Blutmenge mehr Abwehrstoffe aus dem Blutserum an den Ort der entzündlichen Affektion herangeführt zum Kampfe gegen die Bakterien und ihre Produkte. Es wurde oben bereits ausgeführt, daß eine wirksame Unterstützung der Körperzellen in jenem Kampfe dadurch herbeigeführt wird, daß man das Blutserum von Tieren einspritzt, welche im Kampfe mit der gleichen Infektion (Diphtherie, Tetanus, Pest) bereits Abwehrstoffe (Antitoxine) in ihrem eigenen Blute gebildet hatten.

Alle diese Hilfsmittel werden getrennt oder zu gleicher Zeit verwendet. Es kommt nur darauf an, die richtigen Mittel zur richtigen Zeit anzuwenden.

HAUPTABSCHNITT III.

Die Lehre von der Aseptik und Antiseptik. Desinfektion und Wundbehandlung.

Einleitung.

Der heutige Stand der Lehre von der Desinfektion und Wundbehandlung fußt auf folgender Grundlage:

1. Alle Wunden mit Ausnahme der inneren Quetschwunden und der vom Chirurg gesetzten, wirklich aseptischen Wunden sind als verunreinigt mit Bakterien zu betrachten.
2. Mit den sogenannten antiseptischen Stoffen kann man die Wunde nicht bakterienfrei machen.
3. Frische Schnittwunden werden nicht in ihrer Tiefe, sondern nur in ihrer Umgebung desinfiziert, nur so kann eine ungestörte primäre Wundheilung erfolgen.
4. Gequetschte, alte und infizierte Wunden, sowie Wunden als Folgeerscheinungen von Erkrankungen kann man nicht so reinigen, daß eine primäre Wundheilung zu erwarten wäre.
5. Alle Stoffe, Gegenstände und Personen, welche mit Wunden in Berührung kommen, sind imstande, diese Wunden zu infizieren. Dies gilt nicht nur für den Straßenschmutz und das Wasser, für Maschinenöl und Kleidungsstücke; es gilt ebenso für die eigene Haut des Verwundeten wie für die des Arztes und der Pflegerin; es gilt auch für Instrumente und Verbandstoffe, ja selbst bisweilen für Heilmittel.
6. Mit den Wunden dürfen nur desinfizierte Hände, Instrumente und Verbandstoffe in Berührung gebracht werden.
7. Der chirurgischen Desinfektion ist nicht Genüge getan mit den häuslichen Reinigungsvorkehrungen. Reine Wäsche, reingewaschene Hände können Bakterien in eine Wunde bringen. Ebenso verhält es sich mit ungekochtem Wasser, mit dem Gebrauch von Waschbecken usw.
8. Besondere Vorkehrungen sind erforderlich, um alles dies bakterienfrei d. h. „steril“ und völlig unschädlich für die Wunde zu machen.
9. Desinfizierte Hände und Gegenstände müssen rein bleiben, solange sie mit einer Wunde zu tun haben. Während dieser Zeit ist die Berührung mit allem, was nicht einwandfrei desinfiziert wurde, ver-

boten. Hat die nicht sterile Berührung dennoch stattgehabt, im Notfall oder aus Versehen, dann muß der notwendige Grad von Keimfreiheit durch erneute Säuberung wiederhergestellt werden.

10. Die Krankenpflegerin soll ihre Hände möglichst wenig mit krankheitserregenden Bakterien (Eiter usw.) in Berührung bringen, weil eine gründliche Desinfektion der Haut außerordentlich schwierig und zeitraubend ist. Es wird selten nötig sein, beschmutzte Verbandstoffe oder infizierte Wunden mit den Händen anzufassen, dazu dienen Instrumente.
11. Aseptische Operationen — dies sind solche, bei denen keine Eiterung vorhanden ist, bzw. entstehen darf — und Wunden, welche per primam heilen sollen, bedürfen einer gründlichen Desinfektion des Operationsgebietes bzw. der die Wunde umgebenden Haut.
12. Bei der Behandlung alter und infizierter Wunden müssen die Reinlichkeitsanforderungen ebenfalls streng sein. Auch bei ihnen wird man sich hüten, krankheitserregende (pathogene) Bakterien einzuschleppen, obwohl die alte Wunde viel schwieriger zu infizieren ist als die frische.
13. Bei der Wundbehandlung mit aseptischem Verlauf soll man die Tätigkeit der Hände möglichst durch Manipulationen mit ausgekochten Instrumenten ersetzen, wenn man keine Gelegenheit hat, die Hände zuverlässig zu desinfizieren.
14. Bei der Behandlung infizierter Wunden tut man gut daran, mit Instrumenten zu arbeiten oder Gummihandschuhe anzuziehen: sowohl mit Rücksicht auf die eigene Haut wie zur Vermeidung der Infektion anderer Patienten.
15. War die Hand mit infektiösen Bakterien in Berührung gekommen, so soll eine gewissenhafte Desinfektion möglichst bald erfolgen, mögen darauf noch Wunden zu behandeln sein oder nicht. Kurze Zeit nach der Beschmutzung ist die Desinfektion verhältnismäßig leicht; nach längerer Zeit, wenn die Bakterien in die Hautporen eingedrungen sind, ist die Desinfektion viel schwieriger. Dies ist nicht allein notwendig im Interesse der Patienten, denen beispielsweise am anderen Tag geholfen werden soll; die Krankenpflegerin ist dazu auch sich selbst gegenüber verpflichtet. Es ist verwegen, sich unnötigerweise einer Infektionsgefahr auszusetzen. Niemand hat einen Vorteil von dem Schaden, den die Krankenpflegerin sich selbst zufügt.
16. Verbandstoffe und Instrumente dürfen nur in sterilem Zustande gebraucht werden.
17. Die krankheitserregenden Bakterien werden in kochendem Wasser und im strömenden Dampf von über 100° nach ungefähr 10 Minuten abgetötet oder unschädlich gemacht. Man sterilisiert alles das in Wasser und Dampf, was durch Kochen nicht verdorben wird.
18. Die Hände (Haut) können weder durch Kochen noch durch antiseptische Stoffe allein desinfiziert werden. Wasser, Seife und

Alkohol spielen hier die Hauptrolle, die obendrein angewandten Antiseptica (Sublimat, Lysol usw.) sind dabei nebensächlich geworden.

19. Instrumente und Stoffe, welche nicht ausgekocht werden können (Seidenkatheter, Katgut, optische Instrumente usw.), werden so gut wie möglich mittels antiseptischer Stoffe desinfiziert (Sublimat, Formalin usw.), nachdem man sie vorher mechanisch mit Seife und Bürste, Alkohol, Äther usw. gesäubert hatte.

Erster Teil.

Aseptik, Antiseptik.

Bevor man wußte, daß die Infektion durch Bakterien hervorgerufen wird, kannte man weder Aseptik noch Antiseptik. Man behandelte die Wunden nach bestem Wissen und Gewissen und war nicht immer imstande, größere Operationen mit Aussicht auf Erfolg auszuführen, weil Hospitalbrand und Erysipel erschreckend in den Krankenhäusern wüteten. Ende der sechziger Jahre des vergangenen Jahrhunderts erschien Lister mit seiner Lehre von der Antiseptik, für welche die Menschheit ihm ewigen Dank schuldet, nicht weil seine Lehre den Gipfelpunkt alles Erreichbaren für den Chirurgen darstellt, sondern weil sie den Weg gebahnt hat zu der gegenwärtigen Wundbehandlung mit ihren glänzenden Erfolgen.

Bei der antiseptischen Wundbehandlung ging man von der Ansicht aus, daß man die Bakterien, welche die Wunden zur Entzündung und zur Eiterung bringen, dadurch unschädlich machen könne, daß man sie mit chemischen Präparaten wie Karbol, Sublimat usw. in Berührung brachte. Lister war überzeugt von der Allgegenwart der schädlichen Stoffe, welche man erst nach Verbesserung der Mikroskope als krankheitserregende Bakterien kennen gelernt hatte. Er desinfizierte Wunden und Hände, Verbände und Instrumente mit Karbol. Selbst der Operationssaal wurde mit einem Karbolregen (Karbolspray) erfüllt, welcher den Staub niederschlagen und die Luft weniger bakterienhaltig machen sollte. Die Wunden wurden mit Karbollösung ausgespült, mit Verbandstoffen bedeckt, welche mit jenen Chemikalien getränkt waren, und luftdicht abgeschlossen, damit keine schädlichen Einflüsse von außen her eindringen sollten.

Durch diese Methode wurde der Wundverlauf ein besserer, die Anzahl der Infektionen wurde geringer, Operationen, welche früher mißglückten, waren von Erfolg begleitet. Doch bald lernte man die Nachteile der Methode kennen. Die Infektionen verschwanden nicht völlig trotz reichlichster Anwendung von Karbol und anderen antiseptischen Stoffen, und weiter stellten sich heftige Vergiftungserscheinungen ein. Der schwarze Karbolurin und die Nierenerkrankungen der Patienten zeigten, daß man mit diesen Stoffen vorsichtig umgehen muß. Der tägliche Aufenthalt in dem karbolisierten Operationsraum beeinträchtigte die Gesundheit des Arztes und der Krankenpflegerin, das ständige Händewaschen in Karbol, das Hantieren mit Instrumenten und Verbandstoffen in Karbollösung war ebensowenig für die Gesundheit förderlich und war von großem Nachteil für die Hände. Schließlich machte man auch noch die Erfahrung, daß man weder Haut noch Wunden völlig mit Karbol desinfizieren kann, und daß man in vielen Fällen die Wundheilung eher beeinträchtigt, als daß man sie förderte, weil jene Mittel nicht nur die Bakterien töteten, sondern auch die gesunden Zellen der Wunde schwer schädigten und durch Verätzung zugrunde richteten, von denen man die Wiederherstellung normaler Verhältnisse erhofft hatte.

Man lernte also, daß die Bakterien in der Haut und in den Wunden nicht so leicht abzutöten sind wie in einem Kulturröhrchen im Laboratorium, weil sie zwischen und in den Körperzellen liegen und zum Teil für die antiseptischen Mittel nicht erreichbar sind. Sie zwischen und in den Zellen abzutöten, ohne damit gleichzeitig die Zelle selbst zu zerstören, erschien unmöglich, um so mehr, als die Mehrzahl der Bakterien viel größeren Widerstand gegenüber den Antisepticis zu leisten imstande ist als die Körperzellen selbst. Wollte man deshalb die Bakterien in den Wunden und auf der Haut abtöten, so mußte man gleichzeitig die an der Oberfläche gelegenen Zellen zerstören. Dies erträgt aber auf die Dauer weder die Wunde noch die Hand des Operateurs und der Schwester. Eine ungestörte Wundheilung erfordert die volle Lebenskraft der Körperzellen; eine Krankenpflegerin mit abgestorbener Epidermis der Hände ist nicht imstande, den Dienst zu versehen. Diese Erfahrung und die Erkenntnis, daß man imstande ist, in vielen Fällen die Bakterien *von der Wunde entfernt zu halten*. ist die Grundlage für die *Aseptik* geworden.

Reinlichkeit und wiederum Reinlichkeit ist das ABC der Aseptik. *Wenn man nicht imstande ist, die Bakterien in den Wunden abzutöten, so soll man dafür Sorge tragen, daß sie nicht in die Wunde hineindringen können* —, so überlegte man und verfuhr danach. Kein beschmutztes Instrument, kein unreines Stück Verband darf mit der Wunde in Berührung kommen. Gegenüber der eigenen Haut verfährt man so, daß die oberste Hautschicht, welche die übergroße Mehrzahl der Bakterien in sich birgt, mit Wasser, Seife und Bürste entfernt wird. Die ganze Lehre der Aseptik liegt in dem Begriff „*Desinfektion*“.

Die Resultate gingen über alles Erwarten hinaus. Eine Wunde, welche in der Zeit der Antiseptik längere Zeit drainiert und offen behandelt werden mußte, kann sofort geschlossen werden und heilt in einigen Tagen ab. Dies gilt auch für die größten Wunden: beim Absetzen einer Brust wird ebenso verfahren wie bei der kleinsten Schnittwunde. Kalter Brand und Erysipel dürfen sich nicht mehr an eine Operation anschließen oder bei der Wundbehandlung auftreten, *eine Wundinfektion muß zu den großen Seltenheiten gehören.*

Operationen, an deren Ausführung früher nicht gedacht werden konnte, werden unter dem Schutze der Aseptik gefahrlos ausgeführt. Entstellungen, wie man sie früher häufig sah im Anschluß an operative Eingriffe (Arm- und Beinamputation), werden immer seltener.

Man glaube aber nicht, daß man auf die Anwendung antiseptischer Mittel ganz verzichten kann. Die Aseptik, d. h. die Behandlung der Wunden ohne antiseptische Stoffe kommt vor allem für die Wunden in Frage, von denen man erwartet, daß sie ohne Infektion abheilen werden. Unfallverletzungen und saubere Operationswunden werden nicht mehr mit Antisepticis behandelt. Bauchoperationen würden bei weitem gefährlicher sein als es der Fall ist, wenn man die Ansicht beibehalten hätte, daß die freiliegenden Därme mit Sublimat usw. ausgespült werden müßten. Wenn man sie jetzt entweder überhaupt nicht oder nur mit warmer physiologischer Kochsalzlösung abspült und feucht hält, hat man viel geringere Aussicht auf die Entstehung einer Bauchfellentzündung und man hat bessere operative Resultate. Infizierte und auf Infektion verdächtige Wunden werden allerdings noch oft mit Antisepticis behandelt. Freilich werden solche Wunden weniger oft wie früher ausgespült, aber das Jodoform und seine Ersatzpräparate finden gerade bei diesen Wunden noch häufig Verwendung. Bei der Behandlung der verschiedenen Formen der Tuberkulose kann man auf das Jodoform, welches hier ein spezifisch wirkendes Heilmittel darstellt, nicht verzichten. Verschiedene Heilmittel, seien es chemische oder andere (Röntgen-, Finsen-, Radiumstrahlen), wirken alle antiseptisch. Der Platinbrenner des Chirurgen ist wohl das stärkste Antisepticum, welches es gibt. Bei Hautaffektionen, welche durch eine Erkrankung entstanden sind, werden zahllose Antiseptica angewandt. Selbst die Desinfektion der Hände geschieht nicht völlig aseptisch, solange man auf die Verwendung des Sublimats dabei nicht verzichten will.

Die Tatsache, daß man die antiseptischen Stoffe vielfach anwendet, steht absolut nicht im Widerspruch mit der vorhin erwähnten Behauptung, daß die antiseptischen Mittel nicht imstande sein sollten, eine Wunde zu desinfizieren, weil die Bakterien für diese Stoffe unerreichbar sind und weil die Körperzellen zu großen Schädigungen ausgesetzt sind. Es ist etwas ganz anderes, ob der Chirurg innerhalb einer halben Stunde sowohl seine eigenen Hände wie das Operationsgebiet derart desinfizieren muß, daß er die Wunde zunähen und für eine primäre Wundheilung garantieren kann, oder ob antiseptische Stoffe tage-, wochen-, monatelang ohne Unterbrechung gegen eingedrungene Bakterien einwirken, wie dies bei infizierten Wunden, bei krankem Gewebe der Fall sein kann. Das erste ist nur mit sehr starken Antisepticis erreichbar, wie man diese bei dem Desinfizieren des Stuhlgangs, des Auswurfs, der Wäsche verwendet, es würde jedoch auf Kosten des Körpers geschehen. Das zweite ist freilich mit viel schwächeren Antisepticis ohne großen Nachteil für den Körper erreichbar, vorausgesetzt, daß genügend Zeit dafür vorhanden ist. Man kennt wohl Stoffe, welche das kranke Gewebe stärker angreifen als das gesunde. Nach solchen Mitteln wird stets gesucht werden. Der Erfolg der Anwendung von Röntgenstrahlen bei Lupus und Geschwülsten ist dieser Wirkung zu verdanken.

Solange man nicht imstande ist, Hände und Wunde in kurzer Zeit wirklich zu desinfizieren, wird man die Aseptik, d. h. das Fernhalten der krankheitserregenden Bakterien von Haut und Wunden als die einzig richtige und allein erfolgreiche Art der Desinfektion bezeichnen müssen.

Alle Versuche mit antiseptischen Mitteln sind nicht imstande, die Aseptik für überflüssig zu erklären. Von ihrer unumgänglichen Notwendigkeit muß die Krankenpflegerin ganz und gar überzeugt sein. Dann wird sie die zeitraubenden und lästigen Regeln der Aseptik vollständig anerkennen und sich ebenso wie der Chirurg der schönen Heilresultate erfreuen.

Bevor wir nun auf die Einzelheiten der chirurgischen Sauberkeit eingehen, deren die Schwester sich zu befleißigen hat, soll noch die eigentlich selbstverständliche Voraussetzung betont werden, daß allgemeine Sauberkeit am eigenen Körper die Grundbedingung jeder chirurgischen Tätigkeit ist. — Die Krankenschwester, insbesondere die Operationsschwester soll täglich ein Vollbad nehmen, vor allem aber nach Möglichkeit baden, sobald sie mit schwer septischen Operationen zu tun hatte. Ihre Kleidung sei stets fleckenlos sauber, am besten ist das Kleid von weißem Stoff gefertigt, der jeden Flecken auffallen läßt. — Besondere Aufmerksamkeit verwende sie auf ihre Haarpflege und auf die Haartracht. In den Haaren sammeln sich unendliche Mengen von Bakterien an, die beim Verbinden usw. in die sauberen Wunden fallen könnten; deshalb sollen die Haare oft gewaschen werden. Die Haartracht sei glatt und schlicht, damit die Schwester nicht mit ihren Haaren an aseptischen Gegenständen vorbeistreift und sie infiziert. Eine geeignete Schwesternhaube unterstützt sie in ihrem Bestreben, aber diese sind meist unpraktische Zierstücke, am geeignetsten erscheint die Haube der Kaiserswerther Diakonissen, welche bei geeigneter Haartracht die Haare genügend bedeckt. Bei Operationen erfüllt diesen Dienst der später zu schildernde Schleier. Auch der Mundpflege soll die Schwester besonders vor der Operation ihre Aufmerksamkeit widmen. Die Mundhöhle beherbergt große Mengen von Bakterien, die beim Sprechen usw. auf Wunden und Instrumente gelangen könnten. Ausspülen des Mundes mit einer dünnen Lösung von Wasserstoffsuperoxyd oder ähnlichen Präparaten setzt die Zahl der Bakterien herab.

HAUPTABSCHNITT III.

Zweiter Teil.

Desinfektion.

Alle Stoffe und Gegenstände, welche mit der vorhandenen oder der zu setzenden Wunde in Berührung kommen können, werden einer bestimmten Behandlung unterzogen, welche man „sterilisieren", „desinfizieren" oder „keimfrei machen" nennt. Diese Behandlung erstreckt sich auf Atmosphäre, Möbel, Operationswäsche, Verbände, Instrumente, die Haut des Kranken, die Hand des Operateurs und der Schwester usw.

I. Desinfektion der Luft.

Man fürchtet heute die aus der umgebenden Luft stammende Wundinfektion nicht mehr wie man dies früher tat. Während man früher der Meinung war, daß gewisse Infektionen den Menschen buchstäblich „anwehen", hat man heutzutage gelernt, daß die Infektion durch direkte Berührung entsteht und sehr selten durch die umgebende Luft. Nun weiß man freilich, daß jeder Kubikmeter Zimmerluft Millionen von Staubkörnchen enthält, die mit Bakterien verunreinigt sein können. Wenn es nötig ist, eine große Wunde zu setzen, z. B. bei der Amputation eines Beines, einer Brust usw., und diese eine halbe Stunde oder auch länger der Luft auszusetzen, dann kann während dieser Zeit eine sehr große Zahl von Bakterien aus der Luft in die Wunde geraten und eine Infektion hervorrufen. Aus Angst hiervor füllte man früher die Luft des Operationssaales mit Karboldämpfen an, um auf diese Weise die Staubpartikelchen zu desinfizieren. Diese werden jedoch hierdurch nicht desinfiziert, sondern sie fallen mit den Flüssigkeitstropfen auf die Erde und können hier, falls sie nicht aufgewirbelt werden, ruhig liegen bleiben. Von der Erde aus können sie die Wunde nicht mehr erreichen. Heutzutage überlegt man folgendermaßen: Karbol wollen wir nicht mehr in der Luft haben, um uns nicht zu vergiften, aber wir wollen dafür Sorge tragen, daß nichts in die Wunde hineindringen kann, also wir werden die Wunden in Räumen behandeln, in denen sich kein Staub befindet.

Die modernen Operationssäle sind so eingerichtet, daß weder Wände, noch Möbel, noch Durchzug Staub verursachen können. Im

Hauptabschnitt IV wird dies genauer besprochen werden. Muß man in einer Privatwohnung operieren, so wird man hierzu den Raum aussuchen, der am meisten staubfrei ist und in dem man den vorhandenen Staub möglichst wenig aufzuwirbeln imstande ist. Auch dies wird genauer im Hauptabschnitt VI besprochen werden. Direkt wird die Luft selbst nicht mehr desinfiziert. Man begnügt sich damit, die Staubentwicklung möglichst zu beschränken.

Eine der hierbei zu treffenden Vorkehrungen ist die Desinfektion der Möbel.

II. Desinfektion der Möbel.

Hier soll nicht die Rede sein von der Desinfizierung der Krankenräume nach ansteckenden Erkrankungen (dies wird in allgemeinen Lehrbüchern ausführlich beschrieben), sondern lediglich von der Reinigung der Möbel, welche bei Operationen und bei der Wundbehandlung benutzt werden.

Der Reinlichkeit wegen hat man diese Möbel aus Stoffen angefertigt, welche nicht durch Seifenwasser und Bürste Schaden nehmen und möglichst einfachen Bau zeigen. Sie bestehen hauptsächlich aus Eisen und Glas und sind mit weißem Emaillelack angestrichen, auf dem man jeden Schmutzflecken sehen würde. Von Bedeutung ist es, daß man die einzelnen Eisenteile des Operationstisches und der Möbel so aneinander zu schweißen gelernt hat, daß keine Fugen und Winkel gebildet werden, in denen der Schmutz sich festsetzen kann. Auch auf die Anwendung von Schrauben und Gewinden verzichtet man aus diesem Grunde nach Möglichkeit bei der Konstruktion der Operationsmöbel. Sie werden mit warmem Seifenwasser (Soda-) abgebürstet und können mit reinem Wasser, Lysoform oder Sublimat usw. abgespült werden.

III. Desinfektion der Operationswäsche.

Wenn man verlangt, daß alles das, was sich in der unmittelbaren Umgebung der Wunden befindet, bakterienfrei sein soll, so muß man über die Kleidungsstücke einen sterilen Mantel anlegen. Diese Kleidungsstücke werden aus weißem Stoff angefertigt, auf dem Flecke leicht erkennbar sind. Sie müssen hoch am Halse schließen, den ganzen Körper außer den Händen bedecken und an der Rückenseite und um die Handgelenke fest schließen. Die Mäntel sollen nicht kurzärmelig sein, denn es ist besser, daß die für die Operation gewaschenen Unterarme, deren Desinfektion wegen der auf denselben befindlichen Haare recht schwer durchführbar ist, außerdem mit dem sterilisierten Stoff des Mantels bedeckt sind. Wenn diese Mäntel sterilisiert werden wie Verbandstoffe — hierüber später — und wenn sie steril aufbewahrt werden, braucht weiter nichts für die Desinfektion der Kleider getan zu werden (Fig. 60).

In allen modernen Operationssälen trägt jeder, der mit der Wunde oder sterilem Verbandmaterial in Berührung kommt, sterile Handschuhe, über welche später zu reden sein wird. Außerdem wird Kopf und Gesicht mit einem Schleier bedeckt, welcher nur die Augen frei läßt (Fig. 61).

Einen solchen Schleier stellt man sehr einfach her, indem man eine 80 cm lange, 50 cm breite, zwei- bis dreifach gelegte Gazelage nimmt und an der Grenze des einen End- und des mittleren Drittels einen Schlitz schneidet, welcher für die frei bleibenden Augen bestimmt ist. Die Ränder des Schlitzes werden gesäumt, an seinen beiden Enden werden Bänder angenäht, die über den Hinterkopf geknüpft werden, nachdem der Schleier so über den Kopf gelegt ist, daß der größere Teil desselben über den Kopf nach hinten, der kleinere nach vorn fällt, wo er unter den später anzulegenden Mantel zu liegen kommt. Auf diese Weise kann nichts aus dem Haar in die Wunde hineingeraten und beim Sprechen kein infektiöses Material aus Mund und Nase niederfallen.

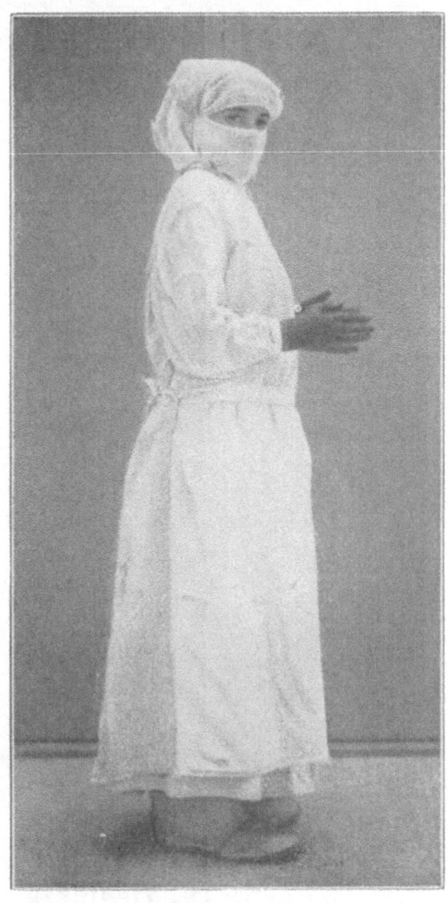

Fig. 60. Operationsanzug.

Abgesehen davon, daß die Mäntel die Patienten vor Infektion schützen, verhindern sie auch, daß die Kleidung von Arzt und Pflegerinnen mit Blut usw. beschmutzt werden.

Über die Schuhe zieht man hohe Gummischuhe, damit der sonst nicht zu entfernende Straßenschmutz dem Boden des Operationssaales ferngehalten wird.

Die Umgebung der Wunden oder der zu setzenden Wunden wird mit sterilen Laken (Schlitztüchern) bedeckt, welche nur das Operationsgebiet frei lassen, in dessen nächster Umgebung sie mit Tuchklammern an der Haut befestigt werden, um ein Verschieben des Stoffes zu verhüten. Diese Tücher sorgen dafür, daß die Patienten nicht zu kalt werden und erleichtern die Tätigkeit des behandelnden Arztes insofern, als Instrumente usw. ohne Gefahr vor Infektion in die Nähe der Wunde gelegt werden können.

Beim Verbandwechsel sind sterile Mäntel meist überflüssig, es genügen gut gewaschene weiße Mäntel. Unter dem Mantel werden Schürzen aus wasserundurchlässigem Stoff getragen zur Vermeidung des Durchnässens der Kleider. Diese werden nicht auf die gewöhnliche Art durch heißen Dampf desinfiziert. Man reinigt sie durch Abwaschen mit Wasser und Seife und Abspülen mit Sublimatlösung.

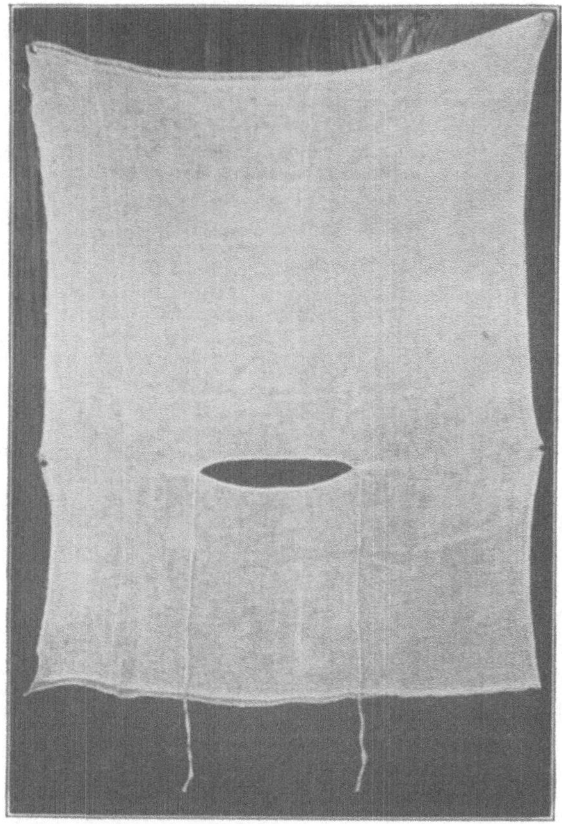

Fig. 61. Operationsschleier.

IV. Desinfektion der Haut.

Bei der Hautdesinfektion handelt es sich zunächst um die Reinigung der Hände des Operateurs, des Assistenten und der Operationsschwester, sodann um die Reinigung der Haut des Patienten.

a) Reinigung der Hände.

Der Zweck dieser Reinigung ist, die Hände möglichst steril zu machen, so daß man imstande ist, alle notwendigen Gegenstände, Verbandstoffe, Instrumente ohne Gefahr vor Infektion mit der Wunde in Berührung zu bringen. Eine absolute Keimfreiheit der Hände ist nicht erreichbar, wohl kann indes eine so große Sauberkeit erzielt werden, daß sie praktisch der Keimfreiheit gleichgesetzt werden kann und daß selbst bei den größten Wunden der Heilungsprozeß durch Berühren mit den Händen nicht gestört, d. h. stets eine primäre Wundheilung erzielt wird. Diese Regel soll jede Schwester, welche mit Operationen und Wundbehandlung etwas zu tun hat, stets beherzigen. Sie soll stets daran denken, daß die Desinfektion der Haut eine außerordentlich schwierige und verantwortungsreiche Arbeit ist, da das Leben der Patienten von ihrer Gewissenhaftigkeit abhängt. Ein Operateur kann und wird nur dann verantwortungsreiche Operationen ausführen, wenn er sich auf die Aseptik der assistierenden Schwester verlassen kann. Der Operateur hat hierbei absoluten Gehorsam zu verlangen, die Krankenpflegerin ist verpflichtet, sich an die Vorschriften bis ins kleinste zu halten. Obwohl die verschiedenen Ärzte in Kleinigkeiten voneinander abweichende Anordnungen erteilen werden, haben sie in der Hauptsache dennoch dasselbe Prinzip bei der Reinigung der Hände. Dieses Prinzip soll bis in seine Einzelheiten besprochen werden.

Warum ist das Desinfizieren der Haut mit so großen Schwierigkeiten verknüpft? Weil die Bakterien nicht lose auf der Haut, sondern tiefer sitzen; weil die Haut viele Grübchen und Vertiefungen besitzt (Drüsenausgänge, Hautporen). Das Abtöten der Bakterien in der Haut mit Antisepticis ohne gleichzeitige Zerstörung der Haut ist nicht möglich, wie schon erwähnt wurde. Es gibt darum nur eine Art der Entfernung von Bakterien: man nimmt die oberflächlichen Hautzellen, in welchen die Bakterien sitzen, selbst mit fort. Dieses Verfahren ist nur dann auf die Dauer auszuhalten, wenn es so ausgeübt wird, daß die Haut nicht zuviel darunter leidet. Wenn dies nicht geschehen würde, so könnte kein Arzt oder keine Schwester auf die Dauer eine gesunde Hand behalten und würde selbst Gefahr laufen, von den Patienten infiziert zu werden.

Wie die allgemeine Erfahrung gezeigt hat, verträgt die Haut am besten Waschen mit fließendem oder oft gewechseltem warmen Wasser, Seife (am besten gute sog. Schmierseife) und einer nicht zu zarten Bürste. Auf diese Weise wird die durch Wasser und Seife losgeweichte oberflächliche Hautschicht mit der Bürste entfernt. Oft werden andere Methoden empfohlen, z. B. Waschen mit Marmorseife, die aus einem Gemenge von Seife und feingestoßenem Marmor besteht. Der Zweck besteht darin, mit den feinen Marmorteilchen die Hautzellen wegzuscheuern. Diese Methode ist weniger empfehlenswert, weil dann die Haut viele kleine Wunden erhält. Vielfach wird auch die Reinigung mit Seifenspiritus empfohlen. Man behauptet, daß man hiermit nicht so lange zu waschen braucht, um das gleiche Ziel zu erreichen. Es ist nicht erstaunlich, daß man wegen der zeitraubenden Waschung mit Seife nach Mitteln sucht, welche schneller wirken, aber es ist sehr fraglich, ob der Seifenspiritus Zeitersparnis erlaubt. Außerdem können manche Hände das langdauernde Waschen mit Seifenspiritus nicht vertragen.

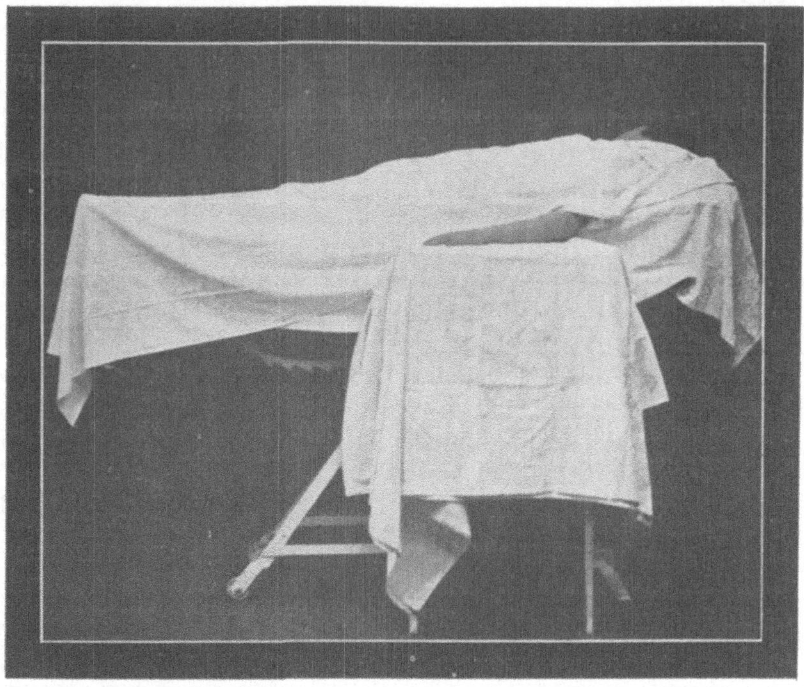

Fig. 62. Patient, vorbereitet für eine Armoperation. Sowohl der Nebentisch, auf dem der Arm ruht, wie der ganze Körper (mit Ausnahme des Kopfes) sind mit sterilen Tüchern bedeckt.

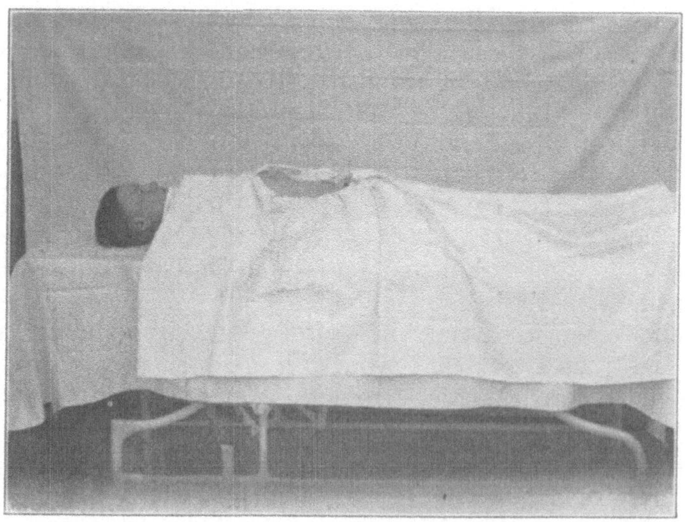

Fig. 63. Patient, vorbereitet zu einer Laparotomie.

Da jede Hand durch das häufige, lange dauernde Waschen geschädigt wird, muß die Schwester die Haut ihrer Hände besonders gut pflegen, so daß sie niemals rauh oder rissig wird. Am besten geschieht dies dadurch, daß die Hand mehrfach täglich, namentlich auch abends, mit einem Glyzerinpräparat (Kaloderma usw.) eingerieben wird.

Ringe und Armbänder soll die Schwester nie tragen, sie beherbergen immer Bakterien.

1. Hilfsmittel beim Waschen.

Neben einer Uhr zur genauen Bemessung der für das Waschen vorgeschriebenen Zeit dürfen als Hilsmittel beim Waschen nicht fehlen: reines Wasser und saubere Waschschüsseln, sterile (ausgekochte) Bürsten, Nagelfeilen und Nagelscheren, sterile Handtücher, Seife, Äther, Alkohol und Sublimat in Schalen mit oder ohne Tretvorrichtung.

Reines Wasser. Wenn Wasser in der Nähe ist, welches so rein ist wie das übliche Wasserleitungswasser der Großstädte, kann man sich damit mit gutem Gewissen waschen. Dieses Wasser enthält wohl Bakterien (jedoch keine krankheitserregenden Bakterien) in äußerst geringen Mengen. Bei Grundwasserleitung kommt das Wasser steril aus dem Boden und kann mit großer Sauberkeit geliefert werden, vorausgesetzt, daß auf dem Zuleitungswege keine Bakterien hinzukommen. An kleineren Plätzen und in abgelegenen Wohnungen besitzt man kein steriles Leitungswasser. Man wird sich dort oft mit Wasser aus Brunnen behelfen müssen. Mit solchem Wasser kann man sich nicht desinfizieren, selbst nicht, wenn es in der dazu gebräuchlichen Hausfiltrierkanne filtriert ist. Es muß vorher mindestens 10 Minuten gekocht und staubfrei abgekühlt werden, bis es gebrauchsfertig ist. Mit diesen Vorsorgemaßregeln kann man sich überall und immer behelfen ohne Gefahr vor Infektion.

Waschschüssel. Sich in reinem Wasser, aber in einer schmutzigen Waschschüssel zu waschen, wäre zwecklos. Die Schüssel soll ebensowohl bakterienfrei sein wie das Wasser selbst. Das Reinigen einer Schüssel ist nicht leicht. Auch hierfür gilt die Regel, daß chirurgische Sauberkeit etwas anderes ist, als häusliche Sauberkeit. In den Krankenhäusern kennt man diese Schwierigkeit kaum, weil hier feste Waschschüsseln angebracht sind, mit Wasserhähnen für Zu- und Abfluß. In solche Becken darf kein anderes Wasser kommen als das, welches die Leitungshähne oder der Kochkessel liefern. Wenn die Krankenpflegerin oder die Putzfrau Abfallwasser hindurchlaufen läßt, wie dies des öfteren aus Bequemlichkeitsgründen vorkommt, dann wird ein großer Fehler begangen. Mit dem fettig-schmutzigen Wasser werden die Becken infiziert. Schließlich gibt man sich auch nicht die Mühe, das schmutzige

Wasser gründlich zu entfernen. Höchstens wird mit dem Wasser der Hähne nachgespült, bis nichts mehr zu sehen ist. Aber damit ist das Becken nicht rein. Das fettig-schmutzige Wasser haftet an den Wänden des Gefäßes und mit ihm auch Krankheitskeime. Wenn sich unmittelbar darauf der Arzt die Hände desinfiziert, so wird er in diesem Becken seine Hände infizieren können zum Nachteil der Patienten. Denn mit dem warmen Seifenwasser, welches bei der Desinfektion gebraucht wird, lösen sich die an den Wänden haftenden Bakterien los und sie kommen ins Waschwasser. Dasselbe ist der Fall, wenn ein Waschbecken für eitrige und unreine Dinge benutzt wird. Solch ein Becken benutze man am besten niemals zur sorgfältigen Desinfektion der Hände. Die Gefahr ist hier größer als beim Waschen von Gemüsen in einem Schmutzeimer — und keine Hausfrau wird hierfür zu haben sein!

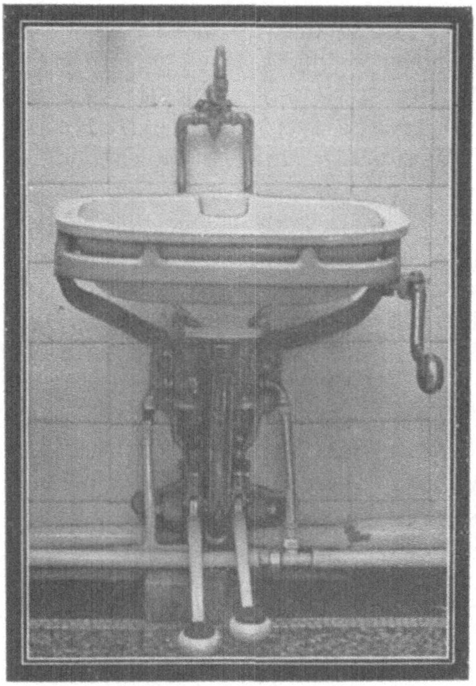

Fig. 64. Waschbecken aus einem Operationssaal. Zwei Tretvorrichtungen regeln den Zufluß von kaltem und warmem Wasser. Ein Kniegriff regelt den Ablauf. Die Hände brauchen nichts zu berühren.

Bei der Reinigung der Waschbecken ist ein gehöriges Bürsten mit warmer, konzentrierter Seifenwasserlösung notwendig, auf welches ein längeres und sorgfältiges Abspülen zu erfolgen hat. Dasselbe gilt natürlich für die losen Waschschüsseln, die in den kleinen Krankenhäusern vielfach und in den Privatwohnungen fast immer gebraucht werden. Für die Desinfektion dürfen diese nur wenn sie ganz besonders gut gereinigt sind Verwendung finden. Nach dem Abspülen dürfen sie nicht mit einem „reinen" Handtuch abgetrocknet werden, denn solch ein reines Handtuch ist nicht steril und kann krankheitserregende Bakterien einschleppen, wodurch die Reinigung völlig nutzlos geworden wäre. Die Waschschüsseln kann man im Notfalle gut dadurch sterilisieren, daß man etwas Alkohol in dieselben gießt und diesen abbrennt. Werden die Schüsseln zuerst sterilisiert, so darf man sie nicht offen stehen lassen, soll vielmehr den Staub mittels darüber gebreiteter steriler Tücher fernhalten. Man darf sei auch nicht ineinander setzen, wenn mehrere vorhanden sind, es sei denn, daß die Außenfläche gut gereinigt ist — was im übrigen in der Regel vergessen wird —, und zwar genau so sorgfältig wie die

Innenfläche, und daß die gereinigte Schüssel nicht auf den schmutzigen Tisch niedergesetzt wird. Bei einer sorgfältigen Reinigung muß man alle Infektionsquellen auszuschließen wissen, so klein sie auch sein mögen, so unbedeutend sie der Schwester auch zu sein scheinen. Auch darf eine gereinigte Schüssel nie so angefaßt werden, daß die Daumen nach innen geschlagen sind, wie ein Dienstmädchen dies zu tun pflegt. Eine Krankenpflegerin muß die Schüssel so in die Hände zu nehmen wissen, daß die Innenfläche ganz und gar nicht berührt wird (Fig. 65 und 66).

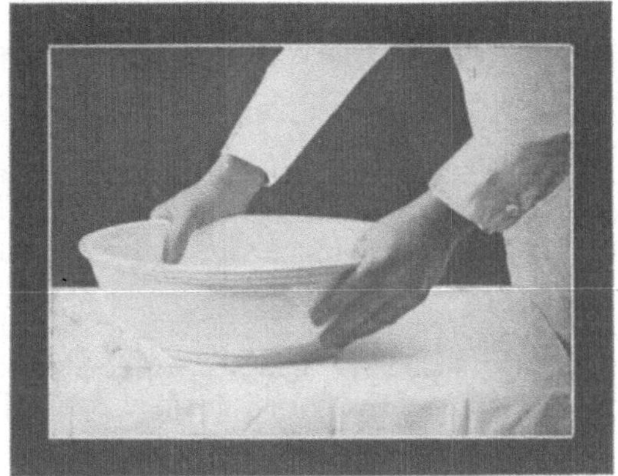

Fig. 65. Fehlerhafte Haltung der Hände beim Wegtragen einer Waschschüssel.

Alle diese Regeln müssen als selbstverständlich befolgt und dürfen niemals als übertrieben betrachtet werden.

Vorschriftsmäßig werden die Waschschüsseln so desinfiziert, daß sie in einen Sterilisator gebracht werden, ebenso wie dies mit Verbandstoffbüchsen geschieht. Ist dies nicht möglich, so müssen sie zunächst mit warmem Seifenwasser abgebürstet, dann mit Alkokol abgerieben und zum Schlusse mit Sublimat oder dergleichen nachgespült werden. Die so behandelten Schüsseln können dann mit einem sterilen Tuche bedeckt werden, bis man ihrer bedarf. Diese strenge Sauberkeit ist notwendig, wenn die Schüsseln gebraucht werden für steriles Wasser, Sublimat, Alkohol oder dergleichen, weil in diese Lösungen nur gereinigte Hände hineinkommen.

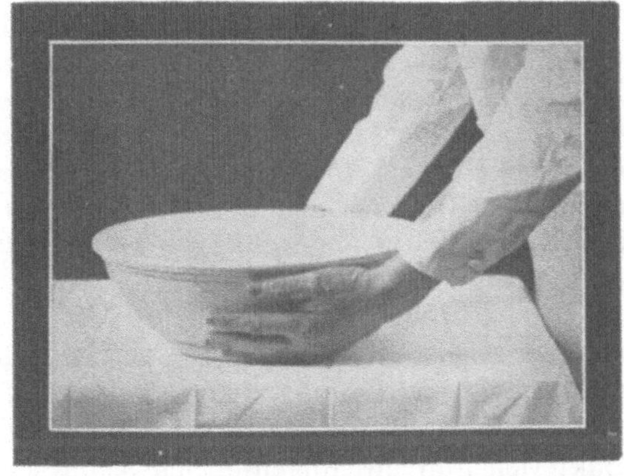

Fig. 66. Richtige Haltung der Hände beim Wegtragen einer Waschschüssel.

Nur allzu häufig wird auch auf die Weise gegen dieses Reinlichkeitsprinzip verstoßen, daß zwei Personen sich zu gleicher Zeit in einem und demselben Waschbecken reinigen. Ein guter Chirurg wird dies unter keinen Umständen zugeben. Das alte Sprichwort: „Wenn eine Hand die andere wäscht, so werden sie beide rein“ gilt in diesem Falle nicht, es heißt vielmehr: „dann werden sie beide schmutzig". Die nahezu saubere Hand der Schwester, welche sich zuerst wusch, kann von der noch unsauberen Hand der Schwester beschmutzt werden, welche sich als zweite in derselben Schüssel waschen will, weil diese eine neue Anzahl Bakterien hineinbringt. Auch wird des öfteren bemerkt, daß die zweite Schwester das bereits gebrauchte Waschwasser der ersten nimmt, um sich zu reinigen. Dies ist aus demselben Grunde verboten. Es wird von den Krankenschwestern viel zu wenig darauf geachtet, daß man sich nur mit reinem Wasser desinfizieren kann.

Seife. Gewöhnliche weiße Seife ist gut, vorausgesetzt, daß die Schwester das Stück während des Waschens nicht auf die Erde fallen läßt! Ist dies dennoch der Fall gewesen und hat die Schwester kein anderes Stück bei der Hand, dann muß die Seife gehörig abgespült werden (aber nicht im Waschwasser!), bevor sie weiter gebraucht werden darf. Es ist besser, das Stück liegen zu lassen und ein anderes zu nehmen; denn der Erdboden enthält Bakterien in übergroßer Zahl. Diese Vorsichtsmaßregel gilt nicht nur für das Stück Seife, sie gilt für alle auf den Boden gefallenen Gegenstände. Liegen sie einmal dort, so sind sie unsteril geworden und deshalb für die Wunde gefährlich.

Gute Schmierseife oder grüne Seife ist zum Säubern der Hände am brauchbarsten. Vor allem deshalb, weil man sie keimfrei machen kann, indem man sie auskocht und dann in die Gefäße gießt, aus welchen sie zum Gebrauche entnommen werden soll. — Antiseptische Seifen wie Karbol-, Sublimat-, Teer-, Salizyl-, Naphtholseife usw. eignen sich weniger als die gewöhnlichen Seifen zum Desinfizieren der Hände; sie reinigen weniger gut und verderben eher die Haut. Sie sind geeignet für gewisse Hautkrankheiten, jedoch nicht für die gesunde Haut. Wurde Seife beim Waschen einer Hand, die bei einer eitrigen Operation beschäftigt war, gebraucht, dann darf sie nicht ohne weiteres in das Seifennäpfchen gelegt werden, sondern sie muß erst gehörig abgespült werden. Denn derjenige, welcher danach die Seife gebraucht, verläßt sich darauf, daß sie nicht septisch ist.

Bürsten werden immer beim Waschen gebraucht. Diese Bürsten können höchst gefährliche Gegenstände sein. Sind sie zu zart, so reinigen sie nicht genügend, sind sie zu grob, so wird die Haut wund gerieben. Ist die Bürste einmal gebraucht, so sind die Haare voll von Bakterien und die folgende Schwester kann sich nicht mehr mit ihr reinigen. Eine Bürste muß vor dem Gebrauch sterilisiert werden, auch eine ganz neue, um so mehr also eine gebrauchte. Dieses Sterilisieren geschieht am leichtesten in kochendem Wasser, in welchem die Bürsten mindestens 10 Minuten verbleiben müssen. Sie müssen deshalb so angefertigt sein, daß sie gekocht werden können, ohne dabei entzwei zu gehen. Gewöhnliche Haarbürsten ertragen das Kochen nicht, Holzbürsten („Wurzelbürsten") wohl. Diese sind viel billiger als die Haarbürsten und können eher ohne zu große Unkosten erneuert werden.

Sehr zu empfehlen ist der Gebrauch von Bürsten, deren Fläche sich am einen Ende verjüngt (Fig. 67): man kann mit denselben besser den Raum zwischen den Fingern reinigen. Bei dieser Gelegenheit soll darauf aufmerksam gemacht werden, daß sich neben dem Gebrauche

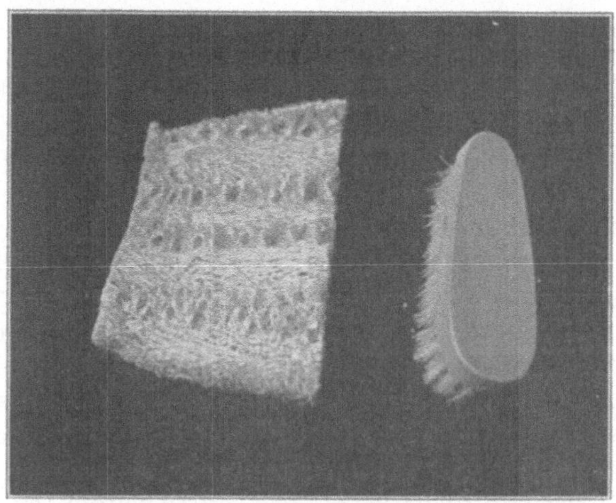

Fig. 67. Bürste und Loofa zur Händereinigung.

der Bürste das Loofa in vorzüglicher Weise zum Säubern der Hände eignet. Es läßt sich durch Auskochen sterilisieren und wird nach mehrfachem Gebrauch ohne seine Festigkeit zu verlieren so weich, daß man dasselbe wie einen Tuchlappen zum Abreiben der Finger benutzen kann. Wenn die Bürste ausgekocht, also steril ist, dann muß sie so aufbewahrt werden, daß sie steril bleibt. Sie darf nicht mit unreinen Fingern aus dem Kochkessel herausgeholt werden, sondern nur mit ausgekochten Pinzetten oder Zangen. Sie darf nicht an einer unbedeckten Stelle liegen, so daß Staub darauf fallen kann. Sie darf während des Transportes nicht auf den Boden fallen; in diesem Falle muß sie aufs neue ausgekocht werden. Sie soll in einem sterilen Glas aufbewahrt werden; wenn sie sofort gebraucht werden soll, trocken, sonst besser in einer antiseptischen Lösung (Sublimat 1 : 1000, Alkohol usw.) (Fig. 68). Wenn solch eine sterile Bürste gebraucht ist, so darf sie nicht mehr in das Bürstenschälchen hineingelegt werden, denn sie ist nicht mehr steril und kann die

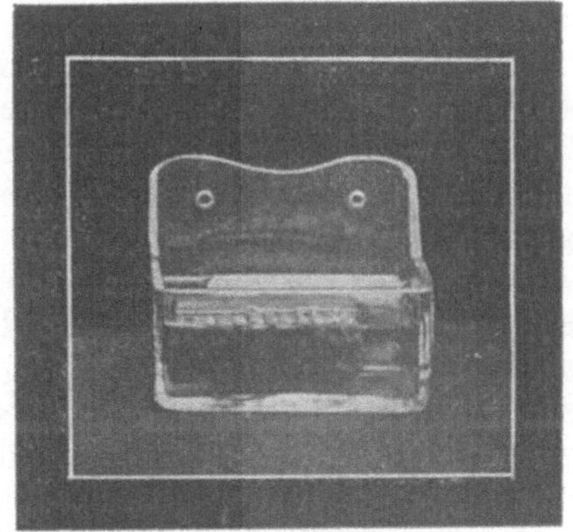

Fig. 68. Bürsten, in Sublimatschälchen aufbewahrt.

anderen Bürsten verderben, weil im Sublimat die septische Bürste nicht in kurzer Zeit steril wird. Die gebrauchte Bürste muß deshalb auf einen Platz gelegt werden, von dem aus der nächste sie nicht als steril wegnehmen wird. Die gebrauchte Bürste darf in keinem Falle der zweiten Schwester weitergegeben werden, um sich damit zu reinigen.

Warum darf dies nicht geschehen? Während des Gebrauchs nimmt die Bürste die abgeriebenen Hautzellen auf, sie starrt deshalb von Bakterien. Daraus folgt, daß immer der nächste eine septische Bürste bekommt, und es folgt gleichfalls daraus, daß man sich mit einer einzigen Bürste nicht desinfizieren kann. Hat man sich also während einiger Minuten in einer sauberen Schüssel mit steriler Seife, mit sauberem Wasser und mit einer sterilen Bürste gewaschen, dann sind Wasser und Bürste voll von Bakterien. Daß man sich in einem derartigen Wasser nicht bakterienfrei machen kann, ist einleuchtend. Man muß sich zum zweiten Male mit sauberem Wasser und mit einer zweiten sterilen Bürste waschen. Hier werden sich dann schon viel weniger Bakterien finden. Die Erfahrung hat gelehrt, daß zwei Waschungen ausreichen. Eine dritte Waschung ist deshalb nicht verboten! Im Gegenteil, eine vorsichtige Schwester wird diese mit ruhigem Gewissen unternehmen. Diese aufeinander folgenden Waschungen sind notwendig, wenn man sich mit gewöhnlichen Waschschüsseln behelfen muß. Hat man feste Waschbecken zur Verfügung mit zu- und abführenden Röhren, so kann man das Wasser beständig durchlaufen lassen. Es erneuert sich dann fortwährend und enthält hierdurch viel weniger Bakterien. Die Pflicht, die Bürsten mindestens einmal zu wechseln, bleibt trotzdem bestehen.

Nagelschere und Nagelfeile. Da an der Hand nichts schwieriger zu reinigen ist als der Nagel und der Nagelsaum, so muß diesen Teilen besondere Sorgfalt gewidmet werden. Das Bürsten allein ist hier nicht ausreichend wie bei dem übrigen Teil der Haut, weil man mit den groben Bürstenhaaren nicht gut in den Nagelsaum eindringen kann. Am besten kann man dies beobachten, wenn man Tinte unter denselben bringt. Der schwarze Rand ist nur mit sehr großer Mühe wegzubürsten. Die unter den Nägeln liegenden bakterienhaltigen Zellen sind nicht so gut sichtbar wie die schwarze Tinte, jedoch ebenso schwer zu entfernen. Der kurzgeschnittene Nagel ist leichter zu reinigen als der lange Nagel, der überdies leicht einreißt und dadurch hinderlich werden kann (Fig. 69). Zum Wegschneiden eignen sich kleine gebogene Scheren, die sich in der Nähe der Waschschüsseln finden müssen. Außerdem hat man kleine Instrumente nötig, Nagelreiniger oder Nagelfeilen, um den Nagel zu reinigen (Fig. 70). Diese Feilen dürfen nicht zu spitz oder zu scharf sein, weil man sich zu leicht mit ihnen verletzt. Die Schwester ist schon in ihrem eigenen Interesse verpflichtet, ihre Haut möglichst zu schonen und so die Gefahr der Infektion zu verringern. Die Instrumente müssen zuvor desinfiziert und steril aufbewahrt werden. Am besten bewahrt man sie trocken auf, z. B. in einem geschlossenen gläsernen Schälchen (Fig. 71). In Alkohol, Sublimat, Lysoform usw. werden sie leicht rostig. Bisweilen sieht man

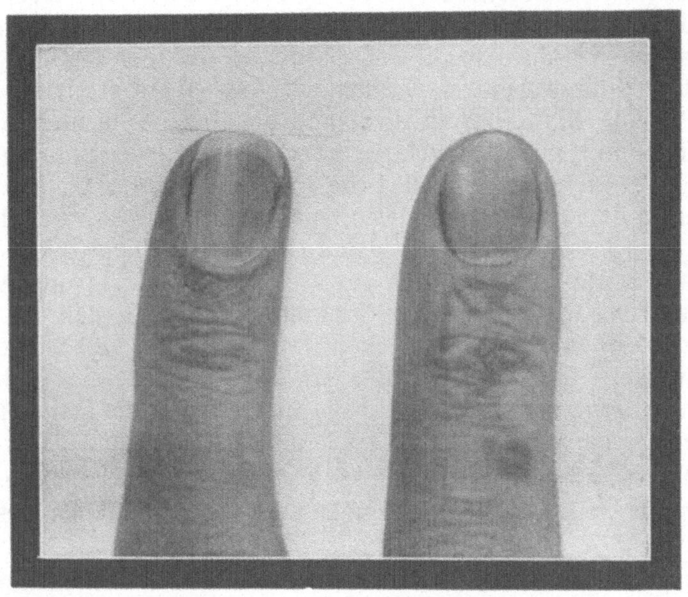

Fig. 69. Der rechte Finger hat einen kurz geschnittenen Nagel, der linke Finger hat zwar einen sehr gut gepflegten Nagel, aber er ist für die chirurgische Schwester zu lang.

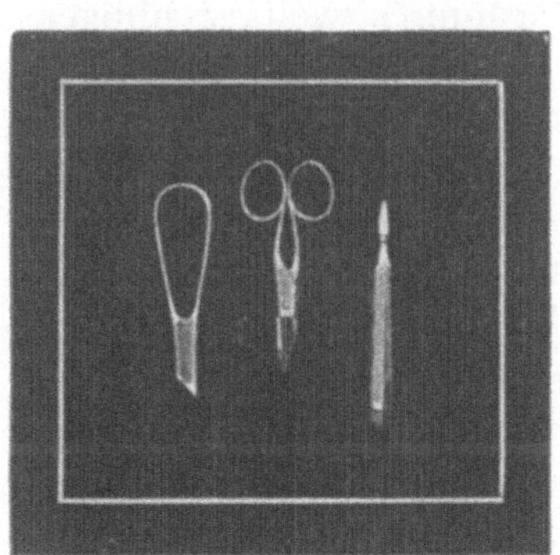

Fig. 70. Eine gebogene Nagelschere und 2 Nagelreiniger ($^1/_5$ der nat. Gr.).

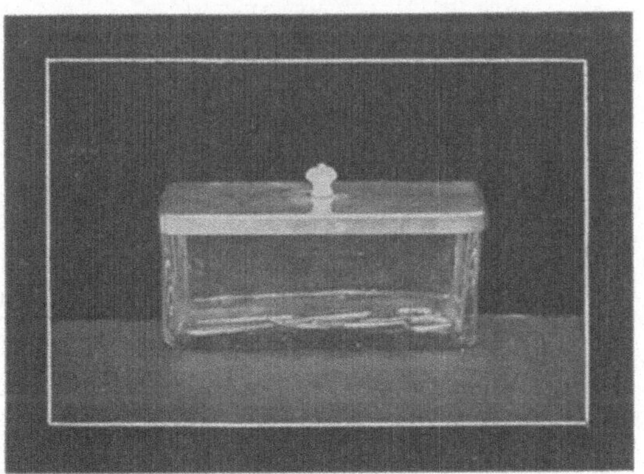

Fig. 71. Nagelschere und Nagelreiniger in geschlossener Schale.

sie an Bändchen an der Wand hängen, von der aus man sie ohne weitere Vorsorgemaßregeln gebrauchen soll. Auf diese Weise kann man leicht eine Infektion von einer Hand auf die andere übertragen. Wer sich stets Mühe gibt, die Infektionsgefahren zu vermindern, wird auch in diesem Punkte sicherlich nicht das Prinzip der Aseptik verwerfen.

Handtücher. Diese müssen sterilisiert werden. Die Krankenschwester darf die zur Operation gewaschene Hand nicht an einem gewöhnlichen, nicht sterilen Handtuch abtrocknen. Sie erreicht damit wohl, daß die Hand trocken wird, zugleich aber auch, daß die Bakterien des Handtuches die Anzahl der Bakterien auf der Hand vermehren, anstatt daß diese weniger werden, wie bei einem sterilen Handtuch, welches keine Bakterien an die Hand abgeben, wohl aber solche aufnehmen kann. Das Abtrocknen ist vorteilhaft, denn durch die Entfernung des Seifenwassers wird die Haut geschont. Viele Schwestern bekommen eine rissige Haut, wenn sie das Seifenwasser auf ihrer Haut eintrocknen lassen, besonders, wenn es öfter geschieht. Vor allem die Übergangsstelle zwischen dem gewaschenen und dem ungewaschenen Teil des Armes leidet darunter. Es kommt auch vor, daß ein „steriles" Handtuch neben den Waschbecken hängt und daß verschiedene Krankenschwestern sich nacheinander daran abtrocknen. Auch dies ist ein Fehler, denn man reibt so nur die Bakterien in die Hand ein, welche von der Vorgängerin auf das Tuch gebracht wurden.

Äther, Alkohol, Sublimat werden nach der Seifenwaschung angewandt, weil man diese Lösungen zu einer gründlichen Desinfektion braucht.

Äther wird in fest verschlossenen braunen Flaschen aufbewahrt. Er verdunstet schnell und entzündet sich leicht und soll nicht in der Sonne oder dicht bei einer Lampe oder dem Ofen stehen.

Alkohol wird in Lösungen von 60—70% verwendet. Man färbt diese Lösung gewöhnlich blau, um Verwechselungen zu vermeiden. Bisweilen verwendet man Brennspiritus (verdünnt), weil er billiger ist, er riecht jedoch übel.

Sublimat wird in wässeriger Lösung (1:5000—1:1000) gebraucht. Die Lösung wird rot gefärbt zur Unterscheidung von dem blauen oder ungefärbten Alkohol. Die üblichen Sublimatpastillen enthalten 0,5 oder 1 g Sublimat. Mit einem Liter Wasser gemischt ergeben diese Pastillen eine Lösung von 1 : 2000 bzw. 1 : 1000.

Man hat Tretvorrichtungen für den Gebrauch von Alkohol und Sublimat konstruiert (Fig. 72). Hat man keinen solchen Apparat (außerhalb der Krankenhäuser und der Ärztewohnungen), so kann man gewöhnliche Waschschüsseln benutzen, in welche man die Flüssigkeiten ausgießt. Diese Schüsseln haben Nachteile, wenn sich verschiedene Personen hintereinander in derselben Flüssigkeit waschen müssen. Völlig sauber werden dann die letzten Personen niemals werden. Bei Tretvorrichtung fällt dieser Nachteil fort. Trotz der notwendigen Sparsamkeit im Gebrauch von Alkohol und Sublimat wäscht man sich stets in reiner Flüssigkeit, welche nicht durch andere Hände beschmutzt ist. Die Apparate müssen so eingerichtet sein, daß man keinen Teil mit den

Händen zu berühren braucht. Mittels einer Tretvorrichtung kann man die Flüssigkeit nach Belieben laufen lassen.

Uhr oder Sanduhr (Fig. 73). Das Desinfizieren ist eine solch eintönige und zeitraubende Beschäftigung, daß man sich ohne die Kontrolle einer Uhr schlecht Rechenschaft geben kann, wie lange die Waschung gedauert hat. Wer sich nach seinem Gefühl richten zu können glaubt, wird sich oft nachlässig und deshalb ungenügend desinfizieren und so die Ursache für Infektionen bilden können. Die Schwester darf nicht die neben ihr hängende Uhr vergessen, wie dies gern bei Schwestern geschieht, welche sich während des Waschens unterhalten und infolgedessen nicht auf den Zeitpunkt achten, an dem die Waschung beginnt und endigt. Die Infektionsgefahr für die Patienten ist nicht ernst genug zu nehmen, so daß die Schwester ihre ganze Aufmerksamkeit auf eine sorgfältige Desinfektion richten soll.

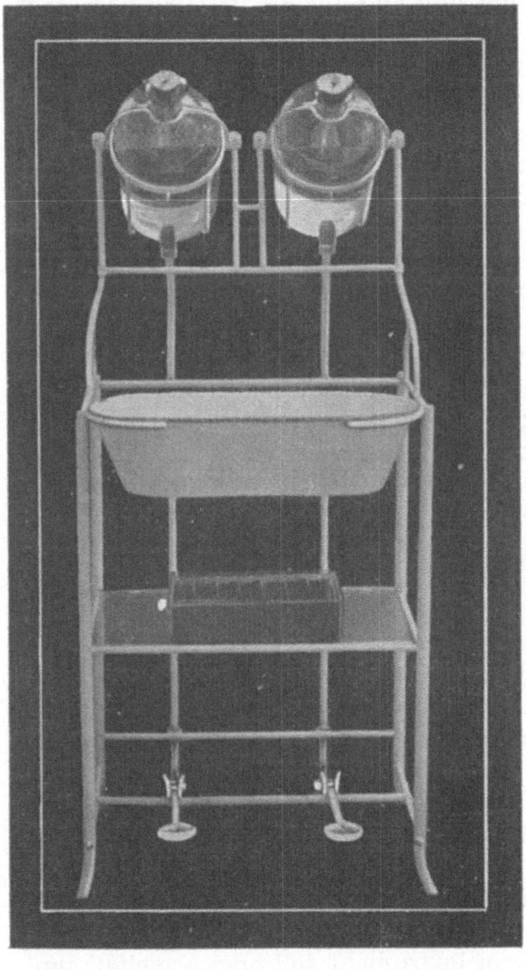

Fig. 72. Tretvorrichtung mit Bürstenschale. Mittels der Tretvorrichtung werden die Flaschen hinten emporgehoben und umgekippt. Am Hals der Flaschen sind enge Ablaufröhrchen angebracht.

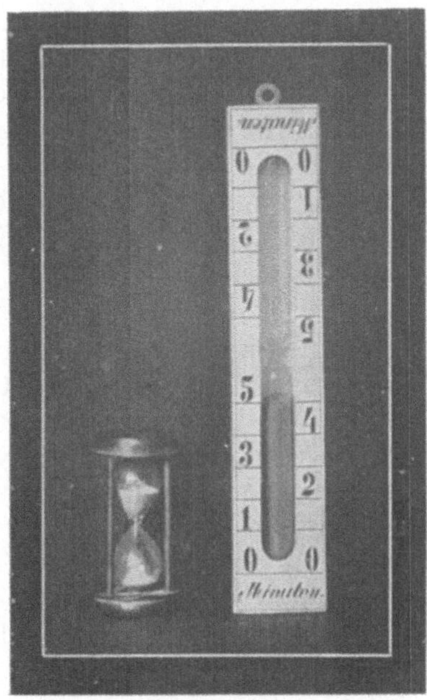

Fig. 73. Sanduhr (Dauer 5 Min.) $^1/_5$ der nat. Gr.

2. Wie muß man sich waschen?

Die obengenannten Regeln gelten für eine strenge Aseptik, wie sie bei aseptischen Operationen notwendig ist. Folgende Methode stellt die Waschung dar, wie sie nach der modernen Auffassung stattzufinden hat. Es sind manche Modifikationen angegeben worden, die aber ohne wesentliche Bedeutung sind und auf die im einzelnen nicht eingegangen werden kann.

Voraussetzung ist, daß man alles das zur Verfügung hat, was vorhin beschrieben wurde. Vorschriftsmäßig desinfiziert man sich beide Hände und die Unterarme bis zum Ellenbogen. In bezug auf die Kleidung soll die Schwester damit rechnen, daß der Arm genügend entblößt werden kann.

Schließlich soll noch auf eine Einrichtung aufmerksam gemacht werden, die man in allen modernen Operationsanlagen heute vorfindet. Die Waschtische befinden sich nicht im Operationssaal selbst, sondern in einem besonderen, kleinen Nebenraum. Der Grund dafür ist ein einfacher: weshalb soll man den Schmutz, den man von den Wunden fernhalten will, erst in den Operationssaal hineintragen und dort bei der Waschung deponieren? Er bleibt am besten ganz außerhalb des Raumes.

Weil die lange dauernde Waschung im Stehen Arzt und Schwester unnötig ermüdet, empfiehlt es sich sehr, sich im Sitzen zu waschen; die Waschbecken müssen hierzu natürlich in der richtigen Höhe angebracht sein.

Erste oder Vorwaschung. Man beginnt damit, daß man sich 5 Minuten in warmem Seifenwasser wäscht. Das Wasser muß warm sein, weil dies für die Haut angenehm ist, weil es die oberflächlichen Hautzellen besser losweicht als kaltes Wasser und auf die Dauer besser vertragen wird. In vielen Kliniken ist es Vorschrift, die Hände unter der fließenden Brause zu waschen. Man bürstet vor allem die Hand, und zwar die Innenfläche und die Finger, besonders auch Nägel und Nagelränder, weil hier besonders viele Bakterien sich befinden und am schwersten zu entfernen sind. Während des Waschens muß man die Haut oft mit Wasser abspülen und aufs neue einseifen. Nach dieser Periode sind die Nägel genügend weich, um mit einem Nagelreiniger bearbeitet zu werden. Mit diesem Instrument soll man Nagelfalz und Unternagelraum reinigen. Die Schwester wird erstaunt sein über die Unmenge von Hautzellen, welche auf diese Weise entfernt werden. Man macht es sich leicht, indem man kurze Nägel trägt, weil dann nur wenig Platz für Schmutz vorhanden ist. Die Reinigung der Nägel kann nicht sorgfältig genug erfolgen. Man muß bedenken, daß mit der Fingerkuppe jedes Instrument, jeder Faden, ja die Wunde selbst berührt wird. Nach 5 Minuten läßt man das Waschwasser ablaufen, spült das Becken gut aus, nimmt frisches Wasser und verschafft sich eine zweite sterile Bürste. In vielen Operationssälen hat man für die nun folgende zweite Waschung ein neues Waschbecken zur Verfügung.

Die zweite Waschung, welche mindestens 5 Minuten dauern soll, erfolgt genau so wie die erste. Der einzige Unterschied ist der, daß bereits viel weniger bakterienhaltige Zellen abgebürstet werden, daß das Wasser nicht mehr so stark verunreinigt wird wie bei der ersten Waschung. Nach der zweiten Waschung ist man noch nicht bakterienfrei, auch nicht, wenn man die Hand in reinem Wasser abspült. Auch längeres Waschen genügt nicht, und einmal muß man aufhören schon wegen der Haut selbst, welche zu arg leiden würde. Wie erreicht man nun den Höhepunkt der Keimfreiheit? Dies geschieht mittels einer

Dritten oder Alkoholwaschung. Gewöhnlich wäscht man sich in Alkohol von 60—70% 3—5 Minuten lang mit Hilfe von sterilen Gazetupfern oder Loofa. Man kann sich hierzu der Waschschalen mit Tretvorrichtung bedienen oder man benutzt kleine, sterile Porzellanschalen, möglichst gesondert für jede einzelne Person, in welche der Alkohol kurz vor dem Gebrauche eingegossen wurde. Der einmal benutzte Alkohol ist schmutzig und darf zur Waschung nicht wieder verwendet werden. Nur etwa als Putzmittel darf er noch gebraucht werden.

Der Alkohol hat keine so hohe antiseptische Kraft, daß man von ihm bei der kurzen Waschung eine Abtötung der Bakterien erwarten dürfte. Er hat eine ganz andere Wirkung. Während der Waschung mit Wasser und Seife werden die in den Hautdrüsen befindlichen Bakterien nach Erweichung des Gewebes hinausgeschwemmt; aber nicht alle: viele bleiben zurück. Wir vermögen eben unsere Hände nicht keimfrei, sondern nur keimarm zu machen. Bringt man nun die Hand in die Alkoholwaschung, so wird die Haut oberflächlich gegerbt: sie schrumpft und die Drüsenausführungsgänge schließen sich, so daß die noch in der Tiefe befindlichen Bakterien dort zurückgehalten werden und nicht an die Hautoberfläche gelangen können.

Die Hände brauchen nach dieser Waschung nicht mit Tüchern abgetrocknet zu werden, auch dann nicht, wenn man verzichtet auf eine

Vierte Waschung mit einer Sublimatlösung 1 : 1000, die von einzelnen Ärzten noch vorgeschrieben wird: meist wohl aus alter Gewohnheit an die Antiseptica; eine Erhöhung der Keimfreiheit der Hände ist von ihr nicht zu erwarten.

Wer sich auf die beschriebene Weise, nach all den genannten Vorschriften unter Vermeidung der erwähnten Fehler zu desinfizieren weiß, darf alles anfassen, was mit den Wunden in Berührung kommt, ohne die Wunden zu gefährden. Wer außerdem während der Wundbehandlung keine septischen Gegenstände berührt, braucht sich niemals Vorwürfe zu machen, einen Patienten infiziert zu haben.

3. Dauer der Sterilität nach der Waschung.

Man sollte meinen, daß eine so gründliche Waschmethode die Hände längere Zeit steril halten kann. Dies ist nicht der Fall, und es gibt hierfür mehrere Gründe. Sobald man einen nicht sterilen Gegenstand berührt hat, ist es mit der Sterilität der Hände selbstverständlich vorbei. Ist die sterile Haut längere Zeit der Luft ausgesetzt gewesen, dann ist so viel Staub auf sie gefallen, daß dieser allein genügt, um die Sterilität aufzuheben. Außerdem enthält die Hand selbst noch Bakterien, die sich vermehren. Während zweier Stunden etwa kann man sich auf die Sterilität der Hände verlassen, viel länger jedoch nicht. Glücklicherweise kommt es recht selten vor, daß die Schwester länger als zwei Stunden bei einer Operation zugegen sein muß, ohne sich die Hände aufs neue waschen zu können. Die übergroße Mehrzahl der Operationen ist von kürzerer Dauer.

4. Handschuhe.

Da, wie wir sahen, die Hand nicht mit absoluter Sicherheit durch Waschen ganz keimfrei zu machen ist, weil immer noch Bakterien in den tieferen Hautschichten zurückbleiben, ist es besser, Hand-

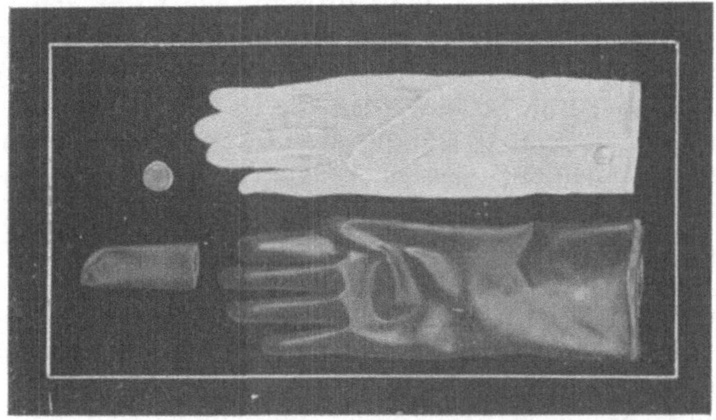

Fig. 74. Gummi- und Zwirnhandschuh. Daneben zwei Gummifinger.

schuhe bei der Wundbehandlung zu tragen. Man verwendet dazu zwei Arten: Zwirn- und Gummihandschuhe (Fig. 74).

Zwirnhandschuhe. Sie bestehen aus dünnem, gewebtem Stoff mit einer großen Zahl von Öffnungen, durch welche alles hindurchtreten kann. Bei dem Behandeln von aseptischen Wunden genügt es nicht, über die ungewaschene Hand einen Zwirnhandschuh anzuziehen. Im Gegenteil, man muß sich genau so desinfizieren als ob man keine Handschuhe trüge. Geschieht dies, so wird man nicht so leicht Hautbakterien in die Wunde bringen können. Demgegenüber ist zu betonen, daß alles, was man berührt, an den Zwirnhandschuhen festhaften und an andere Stellen der Operationswunde gebracht werden kann. Geschieht dies bei der unbedeckten Hand, so kann man alles leicht abspülen, was bei Zwirnhandschuhen nicht so leicht möglich ist. Man braucht sie deshalb selten, weil ihre Verwendung umständlich ist und sie außerdem nicht genügen. Beim gewöhnlichen Verbinden sind sie gänzlich überflüssig.

Gummihandschuhe werden viel häufiger benutzt, weil sie keine Bakterien durchlassen. Sie sind zwar teuerer im Verbrauch, denn sie reißen leicht, aber ihre Vorzüge sind allgemein bekannt. Sie schützen einerseits Arzt und Schwester gegen gefährliche Infektionen, wenn solche zu behandeln sind (Erysipel, Phlegmonen), weil die krankheitserregenden Bakterien die Hand nicht erreichen können. Auf der anderen Seite kann der Arzt oder die Schwester nach der Behandlung infektiöser Erkrankungen mit den septisch gewordenen Händen keine reinen Wunden, welche etwa nachher behandelt werden müssen, infizieren, vorausgesetzt, daß die nötigen Vorsorgemaßregeln getroffen werden, nämlich, daß die Bakterien nur mit den Handschuhen und nicht mit den Händen in Berührung kommen. Die gefährliche Seite der Gummihandschuhe für die Patienten besteht darin, daß man nur zu leicht glaubt, die Hand brauche nicht desinfiziert zu werden, da der Handschuh undurchlässig sei. Solange der Handschuh neu ist, ginge dies an, aber sobald Öffnungen entstanden sind, und kleine Löcher entstehen bei jeder Operation, können die Bakterien der Haut direkt in die Wunde eindringen. Gebraucht man also die Handschuhe, so müssen die Hände dennoch vorher in der früher beschriebenen Weise desinfiziert werden.

Das Anziehen trocken sterilisierter Gummihandschuhe ist schwierig und bringt sie leicht zum Einreißen. Es ist bequemer, sie durch Auskochen zu sterilisieren und aus der abgekühlten Kochflüssigkeit heraus, mit Wasser angefüllt, vorsichtig anzuziehen. Glätten mit Öl oder Vaseline ist unzweckmäßig, weil beide den Gummi aufweichen.

Gummifinger (Fingerkondome) werden sehr oft benutzt bei der Untersuchung unreiner Körperhöhlen (Mund, After) und zum Schutz bei kleinen Verletzungen. Im ersten Fall werden die untersuchenden Finger nicht beschmutzt, im letzten Fall kann man außerdem eine rein zu haltende Wunde schützen.

5. Muß die Hand immer so sorgfältig gereinigt werden?

Glücklicherweise ist dies nicht bei allen chirurgischen Handreichungen notwendig. Hat man z. B. ältere Wunden zu verbinden oder kann man es so einrichten, daß die Wunde überhaupt nicht mit den Händen berührt zu werden braucht, oder hat man septische Wunden zu behandeln, dann braucht man es mit der Sterilität nicht ganz so genau zu nehmen. Wohl sollen die verschiedenen Waschungen in derselben Reihenfolge bestehen bleiben, und es müssen dieselben Vorsichtsmaßregeln getroffen werden wie bei sorgfältigster Desinfektion, die verschiedenen Zeitabschnitte dürfen jedoch von kürzerer Dauer sein. Es ist auch untunlich, wenn beim Verbinden vielen Patienten nacheinander geholfen werden soll, sich für jeden sorgfältig zu sterilisieren. Wenn man nur dafür sorgt, die Wunden so wenig wie möglich mit den Fingern zu berühren und wenn man bei der Behandlung die reinen den septischen Wunden vorangehen läßt, so beschmutzt man die eigene Hand nicht mit den septischen Wunden und kann keine reine Wunde mit unsauberen Händen infizieren. Bei Operationen hingegen, bei denen eine primäre Wundheilung erreicht werden soll, darf nichts außer acht gelassen werden, was die Aseptik auch nur einigermaßen gefährden würde. Folgen sich mehrere Operationen aufeinander, so muß man sich für jede einzelne in der oben geschilderten Weise unter genauer Einhaltung der Zeitangaben desinfizieren.

Es gibt nur eine Methode, niemals zu infizieren, und diese besteht darin, alles das als septisch anzusehen, was nicht vor unsern Augen desinfiziert wurde. Es erscheint dies vielleicht etwas übertrieben, man wird jedoch keinen Kranken infizieren, wenn man so gewissenhaft zu Werke geht. Es könnte von weniger Gewissenhaften eingeworfen werden: „Wir desinfizieren nicht so übertrieben, und meistens (!) erreichen wir dennoch eine primäre Wundheilung. Warum sollen wir es uns deshalb so erschweren!" Es ist aber verkehrt, die Resultate nur nach den Fällen mit gutem Erfolg zu beurteilen und die mißglückten Fälle hintanzusetzen. Solange man durch Fehler in der Aseptik auch nur einen einzigen Patienten infiziert hat, muß dies ein Antrieb sein, die Aseptik zu verbessern und nicht etwa nachlässig zu werden, weil man eine geringe Anzahl von Bakterien annimmt und weil die Arbeit der Säuberung zu groß erscheint. Man weiß von vornherein niemals, mit welchen Eiterbakterien man zu tun hat, aber man weiß, daß nur auf eine Art diese Lebewesen unschädlich gemacht werden können: deshalb ist man verpflichtet, diesen Weg zu gehen und ihn nicht zu verlassen.

b) Reinigung der Patienten zur Operation.

Obwohl die Haut der Patienten im großen und ganzen auf dieselbe Weise gereinigt wird wie die Haut der Hände des Arztes und der Schwester, sind dennoch einige Unterschiede zu beachten. Im folgenden wird allein von der gesunden Haut und nicht von Wunden die Rede sein.

Die Haut wird stets rasiert, auch wenn sie nur mit zartem Haarflaum bedeckt ist, denn die Haare sind beladen mit Bakterien. Nur die Augenbrauen schont man, weil sie sehr langsam nachwachsen und ihr Fehlen das Gesicht völlig entstellt. Das Rasieren hat einen doppelten Zweck. Die Haare sind sehr schwer zu desinfizieren und können durch ihre Anwesenheit sehr hinderlich sein. Werden sie entfernt, dann kann man auch die darunterliegende Haut viel besser reinigen. Vor dem Rasieren seift man die Haut unter Benutzung von warmem Wasser gut ein.

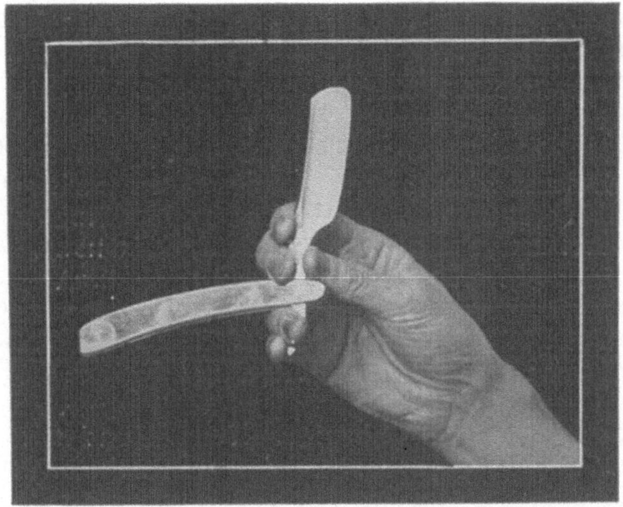

Fig. 75. Haltung des Rasiermessers.

Nicht nur die Haare, sondern auch die Hautzellen werden hierdurch losgeweicht. Diese können dann leicht wegrasiert werden, ein Umstand, der die Reinigung der Haut in jeder Beziehung fördert. Die

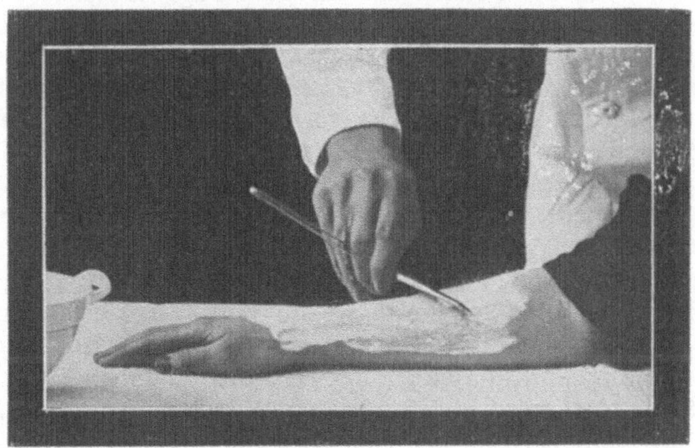

Fig. 76. Haltung des Messers beim Rasieren.

Haltung des Rasiermessers ist aus der obenstehenden Zeichnung ersichtlich. Beim „Abziehen" des Messers auf dem Streichriemen wende man dasselbe stets über den Rücken, nie über die Schneide, weil dadurch deren eben gewonnene Schärfe geschädigt wird.

Die Waschung des Kranken erfolgt in ähnlicher Weise wie diejenige des Pflegepersonals. Auch hier verfolgt man den Grundsatz, daß der zu entfernende Schmutz nicht in den Operationssaal hineingetragen werden soll. Deshalb ist es empfehlenswert, die Säuberung am Abend vor der Operation auf der Krankenabteilung vorzunehmen.

Um die aseptischen Vorbereitungen des Kranken mit Ruhe und Sorgfalt vornehmen zu können, erfolgt seine Aufnahme ins Krankenhaus möglichst einige Tage vor der Operation. Jeder Kranke erhält, wenn sein Zustand dies zuläßt, ein Schmierseifenreinigungsvollbad und wird dabei gründlich abgeseift. Die Nägel an Fingern und Zehen werden gekürzt und gesäubert. Er erhält, falls nötig, Anweisung, Mund und Zähne in gründlicher Weise zu reinigen.

Am Nachmittag vor der Operation wird der Kranke tunlichst bei Tageslicht in weiter Umgebung der zu operierenden Gegend rasiert, und zwar mit getrennten Messern für infektiöse und aseptische Krankheiten!

Hiernach erhält er ein Schmierseifenvollbad mit besonderer Berücksichtigung des Operationsgebietes, welches nachher in gründlicher Weise unter Anwendung von Gazebäuschchen oder Loofa mit Alkohol gereinigt wird.

Darauf wird die Operationsstelle mit einem weit reichenden, gut befestigten sterilen Verbande bedeckt, der Kranke legt reine Wäsche an und wird in sein frisch überzogenes Bett gelegt.

Weitere Maßnahmen zur Reinigung werden nun erst wieder vorgenommen, wenn der Kranke am nächsten Tage in Narkose auf dem mit einem sterilen Tuche bedeckten Operationstisch sich befindet. Der sterile Verband wird dann entfernt und ein steriles Leinenschlitztuch wird, die Operationsstelle frei lassend, über seinen ganzen Körper gebreitet. Sodann wird von der fertig sterilisierten Schwester die Operationsstelle mit sterilen, ätherdurchtränkten Tupfern nochmals abgerieben (Vorsicht mit Äther in der Nähe offener Gas-usw.-Flammen!), um das fettige Sekret der Drüsen, welches sich nach der Reinigung auf der Hautoberfläche neu gebildet hatte, zu entfernen. Daraufhin wird das Operationsgebiet mit verdünnter Jodtinktur (1 Teil Alkohol auf 3 Teile Jodtinktur) bestrichen. Der Alkohol dringt in die Poren ein und führt die bakterientötende Jodtinktur in die Ausführungsgänge der Hautdrüsen hinein. Ein frisches steriles Schlitztuch wird nun in gleicher Weise wie früher darüber gebreitet, mit Klammern an der Haut des Operationsgebietes befestigt, so daß es sich nicht verschieben kann, und jetzt ist der Kranke fertig vorbereitet für den operativen Eingriff.

Bei den letzten Waschungen soll man stets Sorge tragen, die zu reinigende, deshalb jedoch immer noch nicht reine Haut nicht mit den reinen Händen anzufassen, da dies der Sterilität der Hände schadet. Auch soll man beim Reinigen nicht von dem unreinen Rand aus nach der reinen Mitte zu, sondern umgekehrt, reiben. Ist der zu reinigende Körperteil, ein Arm oder ein Bein, so soll die Extremität nicht auf ein unsteriles, noch weniger aber auf das für nachher bestimmte sterile Handtuch niedergelegt werden, bevor die Reinigung vollendet ist. Denn der halbsterile Körperteil verunreinigt das sterile Tuch, das untergelegt wurde, oder aber er wird selbst verunreinigt, wenn das Tuch nicht steril war. So unbedeutend diese Dinge auch erscheinen mögen, von so großem Werte können sie für den Wundverlauf werden.

V. Reinigung der Wunden.

Es muß ein Unterschied gemacht werden zwischen Wunden, bei denen man eine primäre Wundheilung erwartet, und zwischen solchen, bei denen nur eine sekundäre Wundheilung erfolgen kann. Es ist meist leicht, dieses zu beurteilen, und es war bereits bei der Wundheilung davon die Rede. In jedem einzelnen Fall wird der Arzt zu beurteilen haben, zu welcher Gruppe die Wunde gehört.

Für die Reinigung liegt der Unterschied darin, daß man bei der ersten Gruppe möglichst sorgfältig reinigt, um zu vermeiden, daß zurückgebliebener Schmutz den Heilungsprozeß stört. Bei der zweiten Gruppe wird dies weniger leicht gelingen. Die erste Gruppe läßt zwei Arten von Wunden unterscheiden: einmal sind es solche, welche der Chirurg setzt, und dann Wunden, welche durch Verletzung entstanden. Auch die zweite Gruppe zerfällt in zwei Teile: frische und ältere Wunden.

a) Wunden, welche von dem Chirurgen gesetzt werden.

Von diesen Wunden nimmt man an, daß sie nicht verunreinigt sind. Die Vorbereitungen des Kranken zur Operation, über die wir bereits gesprochen haben, müssen eine Infektion verhüten. Ist gleichwohl, z. B. bei einer Darmoperation, Gelegenheit zur Verunreinigung gegeben, dann wird eine Abspülung der Wunde mit physiologischer Kochsalzlösung die Gefahr verringern.

b) Verletzungen bei Unglücksfällen.

Die Wunden können durch Schmutz verunreinigt sein: Maschinenöl, Straßenschmutz, Gras, Erde usw. Ob mit dem Schmutz Infektionskeime in die Wunde geraten sind, wissen wir nicht. Wenn bei der ersten Hilfeleistung die Infektion nicht hineingeschleppt wurde, so können Verletzungswunden schnell ausheilen. Dies gilt besonders für Schnittwunden. Man wird vor allem die benachbarte Haut reinigen und möglichst wenig an der Wunde selbst tun. Die Auffassungen über Säuberung der Wunden haben sich in den letzten Jahren sehr geändert. Man ist ganz davon abgekommen, eine frische Wunde auszuspülen mit aseptischen oder antiseptischen Flüssigkeiten, weil gar zu leicht vorhandene Bakterien auf diese Weise in die Tiefe der Wunde hineingebracht werden können. Man wäscht auch nicht mehr die Umgebung der Wunde mit Seifenwasser ab, weil das schmutzige Seifenwasser in die Wunde hineinfließen könnte. Das „Reinigen einer Wunde“ soll so geschehen, daß man die Wunde selbst möglichst wenig berührt. Befindet sich in ihrer Umgebung Schmutz, z. B. Maschinenöl usw., so wird dies mit einem mit Benzin oder Äther getränkten sterilen Tupfer entfernt. Außerdem wird die Haut der Umgebung mit Jodtinktur bestrichen, deren Wirksamkeit wir schon erklärten. Diese Reinigung ist durchaus genügend; die Wunde selbst berührt man möglichst wenig, nur werden unter vorsichtigem Auseinanderhalten der Wundränder alle sichtbaren Verunreinigungen vorsichtig mit der Pinzette entfernt. Blutet eine solche Wunde sehr heftig, so soll die Blutstillung vorangehen. Wie dies geschieht, wird später besprochen werden.

c) Wunden, die nur „per secundam“ heilen können.

Frische Wunden. Es sind in der Regel die Quetschwunden, welche Schmutz und abgestorbenes Gewebe enthalten können. Man kann sie unmöglich so reinigen, daß eine primäre Wundheilung erfolgt, vielmehr beschränkt man sich auf die eben erwähnten Vorschriften und entfernt den sichtbaren Schmutz.

Ältere Wunden werden nicht leicht von neuem infiziert, sind aber auch in keinem Fall bakterienfrei zu machen. Einen typischen Fall bildet das Beingeschwür. Wenn man dieses mit Salbe behandelt und den alten Verband entfernt, so sieht eine solche Wunde sehr unrein aus. Die Haut ist bedeckt mit Sekret und mit Krusten, mit eingetrockneter Salbe usw. Für die Heilung ist eine gute und regelmäßige Reinigung der umgebenden Haut notwendig. Geschieht dies nicht, so wird das Geschwür nicht kleiner, sondern größer. Mit Pinzette und Gaze, mit Äther, Benzin und Jodtinktur muß die benachbarte Haut gereinigt werden. Tiefere Wunden (Fisteln usw.) werden nur dann und wann mit Wasserstoffsuperoxydlösung oder mit einem schwachen Antisepticum ausgespült.

Bei der Wundbehandlung wird hiervon noch weiter die Rede sein.

VI. Reinigung der Verbandstoffe.

Verbandstoffe, welche mit der Wunde in Berührung kommen, müssen stets trocken sterilisiert sein. Nur im Notfall, wenn solche Verbandmittel nicht zur Hand sind, kann man sie durch Leinen usw. ersetzen, welches man 10 Minuten lang ausgekocht hat. Dieses Leinen ist dann steril, hat aber den Nachteil, daß es feucht ist.

Solch trockener, steriler Verbandstoff ist überall käuflich. Wenn absolute Sterilität erforderlich ist, so darf dem als „steril“ käuflichen Verbandstoff nicht allzuviel diesbezüglich vertraut werden, weil er durch viele Hände wandert von der Fabrik aus, wo er sterilisiert wurde, bis zu der Stelle, wo er gebraucht wird. Für den praktischen Arzt, für die Gemeindeschwester, für Fabriken und Stellen, wo erste Hilfe bei Unglücksfällen geleistet wird, ist solch fertig sterilisierter Verbandstoff unentbehrlich, und er erfüllt seinen Zweck vollständig. Noch unentbehrlicher ist er für Kriegszwecke, weil solche Verbandstoffe in großen Vorräten im voraus bereit gehalten werden müssen. Der Verbandstoff hat den Vorzug, daß man ihn überall mitnehmen kann, weil er, besonders zu Kriegszwecken, komprimiert hergestellt wird.

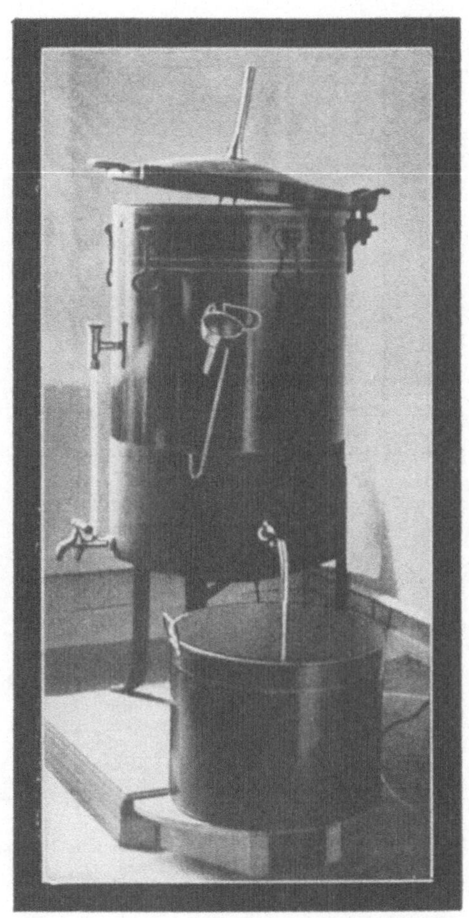

Fig. 77. Sterilisator für Verbandzeug.

Zur Erleichterung im Gebrauch kommt dieser Verbandstoff in kleinen Päckchen in den Handel (in Pergamentpapier eingewickelt) und in Büchsen, denen man beliebige Mengen entnehmen kann. Die gangbarsten Verbandstoffe sind: Gazetupfer, Gazekompressen, Mullbinden und Cambricbinden in verschiedenen Breiten, Watterollen (weiß: entfettet für den Wundverband, grau: nicht entfettet als Polsterwatte), Stärkebinden, Trikotbinden, Flanellbinden, Holzwollkissen mit Gaze umwickelt usw.

Da absolute Sterilität vonnöten ist, so gebraucht man am besten Verbandstoff, der kurz vorher sterilisiert und steril aufbewahrt worden ist. In sogenannten Sterilisatoren (Autoklaven) wird der Verbandstoff bakterienfrei gemacht (Fig. 77 u. 78). Die meisten sind so eingerichtet, daß überhitzter Dampf von kochendem Wasser unter Druck (etwa 108° C) durch den Verbandstoff hindurchgeführt wird. Geschieht dies längere Zeit ($^1/_2$ Stunde), so sind in dem Verbandstoff keine lebenden Bakterien mehr vorhanden. Bei diesem Prozeß wird der Verbandstoff feucht, was für den Gebrauch hinderlich ist. Man schließt deshalb die Dampfzufuhr und läßt den bereits eingedrungenen Dampf durch weitere Überhitzung verdunsten. Nach $^1/_2$—$^3/_4$ Stunde ist der Verbandstoff meist genügend trocken.

In einigen Krankenhäusern wird der Verbandstoff sterilisiert, indem man erwärmte Luft hindurchstreichen läßt. Wenn die Temperatur genügend hoch gebracht werden kann (150° C und mehr), so ist dies eine sehr einfache Methode, da der Verbandstoff nicht feucht wird und deshalb nicht getrocknet zu werden braucht.

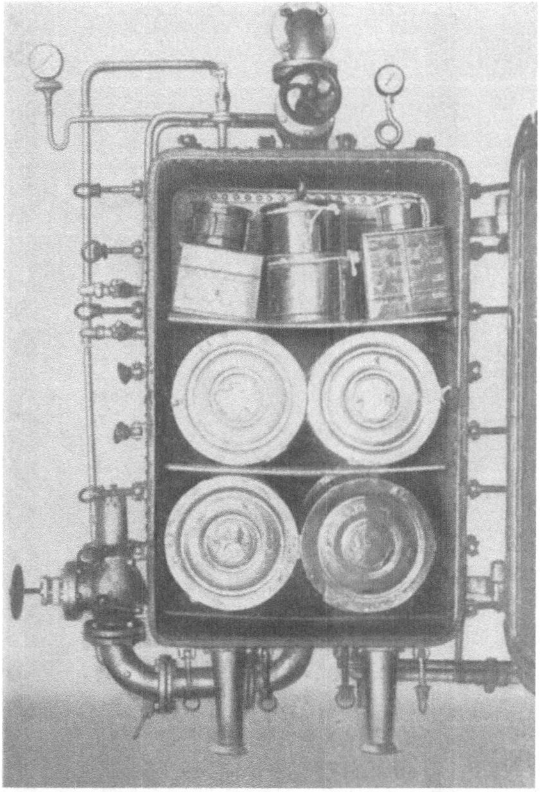

Fig. 78. Großer Sterilisator für Verbandstoffe (Autoklav) zum Gebrauch für Krankenhäuser.

Meist wird mit überhitztem Dampf sterilisiert. Es gibt so viele Systeme, daß sie hier nicht beschrieben werden können. Wenn die Schwester sterilisieren soll, so muß sie sich zuvor über den Gebrauch des Sterilisators unterrichten. Dieser wird in der Regel der Schwester anvertraut. Es ist selbstverständlich, daß durch schlechtes Sterilisieren das Verbandzeug nicht bakterienfrei wird, und daß die Gefahr der Wundinfektion dann eine sehr große ist. Daß diese Gefahr nicht übertrieben ist, weiß man in allen den Krankenhäusern, wo gelegentlich Infektionen auftraten, die dann auf einen Fehler des Sterilisators zurückgeführt werden konnten! Man muß sich von Zeit zu Zeit darüber vergewissern, daß der Dampf in der notwendigen Temperatur bis tief in die Verbandstoffe eindringt; dazu bedient man sich besonderer Thermometer oder eines Stückes einer käuflichen Metallegierung, welche erst bei der gewünschten Temperatur schmilzt.

a) Aufbewahren von sterilem Verbandstoff.

Der käufliche sterile Verbandstoff wird in Pergamentpapier oder in metallenen Büchsen aufbewahrt. Er bleibt hierin bis zum Gebrauch und kann sehr lange steril bleiben, wenn er wirklich steril verpackt gewesen ist. Der in Krankenhäusern gebrauchte Verbandstoff wird gewöhnlich in den Krankenhäusern selbst sterilisiert und in metallenen Büchsen aufbewahrt, welche speziell zu diesem Zwecke bestimmt sind. Diese Büchsen, die es in vielen Formen und Größen gibt, heißen nach ihrem Erfinder „Schimmelbusch-Trommeln". Die heute allgemein gebräuchlichen Büchsen haben feste Verschlüsse und besitzen Öffnungen in den Wänden, welche durch Schieber geschlossen werden können. In die Büchse wird vor dem Sterilisieren der Verbandstoff oder die Operationswäsche von der Schwester so verpackt,

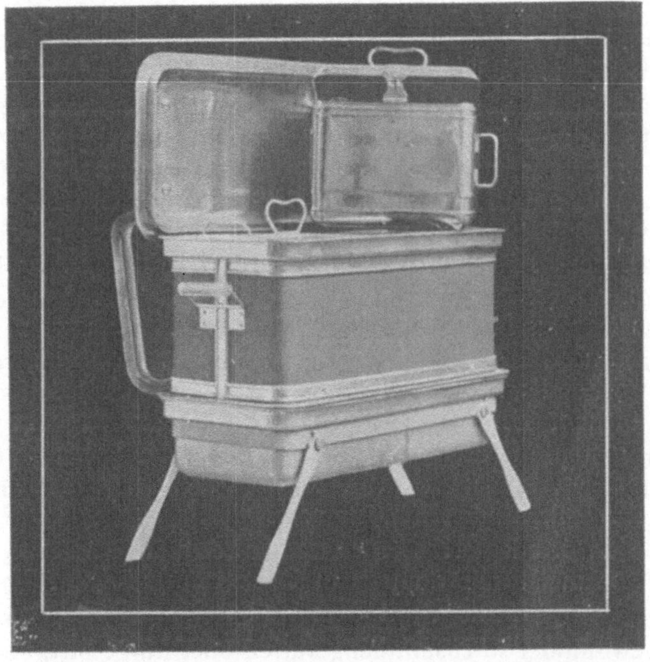

Fig. 79. Kleiner Sterilisator für Verbandzeug. Der Apparat wird mit Gas, Petroleum, Spiritus, auf einem Kochofen usw. erhitzt. Der unterste Teil enthält das kochende Wasser, welches den Dampf zum Desinfizieren des Verbandzeugs liefert. Dieser Teil ist getrennt zum Kochen von Instrumenten verwendbar. Der Verschlußdeckel ist teilweise sichtbar. Der obere Teil enthält zwei viereckige Verbandbüchsen mit Schiebern und Gittern. Der Boden ist perforiert, um Dampf durchzulassen. Ist genügend Dampf durchgelassen worden, so wird die Dampfzufuhr abgeschlossen (durch Verschluß der Öffnungen), und das Verbandzeug kann durch weitere Überhitzung zum Trocknen gebracht werden.

daß sie zum Gebrauche jedes Stück leicht und ohne Suchen sogleich finden und entnehmen kann. Wenn die Büchse zur Desinfektion in den Sterilisator gebracht wird, werden die Schieber so gestellt, daß alle Öffnungen für den Dampf durchlässig sind. Sobald die Sterilisation beendet ist, ist es die erste Arbeit der Schwester, die Öffnungen wieder zu schließen. Ebensogut wie durch die Öffnungen der Dampf in das Verbandzeug hineingedrungen und beim Trocknen wieder entwichen ist, werden unreine Stoffe in den sterilen Verbandstoff eindringen können, wenn die Öffnungen nicht sofort geschlossen werden. Schließen die Büchsen gut und stellt man sie an einen staubfreien Platz, so kann das Verbandzeug wochenlang steril bleiben, und es ist immer gebrauchsfertig.

Eine einmal angebrauchte Verbandbüchse wird man jedoch vor dem Gebrauch am nächsten Tage vorsichtshalber stets von neuem sterilisieren.

b) Vorsichtsmaßregeln beim Gebrauch von sterilem Verbandzeug.

Man besitzt steriles Verbandzeug, um es steril zu verwenden. So klar und selbstverständlich diese Regel ist, so oft wird dagegen verstoßen, wie z. B. bei dem käuflichen Verbandzeug.

Ein Päckchen Verbandzeug liegt bereit, ist jedoch noch geschlossen. Wie und wann muß dieses geöffnet und gebrauchsfertig gelegt werden? Bleibt es geschlossen liegen, bis die Schwester sich desinfiziert hat, so kann sie es natürlich wohl öffnen, aber auf Kosten der Sterilität ihrer Hände. Sie hat dann keine sterilen Hände zur Verfügung, um das Verbandzeug selbst anzufassen. Sie hat zwischen zwei Dingen zu wählen: entweder öffnet sie das Päckchen vorher, ohne jedoch das Innere des Papiers und das Verbandzeug mit ihren unreinen Händen zu berühren und läßt es so liegen, bis sie die Hände gereinigt hat und den Verband anlegen kann, oder sie betraut eine andere Person mit dem Öffnen. Oft wird ein Laie dies tun müssen. Die Schwester wird dann genau aufpassen müssen, daß dieser Laie nicht mit unreinen Fingern das Verbandzeug anfaßt. Der Laie versteht meist nicht, was er damit für Unheil anrichten kann.

Wenn sich das käufliche Verbandzeug in Büchsen befindet, so sind diese meist mit doppeltem Deckel eingerichtet. Der Innendeckel trägt eine Öffnung, aus dem ein Streifen Gaze herausragt. Die Gaze ist gewöhnlich so zusammengefalten oder aufgerollt, daß man sie nur anzuziehen und so viel davon abzuschneiden braucht, wie man nötig hat. Die Schwester muß stets bedenken, daß das erste Stück Gaze nicht sicher steril ist und deshalb entfernt werden muß. Auch muß sie daran denken, daß die Gaze nicht niederfallen und die Außenseite der Büchse berühren darf, weil so die Sterilität verloren geht.

Beim Gebrauch der gewöhnlichen Verbandstofftrommeln darf die Schwester, wenn sie einmal die Hände gereinigt hat, die Büchse nicht selbst öffnen, sondern sie muß dies durch eine andere Person tun lassen, um ihre eigenen Hände sauber zu halten. Ebenso muß sie Obacht geben, nicht mit den Händen die Außenseite der Büchse zu berühren, was bei schnellen Bewegungen allzuleicht vorkommen kann.

Wenn eine und dieselbe Büchse verschiedene Sorten von Verbandzeug enthält, so muß das zunächst liegen, was zuerst gebraucht wird. Die Schwester muß genau wissen, wie die Verbandstoffe verpackt sind.

Sie braucht dann nicht unnötigerweise mit den Händen im Verbandzeug herumzuwühlen. Dieses Herumwühlen kann niemals die Sterilität des Verbandzeugs erhöhen, wohl aber herabsetzen. Die einzelnen Stücke soll die Schwester nicht mit den, wenn auch sterilisierten Händen der Büchse entnehmen, sondern mit Greifzangen oder Pinzetten. Ab und zu sieht man, daß die verschiedenen Verbandstoffarten in Schüsseln gelegt werden. Diese Methode verdient nicht, empfohlen zu werden, weil in den Schüsseln — ihre Sterilität natürlich vorausgesetzt — das Verbandzeug unnötigerweise der Luft und dem Staub ausgesetzt wird. Ferner muß Obacht gegeben werden, daß

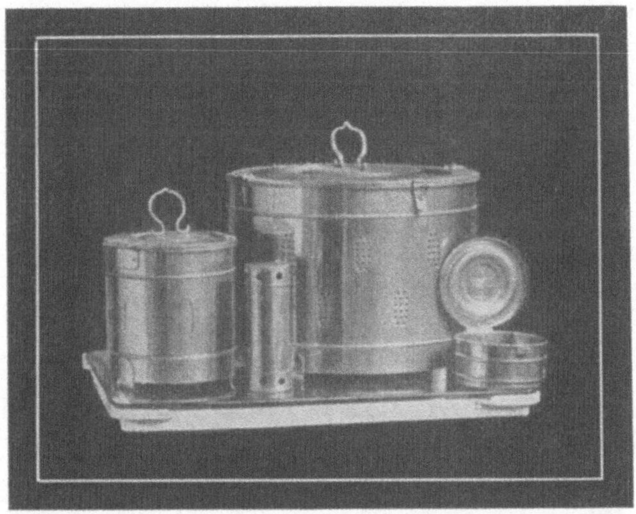

Fig. 80. Verbandzeugbüchsen (Schimmelbuschtrommeln): 2 große Büchsen für Gazeverbandstoff, Handtücher, Mäntel, Tücher, Binden usw., 2 kleine Büchsen für Tupfer usw. Bei der großen Büchse rechts ist der Schieber geöffnet. So wird die Büchse in den Sterilisator gestellt. Durch die Öffnungen wird der Dampf durch die Büchsen hindurchgepreßt. Die große Büchse links ist geschlossen. Auf diese Weise wird Verbandzeug aufbewahrt, damit kein Staub und keine Verunreinigungen in das Verbandzeug eindringen.

keine unreinen Gegenstände über offene Büchsen gehalten werden. Der niederfallende Staub kann nur schaden. Es leuchtet ohne weiteres ein, daß die Büchsen während des Gebrauchs nicht länger offengehalten werden dürfen, als dies unbedingt notwendig ist.

VII. Reinigung der Instrumente.

Die modernen Instrumente sind anders angefertigt wie die früheren. Damals hatte man metallene Instrumente mit hölzernen Griffen, die sehr gut festgehalten werden konnten und die durch Abreiben mit Karbol usw. sterilisiert wurden. Man besaß Spritzen mit Verschlußstücken aus Ebenholz und mit Stempeln aus Leder, welche mittels Durchspritzen von Sublimat, Karbol usw. gereinigt wurden. Das war alles, was für die Reinigung der Instrumente geschah. Bisweilen wurde und wird auch heute noch ein Instrument über die Flamme gehalten, wie dies schon die alten Araber taten (Fig. 81). Dies geschah freilich weniger in der Absicht, sterile Instrumente zu haben, als vielmehr in der, durch Schneiden mit glühenden Messern die Blutung zum Stehen zu bringen.

Nach den heutigen Anschauungen genügt die alte Methode nicht, und man sterilisiert die Instrumente allgemein in kochendem Wasser oder in Dampf. Alle anderen Methoden sind nicht zuverlässig. Die Instrumentenmacher haben sich den neuen Methoden angepaßt, sie fabrizieren Instrumente, welche ohne Schaden ausgekocht werden können. Der hölzerne Griff, das Ebenholz und das Leder sind verschwunden, weil sie zu sehr durch das Kochen leiden, und durch Metall

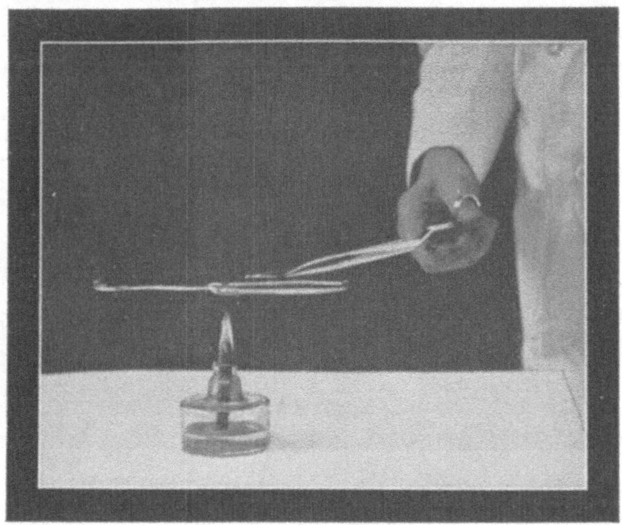

Fig. 81. Ausglühen von Instrumenten. Mit einer Kornzange wird das zu sterilisierende Instrument festgehalten und so über die Spiritusflamme gehalten, daß jeder Teil einige Sekunden von der Flamme beleckt wird. Es wird in der Regel nötig sein, das so ausgeglühte Instrument in einer antiseptischen Lösung abzukühlen, bis es angefaßt werden kann.

ersetzt. Mit allen Instrumenten ging dies nicht, so daß nicht alle ausgekocht werden können und einige auf andere Weise sterilisiert werden müssen, wie z. B. optische Instrumente.

a) Metallinstrumente, welche ausgekocht werden können.

Im allgemeinen sind hier die ausschließlich metallenen Instrumente gemeint. Sie werden 10—15 Minuten in Wasser ausgekocht. Das Liegen in kochendem Wasser, welches nicht längere Zeit hindurch gekocht hat, genügt nicht, deshalb wird jene Zeit gemessen von dem Augenblicke an, in dem das Wasser wirklich kocht. Geschlossene Instrumente wie Zangen, Klemmen usw. müssen vorher

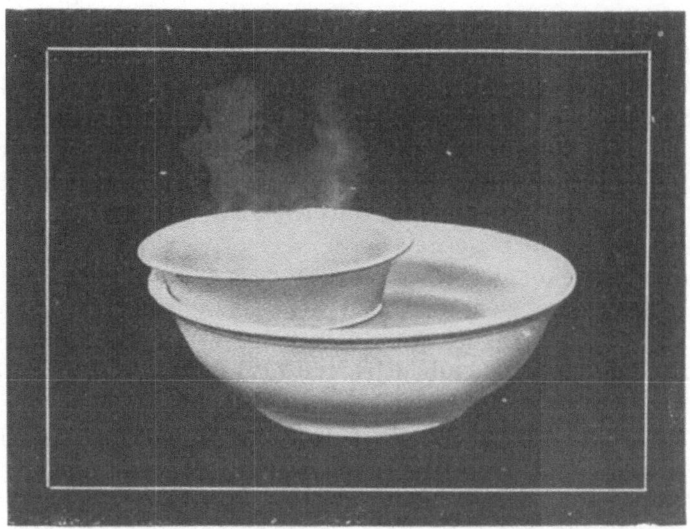

Fig. 82. Ausbrennen einer Schüssel: die auszubrennende Schüssel wird in eine größere, mit Wasser angefüllte Schüssel (ein Bersten infolge von Überhitzung wird hierdurch vermieden) gebracht. Etwas Spiritus wird in die Schüssel gegossen und angezündet. Dies ruft so viel Hitze hervor, daß die Innenfläche steril wird.

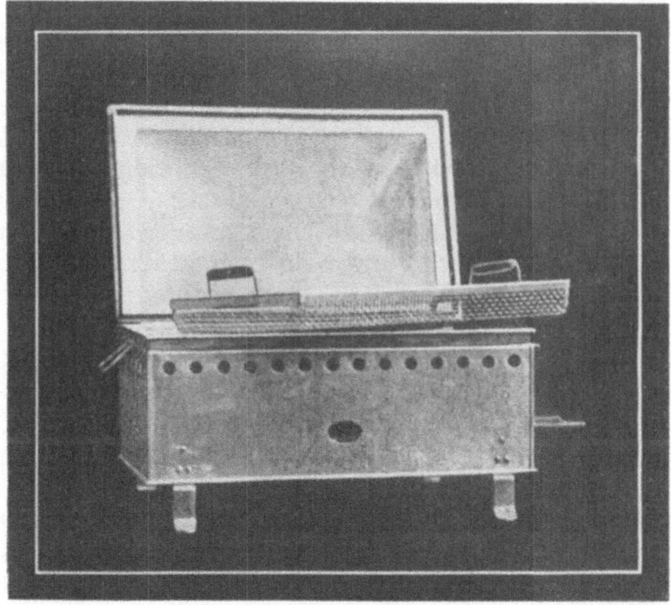

Fig. 83. Instrumentensterilisationsapparat. Der Apparat wird durch Gas oder auf andere Weise erhitzt. Der Behälter selbst ist sehr tief und enthält ein oder mehrere übereinander gelagerte Drahtgitter für die Instrumente. In stark frequentierten Kliniken können auf jedes Gitter die Instrumente gelegt werden, welche für eine bestimmte Operation nötig sind.

geöffnet werden, damit das kochende Wasser überall gut eindringen kann. Man fügt in der Regel 1% Soda hinzu, weil die meist vernickelten Instrumente in dieser Lösung weniger schnell schwarz und unansehnlich werden als in gewöhnlichem Wasser und weil der Sodazusatz Schleim und Eiter, welcher sich an den Instrumenten befindet, löst, so daß die hierdurch frei werdenden Bakterien der vernichtenden Wirkung des kochenden Wassers besser zugänglich werden. Nach dem Kochen dürfen die Instrumente natürlich nur mit sterilen Gegenständen (Händen) berührt werden.

Um die ausgekochten Instrumente besser handhaben zu können, hat man besondere Behälter nach dem System des Fischkochtopfes konstruiert. Ein metallenes Becken, welches mittels Gas, Spiritus, durch eine Dampfleitung oder mit Elektrizität erwärmt wird, enthält das sodahaltige Wasser, in dem die Instrumente ausgekocht werden sollen. Die Instrumente werden auf ein Gitter gelegt, welches als Einsatz in den Kessel hineinpaßt. Mittels zweier Griffe kann das Gitter aus dem Kessel herausgenommen werden. Ist der Behälter groß, dann können die Instrumente so auf das Gitter gelegt werden, daß sie sofort in der Reihenfolge, wie sie beim Operieren verlangt werden, zur Hand liegen.

Im Notfalle hat man solch einen Behälter nicht nötig, und es kann jeder Kochtopf verwendet werden, vorausgesetzt, daß er so groß ist, daß die Instrumente sich gänzlich unter Wasser befinden und die Öffnung nicht so klein ist, daß man Mühe hat, die Instrumente herauszuholen.

Nach der Entnahme aus dem Sterilisator läßt man die Instrumente auf dem Gitter liegen oder man breitet sie auf einem Tisch aus, der mit einem sterilen Tuch bedeckt ist. Früher glaubte man die Instrumente während der Operation in eine antiseptische Flüssigkeit legen zu müssen, weil sonst zu viel Staub daran haften könnte, der aus der Luft niederfällt. Man hat aber eingesehen, daß diese Verunreinigung mit Staub für die Dauer der Operation praktisch nicht in Frage kommt. Von der zu jenem Zwecke früher verwendeten dünnen Karbol- oder Lysollösung weiß man heute, daß sie die Bakterien, welche hineinfallen könnten, nicht abtötet, daß Karbol nachteilig ist für Hände und Wunde und daß der Staub doch niederfällt, ob die Instrumente in Flüssigkeit liegen oder nicht. Man ist deshalb auch davon abgekommen, und wenn man hier und dort noch sieht, daß die Instrumente in physiologische Kochsalzlösung gelegt werden, so geschieht dies, damit Blut usw., welches mit den Instrumenten in Berührung gekommen ist, nicht festhaften bleibt.

Die meisten metallenen Instrumente werden auf die vorhin erwähnte Methode sterilisiert. Für einige Instrumente macht man Ausnahmen, z. B. für schneidende Instrumente, weil diese durch längeres Kochen stumpf werden.

Messer und Scheren wurden früher nicht ausgekocht, sondern mit Alkohol abgerieben. Bei Messern ging dies noch an, weil es glatte Instrumente sind, an denen nicht viel Schmutz haften kann; bei den

Scheren dagegen weniger, weil in dem Schloß Schmutz stecken bleiben konnte, der nicht gut mit dem Alkohol zu erreichen war, obwohl Scheren wie alle Instrumente mit Doppelgriffen, heute zum Aus-

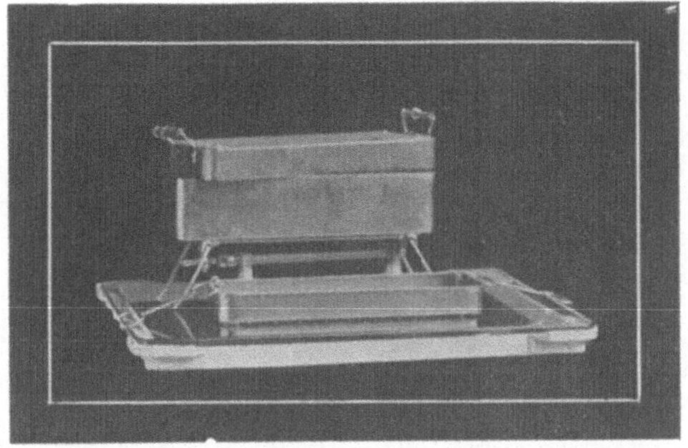

Fig. 84. Kleiner Instrumentensterilisationsapparat für das Sprechzimmer und für kleine Operationen (steht auf einer Tischplatte).

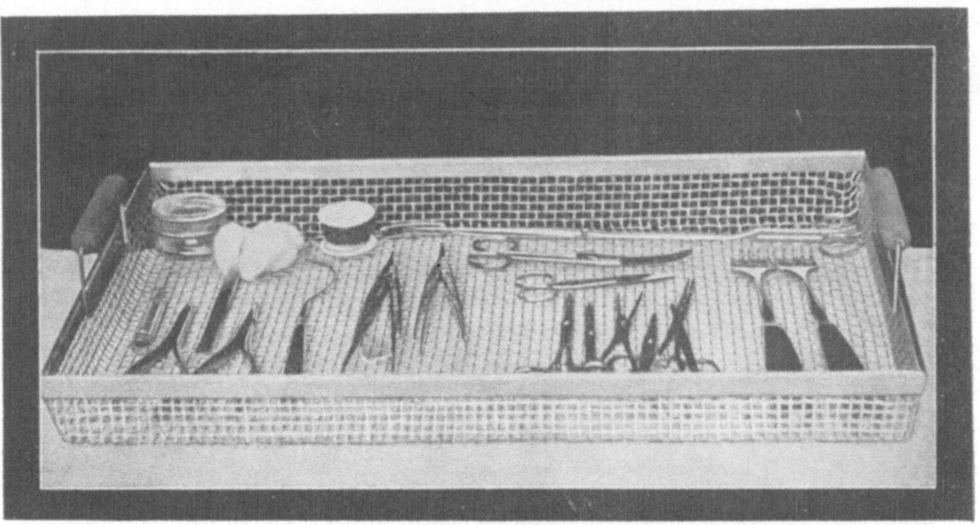

Fig. 85. Instrumentenbehälter mit ausgekochten Instrumenten; er steht auf einem Instrumententisch, auf dem ein steriles Handtuch ausgebreitet ist. Die Instrumente sind die meist gebräuchlichen bei einer kleinen Operation (Wegnahme einer kleinen, oberflächlichen Geschwulst usw.): 1 Skalpell, 1 gebogene und 1 gerade Schere, 2 Hakenpinzetten, 2 anatomische Pinzetten, 2 scharfe Wundhaken, 6 Arterienklemmen, 1 Arteriennadel, eine Büchse mit Seide oder Katgut, 2 Nadelhalter, vielleicht eine Injektionsspritze (Kokain usw.) und eine Zange zum Anreichen von Instrumenten und Gaze.

einandernehmen eingerichtet sind. Das Auskochen ist immer eine zuverlässigere Methode. Man kocht die Messer in Sodawasser aus, sorgt jedoch dafür, daß sie später als die anderen Instrumente in den Behälter gelegt und nicht länger als 3 Minuten ausgekocht

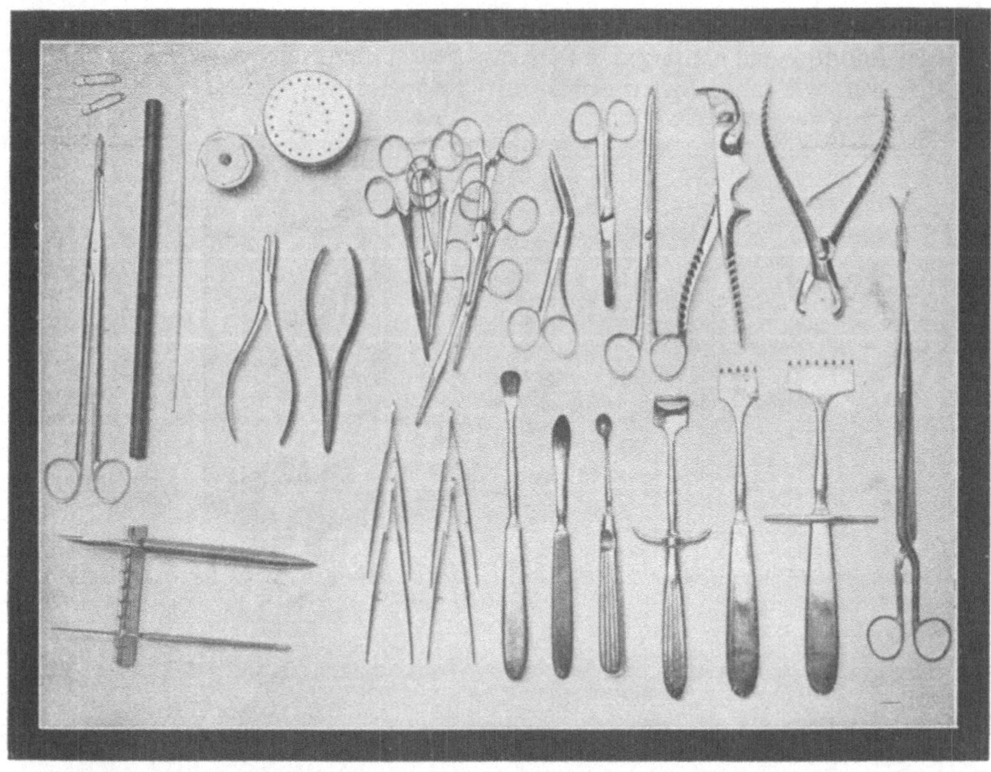

Fig. 86. Es ist vorausgesetzt, daß die Instrumente ausgekocht sind und auf einem sterilen Tuch ausgebreitet liegen. Sie werden bei einer Rippenresektion gebraucht. Bisweilen wird eine Spritze verlangt zum Einspritzen von Kokain usw. und bei Empyem zum Suchen der Stelle, an welcher sich der Eiter befindet. Bisweilen ist außerdem ein Thermokauter nötig.

werden. Mit Messern muß man vorsichtig umgehen. Sie müssen vorher mit Watte oder Gaze umwickelt werden oder auf besondere Bänkchen gelegt werden. Geschieht dies nicht, so werden die Messer an Schärfe einbüßen, da sie mit der geschliffenen Seite andere Instrumente berühren können. Dies hat große Nachteile, weil das Körpergewebe nur mit sehr scharfen Messern gespalten werden soll.

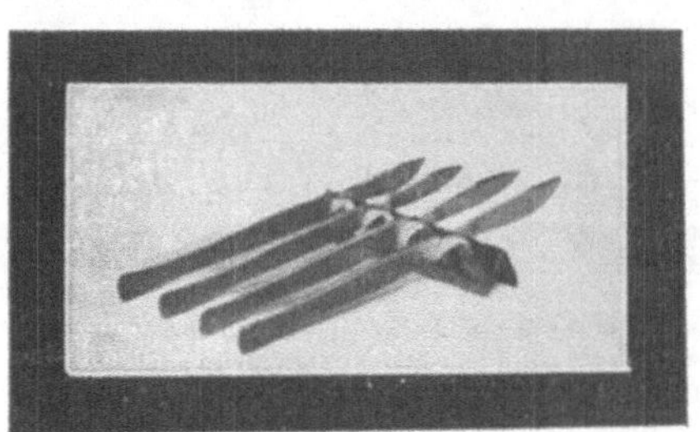

Fig. 87. Die Messer liegen auf einem Steg, jedes in einer Vertiefung (Riefe), so daß die Schneide frei liegt.

Mindestens ebenso bedeutungsvoll wie die Sterilisation der Instrumente für die Operation ist die Säuberung derselben von Blut, Eiter usw. nach dem Gebrauche. Die gebrauchten Instrumente werden, soweit sie dies zulassen, in ihre Teile zerlegt und nun einzeln unter einer Wasserbrause mit der Bürste von jenen Bestandteilen gereinigt. Ist dies geschehen, so werden sie im Instrumentenkocher ausgekocht wie vor der Operation. Dann trocknet die Schwester mit sauberen Händen und sterilem Handtuch die Instrumente ab, setzt ihre einzelnen Teile (die stets zusammenpassend mit gleichen Nummern versehen sind) zusammen und legt sie auf die Glasplatten des Instrumentenschrankes, aus dem sie vor dem Gebrauche wieder herausgenommen werden, um von neuem dem Vorgange der Sterilisierung für die Operation unterzogen zu werden.

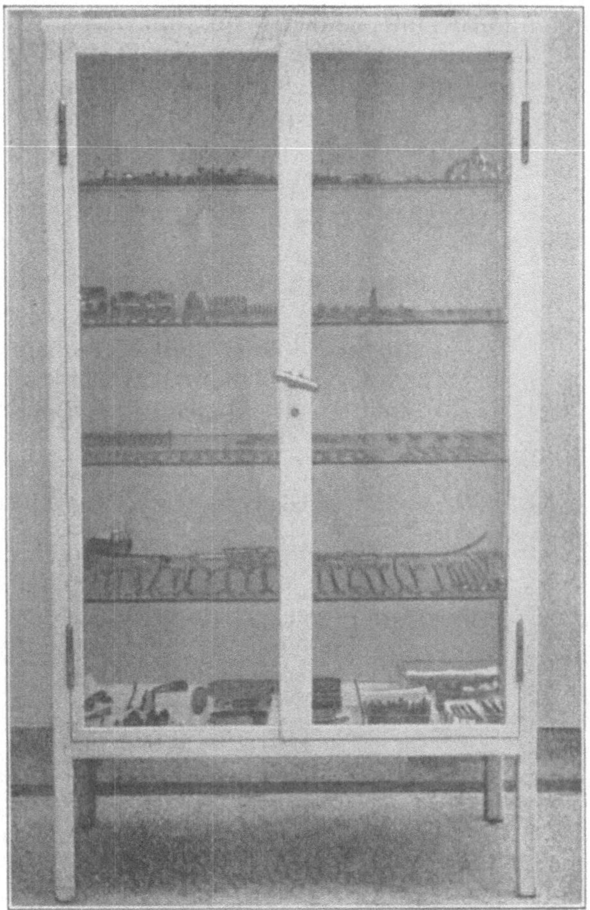

Fig. 88. Instrumentenschrank.

Ein solcher Instrumentenschrank muß das Kleinod der Schwester sein! In tadelloser Ordnung sollen die einzelnen Arten der Instrumente auf den Glaseinsätzen liegen — jedes an seinem bestimmten Platze, damit kein Suchen nötig ist, wenn zu einer Operation ein fehlendes Instrument herbeigeholt werden muß. Obwohl zu jeder einzelnen Operation nicht immer das gesamte Instrumentarium ausgekocht werden soll, wird eine sorgsame Operationsschwester stets dafür sorgen, daß alle etwa in Frage kommenden Instrumente hergerichtet sind, weil ein nachträgliches Auskochen natürlich den Gang der Operation verzögert. Daß der Schrank musterhaft sauber gehalten werden und sicher staubdicht schließen muß, bedarf keiner besonderen Betonung.

b) Metallinstrumente mit optischen Systemen, welche nicht ausgekocht werden können.

Dazu gehören nicht nur einfache Instrumente mit Spiegelbelag, wie z. B. Kehlkopfspiegel, sondern vor allem auch Instrumente mit komplizierten optischen Linsensystemen, die zur Besichtigung innerer Organe gebraucht werden, wie Blase, Speiseröhre, Bronchien, Magen usw. Das kochende Wasser würde die Kittsubstanz der Linsen lockern.

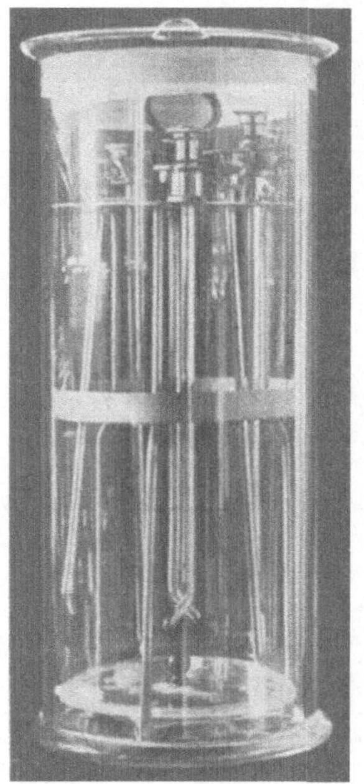

Fig. 89. Formalinglas zum Sterilisieren von Zystoskopen.

Diese Apparate müssen mit Seifenlösung ausgespült und mit Alkohol abgerieben werden. Die Sterilisation der Zystoskope geschieht durch Einhängen derselben in ein hohes Glas, in welchem durch Formalintabletten desinfizierende Formalindämpfe erzeugt werden (Fig. 89).

c) Instrumente aus Gummi.

Hierhin gehören Drainagerohre und weiche Katheter (Nélatonkatheter). Man kann guten Gummi auskochen, vermeide aber den Zusatz von Soda zum Wasser. Bei häufigem Kochen wird der Gummi klebrig und verliert seine Konsistenz. Gummi soll nicht mit Metallinstrumenten zusammen gekocht werden, da diese dann schwarze Flecken bekommen. Um ein öfteres Auskochen und Verderben der Drainagerohre zu vermeiden, tut man gut daran, dieselben $^1/_2$ Stunde lang in reinem Wasser zu kochen und sie dann aufzubewahren in einem sterilen Glase, welches so mit 60% Alkohol und etwas Glyzerinzusatz gefüllt ist, daß der Gummi ganz bedeckt ist.

Nélatonkatheter. Der Umstand, daß Gummi durch allzu häufiges Kochen leidet, macht es notwendig, sich jedesmal vor dem Gebrauch von dem ordnungsmäßigen Zustande des Katheters zu überzeugen, er darf nicht an Zugfestigkeit verlieren und nicht porös werden. Sonst könnte es vorkommen, daß solch ein Katheter beim Gebrauch abbricht und ein Teil im Körper zum Schaden des Patienten zurückbleibt.

Man hat verschiedene Mittel angegeben, um derartige Katheter zuverlässig zu sterilisieren, ohne daß sie hierdurch an Solidität verlieren. Eine dieser Methoden besteht darin, den Dampf direkt durch den Katheter selbst zu leiten, und hierdurch scheint dieser weniger angegriffen zu werden. Eine weitere Methode besteht darin, die Katheter in Formalindämpfen hängend aufzuheben. Sie müssen dann aber vor dem Gebrauche in sterile Kochsalzlösung gelegt und durchgespritzt werden, um die Formalindämpfe zu entfernen, welche die Schleimhäute stark reizen.

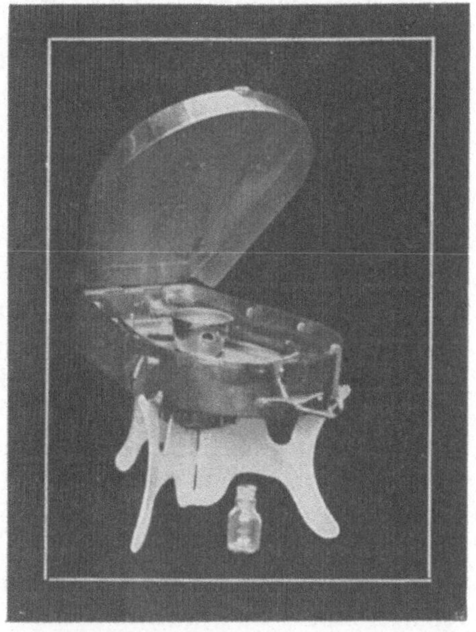

Fig. 90. Behälter aus Metall, welcher durch eine Spirituslampe erwärmt wird. Der sich entwickelnde Dampf kann (bei geschlossenem Kessel) nur durch die Katheter selbst entweichen. Diese werden an metallene Röhren angebracht (im Bilde rechts hinten), welche nach außen münden.

d) Seidengespinstkatheter und Sonden.

Diese bestehen aus geflochtener Seide, die mit harzartigen Stoffen imprägniert ist. Sie können das Auskochen in gewöhnlichem und in Sodawasser nicht vertragen, weil sie weich, klebrig, rauh und damit für den Gebrauch gefährlich werden. Bis vor kurzem mußte man sich mit Abreiben und Durchspritzen (Alkohol, Äther oder Sublimat) behelfen. Die Formalindampfvorrichtungen greifen diese Instrumente ebenfalls an. Man muß stets im Auge behalten, daß Katheter oft für sehr infektiöse Erkrankungen gebraucht werden, die keineswegs auf andere Personen übertragen werden dürfen, so daß eine zuverlässige Sterilisationsmethode sehr nötig ist. Es empfiehlt

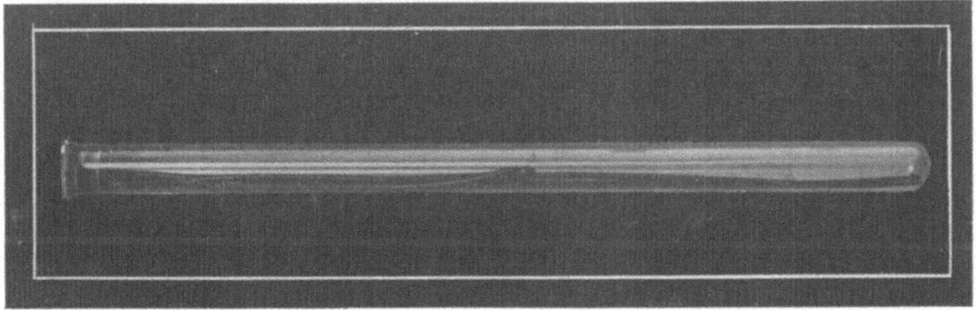

Fig. 91. Gläsernes Rohr mit Seidenkathetern. Der Verschlußdeckel enthält ein Schälchen mit Formalinpastillen.

sich, die Seidenkatheter und Sonden nach dem Gebrauch durch Durchspritzen gut zu reinigen, sie dann 6 Stunden lang in Sublimatlösung 1 : 1000 zu legen, zu trocknen, in Filtrierpapier zu schlagen (auf welchem man gleichzeitig die Nummer des Katheters vermerkt!) und sie im Heißluftsterilisator zu sterilisieren. Entsprechend werden auch Seidengespinnst-Bougies für Harnröhre oder Speiseröhre sterilisiert.

e) Spritzen und Glasinstrumente.

Spritzen für Injektionen usw. werden heute ausnahmslos hergestellt aus Glas mit eingeschliffenem Metallstempel (z. B. Rekordspritzen) oder Glasstempel, sie können beim Anziehen nicht versagen. Das Sterilisieren der Spritzen muß mit großer Vorsicht vorgenommen werden, wenn diese heute sehr kostspieligen Instrumente nicht entzweibrechen sollen! Würde man die Instrumente in kochendes Wasser legen oder würde man sie zusammengesetzt, d. h. den Metallstempel im Glaskolben, auskochen wollen, so würde das Glas zerspringen, weil Glas und Metall sich in der Hitze ungleichmäßig ausdehnen.

Die Spritze muß vor dem Auskochen auseinandergenommen werden (der Stempel ist leicht aus dem Glaskolben zu entfernen), darf nur lauwarm zum Kochen angesetzt werden und darf nicht dem Boden des Kochkessels, welcher sich zu stark erhitzt, aufliegen, sondern muß auf ein Drahtnetz oder eine Wattelage gelegt werden: dann wird ein Zerspringen der kostspieligen, schwer zu reparierenden Instrumente sicher vermieden. Man nehme zum Auskochen der Spritzen destilliertes Wasser und vermeidet damit das Absetzen von Salzen in der Spritze, welche das Anziehen derselben beeinträchtigen. Die Hohlnadel, welche auf die Spritze aufgesetzt wird, muß gleichfalls ausgekocht werden. Man vergesse nicht, hierbei, wie auch beim Aufbewahren, einen Drahtfaden durch die Hohlnadel zu ziehen; auf diese Weise wird die Durchlässigkeit der Hohlnadel gewährleistet, und sie kann weder durch beim Kochen sich absetzende Salze noch durch Rost während der Aufbewahrung verstopft werden. Stets muß, bevor dem Arzt die sterilisierte Spritze gereicht wird, die Schwester sich von der Durchgängigkeit der Nadel und der guten Funktion des Druckstempels überzeugen.

Glasinstrumente (Drains usw.) werden ebenfalls ausgekocht, müssen natürlich auch lauwarm zum Kochen angesetzt werden, um Zerspringen zu vermeiden. Bevor die Glasdrains dem Arzte gereicht werden, hat die Schwester sich davon zu überzeugen, daß jene keine scharfen, schneidenden, etwa von Bruch herrührende Kanten haben.

f) Nahtmaterial.

Seide. Man hat lange geglaubt, Seide sei nicht gut zu sterilisieren und sei deshalb die Ursache für viele Infektionen. Heute weiß man, daß die Seide einwandfrei keimfrei gemacht werden kann, besser als z. B. Katgut. Am meisten zu empfehlen ist die Sterilisierung der

Seide nach Kocher. Nachdem man die Seide auf Glasplatten fest aufgewickelt hat, entfettet man sie 12 Stunden lang durch Einlegen in Äther, dann bringt man sie 12 Stunden lang in 70% Alkohol. Darauf läßt man sie 10 Minuten lang in ungefärbter Sublimatlösung 1:1000 kochen (kalt aufsetzen und nach dem Kochen erkalten lassen!), stellt die Seide auf der Platte dann in ein vorher sterilisiertes Glasgefäß und gießt die erkaltete Sublimatlösung darüber. Man bereite stets nur geringe Mengen Seide vor, um immer frisches Nahtmaterial zur Verfügung zu haben. Beim Gebrauche hängt man sterile Mullkompressen über die Ränder des Glasgefäßes, damit der Faden nie dessen Außenseite berühren kann! (Fig. 92.)

Katgut, aus Hammeldarm gewonnen, kann ausgekocht werden, die Methode wird aber selten angewandt, da sie sehr kompliziert ist

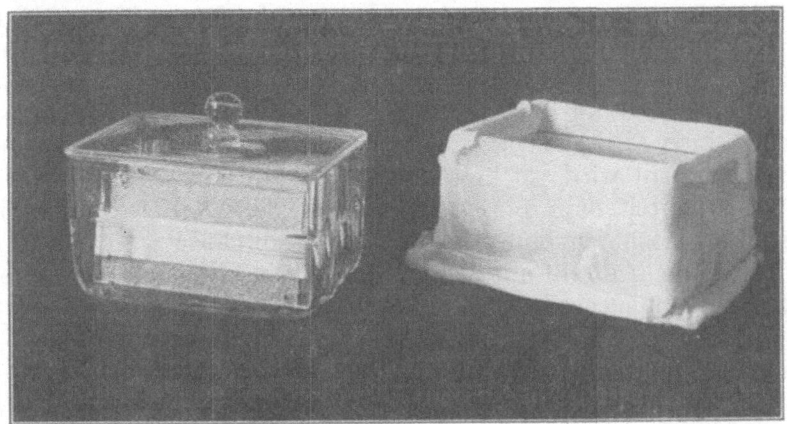

Fig. 92. Glaskasten für Nahtmaterial. Links geschlossen, rechts im Gebrauch: der Deckel ist entfernt, die Wandungen sind zum Schutz vor Berührung mit sterilen Mullkompressen behangen.

und große Sorgfalt erfordert. Man verwendet heute entweder Krönigs Sterilkatgut (Dronke, Cöln), es ist trocken sterilisiert und muß vor dem Gebrauch einmal in physiologische Kochsalzlösung getaucht werden, um geschmeidig zu werden; oder man benutzt das Kuhnsche Katgut, welches steril dem Tier entnommen ist. Es empfiehlt sich die Herstellung des sogenannten Jodkatgut: die Fäden werden fest auf Glasplatten aufgewickelt, je nach Stärke derselben 24—48 Stunden und darüber in eine Lösung von Jod pur. 2,0, Kal. jodat. 4,0, destilliertes Wasser 1000 eingelegt, dann in 90% Alkohol mehrfach abgespült und in 80% Alkohol aufbewahrt.

Das gebrauchsfertig in Fläschchen sterilisiert in den Handel kommende Katgut ist nie so zuverlässig steril wie das auf vorstehende Weise vorbereitete.

Außerdem wird noch anderes Nähmaterial verwandt. Man kann sich im Notfalle mit gewöhnlichem Zwirn behelfen, welcher auch ausgekocht werden kann. Bisweilen wird Fil de Florence, Silkworm verwandt, welcher gekocht wird, und Känguruhsehnen, welch letztere wie Katgut behandelt werden müssen. Silber- und Aluminiumdraht wird wie ein metallenes Instrument ausgekocht.

Bei der Vorbereitung des Nahtmaterials in der oben geschilderten Weise muß sich die Schwester wie zu einer hochaseptischen Operation desinfizieren!

VIII. Reinigung von Flüssigkeiten.

Es werden viele Flüssigkeiten gebraucht, die man steril verwenden will, ohne daß sie es an sich sind. Äther, Alkohol und Sublimat brauchen nicht sterilisiert zu werden, weil sie keine Bakterien enthalten. Wohl aber ist dies der Fall mit Wasser, physiologischer Kochsalzlösung, Kokain, Öl, Glyzerin, Vaselin usw.

Wasser und wässerige Lösungen (physiolog. Kochsalzlösung und Kokainlösung) werden durch Kochen sterilisiert. Beim Sterilisieren von physiologischer Kochsalzlösung muß man darauf bedacht sein, das Springen der Kolben, in denen sich die Lösung befindet, zu verhindern. Wenn die kalte Flasche in das kochende Wasser gebracht wird, so besteht große Gefahr, daß die Flasche zerspringt, wodurch man Flasche und Flüssigkeit verliert. Man muß daher die Flasche in lauwarmem Wasserbade ansetzen. Auch darf die Flasche nicht direkt auf den Boden des Wasserkessels niedergesetzt werden, weil dann ein Zerspringen leicht möglich ist. Der Boden des Kessels wird viel wärmer als 100 ° C, eine Temperatur, welche die Flasche kaum aushält. Legt man Papier oder Gaze oder Watte auf den Boden und stellt die Flasche auf diese Unterlage, so ist ein Zerspringen der Flasche nahezu ausgeschlossen. Hat die Flasche mit der Lösung mindestens 10 Minuten gekocht, dann darf sie herausgenommen werden. Man muß zu diesem Zwecke Obacht geben, wann die Flüssigkeit in der Flasche zu kochen beginnt. Dies dauert ziemlich lange, weil die Flasche in der Regel zum großen Teil aus dem Wasser herausragt. Von dem Augenblicke an, wo der Inhalt selbst zu kochen anfängt, muß noch 10 Minuten gewartet werden. Der ganze Prozeß wird leicht $^1/_2$ Stunde oder länger dauern. Auch muß man dafür Sorge tragen, daß der gläserne Stopfen oder der Kork nicht zu fest in die Flasche eingepreßt wird, weil hierdurch die Flasche zerspringen kann. Beim Kochen muß Wasserdampf entweichen können. Nimmt man einen Wattepfropfen, so besteht die Gefahr des Zerspringens nicht. Wenn die Flasche aus dem kochenden Wasser herausgenommen wird, so ist es nicht gleichgültig, wo diese niedergesetzt wird. Wird sie beispielsweise auf eine kalte Steinplatte gesetzt, so wird die Flasche wiederum leicht zerspringen können. Man tut deshalb besser daran, eine Holzfläche zu wählen. In größeren Krankenhäusern stehen heute zum Sterilisieren von Wasser oder Kochsalzlösung meist besondere Sterilisatoren zur Verfügung.

Kokaïn- (Novokain-, Eukain- usw.) Lösungen dürfen nur kurz aufgekocht werden, weil sonst die Wirkung des Präparates verloren geht. Zur Herstellung der meist gebrauchten $^1/_2$—1%-Lösung benutzt man am besten ein Kochkölbchen, welches man auf durch-

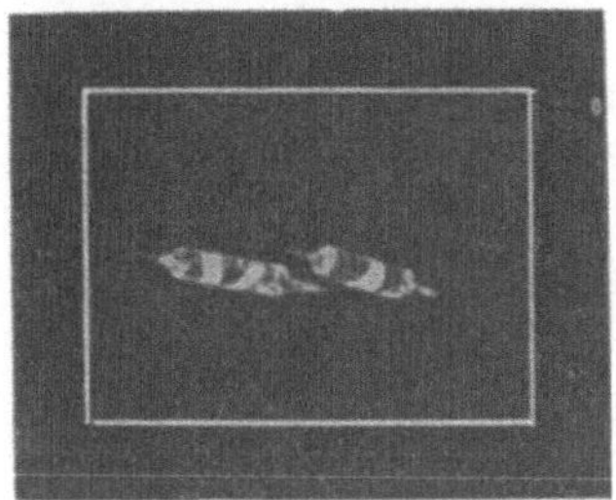

Fig. 93. Zwei Kölbchen, jedes mit 5 ccm steriler Stovainlösung.

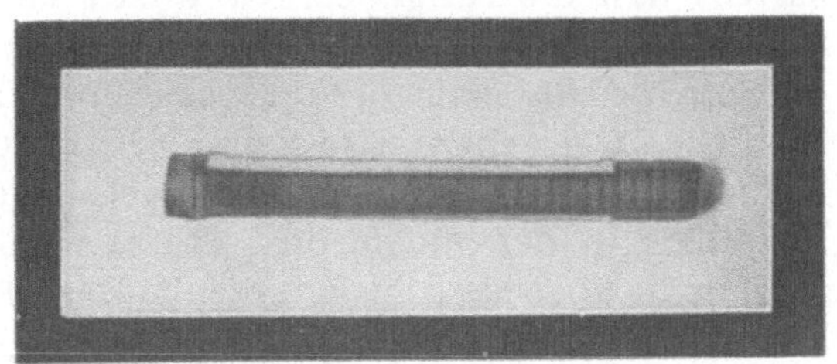

Fig. 94. Gläsernes Röhrchen mit 12 Kokaintabletten, jede mit 16 mg Kokain. Wattepfropf und Kork dienen zur trockenen Aufbewahrung (unter Luftabschluß) der Tabletten. Die Tabletten lösen sich sehr leicht in Wasser.

lochter Platte direkt aufs Gas stellen kann. 1 g Kokain usw. wird in 100 g steriler physiologischer Kochsalzlösung aufgelöst, dann 2 Minuten

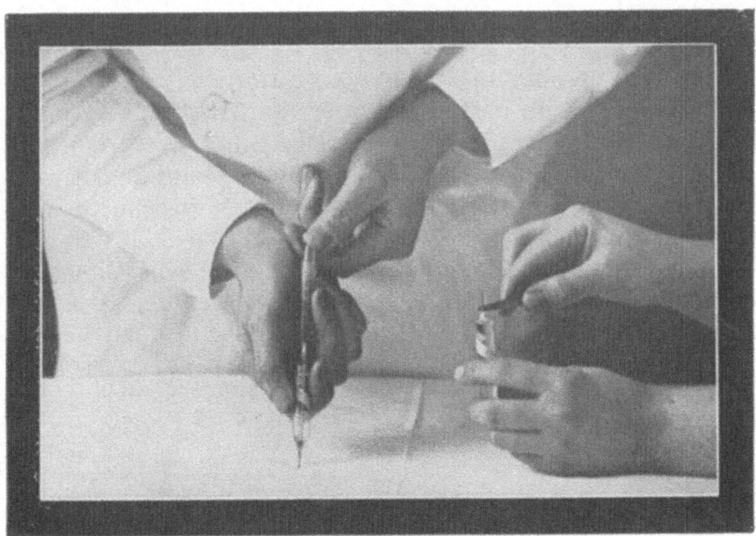

Fig. 95. Mit einer Pinzette wird die gläserne Spitze des Stovainkölbchens abgebrochen. Dann kann man die Nadel der Injektionsspritze in die Flüssigkeit hineinbringen und diese vollständig aufsaugen.

lang gekocht, erkalten lassen und mit dichtem Wattepfropfen sicher verschlossen bereitgestellt.

Die sterilisierten Lösungen von Kokain, Novokain, Eukain, Morphium usw. werden in letzter Zeit von den Apotheken in zugeschmolzenen gläsernen Kölbchen mit 1—5 ccm Inhalt geliefert. Diese Flüssigkeiten haben eine weitere Desinfektion nicht nötig. Es ist im Gegenteil wünschenswert, sie so zu lassen, wie sie sind, weil es sich oft um Stoffe handelt, welche sich durch Kochen zersetzen und unbrauchbar werden. Um sie gebrauchen zu können ist es nötig, die Kölbchen auf der Außenseite zu desinfizieren. Man kann sie zu diesem Zwecke in Sublimatlösungen legen. Nach der äußeren Reinigung besteht nun die Aufgabe, den Inhalt ohne ihn zu infizieren herauszunehmen. Mit einer sterilisierten Pinzette oder mit den sterilen Fingern bricht man die ausgezogene Glasspitze ab, wodurch die Möglichkeit gegeben wird, die Nadel der Injektionsspritze in das Kölbchen hineinzubringen und die Flüssigkeit steril zu entnehmen. Vor allem in der allgemeinen Praxis werden derartige Kölbchen viel gebraucht, aber auch in Krankenhäusern kommen sie mehr und mehr in Gebrauch.

Öl, Glyzerin, Vaselin, Jodoformglyzerin werden auf dieselbe Weise sterilisiert. Unter denselben Vorsichtsmaßregeln für die Flasche werden diese Lösungen im Wasserbade eine halbe Stunde oder auch länger gekocht. Die bisweilen ausgesprochene Meinung, daß Öl erst bei 180° steril wird, weil Öl bei 180° kocht, ist nicht richtig; wenn Öl usw. bis 100° erhitzt wird — und dies geschieht im kochenden Wasserbad — werden die Bakterien abgetötet, und mehr verlangt man nicht.

Sterilisieren von Flaschen, Schälchen usw. geschieht in kochendem Wasser oder in einem Sterilisator.

Korken werden am besten in Wasser ausgekocht. Verlangt man, daß der Kork wirklich steril auf die Flasche gebracht werden soll, dann muß auch dafür gesorgt werden, daß er nicht Handlungen ausgesetzt wird, welche die Sterilität wieder aufheben, wie Beschneiden, Pressen in einer Korkzange usw.

Alle obengenannten Desinfektions- und Sterilisationsmaßregeln sind bei der aseptischen Wundbehandlung notwendig. Die Krankenschwester soll sie zum mindesten der Hauptsache nach kennen, der Operationsschwester muß diese Kenntnis in Fleisch und Blut übergegangen sein.

HAUPTABSCHNITT III.

Dritter Teil.

Wundbehandlung.

Da die chirurgische Schwester bei der Wundbehandlung hinzugezogen wird, so ist es notwendig, daß sie deren Grundregeln kennt. Wie der Heilungsprozeß bei den verschiedenen Arten von Wunden ein verschiedener ist, so kann die Behandlung auch völlig verschieden sein. Zunächst ist ein Unterschied zu machen zwischen **vorläufiger Hilfe,** welche oft geleistet werden muß, ohne daß die nötigen Hilfsmittel oder ein Arzt zur Stelle sind, und zwischen **definitiver, ärztlicher Hilfe.** Gerade die Schwester kann durch ihre Kenntnis von der Wundbehandlung bei der ersten Hilfeleistung von großem Nutzen sein, nicht allein für diejenigen, welche im Augenblick ihrer Hilfe bedürfen, sondern vor allem für die Laien, denn diese sollen belehrt werden, wie sie sich bei derartigen Fällen zu verhalten haben.

I. Erste Hilfe bei Wunden.

Die erste Hilfe wird gewöhnlich an der Unfallstelle selbst geleistet oder in deren nächsten Nähe. Oft geschieht dies in Fabriken, Polizeiwachtstuben, Apotheken, Privatwohnungen. Die Art der Hilfe hängt ab von der Art der Verletzung, dem verletzten Körperteil und von den vorhandenen Hilfsmitteln. Zunächst wird die Aufmerksamkeit gelenkt auf

a) die Blutung.

Die Angst vor Verblutung ist auch beim Publikum so groß, daß bei der ersten Hilfeleistung in der Regel zuerst daran gedacht wird, wie die Blutung zum Stehen gebracht werden kann. *Die Schwester darf bei Blutungen, mögen sie stark oder schwach sein, niemals den Kopf verlieren und muß ruhig und schnell das tun, was unter den gegebenen Umständen und mit den vorhandenen Hilfsmitteln geschehen kann.* Durch ihre Hilfe kann sie das Leben retten, sie kann jedoch auch viel Unheil anrichten, wenn sie nicht alles das zu vermeiden weiß, was die Wundheilung stört.

Bei Blutungen stehen der Schwester zwei Mittel zu Gebote: sie kann das blutende Gefäß an Ort und Stelle fest zudrücken, oder sie kann die Blutzufuhr nach der Stelle der Verletzung aufheben, indem sie das blutzuführende Hauptgefäß entweder mit den Fingern oder mit andern Dingen komprimiert. Welche Methode sie anzuwenden hat, hängt ab von der Stelle und von der Art der Blutung. Bei unbedeutenden Blutungen wird ein Druck mit fest angewickeltem Verbandstoff auf die Wunde selbst stets genügen, bei schweren Blutungen, bei ausgedehnten Verletzungen und bei solchen, wo die Wunde selbst oder die verletzte Person den nötigen Druck nicht aushalten kann, muß die andere Methode angewandt werden. Ganz und gar abzuraten ist von der Anwendung sogenannter blutstillender Mittel, z. B. Feuerschwamm, Penghawar-Djambi, Eisenchloridwatte oder anderer vielfach angepriesener Mittel. Abgesehen davon, daß es niemals gelingen würde, eine Blutung aus größeren Gefäßen auf diese Weise zu stillen, bringt man entweder mit den Präparaten Schmutz in die Wunde

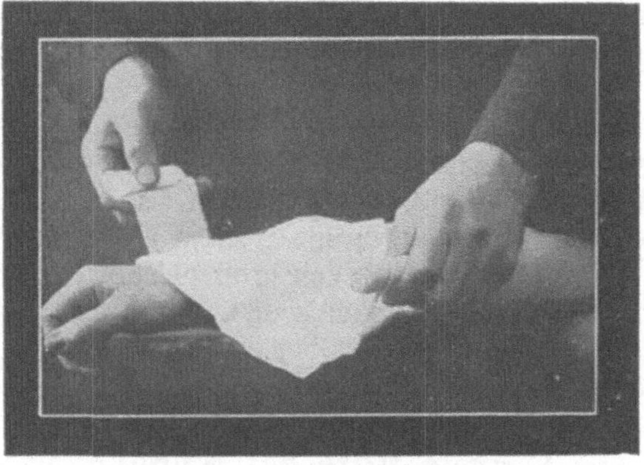

Fig. 95. Schnellverband nach Utermöhlen. Das sterilverpackte Verbandzeug wird so auseinandergefaltet, daß man die daran befindlichen Binden fassen und den Verband fest anlegen kann, ohne die Wundseite zu berühren.

hinein oder man veranlaßt durch die Wirkung der Chemikalien (Eisenchlorid) unnütze und höchst schädliche Verätzungen der Körpergewebe.

Hat die Schwester die Absicht, durch direkten Druck auf die Wunde die Blutung zum Stehen zu bringen, dann muß gleichzeitig ein zweckmäßiger Wundverband angelegt werden, der selbst als Notverband gewissen Anforderungen genügen soll. Die Schwester muß bedenken, daß sie zu einer sorgfältigen Reinigung der Hände oft nicht die Zeit haben wird, so daß sie mit ihren unreinen Händen das sterile Verbandzeug, wenn solches vorhanden ist, zu berühren gezwungen ist. Ein praktischer Verband ist der käufliche Schnellverband von Utermöhlen, der, steril verpackt und auf richtige Weise angewandt, einen guten Wundverband abgibt, ohne daß die Schwester die Verbandgaze selbst mit den Händen zu berühren nötig hat. Beim Gebrauch darf die Schwester nicht vergessen, daß der Zweck des Verbandes darin besteht, die Wunde mit sterilem Material zu bedecken

Beim Öffnen des Päckchens und beim Hantieren mit dem Verbandzeug selbst darf sie die Wundseite des Verbandes nicht mit den Händen berühren. Er ist so verpackt, daß dies absolut nicht notwendig ist. Die Schwester kann den Verband direkt auf die Wunde legen und die daran befestigten Gazebinden so fest herumwickeln, wie sie es für die Blutung und für die Wunde für gut erachtet. Man findet diese fertigen Verbände in mehreren Größen heute in allen Verbandkästen größerer Fabriken usw.; auch der Feldsoldat aller modernen Heere trägt ein oder zwei derartiger „Verbandpäckchen" stets in den Waffenrock eingenäht bei sich und ist in deren Anwendung unterwiesen.

Ist der Schnellverband nicht vorhanden oder enthält er nicht genügend Gaze, so wird man sich mit anderen Dingen behelfen müssen, im Notfalle mit sauberen Taschentüchern oder dergleichen.

Bei Schädelverletzungen ist die obengenannte Methode der Anlegung eines Druckverbandes bei Blutung gut anwendbar. Das Schädeldach bildet eine feste Unterlage, auf der sich das blutende Gefäß leichter komprimieren läßt. Bei Gesichtsverletzungen kann dies schwieriger sein, z. B. an den Wangen, weil diese beim Druck von außen nach innen ausweichen und nicht fest genug komprimiert werden können. Hält der Verletzte die Kiefer fest aneinander gedrückt, dann wird auch bei Verletzung der Wangen ein solcher Notverband fest genug angelegt werden können.

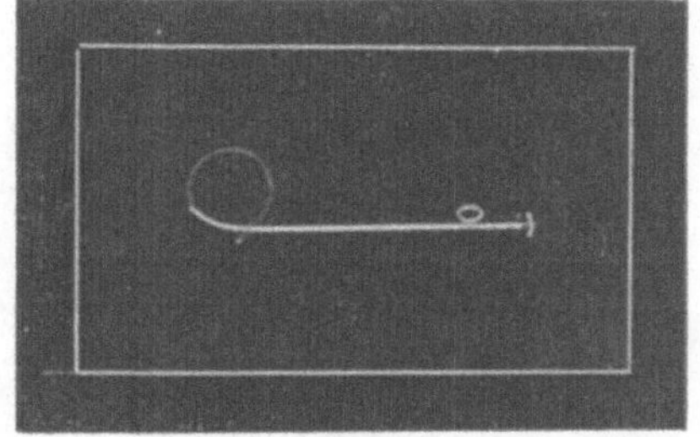

Fig. 97. Sonde nach Bellocq; die Feder mit dem Öhr ragt heraus.

Nasenblutungen können größere Schwierigkeiten machen, weil die verletzte Stelle selten zu sehen ist und nicht direkt komprimiert werden kann. Abgesehen von den gewöhnlichen Hilfsmitteln, Aufschnauben von kaltem Wasser, Salzwasser usw., welche hier nicht weiter besprochen werden, ist es oft notwendig, einen festen Tampon in die Nase zu bringen. Da die meisten Nasenblutungen vorn in der Nase entstehen, so wird man mit einem Gaze- oder Wattepfropf oft auskommen. Genügt dies nicht, so muß die Nase auch hinten (Nasenrachenraum) tamponiert werden. Obwohl dies allein Sache des Arztes ist, so soll die Schwester doch einigermaßen wissen, wie dies geschieht, weil ihre Hilfe hierbei von großem Wert ist. Man benutzt dazu eine sogenannte Bellocqsche Sonde. Dieses Instrument, welches äußerlich einem metallenen geraden Katheter gleicht, enthält eine Uhrfederspirale, an deren Ende sich ein Knopf mit einer Öffnung befindet. Die Sonde wird mit zurückgezogener Feder durch die Nase wagerecht nach innen bis zu der Rachenhöhle geschoben. Dann wird die runde Feder hinausgeschnellt, die um den Gaumen herum in der Mundhöhle zum Vorschein kommt. Die Schwester muß einen Gazetampon schnell an dem durchbohrten Knopfende befestigen können. Dieser Tampon muß fest zusammengewickelt werden durch einen langen starken Seidenfaden, dessen beide Enden lang bleiben. Das eine Ende wird an dem Sondenknopf befestigt (Fig. 98) und mit ihr von hinten durch die Nase fest nach vorn gezogen, es drängt den Gazetampon gegen den Nasenrachenraum an und schließt letzteren nach hinten hin ab. Der zweite Faden dient dazu, den Tampon aus der Rachenhöhle durch den Mund zurückziehen zu

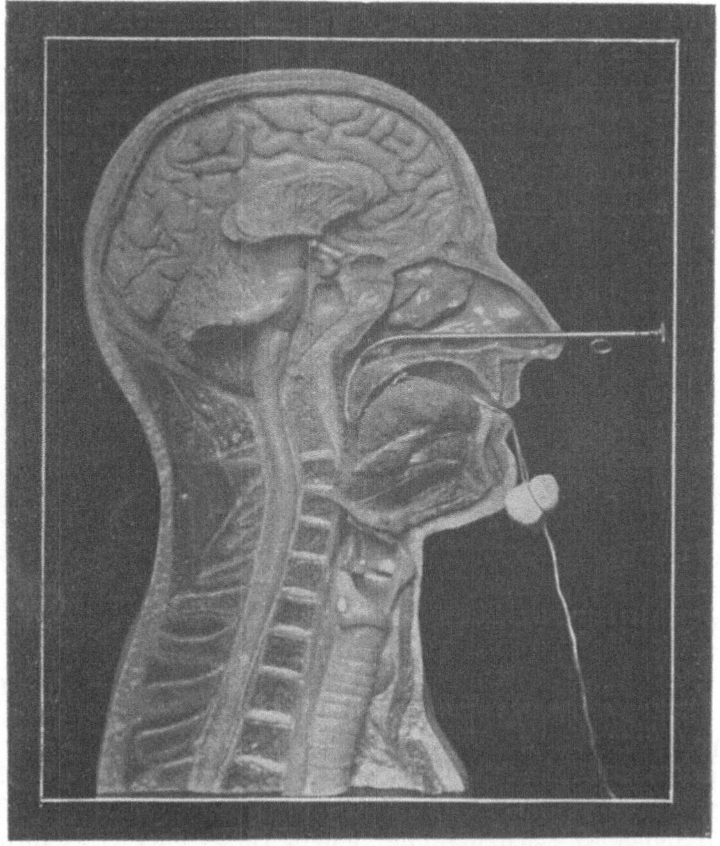

Fig. 98. Wachsmodell (Kopf im Durchschnitt). Die Bellocqsche Sonde wird durch den Nasengang geschoben, und die Feder kann dann in die Mundhöhle hinein gelangen.

können, wenn die Blutung steht (nach 1—2 Tagen). Beide Fäden werden außerhalb des Mundes miteinander verknüpft, und so wird verhindert, daß dem Kranken etwa im Schlafe der Tampon in die Atemorgane hinabsinkt, wodurch Erstickung eintreten könnte.

In einigen Fällen, wenn das Blut aus beiden Nasenlöchern läuft, wird die Schwester zwei Tampons zurechtmachen müssen, für jede Seite einen.

Blutungen nach Zahnziehen kommen recht häufig vor. Helfen

längere Mundausspülungen nicht, dann wird ein in die Zahnhöhle gedrückter Gaze- oder Wattepfropf bei fest aufeinandergepreßten Kiefern die Blutung stillen.

Halsverletzungen können schnell tödlich verlaufen, wenn die großen Gefäße verletzt sind, bei den Venen liegt die Todesursache oft in dem Ansaugen von Luft, welche in den Blutkreislauf gelangt; bei den Arterien in dem Blutverlust. Bei solchen Verletzungen kann

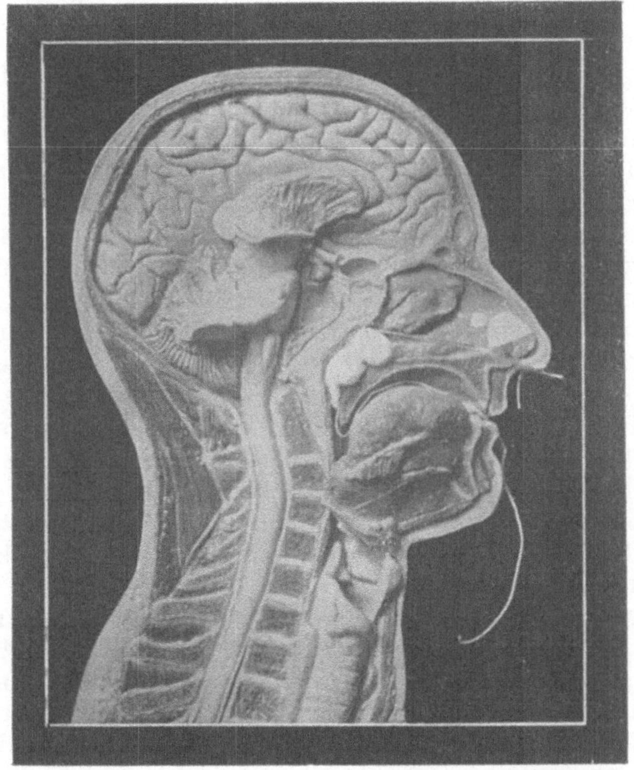

Fig. 99. Der Tampon wird mittels zweier Fäden gegen die hintere Nasenöffnung gepreßt. Die vordere Nasenöffnung wird durch einen zweiten Tampon abgeschlossen.

nur die schnellste ärztliche Hilfe von Nutzen sein, weil ein Druckverband fast niemals die Blutung zum Stehen bringen wird.

Verletzungen am Rumpf. Hier wird Druck von außen die Blutung zum Stehen bringen müssen. Ist die Wunde nicht tief, d. h. sind keine inneren Organe verletzt, so wird Druck von außen in der Regel genügen. Der Gegendruck, den Schulterblatt, Rippen und Brustbein bilden, genügt zur Kompression der blutenden Gefäße. Sind innere Organe verletzt, dann kann weder Wunde noch blutendes Gefäß von außen aus komprimiert werden. Die Beurteilung solcher Blutungen ist so schwierig und sie sind oft so lebensgefährlich, daß die Schwester nichts Besseres tun kann, als Ruhe anzuempfehlen (horizontale Lage, Eisblase) und möglichst schnell für ärztliche Hilfe zu sorgen.

Verletzungen der Extremitäten sind es, bei denen am häufigsten die andere Methode der Blutstillung, das Komprimieren des Hauptgefäßes, angewendet werden muß.

Ist die Blutung so heftig, daß ein Druckverband nicht genügt und nicht schnell genug angelegt werden kann, so muß das zuführende Hauptgefäß zugedrückt werden. Geschieht dies in regelrechter Weise, so hört die Blutzufuhr zu der verletzten Stelle auf und die Blutung steht.

Wo und wie ist dieser Druck anzubringen?

Blutungen aus Verletzungen der Finger stehen immer auf einfachen Druckverband und machen niemals die Kompression des Hauptgefäßes notwendig. Aus der Blutflüssigkeit bildet sich nach Eröffnung des Gefäßes ein Faserstoff, das sogenannte Fibrin, welches wie ein Pfropfen sich in die Öffnung einlegt und dieselbe verschließt.

Es gibt Leute, bei denen die Gerinnungsfähigkeit des Blutes sehr herabgesetzt, ja aufgehoben ist, so daß ein solcher Gefäßverschluß nicht zustande kommen kann. Diese Leute nennt man „Bluter", die Krankheit „Hämophilie". Die Bluter können bei den kleinsten Wunden (Zahnziehen, Zungenbiß der Kinder usw.) sich langsam verbluten, ohne daß es bisher möglich wäre, sie durch ein sicheres Mittel vor dem Tode zu bewahren, obwohl man deren viele versucht hat. Die Krankheit führt in schweren Fällen schon im frühen Kindesalter zum Tode, da jeder Mensch gelegentlich kleinen Verletzungen ausgesetzt ist. Sie zeichnet sich, wenn der Mensch die Blutungen übersteht, durch ihre Erblichkeit aus, meist über dem Wege der gesund bleibenden Tochter auf die männlichen Enkel.

Blutungen aus geplatzten Krampfaderknoten (Varicen), wie man sie oft bei älteren Personen findet, sind gleichfalls trotz der manchmal recht starken Blutung meist durch Druckverband gut zu beherrschen, weil die dünnwandigen Venen sich leicht komprimieren lassen.

Bei Verletzungen der großen Arterien an Arm und Bein wird dies freilich anders sein. Sowohl Unterarm wie Unterschenkel besitzen je zwei Hauptgefäße, welche innig miteinander zusammenhängen. Komprimiert man das eine Gefäß (z. B. die Pulsarterie) oberhalb der Wunde, dann erfolgt trotzdem die Blutung mit voller Kraft aus dem anderen Hauptast.

Man pflegt deshalb bei ernsten Verletzungen, die eine Arterienkompression notwendig machen, den Druck auf das Hauptgefäß des Oberarmes und des Oberschenkels auszuüben. Der Abschluß jenes Gefäßes läßt jede Blutung unterhalb dieser Stelle zum Stehen kommen. Ob man mit der Hand oder mit schnürenden Binden komprimiert, das hängt von den Umständen ab. Muß sofortige Hilfe geleistet werden, dann wird die Schwester ohne Zögern mit den Händen die betreffende Stelle komprimieren, bis eine Schnürbinde angelegt ist oder auf andere Weise Hilfe geleistet wird.

Die Oberarmarterie wird an der Innenseite des zweiköpfigen Beugemuskels am Oberarm komprimiert, wie Fig. 100 dies zeigt. Wenn die beiden Daumen, jeder abwechselnd eine oder mehrere Minuten, das Hauptgefäß gegen den Oberarmknochen andrücken, so kann dies

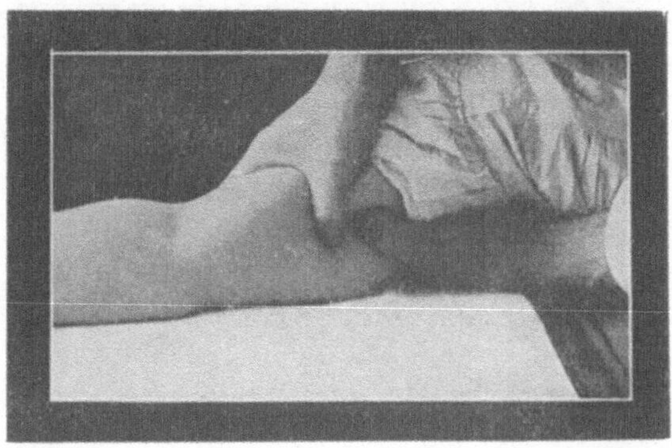

Fig. 100. Die große Oberarmarterie (Arteria brachialis) wird mit dem Daumen komprimiert. Abwechselnd drücken der rechte oder der linke Daumen. Hierdurch kann der ermüdete Daumen immer ausruhen.

längere Zeit ausgehalten werden: während der eine komprimiert, kann der andere ausruhen und umgekehrt. Bei dem Bein ist dasselbe der Fall. Am besten komprimiert man das Gefäß in der Höhe des Schambeines, weil es hier ziemlich oberflächlich liegt und ohne Anstrengung gegen den Knochen als Unterlage komprimiert werden kann.

Stillung der Blutung aus den Gefäßen des Unterarmes und des Beines kann man schnell und gut auch dadurch erreichen, daß man das Ellbogen- bzw. Hüftgelenk in stärkster Weise beugt und in dieser Stellung durch Binden fixiert; dadurch wird in den Gelenkbeugen die Arterie zusammengedrückt.

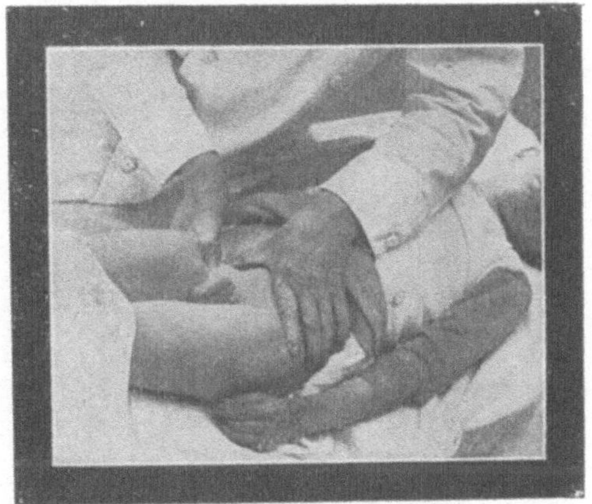

Fig. 101. Die große Beinarterie wird gegen das Schambein komprimiert.

Das Komprimieren der Halsschlagader ist viel schwieriger. Das gleichzeitige Komprimieren beider Seiten ist wegen der dabei auftretenden tödlichen Blutleere des Gehirnes unmöglich. Muß die Methode einseitig angewandt werden, so soll man die Arterie am Innenrande des Kopfnickers gegen die Wirbelsäule komprimieren.

Das einzige Mittel, eine Blutung aus der Achselhöhlenarterie schnell zu beherrschen, ist das Komprimieren derselben gegen die Knochenvorsprünge des Schulterblattes. Man führt dies aus, indem man den betreffenden Oberarm mit größter Kraft auf den Rücken in der Richtung nach der anderen Körperhälfte andrückt; die andere Schulter muß dabei fest entgegen gehalten werden.

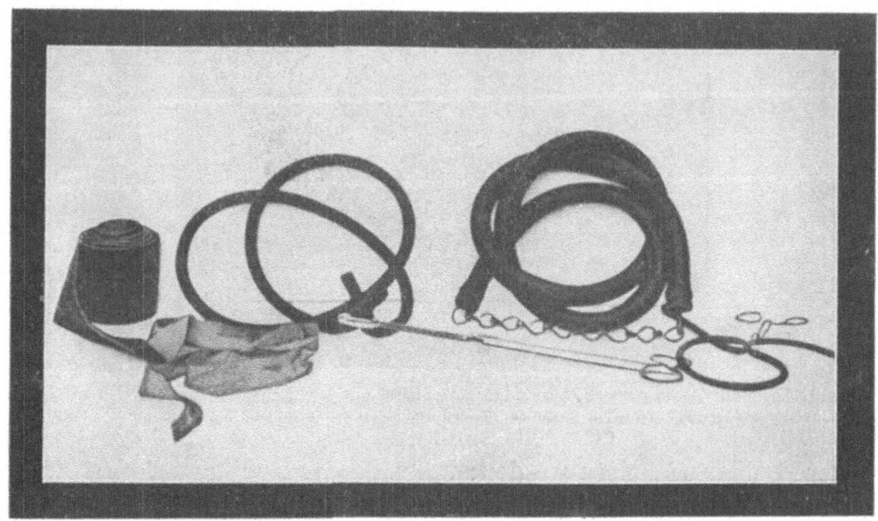

Fig. 102. Binden zum Abschnüren ganzer Glieder.

Die Methode des Abschnürens mit einer Binde soll nicht nur die Schwester kennen, sondern jedermann sollte sie anwenden können. In fast jeder Fabrik gibt es hierzu die nötigen Hilfsmittel. Auf

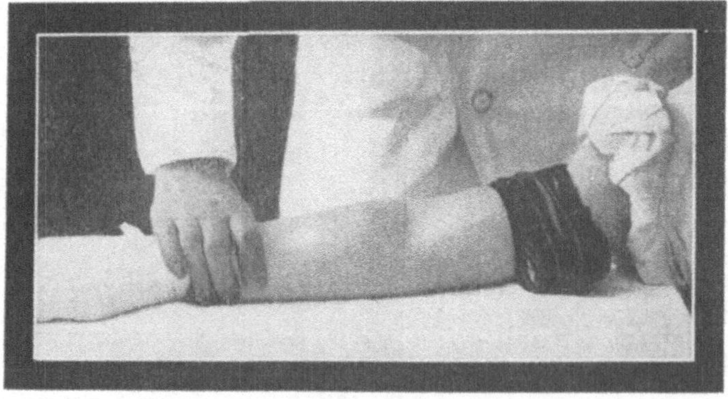

Fig. 103. Arm mit einer Gummibinde abgeschnürt. Die Bindenrolle wird unter die letzte Tour durchgeschoben, so daß der größte Druck auf die Mitte der Innenseite ausgeübt wird, wo ungefähr die große Arterie verläuft.

Vorschlag von Esmarch wird hierzu ein Gummischlauch oder eine Gummibinde benutzt, welche mit Bändern oder Klemmen befestigt wird. Bei Mangel an diesen Gegenständen kann man sich behelfen mit einem Gasgummischlauch usw.

Man bedient sich bei dem muskulöseren Oberschenkel des Gummischlauches, beim Oberarm der elastischen Binde; diese übt einen breiteren Druck auf das Gefäß und die am Arm in seiner nächsten Nachbarschaft und dicht unter der Haut liegenden Nervenstämme aus,

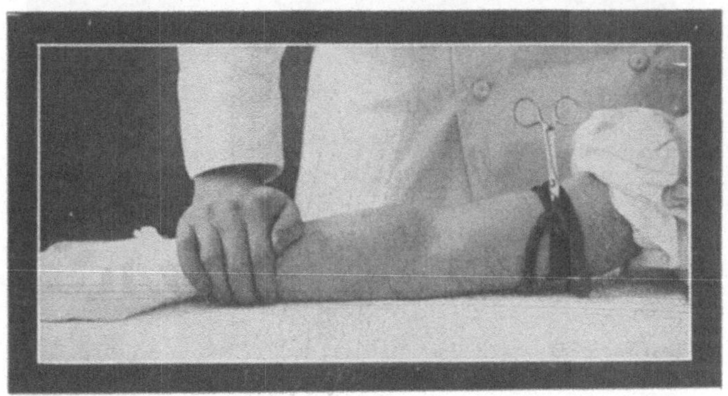

Fig. 104. Arm, mit einem Gasgummischlauch abgeschnürt, welcher mit einer gewöhnlichen Arterienklemme befestigt wird.

so daß die letzteren nicht durch einen allzu intensiv auf eine Stelle wirkenden Druck in ihrer Ernährung geschädigt werden: eine Armlähmung würde die Folge sein.

Binde und Schlauch werden, auch wenn die Blutung einer Wunde des Unterarmes oder des Unterschenkels entstammt, stets am Oberarm

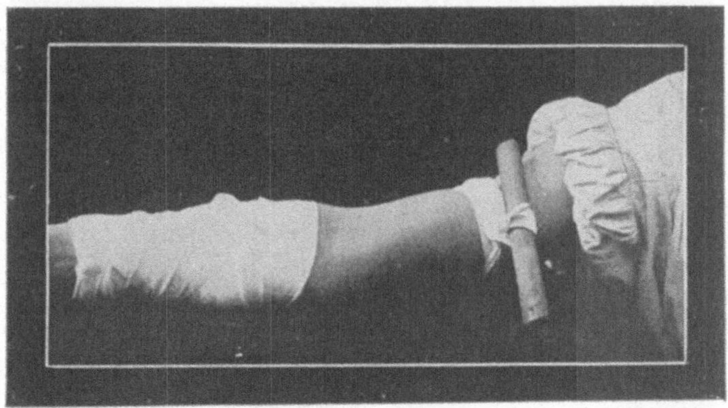

Fig. 105. Arm mit einem Taschentuche abgeschnürt, welches mittels eines Stockes fest zugeschnürt wird.

bzw. Oberschenkel angelegt, weil hier die Weichteile und mit ihnen das blutende Gefäß gleichmäßiger von allen Seiten gegen die feste Achse des Gliedes, den Knochen, angepreßt werden. Die Abschnürung an Unterarm oder Unterschenkel würde auf die zwischen den zwei Knochen jenes Gliedabschnittes gelegenen Weichteile bzw. Gefäße gar keine Wirkung ausüben können.

Das Anlegen der Gummibinde ist schwierig, und es kann sehr viel

Unheil damit angerichtet werden. Blutet die Wunde weiter, so liegt die Binde zu lose an; man vermeidet dies, indem man jeden Abschnitt vor dem Anlegen stark anspannt. Liegt sie zu stramm an, so können

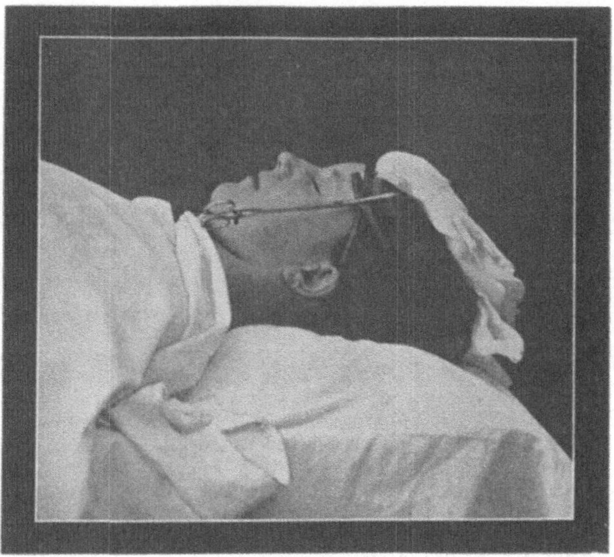

Fig. 106. Abschnürung der Schädelgefäße mittels eines Drainagerohrs, welches mit einer Arterienklemme befestigt wird.

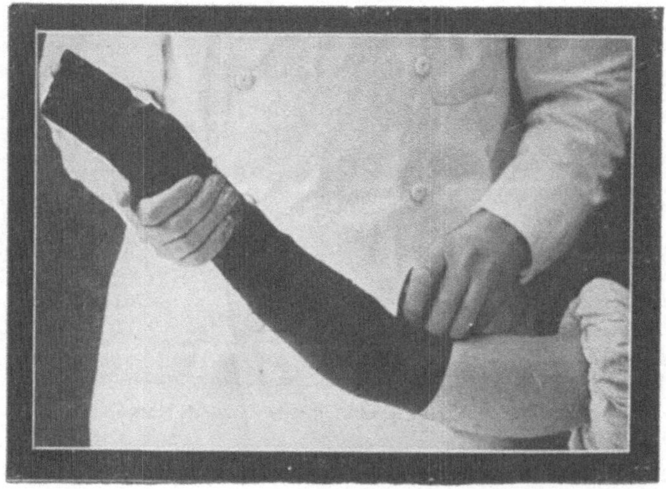

Fig. 107. Blutleermachen der Hand und des Unterarmes. Der Arm wird bis über den Ellenbogen fest mit einer Gummibinde umwickelt.

schwere, langanhaltende Lähmungen die Folge sein infolge einer Abquetschung von Gefäßen oder Nerven. Ist eine Esmarchsche Binde nicht zur Hand, so kann man sie leicht mit Hilfe eines zur Binde zusammengelegten Taschentuches und eines Stockes als Knebel improvisieren, wie dies aus Fig. 105 ersichtlich ist.

Wie lange darf die Esmarchsche Binde liegen?

Zwei Stunden ist bereits reichlich viel, in vereinzelten Fällen jedoch wird die Binde 4—5 Stunden ohne bleibende Nachteile liegen bleiben können, nicht länger, um jene Lähmungen zu vermeiden und die Ernährung des Gliedes nicht zu stören. Daraus folgt, daß die erste Hilfe stets eine solche sein muß, daß die darauf folgende definitive ärztliche Hilfe innerhalb kürzester Zeit geleistet werden kann.

Die Abschnürungsmethode wendet man auch bei Schädelverletzungen und -operationen an. Ein Drainagerohr wird fest um den Schädel gebunden, mit einer Klemme befestigt, auf diese Weise werden die Gefäße der Kopfhaut fest zugedrückt.

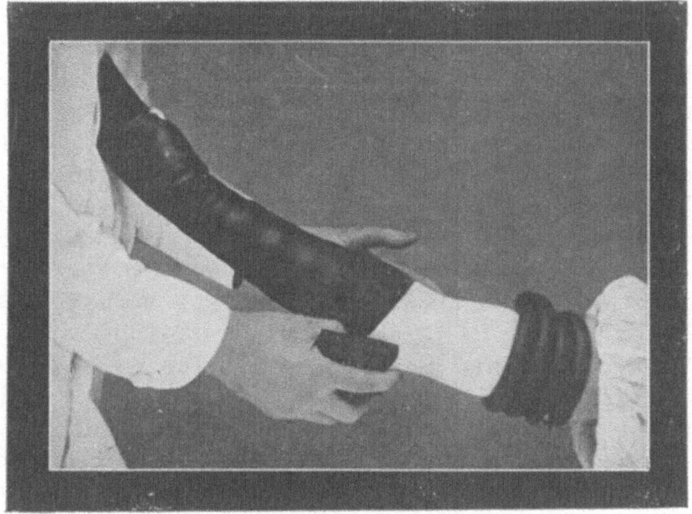

Fig. 108. Die Schnürbinde ist um den Oberarm angelegt, die Binde um den Unterarm kann jetzt entfernt werden.

Das Operieren mittels der sog. Esmarchschen Blutleere. Die Abschnürung bei Blutungen hat gezeigt, daß ein Glied einige Zeit ohne Schaden die normale Blutzirkulation entbehren kann. Man macht hiervon Gebrauch bei Operationen an den Extremitäten. Die Esmarchsche Blutleere hat den Vorzug, daß der Körper kein Blut verliert und daß man beim Operieren die Gewebe besser unterscheiden kann. Die Blutleere läßt erkranktes Gewebe erkennen, was bei gewöhnlicher Blutzufuhr oft kaum möglich ist. Man legt die Esmarchsche Blutleere in folgender Weise an. Zunächst treibt man alles Blut aus der Extremität in der Richtung zum Leibe hin, indem man von den Fingern oder Zehen aus das senkrecht emporgehobene Glied fest mit einer elastischen Binde umwickelt. Ist dies geschehen, dann legt man etwas höher den Schlauch, die Schnürbinde, an, und hierauf kann die erste Binde wieder entfernt werden: das abgeschnürte Glied ist dann blutleer und es kann kein Tropfen Blut in dasselbe einfließen. Dies ist nötig, denn fließt etwas Blut unter der Binde durch, so blutet die Wunde beständig aus allen Öffnungen, und dieses dunkle Blut stört viel mehr als die Blutung beim Operieren ohne Binde. Wie stark die Binde angelegt werden muß, das wird die Schwester in der Praxis lernen. Die anzuwendende Kraft hängt ab von der Elastizität der Binde und von dem Fettreichtum und Umfang des zu umschnürenden Gliedes.

b) Wundbehandlung.

Wenn der das Leben bedrohende Einfluß der Blutung behoben ist, wendet man der Behandlung der Wunde alle Aufmerksamkeit zu. Es wurde bereits erwähnt, daß die Schwester alles vermeiden muß, was die Wundheilung stören kann, daß sogar ein Notverband den aseptischen Anforderungen genügen muß. Der Schnellverband von Utermöhlen ist hierbei als praktisch beschrieben worden.

Die Wunden selbst dürfen nicht gewaschen oder desinfiziert werden. Auch ihre Umgebung wird, wie oben schon betont wurde, nicht mit Wasser und Seife gereinigt, sondern, nachdem grobe Verunreinigung mit Benzin oder Äther entfernt wurde, zur Desinfektion lediglich bis zum Wundrand mit Jodtinktur bestrichen mittels eines sterilen Tupfers oder Wattebausches. Selten werden alle Hilfsmittel für die notwendige Säuberung vorhanden sein, oft wird es auch an Zeit fehlen. Halbe Hilfe ist dann schlechte Hilfe. Die Wunde möglichst mit reinen Stoffen zu bedecken, ist das Wichtigste, was die Schwester zu tun hat. Man erreicht hiermit, daß weitere Verunreinigungen vermieden werden. Ob eine Wunde desinfiziert werden soll, wie dies geschehen soll, ob die Wunde ganz genäht oder nicht geschlossen oder drainiert werden muß, ob Blutgefäße unterbunden, ob Sehnen und Nerven genäht werden müssen, das sind alles Dinge, welche bei der vorläufigen Hilfeleistung zunächst nicht in Frage kommen. Man hat nur dafür Sorge zu tragen, daß der Verletzte sich nicht verblutet oder zu viel Blut verliert, daß die Wunde nicht verunreinigt wird, daß der Verletzte möglichst schnell an eine Stelle geschafft wird, wo er in ärztliche Behandlung kommt. Wie oft geschieht es, wenn auch in bester Absicht, daß die Wunde mit Wasser ausgewaschen wird, welches alle möglichen Fäulnisbakterien enthält, aber von dem Publikum als rein angesehen wird; daß ferner blutstillende Watte, starke Karbol-, Jodoform-, Sublimatlösung in die Wunde gebracht werden, während es sich später herausstellt, daß diese Stoffe nicht vertragen werden können und zwecklos sind. Alles dies geschieht noch oft, weil man glaubt, daß diese antiseptischen Stoffe die Wunde reinigen, weil man nicht weiß, daß dies nicht der Fall ist und daß viele Menschen jene Stoffe überhaupt nicht vertragen. Die Schwester muß hier besser Bescheid wissen, sie muß wissen, daß nichts besser für die Wunde ist als gewöhnliche aseptische Gaze und daß die Antiseptica in diesen Fällen viel Unheil anrichten können.

Ist der Verband angelegt, dann wird die Schnürbinde in vielen Fällen abgenommen werden können. Ist die Schwester nicht davon überzeugt, daß ihr Verband die Blutung genügend zum Stehen bringt, so muß die Binde liegen bleiben.

c) Allgemeine Hilfe bei Blutverlust.

Nach größeren Blutverlusten werden die Verletzten leicht schwindelig und blaß, besitzen Neigungen zu Übelsein und zu Ohnmachtsanfällen. Die Atmung ist erschwert, der Puls sehr beschleunigt und fast nicht zu fühlen. Schüttelfröste und Durst quälen die Verletzten. Sie müssen vor weiterer Abkühlung mit Kleidern, Decken, warmen Krügen geschützt werden, müssen horizontal mit tiefliegendem Kopfe gelagert und durch kleine Mengen warmer herzanregender (starker Kaffee) oder alkoholischer Getränke belebt werden. Ist ein Transport notwendig, so soll dieser möglichst vorsichtig geschehen. Sonst ist möglichste Ruhe anzuempfehlen.

Bei sehr großem Blutverlust müssen die Folgen des plötzlichen Flüssigkeitsverlustes möglichst beseitigt werden durch vieles Trinkenlassen, durch subkutane und intravenöse Einverleibung von physiologischer Kochsalzlösung, während die Herztätigkeit durch Kampfer und Koffeininjektionen gehoben wird. Voraussetzung hierbei ist, daß das Loch in der Arterie geschlossen ist, denn sonst würde durch die Hebung des Blutdruckes natürlich immer mehr Blut verloren werden!

d) Hilfe bei offenbar unbedeutenden Verletzungen.

Die oben beschriebenen Maßregeln müssen getroffen werden, wenn eine ärztliche Behandlung nachfolgt. Wie muß die Schwester verfahren bei scheinbar unbedeutenden Verletzungen, für welche kein ärztlicher Rat eingeholt wird, weil man diesen nicht für notwendig hält? Es ist dann wieder die Schwester, welche mit ihren Kenntnissen von der Wundbehandlung sehr viel nützen kann. Bei unbedeutenden Verletzungen wird sie nach gehöriger Reinigung der Wundumgebung einen gut sitzenden Verband anlegen können. Eventuell wird sie die Verletzten auf die Notwendigkeit ärztlicher Hilfe aufmerksam machen. Doch wird die Schwester oft in Versuchung kommen, die Wunde zu behandeln, als ob sie selbst der Arzt wäre. Dies geschieht leider allzuoft zum Nachteil der Patienten. Eine Krankenpflegerin (Gemeindeschwester), welche sich rühmt, daß sie in „ihrer Poliklinik" viele Verletzte zu verbinden hat, ist sich, besonders wenn dies ohne ärztliche Kontrolle geschieht, wohl nicht bewußt, daß sie einen gefährlichen Weg geht. Sie vergißt, daß die Verantwortung für die ärztliche Behandlung den Ärzten zukommt, aber nicht den Schwestern. Sie weiß nicht, wie schwierig die Beurteilung einer Wunde sein kann und wieviel Unheil sie anrichtet, wenn sie die Patienten in den Wahn versetzt, daß ihre Hilfe genüge und weitere ärztliche Hilfe überflüssig mache.

II. Definitive Hilfe bei Verletzungen.

Eine weitere, wichtige Aufgabe besteht für die Schwester, wenn sie neben dem Arzte, unter dessen direkter Aufsicht und nach seinen Anordnungen beim Verbinden der Wunden helfen muß. Wie sie hier im einzelnen verfahren soll, davon kann hier nicht die Rede sein, weil die verschiedenen Ärzte verschiedene Anforderungen an ihre Pflegerinnen stellen. Wohl müssen hier die Hauptregeln besprochen werden, nach denen im allgemeinen die Wunden behandelt werden sollen.

Wir werden dabei oft zurückgreifen müssen auf das, was über die einzelnen Arten der Wunden und über die Wundheilung im Hauptabschnitt I gesagt wurde. Der Vorschriften für die Reinigung der Wunde und ihrer Umgebung gedachten wir ausführlich im III. Hauptabschnitt, wir werden uns nun weiterhin zu beschäftigen haben mit der definitiven Blutstillung, der Drainage, der Wundnaht und dem Verbinden.

a) Die Blutstillung

ist völlig Sache des Arztes, der nach folgenden Regeln verfährt. Bei kleinen, nicht tiefen Wunden ohne Verletzung größerer Gefäße kann

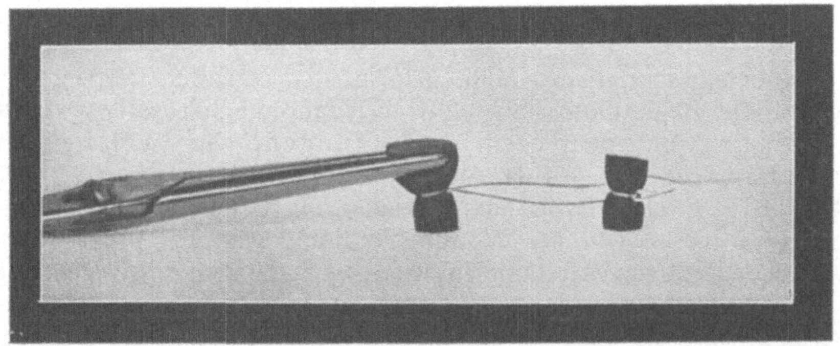

Fig. 109. Unterbindung von Blutgefäßen (Schema). Das verletzte Blutgefäß wird mit einer Klemme gefaßt. Nachdem direkt unterhalb der Klemme das Gefäß mit einem starken seidenen Faden unterbunden ist, kann die Klemme abgenommen werden, ohne daß es zu einer Blutung kommt.

ein Druckverband dauernd genügen. Bisweilen wird Jodoformgaze oder dergleichen auf die Wunde gelegt, weil das Blut hierdurch eher gerinnt und die Blutung eher steht. Bei Blutungen aus größeren Gefäßen muß das Gefäß unterbunden werden. Das Ende wird mit einer Klemme gefaßt und mit Seide oder Katgut unterbunden, große Blutgefäße werden doppelt unterbunden für den Fall, daß eine Unterbindung (Ligatur) sich lösen könnte. Bei Operationen unterbindet man die Gefäße, bevor man sie durchschneidet, um dem Menschen unnötigen Blutverlust zu ersparen.

Wird ein Verletzter gebracht, dem ein provisorischer Verband angelegt worden ist, und glaubt man, daß ein großes Blutgefäß angeschnitten ist, dann darf man nicht damit beginnen, den Verband zu lösen, um sehen zu können, was für eine Art der Verletzung man vor sich hat, sondern man muß dafür sorgen, daß der Betreffende kein Blut mehr verlieren kann. Bei Verletzungen an den Extremitäten legt man zunächst die Esmarchsche Binde an; bei allen Verletzungen sorgt man dafür, daß alles für die Wundbehandlung bereit ist, bevor man den provisorischen Verband abnimmt, damit der Arzt direkt das blutende Gefäß fassen oder das tun kann, was zur Blutstillung nötig ist. Handelt es sich um einen Verletzten, dem vorher die Esmarchsche Binde angelegt wurde, so muß man zunächst fragen, wann dies geschah. Möglichst bald müssen die blutenden Gefäße unterbunden werden, damit die Esmarchsche Binde nicht länger liegen bleibt, als dies unbedingt nötig ist.

b) Drainage.

Es hängt von dem behandelnden Arzte ab, ob eine Wunde drainiert werden soll oder nicht. Die Drainage hat den Nachteil, daß die Wunde nicht vollständig ausheilen kann, solange sich noch die Gaze oder das Röhrchen in der Wunde befindet; sie hat dagegen den Vorteil, daß es bei verunreinigten Wunden nicht so leicht zu einer fortschreitenden Infektion kommen kann. Die Gaze saugt das Sekret auf, das Drainagerohr führt das Sekret nach außen, und damit werden die Bakterien aus der Wunde geschwemmt, so daß die Infektion nicht ins Blut übergehen kann. Sind die Gaze und die Röhrchen richtig angelegt, so können die Bakterien nirgends in die Wunde eindringen. Hat man es mit einer Wunde zu tun, von der man annimmt, daß eine Infektion nicht stattgefunden hat, deren Ränder nicht gequetscht sind, dann darf eine solche Wunde völlig geschlossen werden: eine Drainage ist überflüssig. Hat man aber mit Wunden zu tun, welche vielleicht oder sicher infiziert sind und die nicht per primam heilen können, weil abgestorbenes oder krankes Gewebe die Heilung verzögert oder verhindert, dann darf eine solche Wunde nicht, oder wenigstens nicht ganz geschlossen werden: sie muß drainiert werden.

Nach dieser Auffassung wird man frische Wunden mit glatten Rändern in der Regel nähen können, im übrigen gut aussehende Wunden, deren Sauberkeit nicht zuverlässig ist, nur teilweise durch die Naht schließen und drainieren, gequetschte und stark verschmutzte

Wunden nicht vernähen, sondern Gaze oder Drains zur Ableitung der Wundsekrete einlegen, ebenso meistens bei Wunden in krankem Gewebe. Hat sich bereits eine Infektion entwickelt, sind Abszesse und Phlegmonen vorhanden, so wird man mittels Inzisionen und Drainage die Infektion zum Stehen bringen können; durch die gesetzten Öffnungen läuft so viel Wundsekret ab, daß die Bakterien nach außen gespült werden können.

Die Drainage wird ausgeführt mit hydrophiler Gaze, mit Drainageröhren oder durch Dauerbäder. Hydrophile Gaze saugt das Wund-

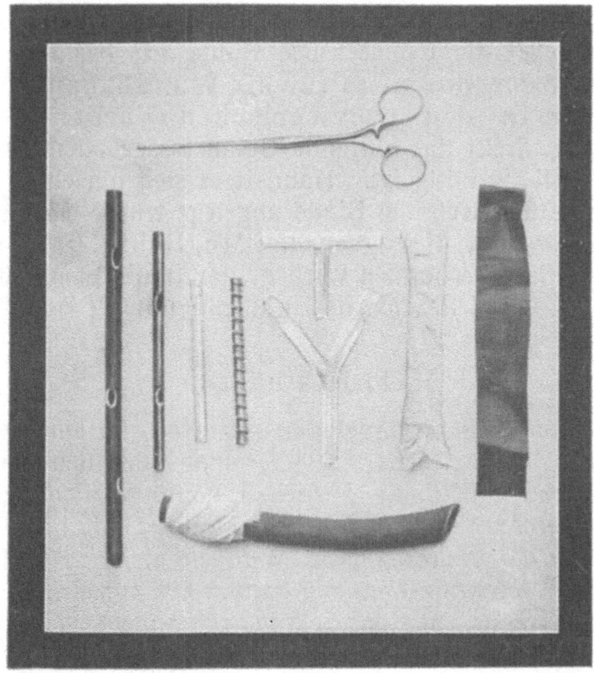

Fig. 110. Wunddrainage. Oben: Drainagezange. Von links nach rechts: 2 Gummidrainagerohre. 1 gerades gläsernes Rohr. 1 metallenes (Zelluloid) Drainagerohr, welches spiralförmig gedreht ist. T- und Y-förmige Rohre zum Drainieren von Blasenwunden. Hydrophile Verbandgaze. Streifen Guttaperchapapier. Unten: Gummirohr, welches mit Jodoformgaze umwickelt ist. Dieses wird nach Operationen am After gebraucht, damit die Darmgase leicht durch dieses Rohr abgehen können.

sekret auf. Solche Gaze darf nicht zu lange liegen bleiben, auch nicht fest eingedrückt werden, sonst staut sich dahinter das Wundsekret und läuft nicht ab. Sie muß beizeiten durch neue Gaze ersetzt werden. Wie oft dieser Wechsel statthaben muß, hängt von der Wunde ab. Drainagerohre bestehen meist aus Gummi oder Glas, bisweilen aus Zelluloid. Sie drainieren besser als Gaze, weil der Kanal in den Rohren stets das Wundsekret ablaufen lassen kann. Freilich kommt es ab und zu vor, daß das Wundsekret gerinnt und das Rohr verstopft. Die Drainagerohre müssen dann herausgenommen und durchgespült werden.

Dauerbäder als Drainagemittel werden nur bei sehr ausgedehnten Infektionen gebraucht. Das Wasser dringt durch alle Öffnungen der Wunde ein und saugt das Wundsekret noch besser als Gaze auf. Weil die Dauerbäder zu viel Umständlichkeiten bereiten, wird kein ausgiebiger Gebrauch von ihnen gemacht; ab und zu verwendet man sie z. B. bei ausgedehntem Decubitus, auch bei älteren Brandwunden, welche wegen ihres Sitzes nicht gut verbunden werden können. Im Dauerbad hat die Wunde keinen weiteren Verband nötig. Das Wasser selbst dient als Verband, der die Wunde nach außen abschließt. Wenn das Wasser genügend oft erneuert und gut temperiert wird, so kann diese Methode von großem Vorteil sein. Soll sich der Patient ganz unter Wasser befinden (selbstverständlich den Kopf ausgenommen), dann muß die Temperatur des Wassers etwas höher als diejenige des

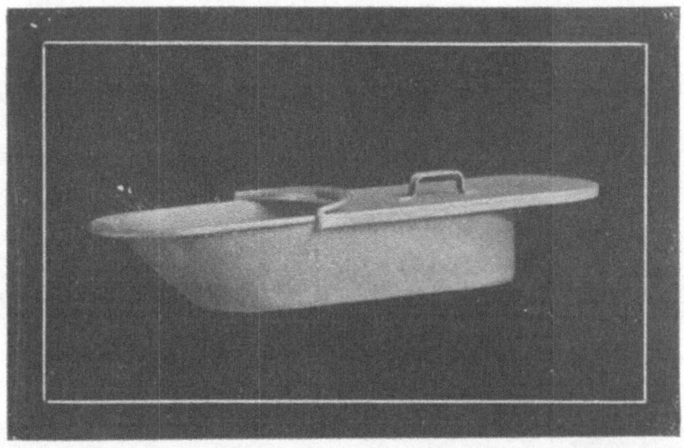

Fig. 111. Kleine Wanne mit Deckel für permanente Armbäder.

Körpers sein, damit die Patienten sich behaglich fühlen und nicht durch Wärmeabgabe an die Umgebung geschädigt werden. Die Temperatur der Dauerbäder, die besonderer technischer Anlagen bedürfen, wird automatisch geregelt. Trotzdem ist bei diesen Kranken eine dauernde Überwachung nötig, weil schwache Kranke leicht im Wasser kollabieren können. Soll nur ein Arm oder ein Bein in das Wasserbad (kleinere Wanne) gebracht werden, dann darf die Temperatur des Wassers so warm sein, wie sie ertragen werden kann.

Saugbehandlung nach Bier (Fig. 112). Von dieser war bereits im Abschnitt über Infektion die Rede. Die Schröpfköpfe mit verdünnter Luft müssen nach der Vorschrift von Bier bei fortschreitenden Infektionsprozessen jeden Tag mindestens 3 Viertelstunden aufgesetzt werden. Man beginnt mit 5 Minuten Saugen, dann folgen 3 Minuten Ruhe, dann wieder 5 Minuten Saugen und so weiter, bis 3 Viertelstunden vorüber sind. Nach jedem Gebrauche müssen die Sauggläser desinfiziert werden. Neben der stärkeren Durchblutung des entzündeten Gewebes wirkt das Saugverfahren dadurch, daß Eiter und abgestorbene Gewebsteile (Pfropfen der Furunkel) entfernt werden.

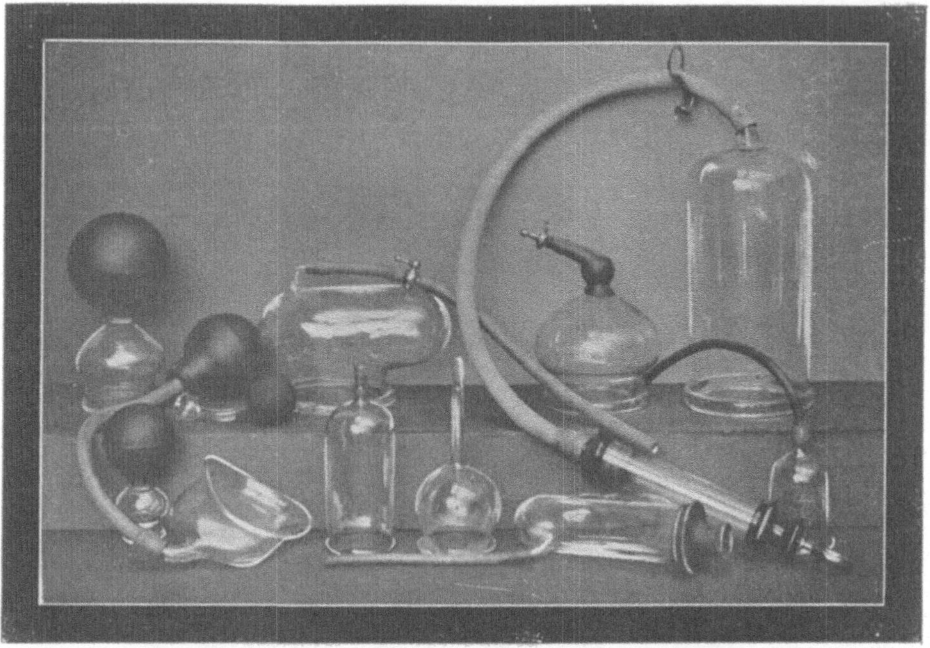

Fig. 112. Sauggläser nach Bier.

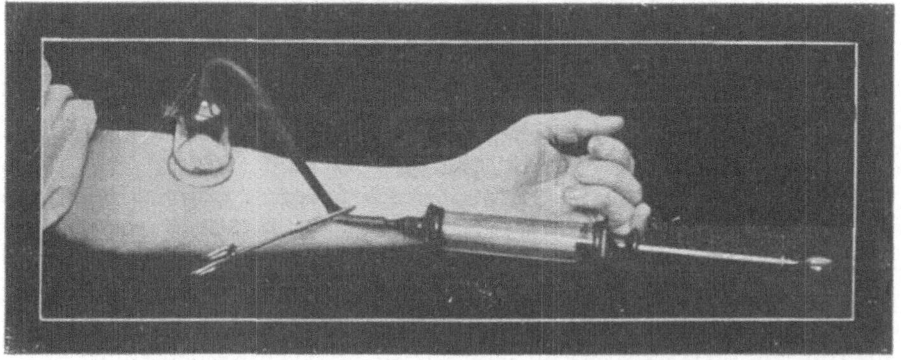

Fig. 113. Saugglas nach Bier in Tätigkeit. Mittels einer Spritze wird die Luft in der Glocke verdünnt. Eine Klemme schließt das Verbindungsrohr ab, so daß keine Luft in die Glocke dringen kann. Durch die Luftverdünnung wird die Haut stark angezogen.

Die Stauung nach Bier darf in gewisser Weise auch zu der Drainage gezählt werden, obwohl sie auch bei Entzündungsprozessen angewandt wird, bei denen eine äußere Wunde fehlt. Die Stauung wirkt hier als innere Drainage: es kommt zu einer stärkeren Durchspülung des entzündeten Gewebes. Man verfährt bei der Stauung auf folgende Weise: an den Extremitäten wird eine elastische Binde leicht angezogen angelegt, 3 bis 4 Touren übereinander am Oberarm oder Ober-

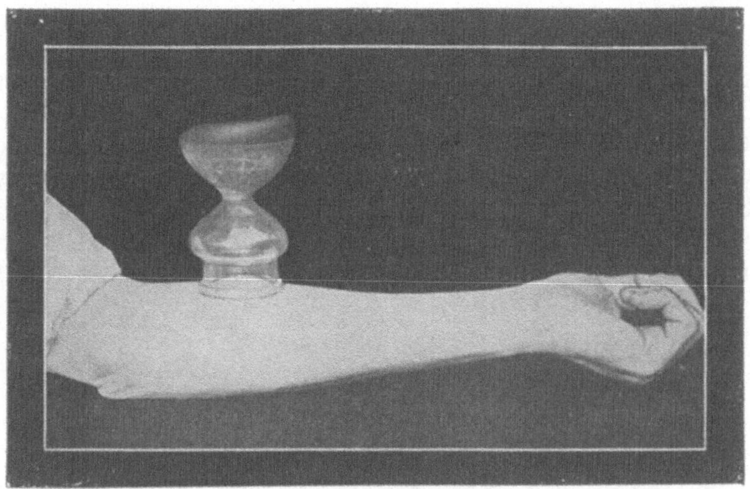

Fig. 114. Saugglas nach Bier mit Gummiballon in Tätigkeit.

schenkel da, wo die Weichteile den Knochen gleichmäßig umgeben (Fig. 116). Für die Kopfstauung wird die Binde leicht um den Hals

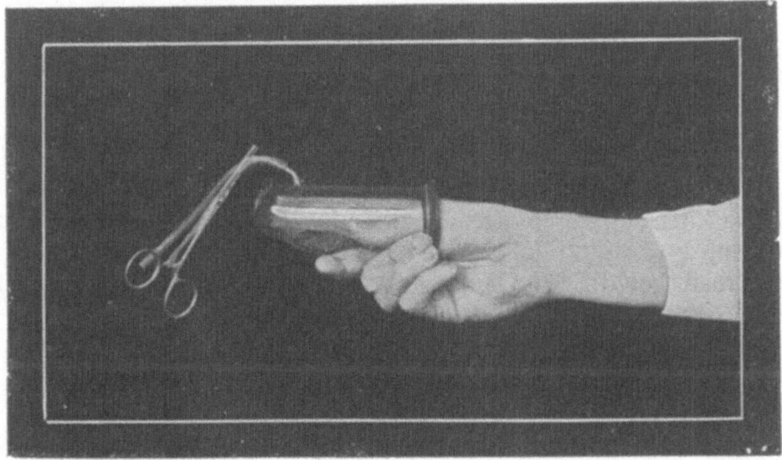

Fig. 115. Saugglas für Finger. Ein Gummikragen schließt die Glocke von oben ab, die Luft wurde mit einer Spritze verdünnt und der Ansatzschlauch abgeklemmt

angelegt; auch Schulter- und Hüftgelenk können der Staubehandlung unterworfen werden, doch ist in diesen Fällen die Technik der Anlegung der Staubinde etwas komplizierter.

Es ist schwer, die Staubinde so anzubringen, daß sie wirkt und nicht zu fest anliegt. Liegt sie zu fest an, so fühlt der Patient ein Prickeln in dem abgeschnürten Körperteil; dieser wird kalt, schmerzempfindlich, dick und blau oder weiß. Liegt die Binde richtig, dann wird der Körperteil sehr warm, hellrot und schwillt an; der Patient darf kein Prickeln verspüren und keine Schmerzen empfinden. Die bestehende Wunde soll dabei gründlich sezernieren. Die Binde wird bei akuten Entzündungen (Phlegmonen usw.) jeden Tag etwa 20—22 Stunden liegen bleiben können. Bei chronischen Prozessen, z. B. Gelenktuberkulosen, legt man die Binde etwa zweimal eine Stunde am Tag an. Hier darf gleichfalls kein Schmerz auftreten, der Körperteil wird hier nicht rot, sondern mehr blaurot. In manchen Fällen wird diese Stauung monatelang fortgesetzt. Es ist bereits

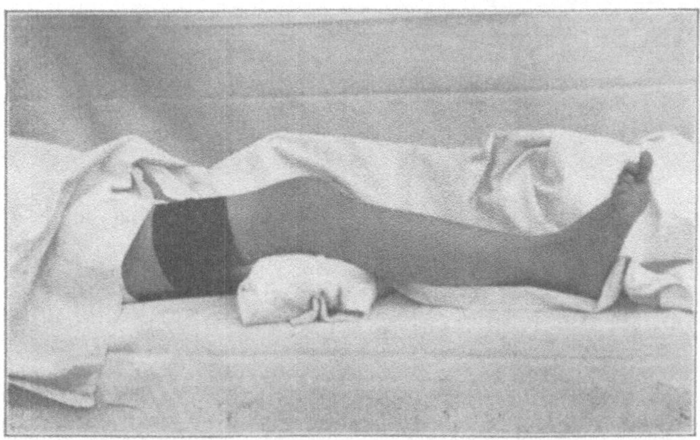

Fig. 116. Stauung nach Bier bei Knie- oder Fußgelenkaffektion.

darauf hingewiesen worden, daß bei dieser Stauung ein vermehrter Zufluß des arteriellen und verlangsamter Abfluß des venösen Blutes erzielt werden soll. Sind offene Wunden vorhanden, so soll der Lymphstrom, dessen Abfluß körperwärts durch die Stauung behindert ist, nach außen geleitet werden und Entzündungsprodukte sowie Bakterien mitführen.

c) Wundnaht.

Der Arzt allein soll beurteilen, ob eine Wunde genäht werden darf oder nicht. Das Nähen selbst erfolgt mit Nadel und Faden aus Seide, Katgut usw. oder Draht, oft auch mit kleinen Klammern (Fig. 117). Die Nadeln können die verschiedensten Formen besitzen. Einige Ärzte ziehen es vor, die Nadel mit der Hand zu führen; andere arbeiten nur mit dem Nadelhalter, einer Zange, mit der die kleine Nadel festgehalten wird. Zum Nähen von Knochen gebraucht man Metalldrähte, welche durch kleine Kanäle geführt werden, die man vorher mit dem elektrischen oder dem Handbohrer in die Knochen gebohrt hat. Haut, Muskeln, Sehnen, Nerven, Därme, Nieren, Leber, Lunge, Herz, alles kann mit Seide, Katgut usw. zusammengenäht werden, so daß nach etwa 7—8 Tagen die Wunden völlig geheilt sind. In letzter Zeit werden zur Vereinigung der Hautwunden auch Klammern gebraucht, welche nicht wie die Fäden durch die Haut hindurchgeführt werden, sondern von außen die Wundränder zusammenklemmen. Ist die Wunde geheilt, dann werden die Fäden und Klammern entfernt, weil sie nicht mehr nötig sind und weil sie die Ursachen zu häßlicher Narbenbildung werden können. Fäden, welche tief in die Gewebe versenkt wurden, nämlich diejenigen, welche Sehnen, Nerven usw. vereinigen, bleiben dauernd in jenen liegen und brauchen nicht etwa später entfernt zu werden. Wenn sie gut angelegt sind und wenn keine Infektion stattgefunden hat,

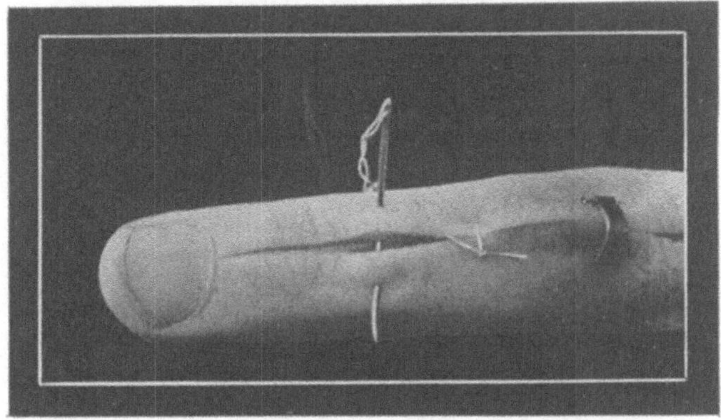

Fig. 117. Schema: Hautnaht mit Seide und mit Klammern.

so wachsen sie ohne zu schaden in den Körper ein, und zwar so, daß es sehr schwierig ist, sie später zu finden. Etwas anderes ist es, wenn sich Bakterien an den Fäden befanden. Dann können kleine Abszesse in der Umgebung derselben entstehen, die eröffnet werden müssen oder die von selbst nach außen aufbrechen und nicht ausheilen, bevor der Faden entfernt worden ist. Es ist deshalb von der weitgehendsten Bedeutung, daß beim Vorbereiten und Behandeln des Nahtmaterials — dies gehört zur Tätigkeit der Schwester — mit größter Sauberkeit verfahren wird, so daß mit der Seide usw. keine Bakterien in die Wunde hineingeschleppt werden können.

d) Verbände.

Bei der Besprechung der Verbände müssen wir unterscheiden zwischen solchen Verbänden, die zur Wundbehandlung angelegt werden, und solchen, die man anlegt etwa zur Behandlung geschlossener Entzündungen oder zur Durchführung anderer chirurgischer Maßnahmen, wie zur Fixation eines Gliedes bei Knochenbrüchen, dann Streckverbände, Suspensionsverbände usw.

1. Verband zur Wundbehandlung.

Die Technik des Verbandes hat sich im Laufe der letzten Jahre recht vereinfacht. Man erspart den Kranken gern große Verbände, welche unbequem sind, wenn dies eben angängig ist. Wir unterscheiden den eigentlichen Wundverband und den Deck- oder Schutzverband der Wunde.

Der Wundverband soll die Wunde nach außen hin abschließen, so daß keine Infektionskeime in dieselbe ein-

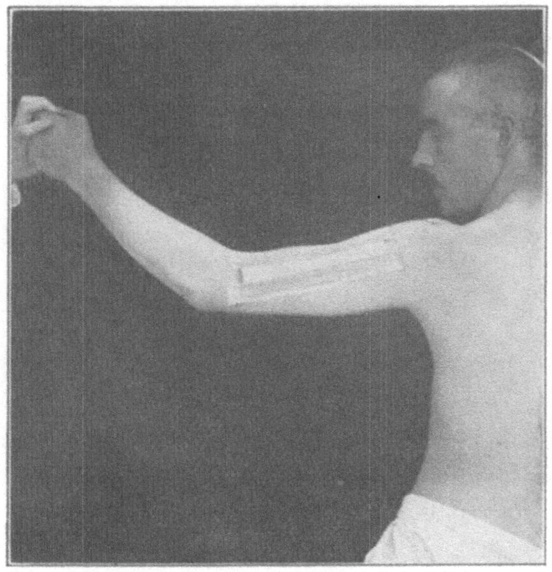

Fig. 118. Abbildung des Wundverbandes.

dringen können. Es ist selbstverständlich, daß er nur mit sterilem Material hergestellt werden soll. Eine vernähte Operationswunde oder geschlossene Wunde bedeckt man mit einer mehrfachen Lage Gaze derart, daß sie unter derselben ganz verschwindet und befestigt diese Gaze mit einer Mullbinde oder einigen Heftpflasterstreifen (Leukoplast). Manche Ärzte bevorzugen zum Befestigen der Verbandstoffe auf der Haut ein Mastisol genanntes flüssiges Präparat, welches, aus harzigen Klebstoffen hergestellt, an der Luft schnell trocknet, sehr fest klebt, ohne die Haut zu reizen, auf die es eine antiseptische Wirkung ausüben soll, und im Gebrauche sparsamer ist als das heute sehr teuere Heftpflaster. Ist die Wunde groß oder offen und drainiert, so muß man eine größere Menge Gaze zum Wundverband nehmen. Die Pflasterstreifen verhüten das Verschieben des Wundverbandes, sie dürfen ihn nicht luftdicht abschließen, sondern zwischen dem Pflaster (welches eventuell perforiert ist) muß die Wunde gut nach außen abdunsten können (Fig. 118).

Über den Wundverband legen wir den Deck- oder Schutzverband an. Er besteht aus lockeren Gazebäuschen oder entfetteter Watte oder Zellstoff- bzw. Holzwollekissen, die ebenfalls sterilisiert sind. Dieser lockere Verband soll einmal — bei offenen, sezernierenden Wunden — die Absonderungen aufsaugen (Fig. 119). Er kann dann, wenn er beschmutzt ist, entfernt werden, ohne daß der untere Wundverband gewechselt werden muß. Ferner dient der Schutzverband zum Schutze vor Verletzung der Wunden durch Stöße usw., indem sein Polster diesen Stoß abschwächt. Endlich werden

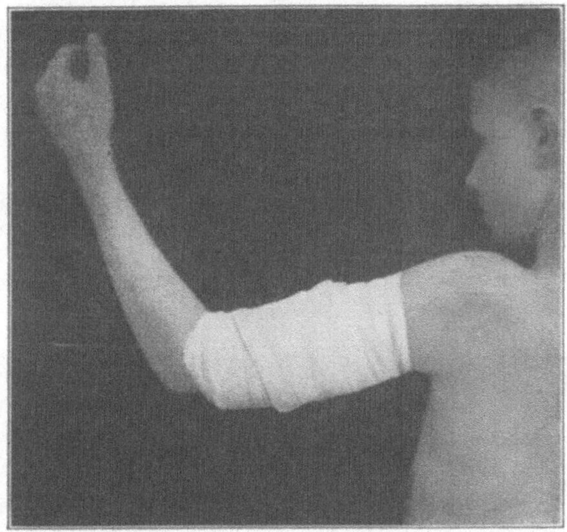

Fig. 119. Abbildung des Wundschutzverbandes, der auch zum Auffangen des Wundsekretes dient.

in den Schutzverband Schienen eingelegt, um z. B. einen Arm oder ein Bein ruhig zu stellen, weil man weiß, daß die Ruhe nicht nur den Wundschmerz aufhebt, sondern auch die schnelle Heilung sehr begünstigt. Die Befestigung des Schutzverbandes geschieht bei Bauchwunden usw. ebenfalls mit luftdurchlässigen Pflasterstreifen, im übrigen werden die Verbandstoffe angewickelt in der Weise, wie die Schwester es im Verbandkurs gelegentlich ihrer allgemeinen Ausbildung gelernt hat.

Der Schienen, welche zur Ruhigstellung des Gliedes angewickelt werden, gibt es viele Arten. Sie sind hergestellt aus Holz, Metall, Drahtgeflecht, Pappe, Hartgummi usw. Aus der beigefügten Abbildung wird besonders aufmerksam gemacht auf die bewährte Volkmannsche T-Schiene für das Bein und auf die Drahtschienen und -körbe nach Kramer, welche nach der Körperform gebogen werden können

(Fig. 120). Ganz besonders haben sich uns bewährt die Gipsschienen, welche man so herstellt, daß man eine Gipsbinde in Wasser legt

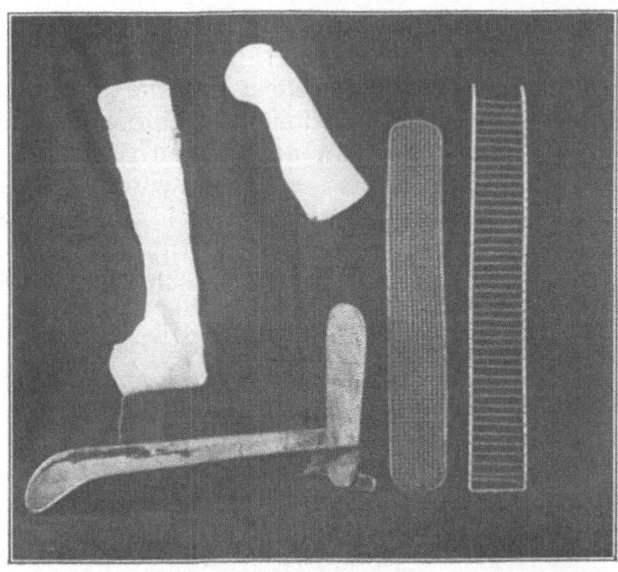

Fig. 120. Verschiedene Arten von Schienen: links 2 Gipsschienen, rechts 2 Drahtschienen, darunter Volkmannsche T-Schiene.

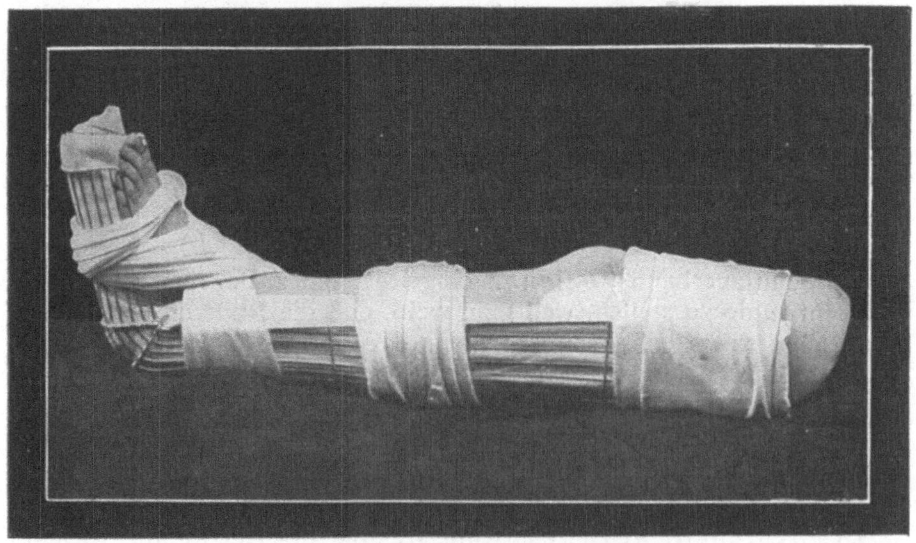

Fig. 121. Abbildung eines Schienenverbandes.

(s. Gipsverband) und sie dann in mehreren Lagen 6—8 mal übereinander legt. Man erhält so ein ganz weiches Gebilde, welches sich, dem Gliede angelegt, dessen Formen genau anmodellieren läßt, in wenigen Minuten fest in dieser Form erstarrt und nun eine äußerst leichte und feste Stütze abgibt.

Kleine Wunden bedeckt man gern mit einem sogenannten Kollodiumverband. Kollodium elasticum ist eine in Äther lösliche Substanz, die bei der schnellen Verdunstung des Äthers schnell fest wird. In der Flasche eingedickt, macht man sie mit Äther bald wieder flüssig. Der Verband wird so angelegt, daß man auf die die Wunde bedeckende Gazeschicht und ihre Umgebung Kollodium dick aufpinselt, dann eine ganz dünne Lage Watte oder Gazeschicht darauf bringt, diese wieder anpinselt und diesen Vorgang nochmals wiederholt. Die Kollodiumschicht bildet ein elastisches Häutchen und schließt die Wunde allerdings luftdicht ab, verschafft aber die Möglichkeit, sich mit dem Verbande — wenn auch nicht zu Operationen — waschen zu können (Fig. 122). Sie wird mit Äther wieder entfernt. Mit Salizylkollodium bringt man leicht Hühneraugen und Schwielen zum Abweichen; es genügt, dieselben nach gründlicher Hautreinigung 1—2 mal täglich mit dem Präparat einzupinseln.

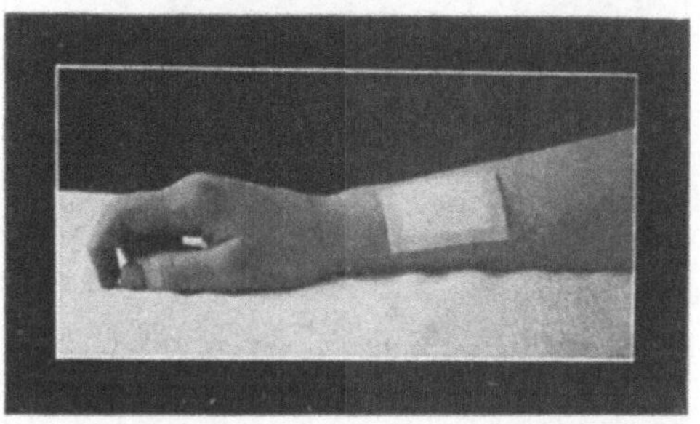

Fig. 122. Abbildung eines Kollodiumverbandes: die Hydrophilgaze wird mit Kollodiumlösung an den Rändern befestigt.

In gewissen Fällen, bei eiternden oder sehr beschmutzten Wunden, ordnet der Arzt einen feuchten Verband an. Die Feuchtigkeit liefert entweder sterile Kochsalzlösung oder eine antiseptische Flüssigkeit wie Sublimatlösung, Bleiwasser oder Lösung von essigsaurer Tonerde, oder Alkohol. Ein solcher Verband soll gewöhnlich nicht nach außen abdunsten, sondern feucht bleiben. Deshalb muß man ihn mit einem luftundurchlässigen Stoffe bedecken: mit Guttaperchapapier, mit Billroth- oder Mosettig-Battist. Um ihre luftabschließende Wirkung ausüben zu können, müssen diese Stoffe die feuchten Verbandstücke weithin über die Haut bedecken, bevor man den Schutzverband anlegt. Unter den feuchten Verbandstoffen entsteht dann ein warmes Dunstbad welches die Schmerzen lindernd beeinflussen kann.

Auch bei geschlossenen Entzündungen ordnet der Arzt oft feuchte Verbände an, die in gleicher Weise hergestellt werden und oft zur Hochlagerung eines Gliedes mit Aufhängevorrichtung versehen werden (Suspensionsverband, vgl. Fig. 123). Ein solcher Suspensionsverband darf — darauf muß die Schwester genau achten — niemals das Glied schwebend halten, weil der Verband sonst abschnüren oder dem Kranken Schmerzen bereiten kann. Das Glied muß auf der Unterlage stets durch Kissen mit Hirse-, Leinsamen-usw.-füllung gestützt werden. Als Aufhängevorrichtung bedient man sich gewöhnlich sog. Galgen, die an der Lagerstätte befestigt werden. Eventuell muß man sie improvisieren, etwa durch einen neben dem Bett in der Wand eingeschlagenen Nagel.

Bei frischen Brandwunden bedient man sich heute fast allgemein der mit Wismutpulver bestreuten Brandbinden (z. B. „Bardella"). Die Binde wird auf die Wunden aufgelegt und bleibt als Wundverband längere Tage liegen, während nun der sie bedeckende Schutzverband die reichlichen Absonderungen aufnimmt und oft gewechselt wird. Ist die Verbrennung eine sehr ausgedehnte, so kommt dieser Verband mit Wismutpulver nicht in Frage, da er durch Aufnahme (Resorption) einer zu großen Menge des Präparates in den Körper Vergiftungserscheinungen zur Folge haben könnte. Man bedient sich in solchen Fällen der Verbände mit Kalkwasser und Leinöl zu gleichen Teilen, in dem man große Tücher mit dieser Flüssigkeit tränkt und sie dem Verletzten umlegt. Der Verband lindert sehr gut die Schmerzen und nimmt die Beschwerden, die bei dem Anlegen der Bindenverbände auf ausgedehnte Brandwunden sonst nicht zu vermeiden sind.

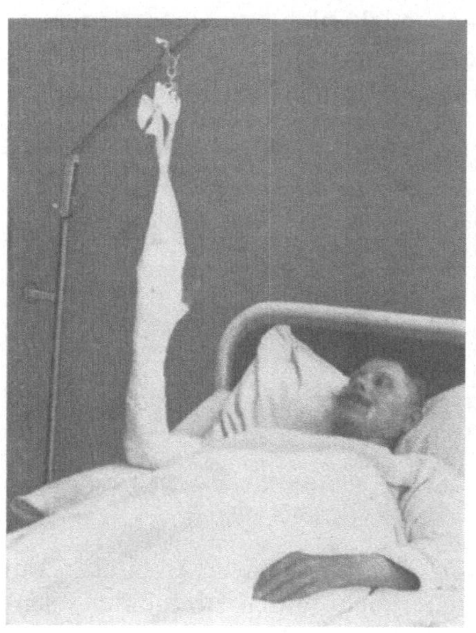

Fig. 123. Suspensionsverband.

Endlich sei noch darauf aufmerksam gemacht, daß man in neuester Zeit an vielen Kliniken in geeigneten Fällen (die der Arzt zu bestimmen haben wird), und zwar bei den verschiedensten Arten von Wunden — bei Operationswunden, frischen Verletzungen, bei älteren Wunden, mögen sie gut granulieren oder auch erhebliche Eiterung aufweisen —, von einer Behandlung mit Verbänden vollständig Abstand nimmt. Man nennt dieses Verfahren die offene Wundbehandlung (Fig. 124). Die Absicht bei ihrer Durchführung ist es, die Wundfläche der zirkulierenden Außenluft, vor allem auch, und wenn eben möglich, der direkten Einwirkung der Sonnenstrahlen auszusetzen, die eine ganz vorzügliche bakterientötende Wirkung ausüben. Voraussetzung ist natürlich peinlichste Sauberkeit, denn sonst können leicht Wundkrankheiten, Erysipel usw. eintreten. Das Verfahren wird so ausgeführt, daß über die gänzlich unbedeckte, frei an der Luft liegende Wunde ein Drahtgestell gebracht wird, über welches man zum Schutz gegen Staub und Insekten eine dünnmaschige Mullage hängt und am Draht befestigt. Jeder Sonnenstrahl soll für die Wunde nutzbar gemacht werden, die unter diesem Vorgehen überraschend schnell und gut verheilt. Ein zeitweises Überrieseln mit steriler physiologischer Kochsalzlösung begünstigt den Heilungsprozeß. — Dieses neue Verfahren stellt natürlich wieder ganz besondere Anforderungen an die Sauberkeit und die Beobachtungsgabe der Schwester.

2. Besondere Arten von Verbänden.

Bei Knochenbrüchen bedient man sich des Gipsverbandes. Da seine Anlegung eine große Verantwortung in sich trägt, wird ihn der Arzt zumeist selbst anlegen; aber die Schwester muß nicht nur über die Vorbereitung des Verbandes unterrichtet sein, sondern

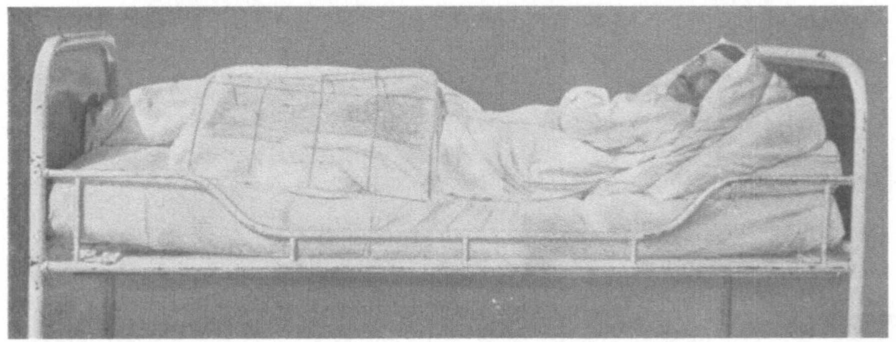

Fig. 124. Offene Wundbehandlung.

auch über die Gefahren, die dem Kranken durch zu festes Anlegen erwachsen können, denn sie beobachtet den Kranken auf der Abteilung.

Zum Gipsverbande nimmt man heute zumeist fabrikmäßig hergestellte Gipsbinden, die aus bestem Material („Alabastergips") hergestellt und trocken aufgehoben werden müssen, weil Gips stark Wasser anzieht.

Man legt die Binde in kaltes Wasser, so daß sie von demselben ganz bedeckt wird, wartet ab bis keine Luftblasen mehr aufsteigen, das Wasser also ganz durchgedrungen ist, drückt die Binde zwischen den beiden flach gehaltenen Händen aus und reicht sie so dem Arzte, daß der Bindenanfang leicht zu erkennen ist.

Die Binde muß dann um das je nach Anordnung des Arztes mehr oder weniger mit Watte usw. gepolsterte Glied so gelegt werden, daß sie nicht schnürt, d. h. nicht zu fest liegt. Die Binde ist eben nur der „Träger des Gipses". Der Verband muß nachher freiliegen, damit er gut abdunsten und erstarren kann, das eingegipste Bein darf zunächst nicht unter der Bettdecke liegen.

Ist der Verband zu fest angelegt und „schnürt" er, so bemerkt der Kranke ein „Kribbeln" im Gliede, die Zehen schwellen an und werden blau, weil die Blutversorgung gehemmt ist. Die Schwester muß

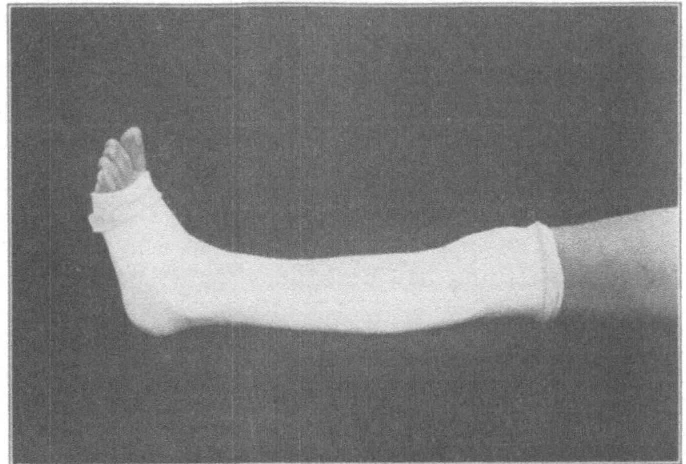

Fig. 125. Gipsverband.

den Arzt schleunigst darauf aufmerksam machen, weil sonst das Glied absterben kann. Der Arzt wird die ganze oder teilweise Öffnung des Verbandes anordnen. Den Gipsverband mit Säge und Gipsmesser zu öffnen ist eine harte Arbeit für die Schwester!

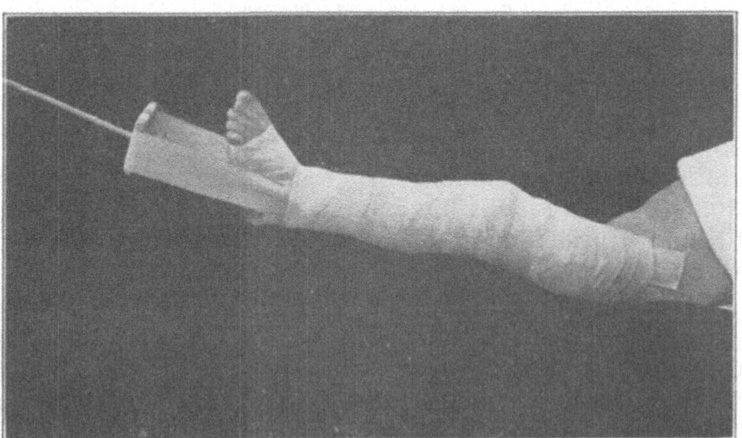

Fig. 126. Streckverband.

Sie erleichtert sie sich dadurch, daß sie den Verband an der Stelle, wo sie ihn eröffnen soll, mit Salzwasser tränkt, welches den Gips löst.

Der Streckverband (Extensionsverband) dient gleichfalls zur Behandlung der Knochenbrüche: er soll, wie wir schon hörten, den

Muskelzug des gebrochenen Gliedes überwinden und die Knochenbruchstücke in die richtige Lage bringen.

Breite Heftpflasterstreifen auf Segeltuch werden zu beiden Seiten des Gliedes in dessen ganzem Verlaufe so angeklebt, daß sie außerdem noch durch Spiraltouren befestigt werden (Fig. 126). Der Zug wird, über Rollen laufend, an der Lagerstätte angebracht. Über die Höhe des Zuggewichtes entscheidet der Arzt, es beträgt nicht selten 25—30 kg.

Verbände werden mit Pflastern befestigt, wenn, wie wir sahen, Binden einen unzweckmäßig großen Verband abgeben würden. Das Pflaster klebt so fest, daß der Verband sich nicht leicht verschiebt. Etwas anderes wird von dem Pflaster nicht verlangt. Zur Wundbedeckung verwendet man Pflaster nur, wenn die Wunde nicht eitert und geschlossen ist, also als Schutz nach beendeter Wundheilung. Eitert eine Wunde und ist man nicht sicher vor Infektion, dann ist die Verwendung eines Pflasters nicht am Platze. Das Wundsekret könnte sonst nicht abfließen und die Infektion eine größere Ausdehnung annehmen. Nach Einspritzungen entstehen so kleine Wunden, daß ein Pflaster genügt. In letzter Zeit wird zu diesem Zwecke meist Zinkpflaster (Leukoplast) gebraucht.

Stützpflaster werden oft bei Nabelbrüchen kleiner Kinder und bei Rippenbrüchen angewandt. Auch nach Bauchoperationen werden sehr oft lange Pflasterstreifen um den Leib gewickelt, um ein Auseinanderweichen der Bauchwand in der Nahtstelle zu vermeiden.

Heilmittelpflaster werden bei Hautaffektionen benutzt, welche nicht eitern. Die verschiedensten Medikamente werden mit der Pflastergrundlage vermengt, so daß sie direkt an die kranke Haut herankommen können.

Salbenverbände werden bei gesunder, bei kranker Haut und bei Wunden angewandt.

Die gesunde Haut bedarf ab und zu der einen oder anderen Salbe zum Schutze vor scharfen Stoffen, wenn z. B. eine Wunde oder Fistel besteht, welche fortwährend Sekret ausscheidet, das auf die Dauer die unmittelbar in der Nähe gelegene Haut zur Entzündung bringt. Um dies zu verhüten, tut man gut daran, die Haut mit Salbe dick zu bestreichen, das Sekret wird dann nicht mehr so leicht die Haut angreifen. Dies zu wissen ist von großer Wichtigkeit bei Kot- und Urinfisteln, auch bei Gallen-, Magen-, Tuberkulosefisteln, im allgemeinen bei langwierigen Prozessen. Es kommt auch vor, daß die Wunde mit scharfen Stoffen behandelt wird (Argentum nitricum als Höllensteinstift oder Höllensteinlösung, Chlorzinklösung usw.). Das Sekret, welches hier abfließt, kann direkt die umliegende Haut zur Nekrose bringen, wenn sie nicht vorher mit Salbe behandelt wurde. Meist wird zu diesem Zweck Zinkpaste gebraucht.

Es gibt so viele Hauterkrankungen, bei denen mit verschiedenen

Salben der Heilungsprozeß angestrebt wird, daß es unmöglich ist, diese im einzelnen hier zu erwähnen.

Auch Wunden werden in ihrem späteren Heilungsprozeß nicht selten mit Salben behandelt. Bei einer Verletzung in gesundem Gewebe z. B. kann es vorkommen, daß sich nicht genügend Granulationsgewebe bildet. Man behandelt die Wunde dann mit dem Höllensteinstift, mit Jodtinktur, mit besonderen Salben. Es kommt auch vor, daß die Granulationen zu stark wuchern (wildes Fleisch), und man wird sie auf medikamentösem Wege zu entfernen suchen. Endlich ist es möglich, daß eine Wunde so stark sezerniert, daß die Bildung einer neuen Haut nicht zustande kommen kann. Man verwendet verschiedene Arten von Salben (Pulvern), um das Sekret zur Eintrocknung zu bringen. Dies ist bisweilen bei Beingeschwüren notwendig. Von der Art der Krankheit hängt es ab, welche Salbe gebraucht wird.

Anlegung eines Salbenverbandes. Bevor der Verband angelegt werden kann, muß die Wunde und ihre Umgebung oder die kranke und gesunde Haut sorgfältig gereinigt werden. Alte Sekretkrusten müssen ebenso wie alte Salbenreste entfernt werden (mit Pinzette, Öl, Benzin). Bisweilen genügt es, ein Läppchen (Leinen oder Gaze) mit Salbe zu bestreichen, dieses auf die Haut oder die Wunde zu legen und zu befestigen. Manchmal müssen verschiedene Salben auf die Wunde und ihre umgebende Haut gebracht werden. Es ist ratsam, zunächst Salbe auf die benachbarten Hautpartien zu bringen und dann ein Läppchen mit Salbe auf die Wunde zu legen. Greift die Salbe die Haut zu sehr an (Quecksilbersalbe), dann ist es unbedingt nötig, vorher die benachbarte Haut auf jene Weise zu schützen.

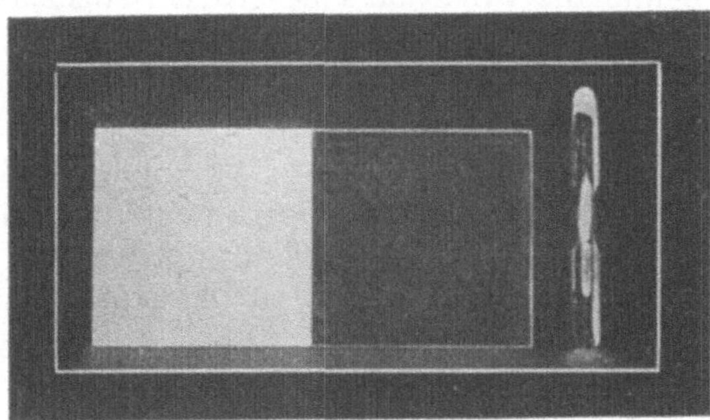

Fig. 127. Salbenplatte und Salbenspatel.

Beim Anlegen eines solchen Verbandes muß die Schwester einzelne Dinge beachten. Es ist z. B. nicht gut, mit den Fingern Salbe auf die Haut zu streichen, weil der Finger dabei unnötig verunreinigt wird. Am geeignetsten sind Glas- oder Porzellanplatten, auf denen Leinen oder Gaze zum Ausstreichen der Salbe ausgebreitet wird, und dies geschieht mittels dazu bestimmter Spatel (Fig. 127). Salbenplatte und Salbenspatel sollen steril sein. Bisweilen wird auch die Salbe in besonders dicker Schicht auf die Wunde gelegt. Wenn auch unter besonderen Umständen eine dicke Salbenschicht verordnet werden kann, so ist es in der Regel dennoch besser, eine gleichmäßig ausgestrichene, dünne Salbenschicht zu verwenden. Auch muß sorgfältig darauf geachtet werden, daß der Verband ohne Falten angelegt wird. Die Haut ist meist recht empfindlich und verträgt nicht den Druck dieser Falten.

Besondere Schwierigkeiten bereitet das Anlegen eines Salbenverbandes an einem behaarten Körperteil (Kopf, Bart, Achselhöhle, Leistengegend). Die Erkrankungen, bei denen Salben angewandt werden, gehen vielfach mit starker Krustenbildung einher (Läuseekzem auf dem Kopf, Bartflechte). Das Reinigen solcher Köpfe ist immer recht schwierig und zeitraubend. Bei dem Kopfekzem der Kinder und bei Bärten macht man es sich leichter, indem man das Haupthaar sehr kurz schneidet, den Bart wegrasiert. Sodann angelegte feuchte Verbände oder Ölverbände werden eingetrocknete Krusten leicht in 12—24 Stunden so weich machen, daß sie mit Pinzette

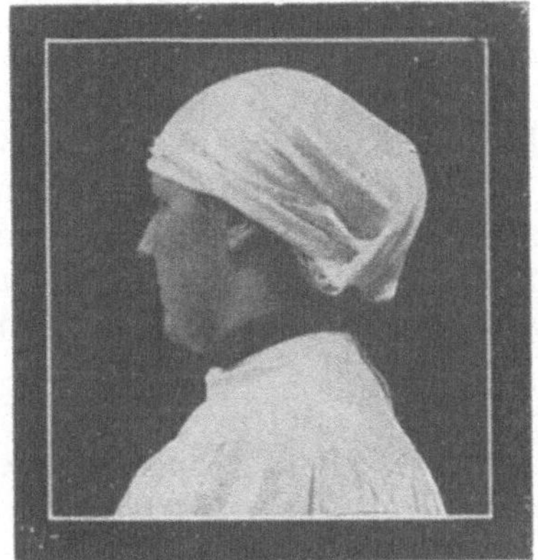

Fig. 128. Salbeiessigkappe auf dem Kopf, zur Vertilgung von Ungeziefer.

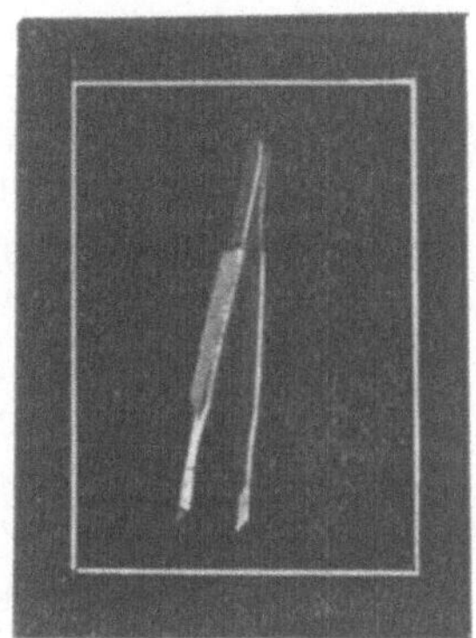

Fig. 129. Enthaarungspinzette (1/2 nat. Gr.).

und Kamm entfernt werden können. Auf einmal gelingt dies nicht immer, manchmal sind für die gründliche Reinigung eines unreinen Kopfes 2—3 Tage nötig. Bei Frauen mit langem Haar, die in der Regel nicht die Erlaubnis zum Wegschneiden der Haare geben, hat die Schwester noch mehr Geduld für die Reinigung nötig. Wiederholte Ölverbände sind nötig zum Abweichen der Krusten. Wenn das Haar rasiert oder sehr kurz geschnitten ist, dann kann die Salbe in gleicher Weise aufgelegt werden, wie das bei unbehaarten Stellen der Fall ist. Bei langem Haar ist das Einreiben von Salbe in die Haut und das spätere Entfernen immer eine sehr lästige Sache, welche viel Zeit und noch mehr Geduld erfordert. Besser noch dringt die Salbe in die Tiefe der Haut ein — und für die Heilung vieler Haarkrankheiten ist dies unbedingt nötig —, wenn man die kranken Haare a u s z i e h t. Dieses E n t h a a r e n muß sehr sorgfältig geschehen. Die kranken Härchen sind in der Regel gelockert und sind auch oft an veränderter Färbung zu erkennen. Mit gut schließenden

Enthaarungspinzetten wird die Enthaarung in der Regel ausgeführt (Fig. 129).

Auch die sogenannte Schmierkur (eine unschöne Bezeichnung, für die man besser das Wort „Einreibungskur" gebraucht!) ist eine Salbenbehandlung. Sie wird seit mehr als vier Jahrhunderten bei Lues fast stets auf dieselbe Art angewandt. Eine bestimmte Menge Quecksilbersalbe muß bei dem Kranken in die gesunde Haut eingerieben werden. Abgesehen von kleineren Abweichungen geschieht dies in der Regel auf folgende Weise: ein Salbenkügelchen, so groß wie eine Erbse, wird mit der Hand in die Haut des Patienten eingerieben, und zwar so lange, bis die Haut trocken wird, d. h. einige Minuten nacheinander werden verschiedene Quecksilberkügelchen eingerieben, bis die ganze Dosis (3—4 g) aufgebraucht ist. Dieser Vorgang dauert 15—20 Minuten. Man pflegt jedesmal nur einen Teil der Haut auf diese Weise einzureiben, so daß innerhalb 6—8 Tage die gesamte Haut dieser Behandlung unterzogen wird. Am 1. Tag wird ein (oder auch beide) Unterschenkel eingerieben, am 2. und 3. Tag jedesmal ein Oberschenkel, am 4. und 5. Tag je ein Arm, am 6. Tag der Rücken, am 7. Tag Brust und Bauch. Man kann dann einen Tag aussetzen und am folgenden Tag die Reihe wieder von vorn beginnen. Nach Fournier reibt man am Abend ein und bedeckt den eingeriebenen Teil mit Verbandwatte und Billroth-Battist. Am Morgen wird der Verband entfernt und ein warmes Bad gegeben. Am zweiten Abend wird ein weiterer Teil der Haut auf dieselbe Weise behandelt usw. Eine solche Kur soll 6 bis 8 Wochen dauern. Nach anderen Autoren wird die Haut eingerieben und kein Verband angelegt. Ein warmes Reinigungsbad ist nach Ablauf des Zyklus notwendig. Der Ruhetag bietet hierzu Gelegenheit.

Die Ausführung der Einreibungskur wird oft der Schwester überlassen. Diese soll die Quecksilbersalbe nicht mit der ungeschützten Hand einreiben, denn es kann vorkommen, daß durch die eigene Haut so viel Quecksilber aufgenommen wird, daß Vergiftungserscheinungen auftreten, da das Quecksilber die Haut zur Entzündung bringt. Es ist deshalb besser, mit einem Handschuh (Glacé- oder Sämischleder) die Hand zu schützen. Goldene Ringe werden angegriffen und müssen abgelegt werden.

Eine andere Art von Einreibungskur wird bei Krätze angewandt. Obwohl meist die Patienten sich selbst mit der Krätzesalbe den Körper einreiben, ist es bisweilen nötig, daß die Schwester dies übernimmt (bei Kindern). Die Behandlung mit der alten Krätzesalbe (unguentum ad scabiem) ist folgende: der ganze Körper mit Ausnahme des Kopfes wird mit dieser Salbe kräftig eingerieben. Besondere Aufmerksamkeit verlangen die Finger- und Zehenzwischenräume, Fußknöchel- und Handgelenksgegend, die Innenfläche der Unterschenkel und der Ellbogen, Leistengegend und Achselhöhle, Aftergegend, Nabel und Brustwarzen. Da die Salbe die Unterwäsche verdirbt und da die Salbe mindestens 7 Stunden auf der Haut liegen bleiben muß, so soll, weil das Anlegen eines Schutzverbandes nicht leicht möglich ist, alte Unterwäsche angezogen werden, oder man verfährt folgendermaßen: eine wollene Decke wird an der Innenseite mit Puder bestreut, und der völlig entkleidete und eingeriebene Patient wird in diese Decke eingehüllt. Hat die Salbe genügend lange eingewirkt (eine Nacht oder einen Tag), so kann sie mit einem warmen Reinigungsbad entfernt werden. Oft wird die Haut so heftig entzündet sein, daß noch eine besondere Salbenbehandlung notwendig ist, welche der behandelnde Arzt angeben wird.

Leimverbände. In einigen Fällen, z. B. bei alten Beingeschwüren, ist es notwendig, einen gut anliegenden Verband anzuwenden, der kein Hindernis für das Abfließen des Wundsekrets bildet. Der Zinkleim genügt diesen Ansprüchen. Kalt ist er eine zähe, feste Masse, die bei leichter und langsamer Erwärmung halb flüssig wird. Während des Erwärmens auf einem Wasserbad muß der Leimtopf bedeckt sein, um den Zutritt von Wasserdampf zu verhindern, wodurch der Leim flüssig würde. Auch muß die Pflegerin Obacht geben, daß der Leim nicht zu warm wird, weil er sonst Schmerzen und Brandwunden verursachen kann. Mittels eines Gazetampons wird der Leim auf die gewünschte Stelle, bevor er wieder durch Abkühlung hart wird, ausgestrichen. Es ist ratsam, über eine Leimschicht eine Gazetour zu legen (ohne Falten) und dann wieder eine Leimschicht anzubringen. Ob erst Gaze auf die Wunde gebracht wird und dann Leim oder umgekehrt, ist von untergeordneter Bedeutung. Wieviel Schichten Leim und Gaze der Verband enthalten und wie groß er sein soll, das hängt von den einzelnen Umständen ab und muß für jeden Fall besonders bestimmt werden. Unter Umständen kann ein solcher Verband wochenlang liegen bleiben.

Pulverbehandlung. Bei einigen Hauterkrankungen sowie bei kleineren Wunden, auch Operationswunden des Gesichtes, beschränkt man sich darauf, die betreffenden Stellen mit einem Pulver zu bestreuen (Vioform, Dermatol, Xeroform). Bei manchen Wunden wird zuerst Pulver aufgestreut und dann der Verband angebracht. Am saubersten wird das Aufstreuen des Pulvers so ausgeführt, daß man dieses mit Hilfe eines sterilen Tupfers auf der Haut verteilt. Das Einpudern großer Hautflächen, z. B. bei Decubitus, bei Ekzemen, nimmt man so vor, daß man über das Pulvergefäß eine Mullkompresse in einfacher Schicht spannt und durch diese hindurch das Pulver durch Schütteln des Gefäßes gleichmäßig auf die Haut verteilt. Auch der Pulverzerstäuber kann man sich bedienen; ihr Gebrauch ist sparsamer, aber weniger aseptisch. Bei der Wundbehandlung hat der Jodoformzerstäuber lange Zeit eine große Rolle gespielt. Zur Hautpflege bettlägeriger Kranker gebraucht man oft ein Streupulver, welches aus Reismehl oder Talkum und Zink- und Salizylpulver zusammengesetzt ist.

3. Anhang: Verbände usw. zur Entfernung von Parasiten.

Vertreibung der Läuse. Die Beseitigung der in den niederen Volksschichten vielfach verbreiteten Kopfläuse kann der Schwester große und schwierige Arbeit verursachen. Sie hat hier drei Bedingungen zu erfüllen: 1. zu sorgen, daß die lebenden Tiere getötet und entfernt und daß die Eier (Nissen) unschädlich gemacht werden, 2. daß die durch die Parasiten geschädigte Haut möglichst wiederhergestellt wird, 3. daß sie selbst keine Parasiten bekommt.

Es ist nicht immer leicht festzustellen, wie und wo die Behandlung einzusetzen hat. Findet man nur Parasiten und wenig krustenbildenden Ausschlag, so wird man mit der Entfernung der Parasiten beginnen. Sind die Haare lang und durch harte, dicke Krusten zu-

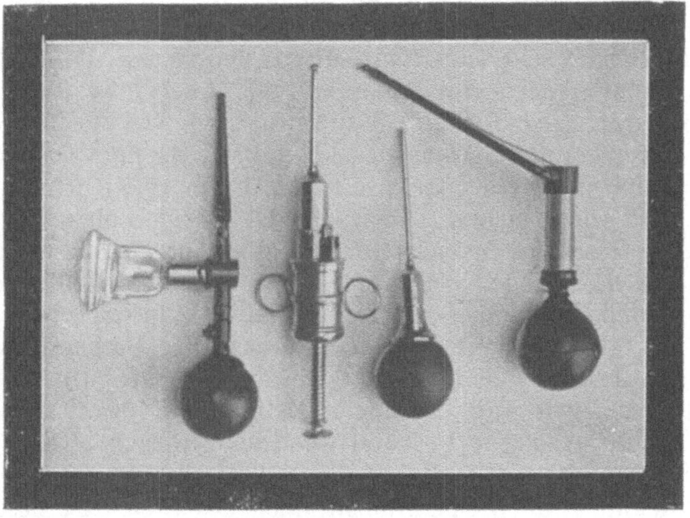

Fig. 130. Pulverzerstäuber.

sammengeklebt, so ist die Entfernung von Nissen nicht möglich, solange die Krusten vorhanden sind.

Die Entfernung der Kopfläuse geschieht auf folgende Weise: Das Einfachste ist das Wegschneiden der Haare (mit der Maschine) und eine gründliche Waschung mit Seife, eventuell auch noch eine Behandlung mit Salbe. Wird die Entfernung der Haare nicht gestattet, so kann man die Läuse durch verschiedene Waschungen abtöten (z. B. Chloroform, Brennspiritus, eine Lösung von Sublimat in Alkohol 1 : 100, Sabadillessig, Naphthol usw.). Sind nicht viel Läuse und wenig Nissen vorhanden, so wird man mit dieser Behandlung zunächst auskommen und nach etwa 8 Tagen dieselbe wiederholen. Dann sind alle Nissen aufgegangen und die jungen Läuse haben noch keine neuen Nissen gebildet. Es erübrigt jetzt nur, mit einem Staubkamm die stark festsitzenden Nissen wegzukämmen. Sind viele Nissen vorhanden, so ist es wünschenswert, diese direkt unschädlich zu machen, was mit den gewöhnlichen Waschungen nicht oder nur teilweise erreicht wird, weil eine dicke Chitinschicht die Eier schützt. Man kann diese Chitinschicht zerstören durch Waschungen mit warmem Essig, warmem Sodawasser usw. Der feine Staubkamm tut dann das letzte.

Bei der Behandlung des Läuseekzems muß in erster Linie dafür Sorge getragen werden, daß die Parasiten sich nicht ausbreiten. Abschneiden des Haares ist das einfachste Mittel, um die Krusten zu erreichen und sodann die Läuse zu entfernen. Dann kann man die noch lebenden Läuse mit einer der genannten Waschungen abtöten. Nach 24 Stunden wird man bereits viele tote Läuse und abgeweichte Krusten entfernen können. Diese Behandlung kann mehrfach wiederholt werden. Dann müssen alle Krusten abgeweicht und entfernt sein, und man ist imstande, das übriggebliebene Haar mit den daran hängenden Nissen völlig wegzuschneiden. Zum Schlusse verwendet man dann noch eine vom Arzt verschriebene Salbe zur endgültigen Behandlung des Ekzems.

Schwieriger ist es, wenn das dicke und lange Haar nicht weggeschnitten werden darf. Die Kopfwaschungen und Salbe- oder Ölbehandlung müssen dann Hand in Hand gehen. Das Entfernen toter Läuse und der Nissen ist hier relativ leicht, aber das Wegkämmen der Krusten ist schon schwieriger, weil das Manipulieren an den schmerzhaften und leicht blutenden Kopfwunden den Patienten sehr unangenehm ist. Mit etwas Geduld von seiten der Schwester und des Patienten ist auch dies zu erreichen.

Das Entfernen der Läuse aus einem Bart ist in der Regel viel leichter, weil hier die Verwahrlosung niemals so stark ist, daß ein starker Ausschlag damit einhergeht und weil der Patient gewöhnlich leicht zu überreden ist, sich den Bart abnehmen zu lassen.

Kleiderläuse sind sehr leicht zu vertreiben, weil sie nicht auf dem Körper, sondern nur zwischen und in den Kleidern, vor allem in den Nähten, sitzen. Desinfektion der Kleider erlöst den Patienten von den Parasiten. Das Ekzem wird selten eine besondere Behandlung erforderlich machen.

Filzläuse sind leicht zu vertreiben durch Wegrasieren der Schamhaare und durch Einreiben mit verschiedenen Salben (Quecksilbersalbe, Perubalsam) oder mit Sublimatessig usw.

Bei der Wundbehandlung kommen, soweit diese die Schwester angeht, unzählige Dinge in Frage, welche hier nicht besprochen werden können. Die Schwester wird in diesen Dingen teils von seiten des Arztes belehrt werden, teils wird hier die Erfahrung eine wichtige Rolle spielen.

Ob eine Wunde von der Krankenpflegerin gut behandelt und verbunden ist, wird der Arzt zu entscheiden haben, unter dessen Aufsicht die Behandlung ausgeführt wird. Wenn die Schwester auf eigene Verantwortung handelte, so verfuhr sie sicherlich nach bestem Wissen und Gewissen. Ein von ihr angelegter Verband soll exakt angelegt sein und vorteilhaft ins Auge fallen, er darf sich nicht verschieben, darf keine Schmerzen verursachen, darf nach außen weder Blut noch Wundsekret durchsickern lassen, darf nicht austrocknen, wenn er als feuchter Verband angelegt wurde usw. Erfahrung und namentlich peinlichste Sorgfalt werden stets zum Ziele führen.

HAUPTABSCHNITT IV.

Aufgaben der Operationsschwester.

Keine Schwester hat eine schwerere Aufgabe als die Operationsschwester, weil diese die Aseptik ebensogut kennen muß wie der Chirurg selbst, bei dem sie arbeitet. Man erwartet von ihr absolute Zuverlässigkeit, die Regeln der Aseptik müssen ihr in Fleisch und Blut übergegangen sein — nur auf dieser Grundlage darf ihr die verantwortungsvolle Tätigkeit anvertraut werden. Der Schwester wird die ganze Sorge für den Operationssaal überlassen, sie sterilisiert Verbandzeug und Instrumente, sie reicht die Instrumente an und assistiert. Sie darf bei diesen Verrichtungen keinen Fehler machen, denn die dadurch entstehende Infektion bringt den Kranken in höchste Gefahr. Bisweilen muß sie narkotisieren. Dann liegt das Leben der Patienten gänzlich in ihrer Hand. In kleineren Krankenhäusern wird ihr auch nach der Operation der Patient zur Nachbehandlung anvertraut. Sie muß dann wissen, ob der Kranke sich in Lebensgefahr befindet, was er nötig hat, was ihm unzuträglich ist usw.

In den Krankenhäusern lernt die Operationsschwester nach und nach ihre vieles umfassende Aufgabe kennen, die ihr für kürzere oder längere Zeit zugeteilt wird. In Privatwohnungen begegnet die Operationsschwester oft einem Chirurgen, dem sie vorher niemals geholfen hat, und sie muß in einem Zimmer assistieren, welches für Operationen ganz und gar nicht eingerichtet ist, wo es an den Hilfsmitteln der großen Krankenhäuser fehlt. Und doch muß auch hier die Operation so vonstatten gehen, daß sie den Patienten nicht in Gefahr bringt. Die Schwester muß auf der Höhe der modernen Anforderungen der Wundbehandlung stehen, wenn sie ihrer Aufgabe in jeder Beziehung gerecht werden will.

Nacheinander soll besprochen werden:

1. Der Operationssaal.
2. Die Vorbereitung des Operationssaales.
3. Die Vorbereitung des Patienten.
4. Das Assistieren.
5. Das Narkotisieren.
6. Die Lehre von den Instrumenten.
7. Der Transport des Patienten.
8. Die Nachbehandlung des Patienten.

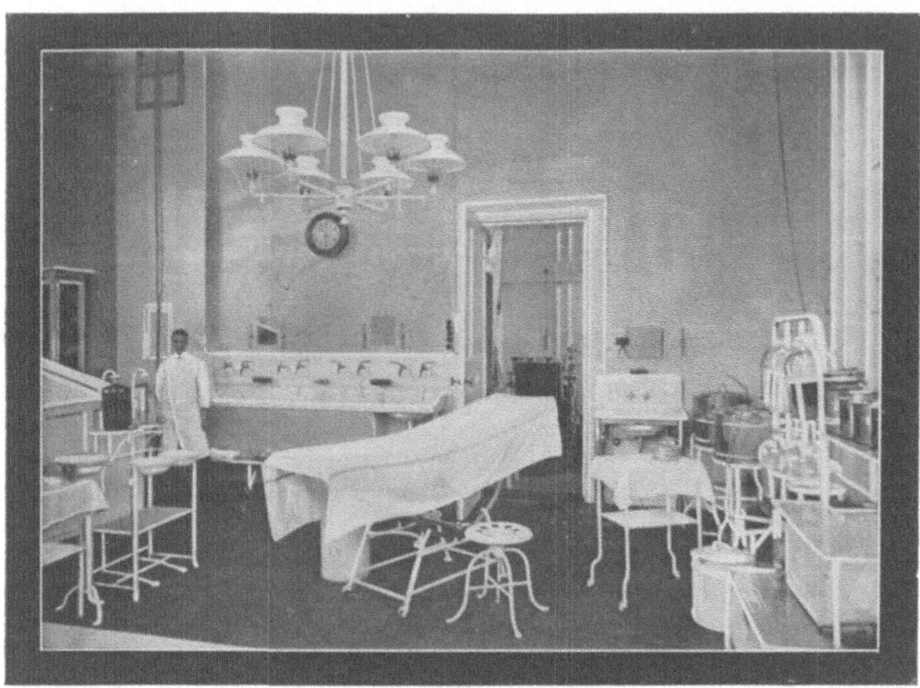

Fig. 131. Abbildung eines Operationssaales (links befindet sich ein amphitheatralisch gebauter Zuhörerraum) in früherer Zeit.

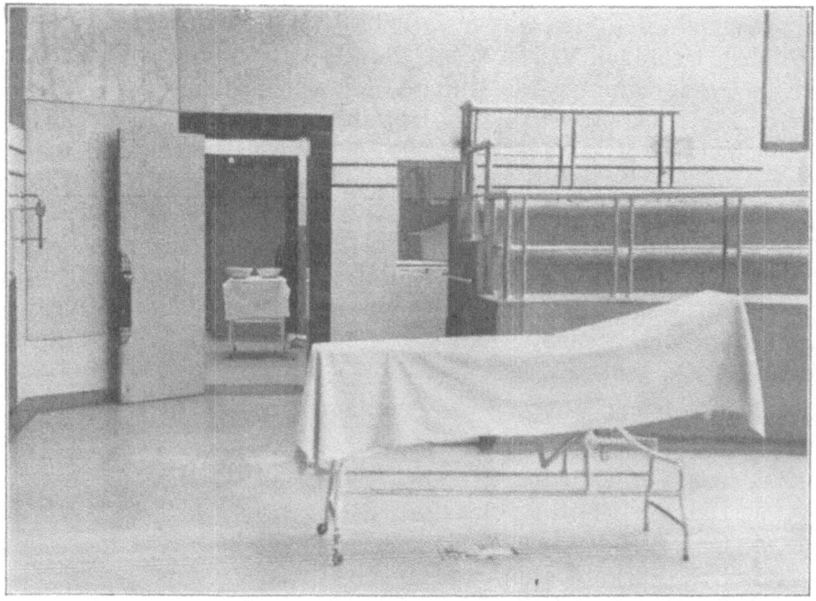

Fig. 132. Moderner Operationssaal, in welchem sich nichts befindet außer dem Operationstisch.

I. Der Operationssaal.

Bei der Besprechung der Einrichtung eines Operationssaales halten wir uns an die Vorschriften, die an ein modernes größeres Krankenhaus gestellt werden. Wir wissen wohl, daß man ihnen in kleineren Spitälern nicht ganz gerecht werden kann — überall aber soll versucht werden, dem Ideal möglichst nahezukommen.

In großen Krankenhäusern stehen gewöhnlich zwei Operationssäle mit getrennten Instrumentarien zur Verfügung: der eine dient nur für die Vornahme ganz aseptischer Operationen, im anderen werden eiterige Sachen operiert. Die Verbände werden gewöhnlich in kleineren, besonderen Räumen gewechselt.

Einrichtung des Operationssaales. Auf die Einrichtung der modernen Operationssäle wird sehr viel Sorgfalt verwandt. Man findet keinen Holzboden mehr mit Fugen und Spalten, in denen sich Schmutz ansammelt, keine Vorhänge und Gardinen, keine Tapeten, die den Staub auffangen, keine Geräusch machenden und Durchzug verursachenden Fenster und Türen, keine geborstene und abschilfernde Decke, die Verzierungen trägt.

Der Boden ist von Stein, ohne Risse und Spalten, meist aus Terrazzo bestehend, zuweilen mit Linoleum bedeckt. Aus Stein besteht die mit Gips (Heliolith usw.) überzogene Wand. Wände und Decken sind vollkommen glatt und mit abwaschbarer Farbe (Öl-, Emaillefarbe) hell gestrichen. Der Übergang vom Boden zur Wand, von dieser zur Decke zeigt, ebenso wie die aneinander stoßenden Wände, keine schmutzfangenden Winkel, sondern ist rund ausgekehlt. So kann sich nirgendwo Staub und Schmutz ansetzen: man kann alles mit Wasser und Seife reinigen und den ganzen Raum mit dem Leitungsschlauch abspritzen. Der Boden ist so beschaffen, daß er nach einer Stelle hin abfällt, hier befindet sich ein Ablauf, so daß das Reinigungswasser nicht stehen bleibt. Die Fenster liegen nach Norden, so daß die Sonne nicht belästigt. Sie sind möglichst breit und hoch, am besten mit Oberlicht, weil nie zuviel Licht eindringen wird. Im Gegenteil, bisweilen werden noch verstellbare Lampen mit Reflektoren gebraucht, wenn das Operationsfeld tief im Körperinnern gelegen ist. Große Lampen sind an oder unter Glas in der Decke angebracht, welche, so angeordnet, daß sie keinen Schatten werfen, möglichst viel Licht nach unten auf den Operationstisch ausstrahlen. Des Abends und des Nachts kann man sie nicht entbehren. Die Leuchtkörper müssen ohne Verzierungen und abwaschbar sein. Bedeutungsvoll ist die Art der Lichtzuführung. Man darf von ihr nicht abhängig sein, sonst kann es sich ereignen, daß z. B. während des nächtlichen Operierens plötzlich die elektrische Stromzuführung versagt. Deshalb werden moderne Operationssäle durch zwei voneinander unabhängige Lichtquellen beleuchtet: entweder durch Elektrizität und Gaslicht oder durch Elektrizität zweier verschiedener Stromquellen, z. B. die gewöhnliche städtische Zuleitung und daneben Akkumulatoren. Die Temperatur des Raumes soll stets 22—24° C oder mehr betragen. Dazu sind größere Wärmevorrichtungen nötig, die gleichfalls mühelos abwaschbar sind. Man muß über warmes und kaltes (sauberes) Wasser ver-

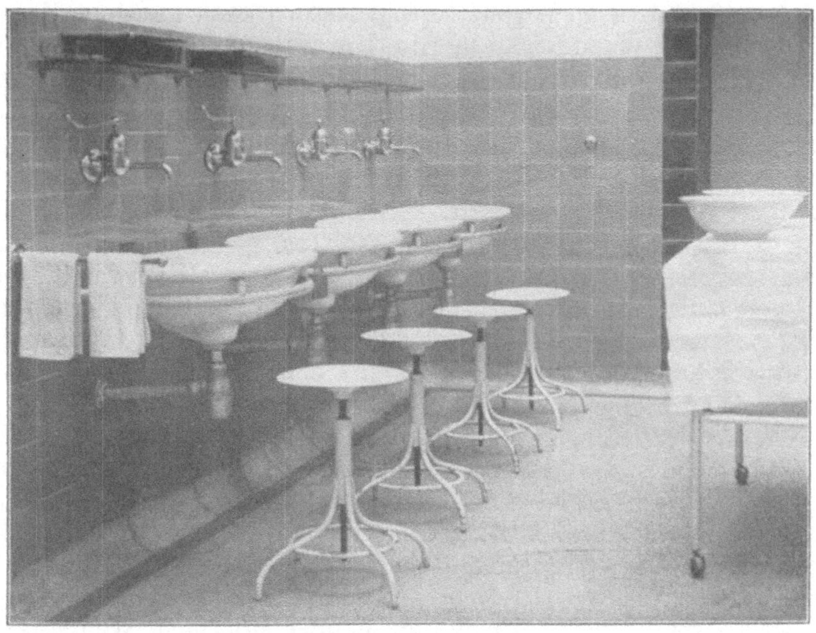

Fig. 133. Vorraum zur Händedesinfektion.

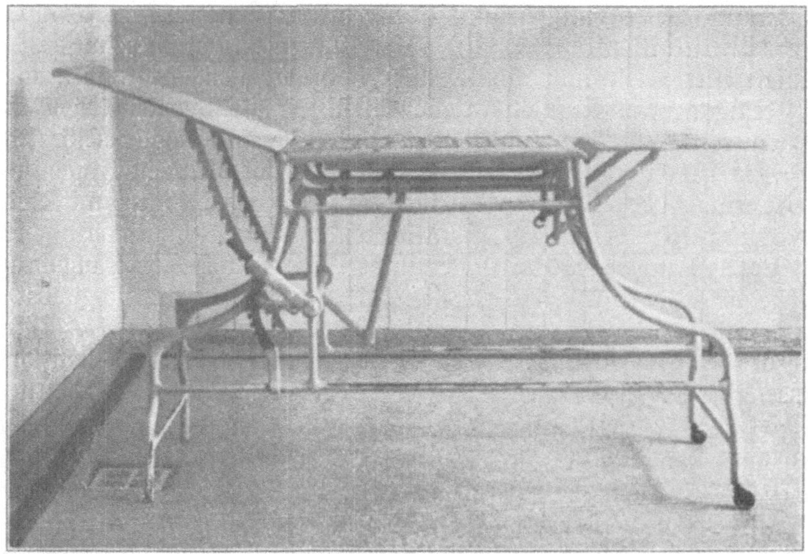

Fig. 134. Operationstisch ohne Winkel und Schrauben, daher leicht zu säubern.

fügen können. Wir betonten bereits, daß es vorzuziehen ist, alle Waschvorrichtungen möglichst in einem Nebenraum anzubringen, um jeden Schmutz aus dem Saale fernzuhalten. Auf diese Weise entfernt man jede Rohrleitung aus dem Saale, die natürlich einen Staubfänger darstellt. Sterile Kochsalzlösung usw. kann im Nebenraum bereitet werden, so daß sich im Saale eventuell nur ein Zapfhahn in der Wand befindet. Mitten im Raume steht der Operationstisch, welcher aus Eisen angefertigt und so konstruiert ist, daß der Patient in allen Stellungen, welche für eine Operation etwa in Frage kommen können, auf demselben gelagert werden kann. Der

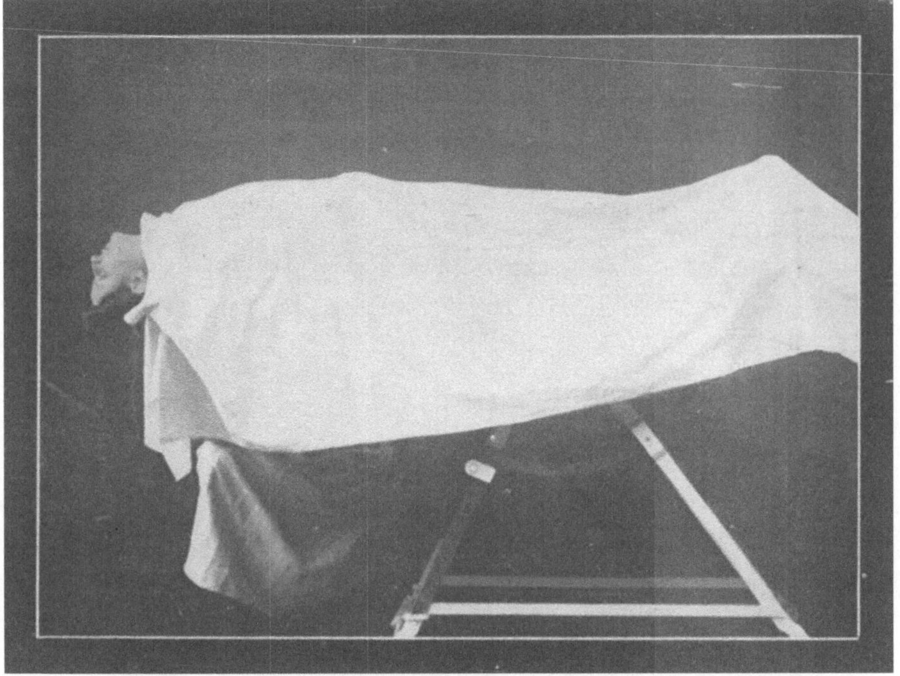

Fig. 135. Lagerung mit hängendem Kopf (Roser) bei Operationen in der Nase und im Mund, um zu verhindern, daß Blut in die Luftröhre eindringt.

Operationstisch ist heizbar, damit, z. B. bei geöffneter Bauchhöhle, die Kranken keine Wärme verlieren. Diese Heizung wird oft elektrisch eingerichtet, leider entstehen dabei manchmal böse Verbrennungen der narkotisierten Kranken. Heizung mit Heißwasserkästen, die, im Abstande von etwa 5 cm unter der durchlochten Tischplatte befestigt, vor jeder Operation gefüllt werden, machen diese Verletzung unmöglich.

Andere Gegenstände gehören erst dann in den Operationssaal hinein, wenn er benutzt wird. Sie werden in einem Nebenraume für die Operation vorbereitet. Auf diese Weise wird dem Kranken vor Beginn der Narkose der Anblick alles dessen ferngehalten, was ihn begreiflicherweise erschrecken könnte. In diesem Nebenraume finden wir ein paar Bänkchen von verschiedener Höhe, einige Gestelle und kleine Tische (aus Eisen, mit gläserner Tischplatte) für die Verbandzeugtrommeln und die Instrumente, einige Waschbecken (auf einem fahrbaren Gestell) für Sublimat und physiologische Kochsalzlösung, Irrigatorstativ und mehrere eiserne Drehstühle. Sodann sind noch Flaschengestelle mit großen Flaschen für Alkohol, Sublimat usw. vorhanden, und zwar mit Tretvorrichtungen

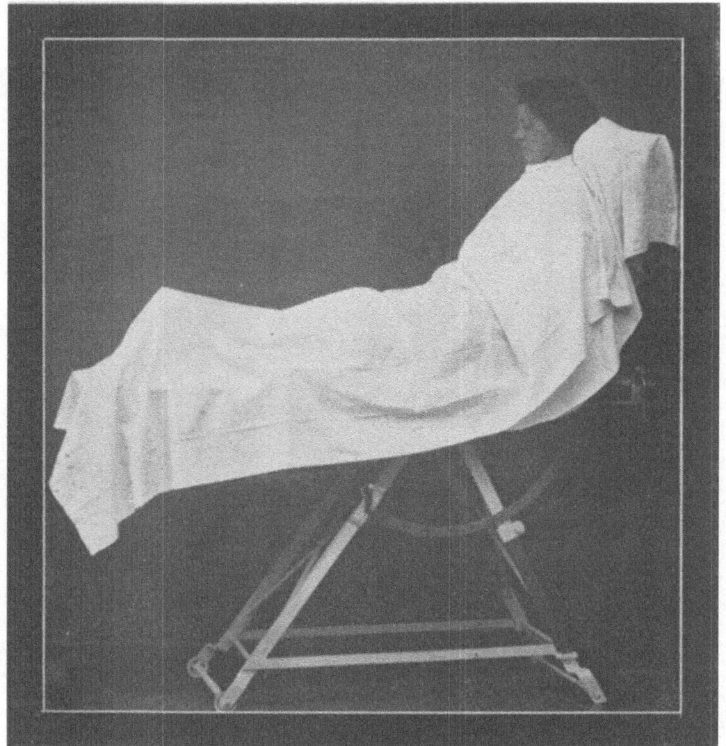

Fig. 136. Sitzende Stellung bei Operationen am Hals und am Gesicht.

für die aseptische Entnahme, und Verbandeimer sowie ein Wasch- und Spülbecken. Möglichst in einem benachbarten Raume befindet sich der Instrumenten- und Heilmittelschrank, ein Schrank für Operationswäsche usw., der Sterilisationsapparat für die Instrumente, der Sterilisator für Verbandstoffe und Operationswäsche sowie der Sterilisationsapparat für physiologische Kochsalzlösung.

II. Vorbereitung des Operationssaales.

Sobald eine Operation angekündigt ist, muß der Operationssaal in Ordnung gebracht werden. Alle Spuren einer früheren Operation müssen dann verschwunden sein, wie Blut, gebrauchte Operations-

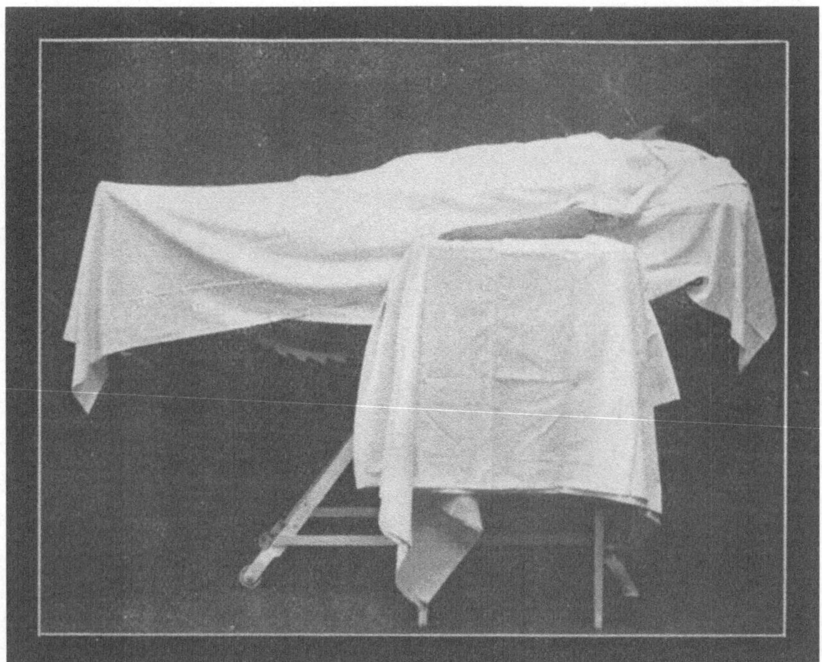

Fig. 137. Lagerung bei Armoperationen. Der Arm ruht auf einem Tisch, welcher neben dem Operationstisch steht. Bisweilen ist hier eine besondere Tischplatte an dem Operationstisch angebracht.

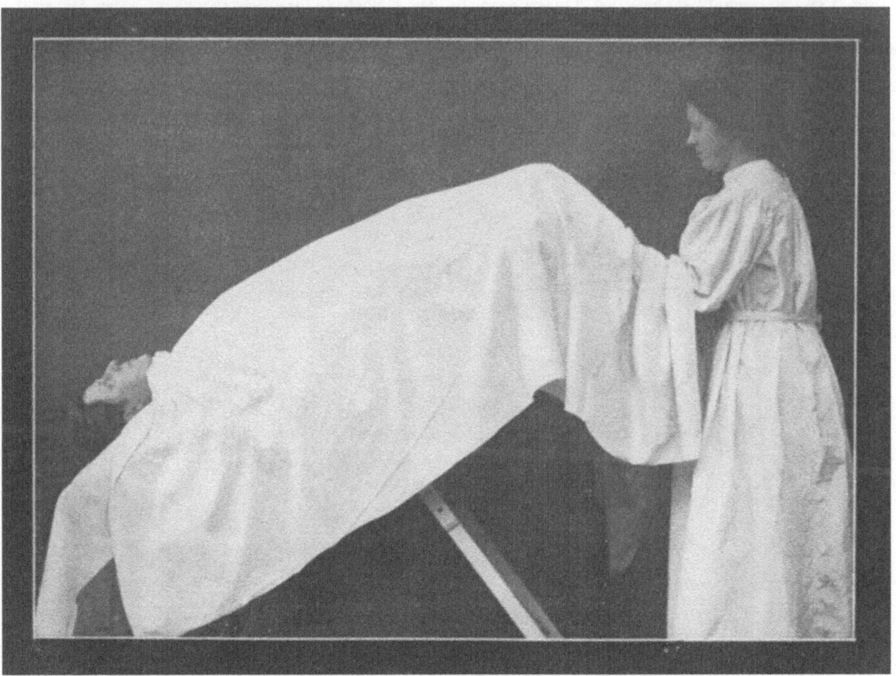

Fig. 138. Lagerung bei Bauchoperationen nach Trendelenburg. Hier wird das Becken hoch gestellt: das Innere der Bauchhöhle ist auf diese Weise leichter zu übersehen. Bei der Narkose muß bei dieser Lagerung scharf Obacht gegeben werden, besonders bei älteren Patienten.

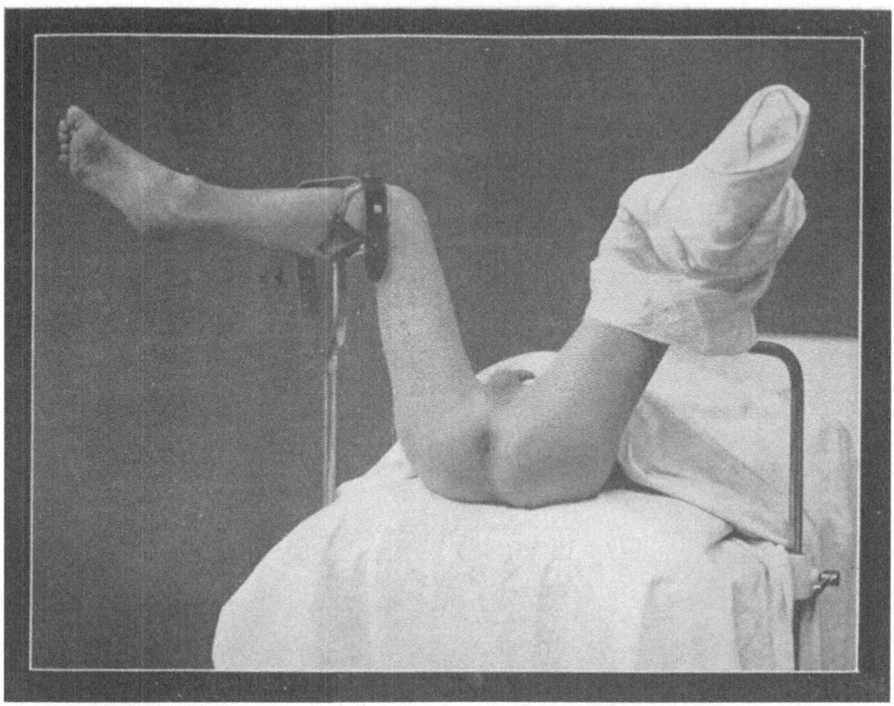

Fig. 139. Steinschnittlagerung bei Operationen in der Umgebung des Beckenbodens. Über das zweite Bein wird gleichfalls ein steriles Tuch ausgebreitet.

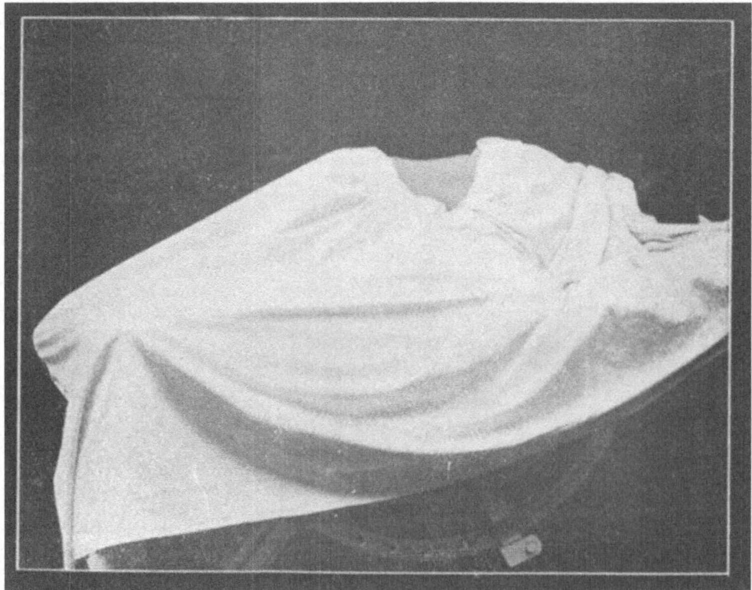

Fig. 140. Lagerung bei Nierenoperationen (Pat. liegt in Seitenlage auf einem dicken Rollkissen).

wäsche u. dgl. Daß blutige Tupfer usw. überhaupt auf die Erde geworfen werden, sollte in einem geordneten Operationsbetriebe nicht vorkommen! Der Boden soll abgespült, nicht gefegt werden, die Waschbecken und die kleinen Tische müssen feucht abgewischt werden. Beleuchtung und Temperatur sollen dem Zweck entsprechend sein. Verbandzeug, Handtücher, Schürzen, Operationsmäntel, Handschuhe, Schleier, Tücher usw. müssen sterilisiert sein. Wasser muß kochen für die Instrumente. Alle Instrumente usw. für die Narkose müssen neben dem Operationstisch aufgestellt sein. Eine genügende Anzahl Bürsten usw. muß in der Nähe des Waschbeckens vorhanden sein. Die Uhr darf nicht stillstehen oder eine verkehrte Stunde anzeigen. Alkohol, Sublimat, physiologische Kochsalzlösung müssen in genügender Menge zur Verfügung stehen. Die assistierenden Schwestern müssen anwesend sein, so daß man nicht zu warten braucht.

III. Vorbereitung der Patienten.

Diese findet zum großen Teil in dem Krankenzimmer statt und nur für den allerletzten Teil im Operationssaal selbst, wir haben darüber bereits in dem Kapitel Desinfektion gesprochen.

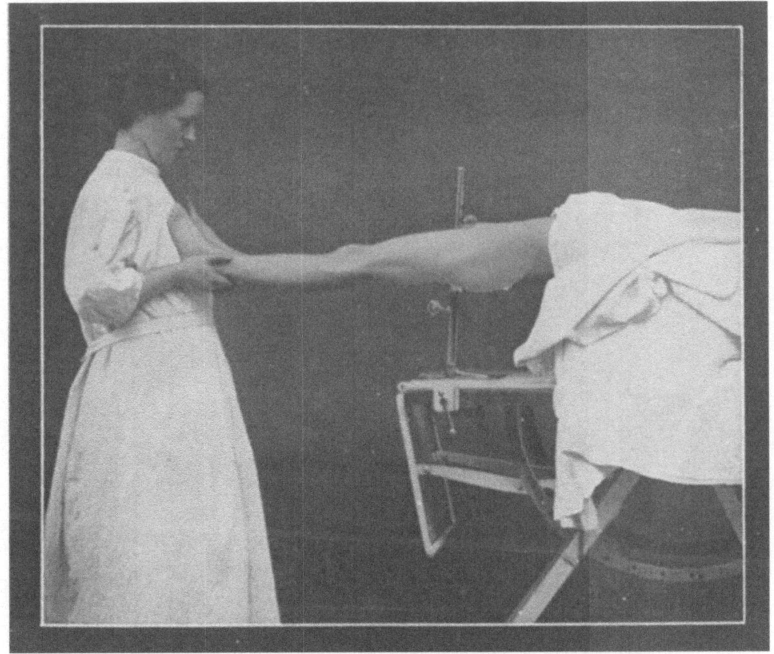

Fig. 141. Stellung beim Anlegen eines Gipsbeckenverbandes.

Manchmal kommt es jedoch vor, daß die Reinigung des Kranken, der zu schleuniger Operation eingewiesen wurde, nicht erst auf der Krankenabteilung, sondern unmittelbar in einem Nebenraum des

Operationssaales (Badezimmer!) vorgenommen werden muß. Hier wird in diesen eiligen Fällen auch die eventuell notwendige entleerende Reinigung des Darmes und des Magens vor sich gehen, über deren

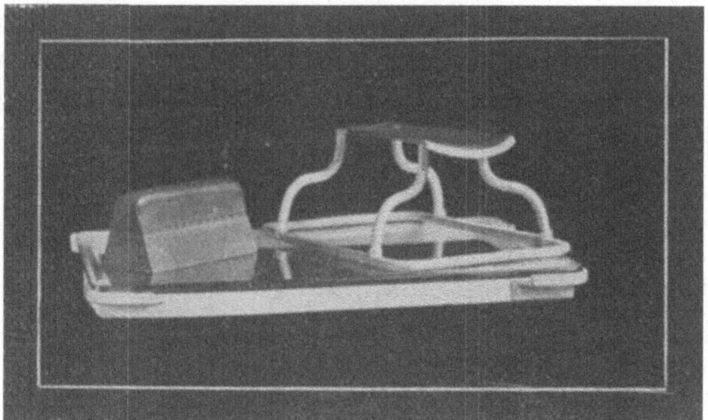

Fig. 142. Beckenstützen (auf einer Tischplatte stehend).

regelrechte Vornahme wir noch bei den Aufgaben der Stationsschwester das Notwendige besprechen werden. Wie unbedeutend die Operation auch erscheinen mag, die Schwester darf niemals vergessen, daß für

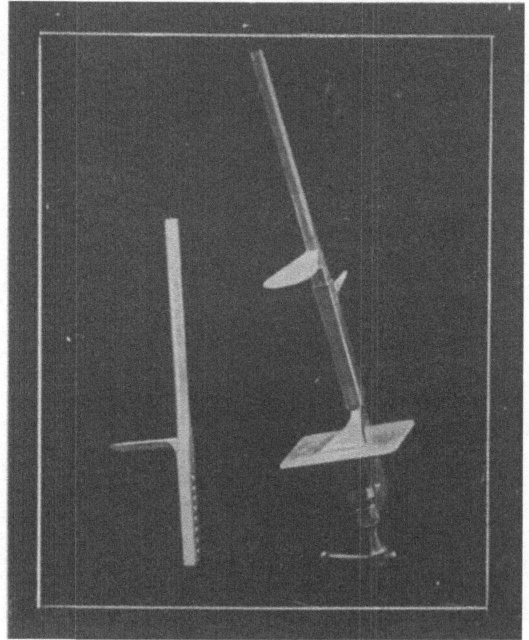

Fig. 143. Beckenstütze.

die Patienten selbst jede Operation von größter Wichtigkeit ist, und daß diese vielfach glauben, daß ihr Leben von der Operation abhängt. Man soll ihnen deshalb Zeit lassen, verschiedene Angelegenheiten zu regeln, mit den Angehörigen und dem Geistlichen zu sprechen.

Ist dies alles erledigt, dann ist der Patient so weit, daß er zur gewünschten Zeit in den Operationssaal gebracht werden kann (in gehender oder liegender Stellung, je nachdem das Befinden des Patienten dies zuläßt). Hier wird die Operationsstelle der letzten Reinigung unterzogen, von der bereits die Rede war.

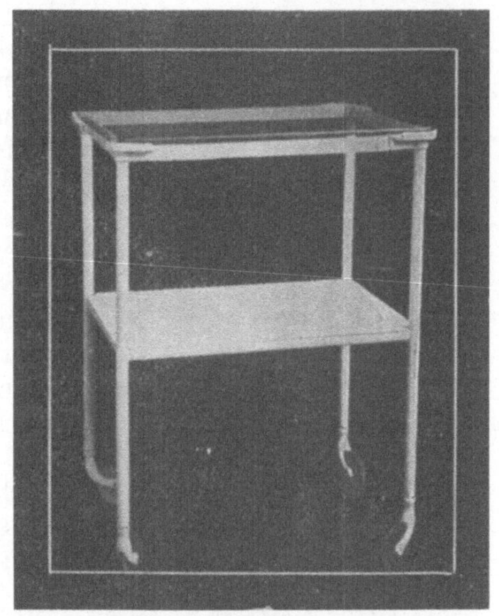

Fig. 144. Emaillierter metallener Instrumententisch auf hölzernen Rädern, mit Glasplatte.

IV. Assistieren.

Diese Aufgabe wird von den Chirurgen sehr verschieden aufgefaßt, so daß nur vereinzelte Hauptregeln hier angegeben werden sollen. Für alle assistierenden Schwestern soll die Regel gelten, daß sie nur das tun, was ihnen aufgetragen ist, daß sie sich jedoch mit größter Aufmerksamkeit dieser Aufgabe widmen! Es kommt zu oft vor, daß die Schwester von der Notwendigkeit dieser Regel nicht durchdrungen ist. Der Chirurg, welcher der Herr im Operationssaal ist und dies auch sein muß, hat ihr eine be-

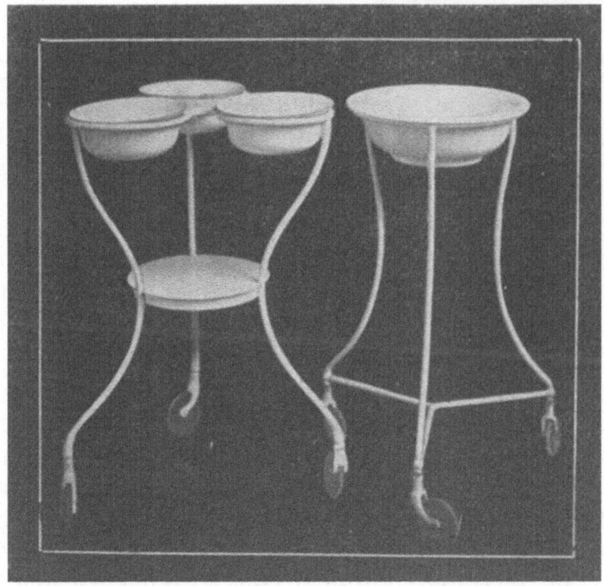

Fig. 145. Ein einfaches und ein dreifaches Waschbecken auf eisernem Stativ mit hölzernen Rädern.

stimmte Aufgabe zugeteilt. Bisweilen findet die Schwester nichts darin, ihre Arbeit einer anderen Schwester zu übertragen oder zunächst überhaupt liegen zu lassen und dafür, oft aus Übereifer, etwas anderes zu tun. Diese Dienstfertigkeit stört den geregelten Gang sehr und muß unterbleiben. Jeder Arzt und jede Schwester muß im Operationssaal eine bestimmte Aufgabe haben. Nehmen wir an, daß die Operation von dem Chirurgen allein mit einigen Schwestern ausgeführt wird, was oft der Fall ist. Eine Schwester muß narkotisieren, eine zweite eventuell den Kopf oder ein Glied des Kranken halten, eine dritte (manchmal zwei) muß assistieren, eine vierte (fünfte) muß die verschiedensten Dinge anreichen, welche die Schwestern nach dem Desinfizieren der Hände nicht mehr anfassen dürfen.

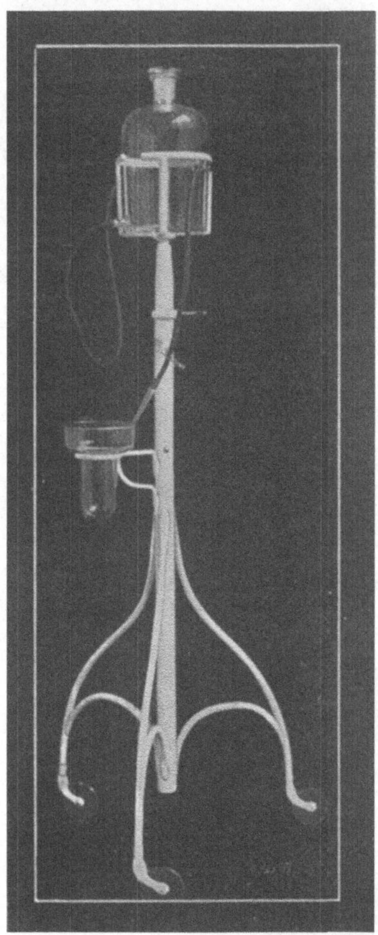

Fig. 146. Irrigator, hoch und tief verstellbar, mit Gummischlauch, Verschlußklemme, gläsernem Endstück und gläsernem Spülbecken.

1. Die Narkose-Schwester darf sich nur mit der Narkose beschäftigen. Hierüber wird in einem besonderen Abschnitt gesprochen werden.

2. Die Schwester, welche den Kopf des Kranken oder ein Glied desselben hält (etwa bei der Amputation), darf sich nicht beirren lassen in dieser oft sehr bedeutungsvollen Handreichung. Wenn die Schwester auf diese Weise in die Nähe des Operationsfeldes kommt, so muß sie desinfiziert sein wie die assistierende Schwester; denn Berührungen mit dem Operateur, der Operationswäsche, den Instrumenten lassen sich bei jener Aufgabe der Schwester niemals vermeiden, obwohl die Schwester dafür sorgen muß, daß sie weder dem Operateur noch den assistierenden Schwestern im Wege steht. Beim Halten des Armes gelegentlich operativer Eingriffe in der Narkose sind gewisse Vorsichtsmaßregeln zu beachten. Wird nämlich der Arm zu stark nach oben gehalten (über den Kopf hinaus) oder hängt er über die Tischkante herab, so kann es vorkommen, daß die Hauptnerven des Armes geklemmt und gedrückt werden. Dies geschieht im ersten Falle zwischen den ersten Rippen und dem Schlüsselbein, im letzteren zwischen Oberarmknochen und Tischrand. Hält diese Lage längere Zeit an, so können die Nerven so gequetscht

werden, daß völlige oder teilweise Lähmung des Armes die Folge ist. Diese sogenannte Narkosenlähmung ist die Folge eines Fehlers, der vermieden werden muß und kann. Indem man den Arm weniger stark nach oben zieht oder ihn auf den Tisch legt, indem man ferner dafür sorgt, daß der Arm nicht gegen einen harten Gegenstand gepreßt wird, kann man dies vermeiden. Nach der Narkose hat die Schwester festzustellen, ob etwa eine derartige Lähmung besteht, d. h., ob der Patient die Finger gut bewegen kann und ob nicht über Kribbeln und „Taubheit" der Finger geklagt wird. In diesem Falle darf die Schwester nicht zögern, diese Erscheinung dem Arzte sofort mitzuteilen.

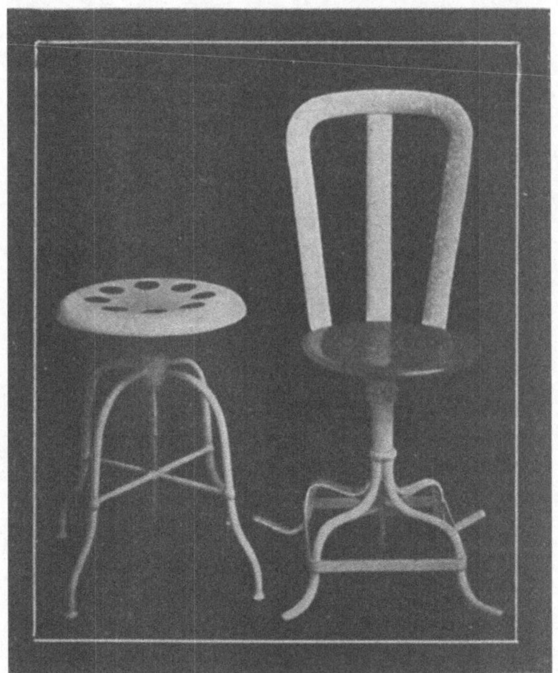

Fig. 147. Zwei Stühle, mittels Schrauben hoch und tief verstellbar.

3. Die assistierende und instrumentierende Schwester. Diese muß an der Wunde assistieren oder Instrumente, Verbandstoffe und Nahtmaterial anreichen. Bisweilen ist eine einzige Schwester imstande, dieser Aufgabe gerecht zu werden; bisweilen sind zwei, ja sogar drei hierzu bestimmt. Ihre Tätigkeit ist höchst verantwortungsreich. Die Schwester muß sich zuverlässig die Hände desinfizieren, sie muß wissen, was sie mit diesen desinfizierten Händen anfassen und nicht anfassen darf, sie muß die Instrumente kennen und schnell zu reichen verstehen, sie muß den Operateur durch Festhalten der Wundhaken, durch Lösen der Arterienklemmen usw. unterstützen können. Oft wird sie die letzten Vorbereitungen bei den

Patienten zu treffen haben. Es ist angebracht, dem, was über die Reinigung von Händen und Patienten gesagt worden ist,

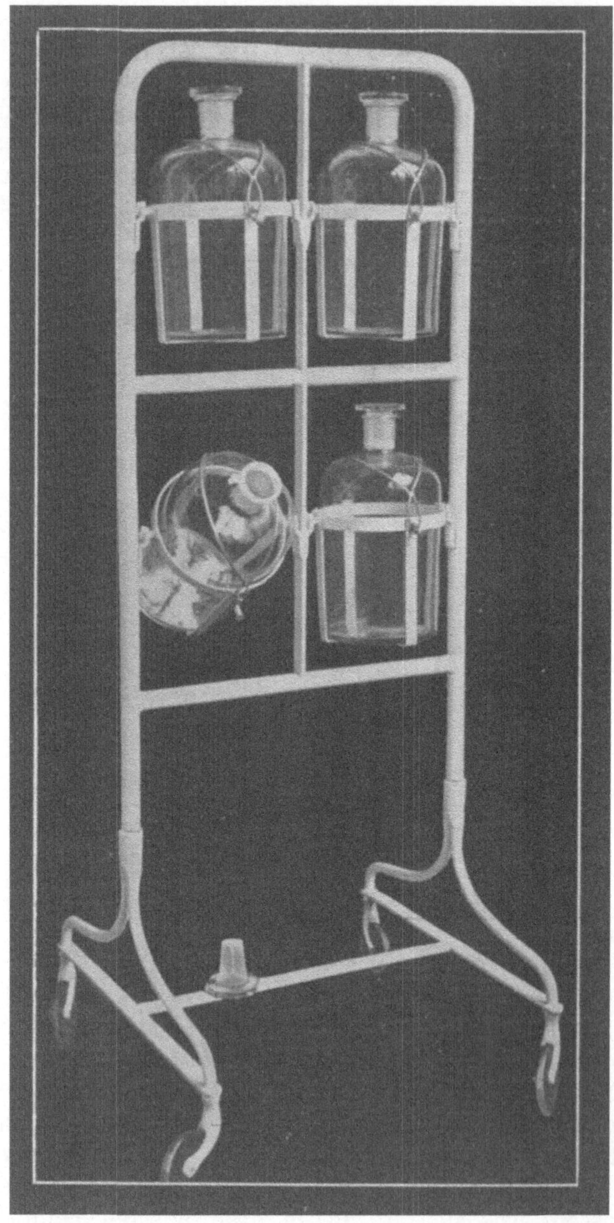

Fig. 148. Flaschengestell. Die Flaschen werden mittels einer Drehvorrichtung entleert.

an dieser Stelle einige Bemerkungen hinzuzufügen. Ist die Schwester allein, d. h. ist keine zweite Schwester da, welche nicht sterile

Gegenstände reichen kann, so muß sie selbst vorher alles bereitstellen: die Sublimatschüsseln müssen gefüllt werden, die physiologische Kochsalzlösung muß warm gemacht werden, die Instrumente müssen zum Auskochen hingestellt sein, Instrumententische, Verbandzeugbüchsen usw. müssen an ihren Platz gebracht werden. Dann erst kann sie selbst sich waschen. Die Schwester soll stets darauf bedacht sein, daß sie das eine oder das andere vergessen haben kann. Deshalb ist es stets am sichersten und wohl auch meist ausführbar, dafür zu sorgen, daß jemand zur Stelle ist, der sich nicht zu desinfizieren braucht. Auch in anderer Hinsicht (Festhalten des Patienten usw.) ist dies notwendig. Es braucht nicht eine vollständig ausgebildete Schwester zu sein, die für diese Arbeit bestimmt wird.

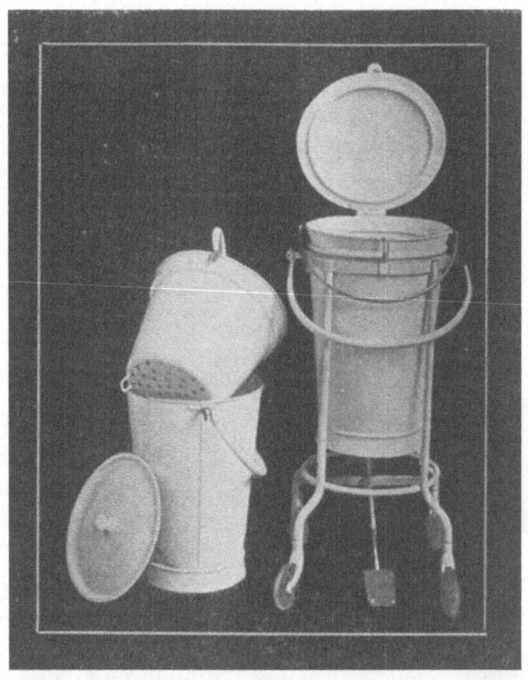

Fig. 149. Zwei Verbandeimer. Links: mit perforiertem Inneneimer, so daß Flüssigkeit und Verbandzeug getrennt werden. Rechts: Eimer auf Rädern mit Tretvorrichtung zum Öffnen des Deckels.

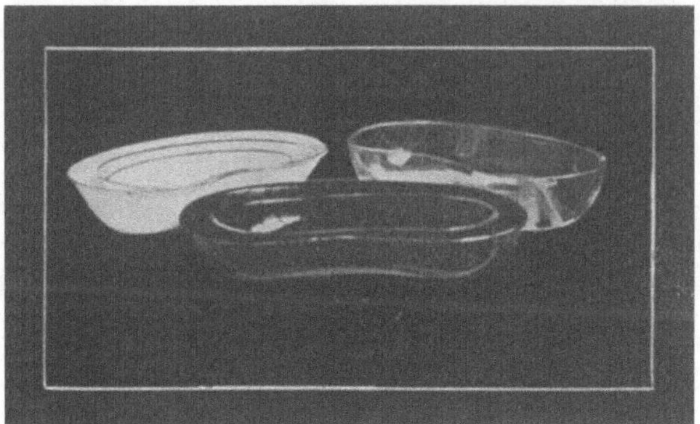

Fig. 150. Spül-, Eiter- und Verbandschalen aus Papiermasse, Metall, Glas.

Im gegebenen Momente ist alles so weit bereitgestellt, daß die assistierende Schwester mit der Reinigung ihrer Hände beginnen kann. Sie desinfiziert ihre Hände vollständig, läßt sich erst dann sterile Tupfer (in einer

Schale), Äther und später Jodtinktur reichen, um die letzte Säuberung des Operationsfeldes nach den geschilderten Vorschriften vorzunehmen, wofern der Arzt dies nicht selbst tut. Noch eins sei erwähnt, daß sie keinen Patienten waschen darf, bevor sie sich nicht selbst desinfiziert hat, und daß sie nach dieser Desinfektion nichts Unsteriles mehr anfassen darf, es sei denn das Operationsfeld selbst. Nach dieser Säuberung

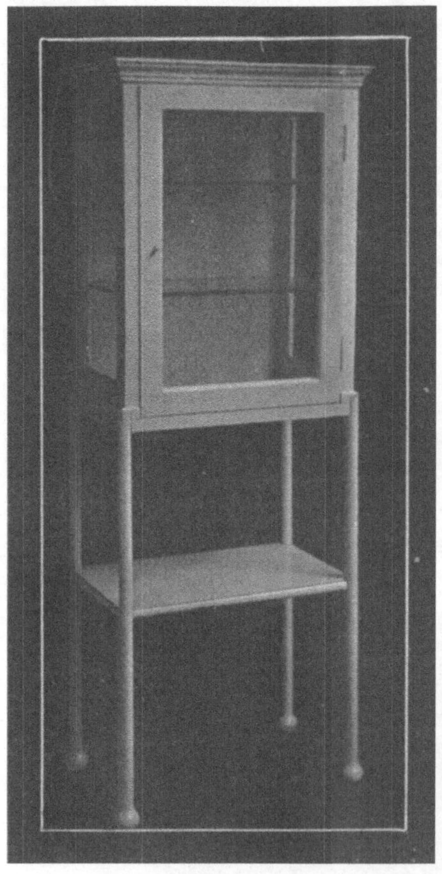

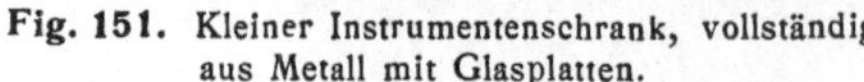

Fig. 151. Kleiner Instrumentenschrank, vollständig aus Metall mit Glasplatten.

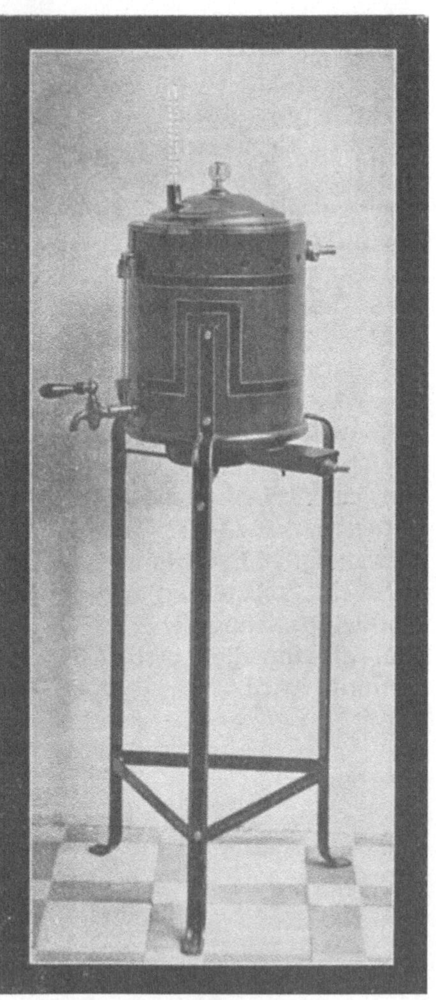

Fig. 152. Sterilisator für Wasser oder Kochsalzlösung.

spült die Schwester die Hände noch einmal mit Alkohol ab, und nunmehr zieht sie einen neuen sterilen Mantel an, wobei sie achtgeben muß, daß eine andere Schwester die Büchse mit den Mänteln öffnet und die Knöpfe und Bänder befestigt. Dies alles ist notwendig, um zu vermeiden, daß die Schwester mit ihren desinfizierten Händen etwas anrührt, was möglicherweise nicht steril sein könnte. Schließlich zieht sie die Operationshandschuhe aus deren abgekühlter Kochflüssigkeit an, oder, falls es sich um trocken sterilisierte Handschuhe handelt, trocknet sie vorher ihre Hände mit einem sterilen Handtuch ab. Sie bedeckt dann den Patienten mit sterilen Tüchern, soweit dies verlangt wird, und hat hierbei wieder Obacht zu geben, daß diese Tücher nicht über den Boden schleppen oder mit unreinen Dingen in Berührung kommen; sodann stellt sie sich auf den für sie bestimmten Platz. Sie wird noch einen Tisch mit sterilen Tüchern bedecken, um die Instrumente hier niederlegen zu können und sorgt dann dafür, daß alles bereit ist, daß die Instrumente in der richtigen Reihenfolge liegen, daß keine Instrumente fehlen, daß sie leicht erreichbar sind, daß die geöffneten Verbandzeugbüchsen zur Hand sind usw.

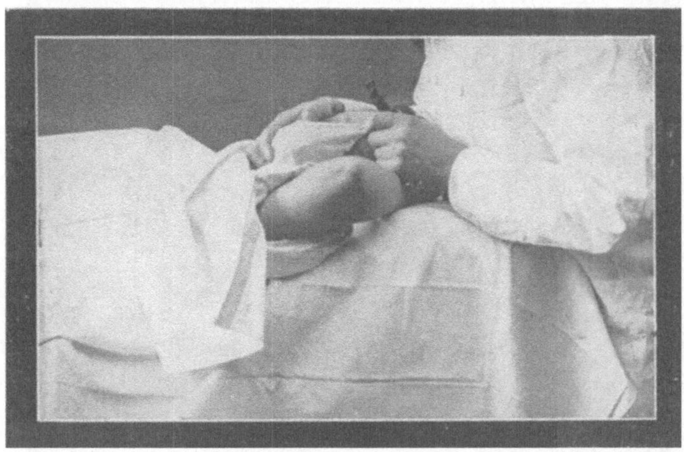

Fig. 153. Haltung der Arme während der Narkose. Die Arme sind über den Kopf gezogen (Gefahr der Narkoselähmung).

Beim Instrumentieren muß sie alle Instrumente schnell zu finden wissen. Sind diese mit Blut beschmutzt, so müssen sie eventuell nach Vorschrift des Arztes abgespült (am besten in einer sterilen Schüssel mit physiologischer Kochsalzlösung) und wieder auf den alten Platz niedergelegt werden. Die Schwester muß die Instrumente so anreichen, daß der Operateur sich nicht an ihnen verletzt, also mit den Spitzen von dem Operateur entfernt, und sie muß die Instrumente selbst so halten, daß der Operateur sie blindlings in der richtigen Haltung fassen kann. Dies gilt vor allem für die meist gebrauchten Instrumente (Messer, Scheren, Wundhaken, Pinzetten, Arterienklemmen, Nadelhalter). Großer Zeitverlust wird auf diese Weise erspart. Für den narkotisierten Patienten ist es nichts weniger denn gleichgültig, ob die Operation 1 oder $1^1/_2$ Stunde dauert, ob er wenig oder viel Blut verliert, ob die Därme lange oder kurze Zeit der austrocknenden Luft ausgesetzt sind, ob auf die Wunde kürzere oder längere Zeit „Luft- und Händeinfektion“ einwirken kann. In dem Eifer des Assistierens darf die Schwester nicht vergessen, ab und zu die Hände mit Sublimat abzuspülen. Sie darf sich nicht ans Gesicht fühlen, sich nicht den Schweiß abwischen, nicht die Außenseite der Verbandbüchsen berühren, mit einem Wort, sie darf keinen Augenblick vergessen, daß sie keimfrei bleiben muß und keinen nicht sterilen Gegenstand anfassen darf. So schwierig dies für eine Anfängerin zu sein scheint, so einfach ist es für den, der darin geübt ist. Die Aufmerksamkeit darf bis zum Schlusse der Operation nicht nachlassen. Es kommt leider allzuoft vor, daß die assistierende Schwester, wenn das Ende der Operation herannaht, glaubt, daß sie nicht mehr steril zu sein braucht, und die Folge ist, daß sie alle

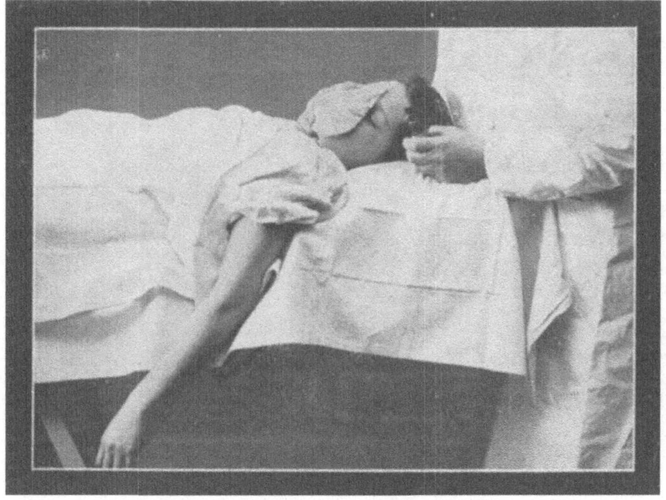

Fig. 154. Der Arm hängt über den Tischrand herab (Gefahr der Narkoselähmung).

möglichen unreinen Dinge anfaßt, von ihrer Stelle weggeht und es auf einmal an der nötigen Achtsamkeit fehlen läßt; dies darf natürlich nicht vorkommen.

Am Schlusse der Operation hat die instrumentierende Schwester genau darauf zu achten, daß nicht Tupfer in der Wunde zurückbleiben, daß nicht (etwa bei einer Bauchoperation) ein Instrument in einer großen Körperhöhle zurückbleibt. Selbstverständlich wird der Operateur darauf achten, aber die Schwester soll in verantwortlicher Weise kontrollieren. Sie tut zu diesem Zwecke gut daran, Arterienklemmen und andere viel gebrauchte Instrumente stets in einer durch 5 teilbaren Zahl für die Operation herauszugeben. Ebenso werden Tupfer und Kompressen stets zu 5 Stücken leicht aneinandergeheftet der Verbandtrommel zum Gebrauche entnommen. Die Schwester weiß dann, wieviel Stücke entnommen sind und kann die stets notwendige Kontrolle viel leichter ausüben.

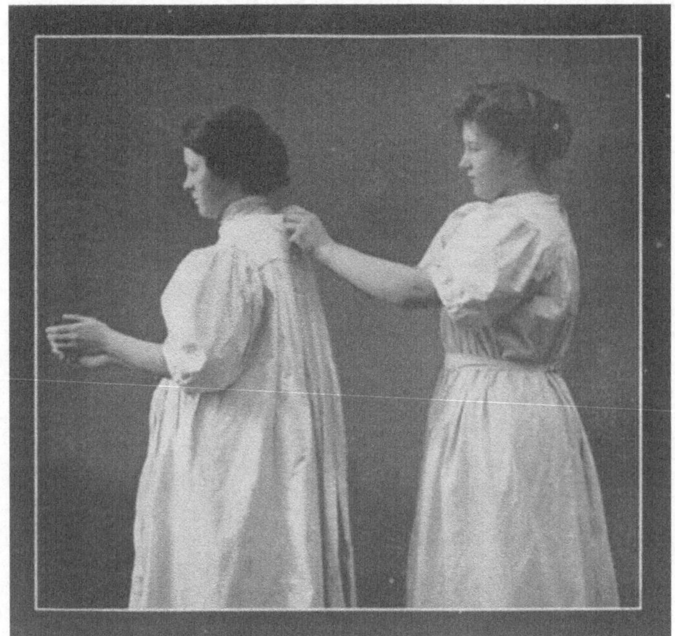

Fig. 155. Anziehen eines sterilen Mantels.

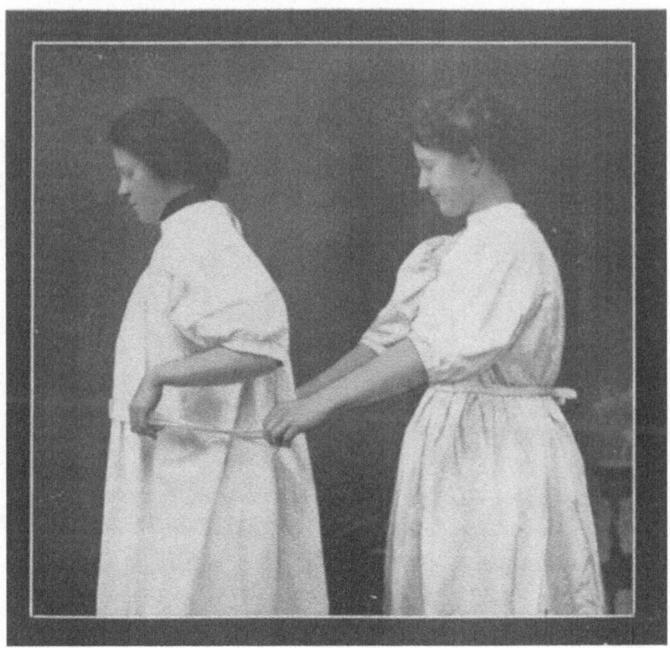

Fig. 156. Anziehen eines sterilen Mantels.

4. Die nicht desinfizierte Schwester. Sie ist das gefährliche Element im Operationssaale, weil sie nicht keimfrei zu sein braucht. Sie muß die Schüsseln anreichen, sie muß die Büch-

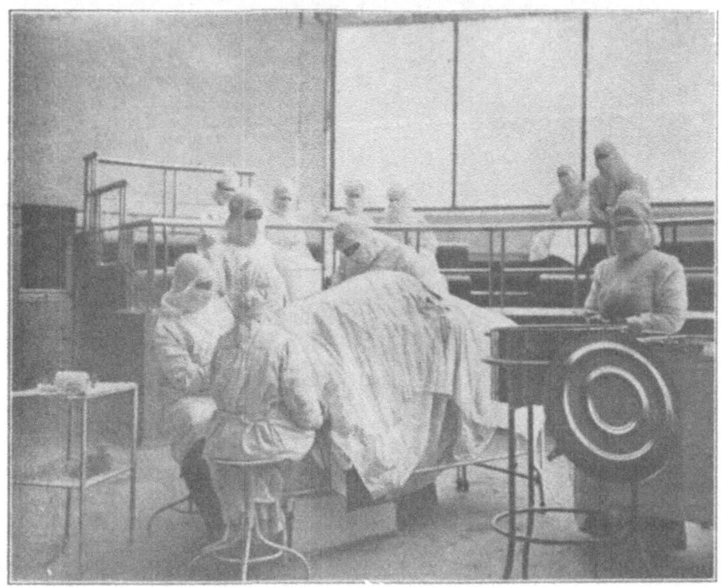

Fig. 157. Operationssaal in Benutzung.

sen öffnen (ohne mit den Händen hineinzulangen), sie muß die Instrumentenbehälter heranbringen (ohne die Instrumente anzufassen oder fallen zu lassen), sie muß den Inhalt der Sublimat- und Wasser-

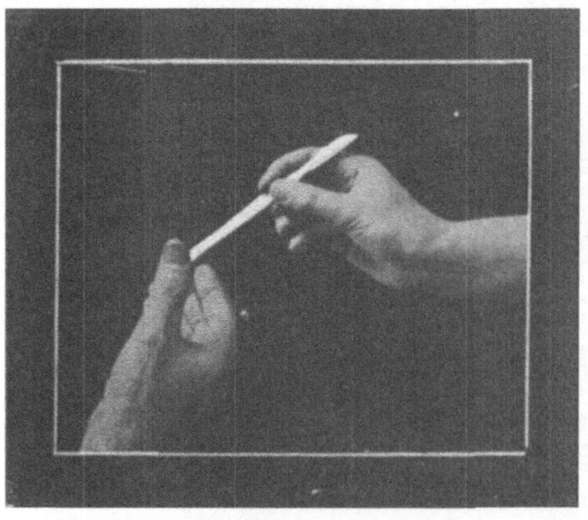

Fig. 158. Anreichen eines Skalpells.

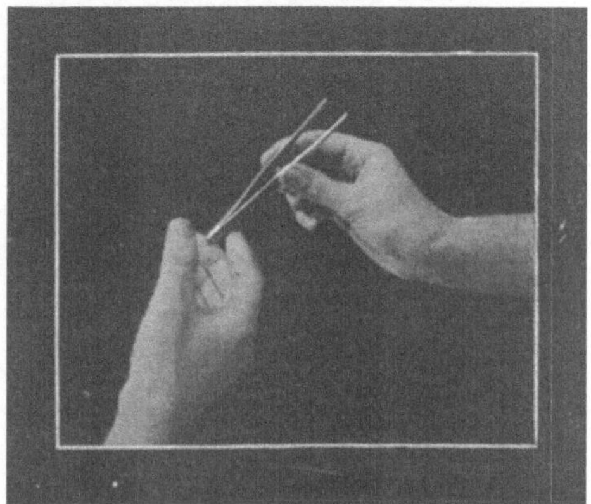

Fig. 159. Anreichen einer Pinzette.

schüsseln erneuern (ohne sie mit dem Daumen zu beschmutzen), sie muß die Operationsmäntel zuknöpfen (ohne die Vorderseite zu berühren), sie muß gefallene Instrumente aufheben und aufs neue aus-

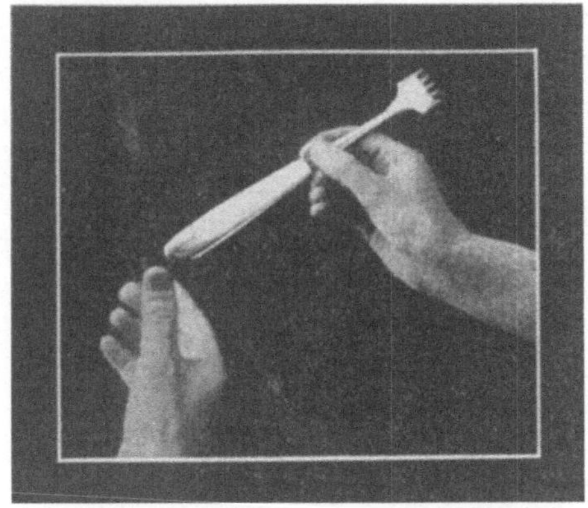

Fig. 160. Anreichen eines Wundhakens.

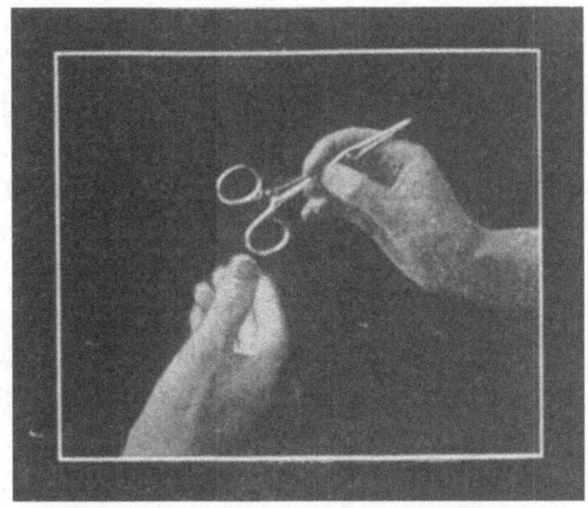

Fig. 161. Anreichen einer Klemme.

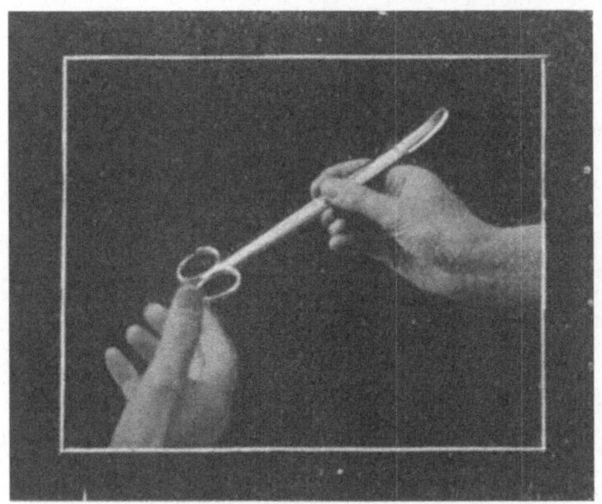

Fig. 162. Anreichen einer Schere.

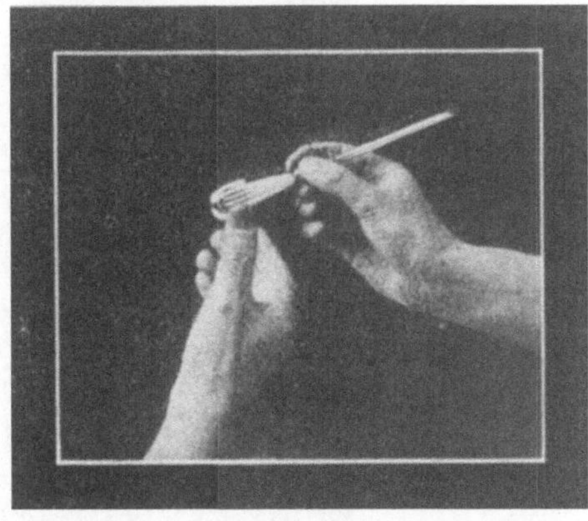

Fig. 163. Anreichen eines Trokars.

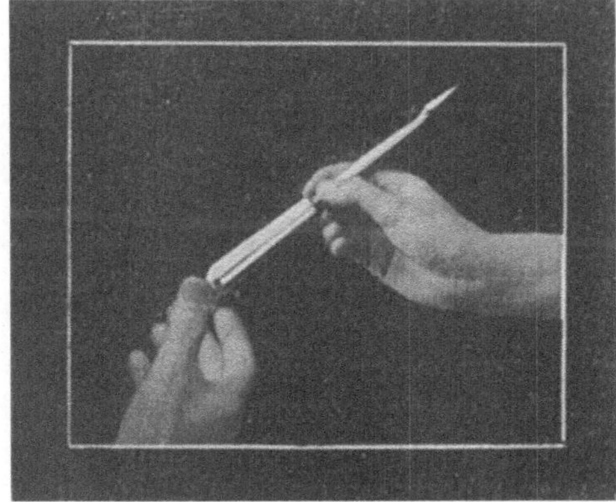

Fig. 164. Anreichen eines Meißels.

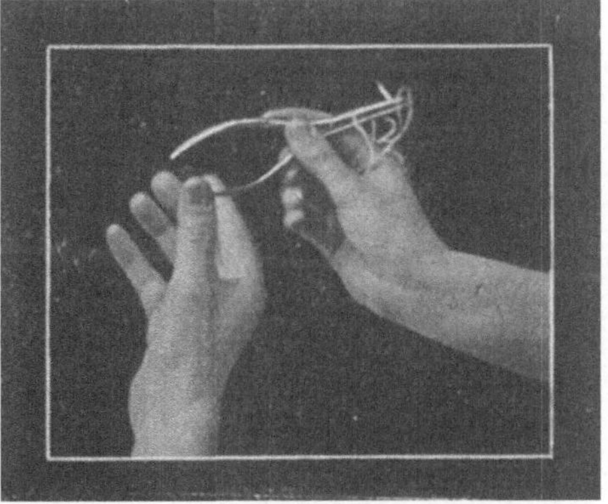

Fig. 165. Anreichen von Nadel und Faden: Der Nadelhalter soll die Nadel an der Grenze des Öhr- und mittleren Drittels mit der Spitze fassen.

kochen, sie muß den Patienten festhalten, wenn er unruhig wird (ohne die Oberfläche des sterilen Tuches zu berühren). — Sie muß Äther reichen und dabei jede Explosionsmöglichkeit zu vermeiden wissen (besonders des Nachts, bzw. wenn bei offenen Flammen, oder wenn mit dem Platinbrenner gearbeitet wird). Sie muß überall eingreifen und darf trotzdem niemand im Wege stehen. Gerade dies aber verlangt besonderes Verständnis seitens dieser Schwester, und deshalb denke man ja nicht, daß sie eine untergeordnete Tätigkeit ausübe, und nichts würde unrichtiger sein, als mit dieser Funktion etwa eine angehende junge Schülerin betrauen zu wollen.

An dieser Stelle sei noch ein besonderer Wink angebracht für eine Schwester, welche merkt, daß sie schwindlig wird, daß ihr eine Ohnmacht droht. Sobald sie dies bemerkt (dies kann bei der erprobtesten Schwester vorkommen), soll sie ihre Kräfte nicht überschätzen,

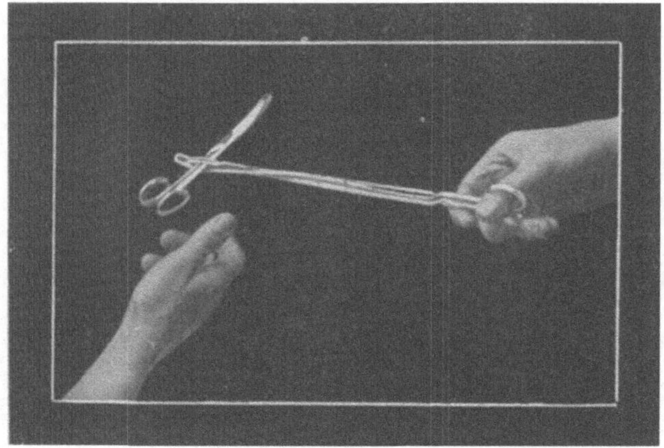

Fig. 166. Anreichen eines Instrumentes mit der Zange.

sie soll schnell ein Warnungszeichen geben und möglichst bald in die frische Luft hinauseilen. Meist ist dieser Schwächezustand nach einigen Minuten vorüber, an der laufenden Operation soll sie sich aber nicht weiter beteiligen.

V. Narkose.

Die Narkose ist eine Art von Schlafzustand, während dessen der Mensch kein Gefühl besitzt und das Bewußtsein verloren hat. Während der Narkose wissen und fühlen die Patienten nicht das allergeringste von dem Operationsschmerz. Nach der Narkose wissen sie nicht, was mit ihnen geschehen ist. Sind sie nicht in tiefer Narkose, sondern in einem Übergangsstadium zwischen Wachsein und Schlafen, so können sie noch Schmerz empfinden und sich später in etwa an die Operation zurückerinnern.

Früher vermochte man allein dadurch die Menschen gegen Schmerz unempfindlich zu machen, daß man sie gleichzeitig das Bewußtsein verlieren ließ; heutzutage ist man imstande, einen Teil des Körpers unempfindlich zu machen und dabei gleichzeitig das Bewußtsein zu erhalten. Die erste Methode ist die der **allgemeinen Narkose,** die zweite die der **lokalen Anästhesie** (örtliche Unempfindlichkeit). Die Schwester muß über beide Methoden genau unter-

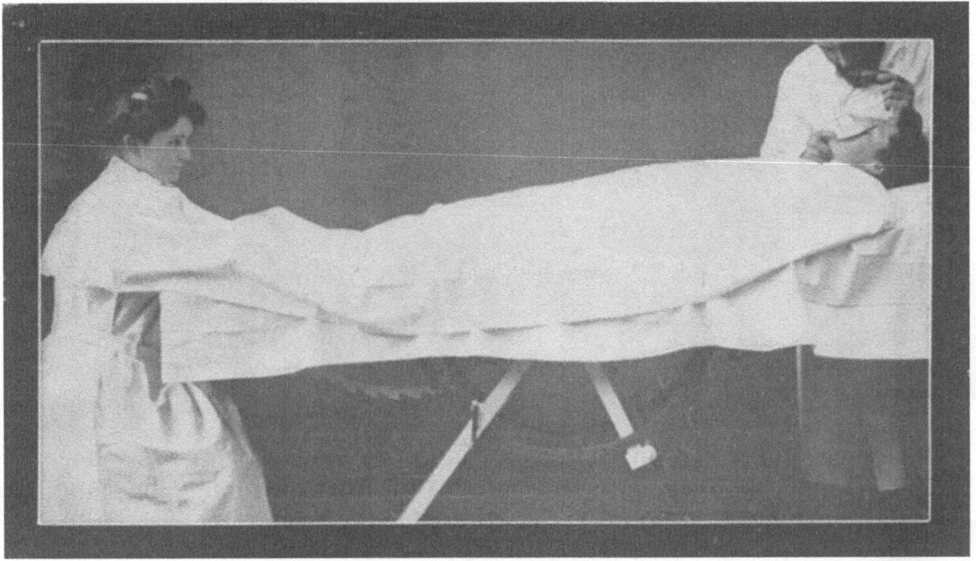

Fig. 167. Die Schwester hält den Patienten am Knie oder an den Oberschenkeln fest.

richtet sein. Sie muß alles hierzu bereit zu stellen wissen, bisweilen wird sie sogar die allgemeine Narkose ganz selbständig leiten müssen. Es gibt Schwestern, welche ganz vorzüglich narkotisieren.

A. Die lokale Anästhesie

erreicht man entweder durch Gefrierenlassen der Haut oder durch Injektion geeigneter Medikamente.

Das Gefrieren wird durch Aufspritzen von Chloräthyl auf die Haut erreicht. Chloräthyl wird in dünnem Strahle auf die betreffende Stelle gespritzt. Die schnell verdunstende Flüssigkeit ruft eine starke Abkühlung an der in Frage kommenden Stelle hervor — jede Schwester kann dies an sich selbst ausprobieren — und diese Abkühlung verursacht eine Gefühlsherabsetzung, ein „Taubsein“, welches ein Einschneiden ohne Schmerzgefühl von seiten des Patienten gestattet. Das Gefühl und der ganze Vorgang ist in gesteigertem Maße der gleiche, wie wenn man im Winter eine kalte Eisenstange längere Zeit mit der Hand festhält. Das Taubsein hält höchstens einige Minuten an, und diesem Stadium folgt dann ein solches, in dem die Empfindlichkeit eine größere ist, eine Tatsache, mit welcher man unbedingt rechnen muß. Chloräthyl wird in kleinen gläsernen

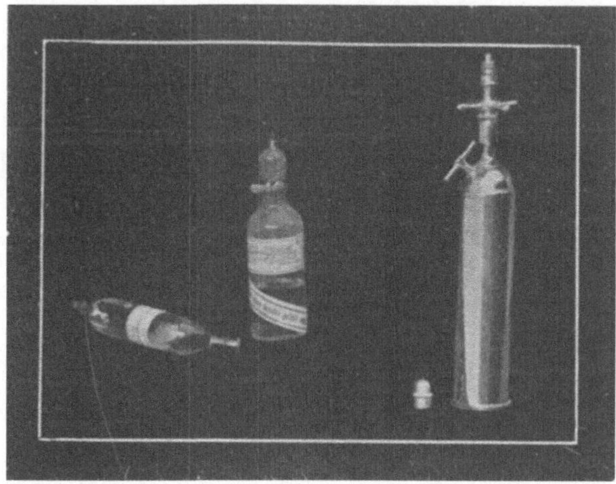

Fig. 168. Fläschchen mit Chloräthyl. Von dem Fläschchen links muß der Verschluß abgeschraubt werden. Bei dem mittleren Fläschchen braucht man nur auf eine Feder zu drücken. Das metallene Reservoir rechts hat Hahn und Verschluß und kann leicht wieder nachgefüllt werden.

Fläschchen oder kleinen Metallbomben in den Handel gebracht, welche eine Öffnung besitzen. Nimmt man das Fläschchen in die volle Hand, dann wird das Chloräthyl warm, es verflüchtigt sich (verdunstet) und

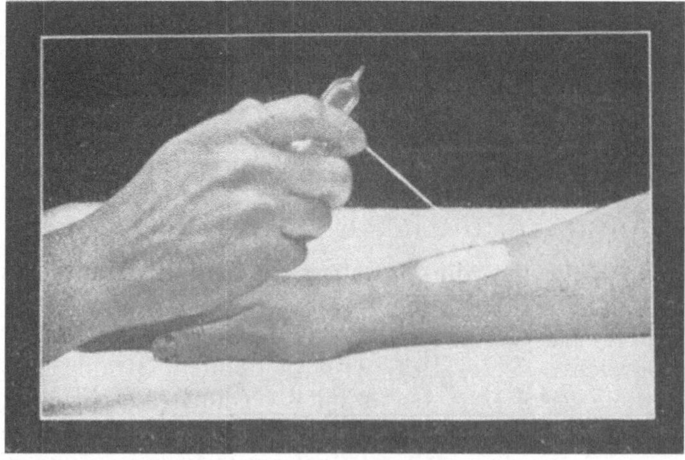

Fig. 169. Verwendung von Chloräthyl. Die Haut ist weiß gefroren an der Stelle, welche unempfindlich gemacht werden soll.

wird so nach außen gepreßt. An der betreffenden Hautstelle verdunstet es sehr schnell und ruft für kurze Zeit (höchstens einige Minuten) jene totale Gefühllosigkeit hervor, welcher beim Auftauen eine ziemlich erhebliche Empfindlichkeit folgt. Die Gefühllosigkeit ist eingetreten, wenn das Gewebe „vereist" ist, d. h. wenn die Haut an jener Stelle weiß, kalt und hart (wie Eis) geworden ist. Die Methode wird angewandt bei kleinen Operationen, welche sehr schnell ausgeführt werden können, wie Einschneiden (Inzision) bei oberflächlichen Abszessen (Finger, Drüsen, Brust), Entfernung von Blutschwämmen usw.

Eine vollkommenere und länger dauernde Gefühllosigkeit wird hervorgerufen durch die Einspritzung gewisser nervenlähmender Chemikalien, vor allem des Kokains. Zu dieser Einspritzung benutzt man Spritzen von 1—10 ccm Inhalt, am besten ganz aus Glas mit Metallstempel (Rekordspritzen) wegen des besseren Sterilisierens, mit sehr dünnen hohlen Nadeln. Die Flüssigkeit wird in die Haut selbst gespritzt oder unter die Haut in Lösung von $^1/_2$—1 % in physiologischer (0,9 %) Kochsalzlösung. Der Lösung werden einige Tropfen einer Adrenalinlösung zugesetzt, um durch gleichzeitiges Zusammenziehen der Blutgefäße zu verhindern, daß die Kokainlösung zu schnell aufgesaugt und von dem Orte, wo sie ihre lähmende Wirksamkeit auf die Nervenendigungen ausüben soll, entfernt wird. Wird die Lösung in die Haut selbst gespritzt (Infiltrationsanästhesie nach Schleich), dann wird nur diese gefühllos. Spritzt man die Flüssigkeit in tiefere Schichten des Gewebes ein, so werden auch diese gefühllos, und man kann z. B. Bauchschnitte und größere Magen- und Darmoperationen ausführen, ohne daß der Kranke Schmerzen empfindet.

Unter genauer Beachtung ihres anatomischen Verlaufes kann man die anästhesierende Flüssigkeit auch auf die Nervenstämme zentralwärts vom Orte der Operation spritzen und lähmt auf diese Weise die Empfindung im ganzen Ausbreitungsgebiet des Nerven peripherwärts (Leitungsanästhesie).

Sehr viel geübt wird diese Art der Betäubung bei Operationen an Fingern und Zehen, wo man die kleinen Nervenstämmchen am Grunde dieser Glieder durch Einspritzung betäubt, nachdem man vorher einen abschnürenden Gummischlauch angelegt hatte, der bezweckt, daß die anästhesierende Flüssigkeit in dem Gliede verweilt und nicht durch den Blut- und Lymphstrom in den Körper verschleppt wird, um dann an der gewünschten Stelle unwirksam zu werden (Oberstsche Anästhesie, Fig. 170).

Weil das Einspritzen von Kokainlösungen gefährlich ist und bei besonders dagegen empfindlichen Personen sogar den Tod zur Folge haben kann (z. B. bei harmlosen Operationen wie Zahnziehen!) ist man dazu übergegangen, ein Gemisch aus Kokain und Adrenalin (Nebennierenextrakt, 5 Tropfen auf je 10 ccm Flüssigkeit) einzuspritzen. Dieses Gemisch wirkt viel stärker als Kokain allein und es genügt zur Herbeiführung der Wirkung schon eine schwache Kokainlösung. Die Giftigkeit des Kokains hat übrigens dazu geführt, daß man sich dieses Stammpräparates immer weniger bedient, man bevorzugt das Novokain, Eukain, Tropakokain, Stovain, Eusemin usw., denen jene Giftwirkung nicht anhaftet.

Die Methode der Leitungsanästhesie hat so viel Anklang gefunden, daß man sogar Gemische von Kokain usw. und Adrenalin in den Wirbelkanal in der Gegend des II. Lendenwirbels einspritzt. Die anästhesierende Flüssigkeit trifft hier die hinteren Wurzeln der Rückenmarknerven vor ihrem Austritt aus dem Wirbelkanal, und es wird hierdurch eine völlige Gefühllosigkeit der Beine und des Leibes (unterhalb der Nabelgegend) erreicht (Rückenmarkanästhesie oder Lumbalanästhesie nach Bier). Alle Operationen unterhalb der Nabelgegend können dann schmerzlos ausgeführt werden, denn die Gefühllosigkeit hält eine volle Stunde und noch länger an. Die

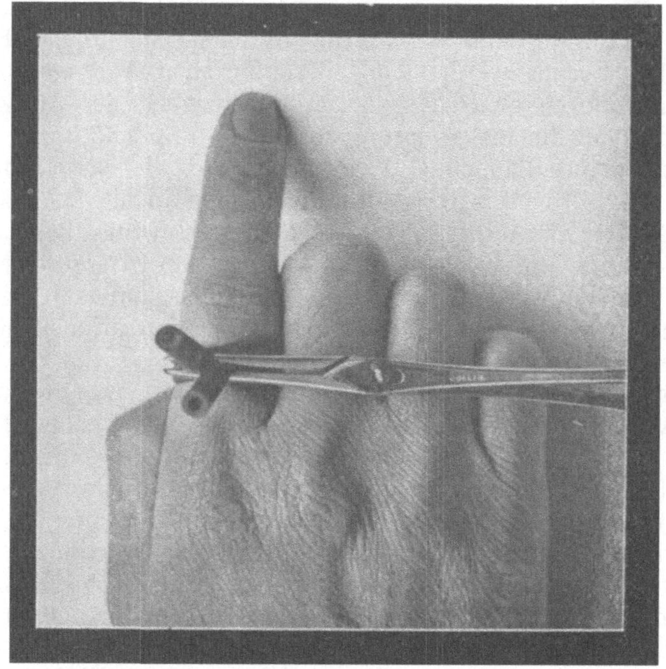

Fig. 170. Finger, mit Drainageröhrchen abgeschnürt, welches mit einer Klemme befestigt wird.

nebenstehenden Abbildungen (Fig. 171 u. 171a) zeigen den Ort der Einspritzung am lebenden Menschen und geben gleichzeitig an, wie die Hohlnadel der Spritze ihren Weg durch die komplizierten Knochenfortsätze der Lendenwirbel hindurch findet.

Pinseln von Kokain auf Schleimhäute kann gleichfalls eine örtliche Gefühllosigkeit hervorrufen. Diese Methode wird namentlich in der Nase, im Mund, Rachen und Harnröhre angewandt, man benutzt dazu stärkere Lösungen von 5—10%.

In manchen Kliniken wird die örtliche Betäubung besonders häufig ausgeführt, und es ist in der Tat möglich, nahezu alle Operationen in dieser örtlichen Betäubung vorzunehmen. Nichtsdestoweniger halten wir es doch für humaner, größere Eingriffe so auszuführen, daß der Kranke nichts davon merkt, daß er vielmehr vor der Operation einschläft und nach ihrer Vollendung erwacht; denn ohne jede Frage wird der Kranke durch das nicht zu umgehende Sprechen bei der Operation, durch die Geräusche der Instrumente, ja auch durch etwa während der Operation eintretende technisch schwierige Situationen, Blutungen usw. eventuell in hohem Grade und ganz unnötig beunruhigt.

Wir halten daher die Anwendung der lokalen Betäubung — abgesehen natürlich von kleinen Eingriffen — bei größeren Operationen nur dann für gerechtfertigt, wenn der Kranke aus irgendwelchen allgemeinen Gründen, etwa wegen einer Herzkrankheit, eines Lungenleidens, einer Erkrankung an Zuckerharnruhr oder eines Nierenleidens, die allgemeine Narkose schlecht vertragen würde, oder wenn etwa, wie es vorkommt, der Kranke den ausdrücklichen Wunsch hat, bei erhaltenem Bewußtsein operiert zu werden.

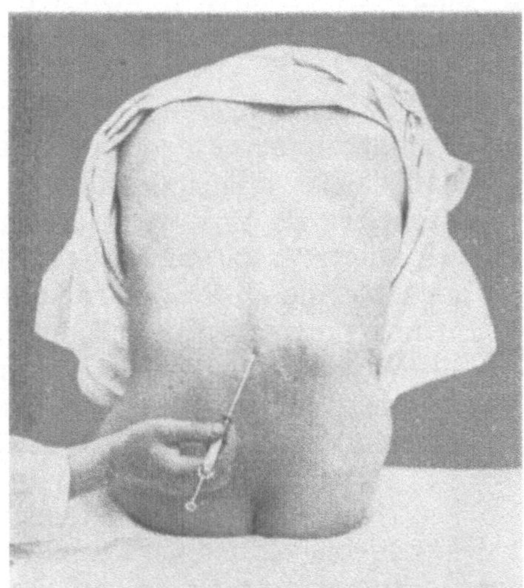

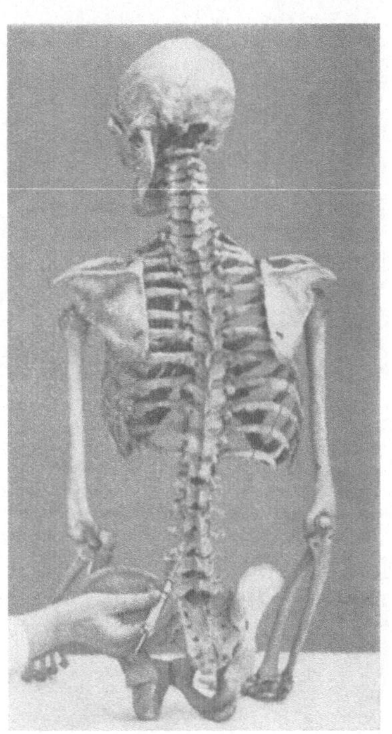

Fig. 171, 171 a. Rückenmarkanästhesie nach Bier.

B. Allgemeine Narkose.

Die allgemeine Narkose wird immer das beste Mittel der Schmerzbetäubung bleiben, weil der Kranke von dem Vorgang der Operation nichts bemerkt und weil der Operateur viel ruhiger arbeiten kann, da jeder, auch unwillkürliche Widerstand des Patienten wegfällt. Die allgemeine Narkose ist auch eine Errungenschaft der neueren Zeit: 1846 wurde die erste Äthernarkose, 1847 die erste Chloroformnarkose ausgeführt.

An Versuchen, eine allgemeine Betäubung auszuführen, hat es schon zu alten Zeiten nicht gefehlt; man bediente sich hierzu gegorener Getränke oder der Opiumpräparate. Man benutzt heute gewöhnlich Chloroform, Äther, ihre Gemische untereinander und mit Sauerstoff, Bromäthyl, Chloräthyl usw. Die beiden letzteren Medikamente werden meist bei kurzdauernden Operationen angewandt, die anderen bei großen Operationen.

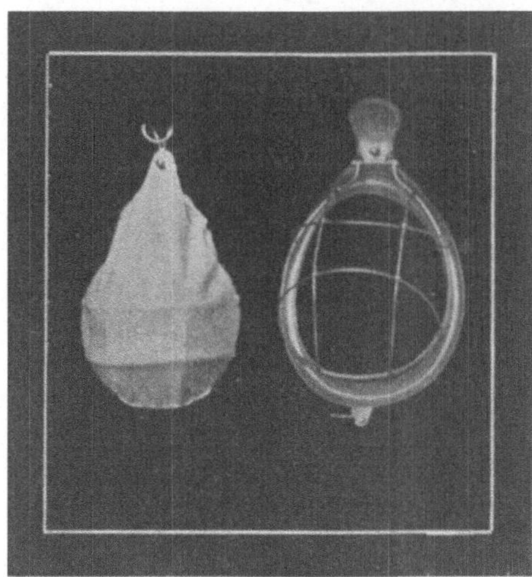

Fig. 172. Narkosemasken. Die Maske links ist gebrauchsfertig. Sie besteht aus einem mit Gaze bedeckten metallenen Rähmchen. Rechts ist nur das metallene Rähmchen zu sehen. Der metallene Rand fängt das abfließende Chloroform auf und verhütet Ätzungen der Augen und des Gesichts.

Chloroform, Äther und die verschiedenen Gemische werden tropfenweise auf Gesichtsmasken verabreicht. Diese bestehen meist aus einem in 4- bis 6facher Lage liegenden Stück Mull, welches über ein metallenes Rähmchen ausgespannt ist, so daß damit Nase und Mund bedeckt wird. Vor der Narkose wird diese Maske auf das Gesicht gelegt. Alle Luft, welche zum Atmen notwendig ist, soll durch die Maske hindurchgehen. Sorgt man nun dafür, daß die Maske mit Chloroform usw. getränkt ist, so werden die Dämpfe der verdunstenden Flüssigkeit mit der Atmungsluft eingeatmet und auf diese Weise wird der Mensch in tiefe Narkose versetzt, nachdem die Dämpfe in den Lungen gleichzeitig mit der Sauerstoffaufnahme aus der Luft in die Blutbahn übergingen. Im Blute wird das Narkotikum an das Hämoglobin der roten Blutkörperchen gebunden, es gelangt in alle Organe des Körpers und so auch in das Großhirn, dessen Ganglienzellen es lähmt.

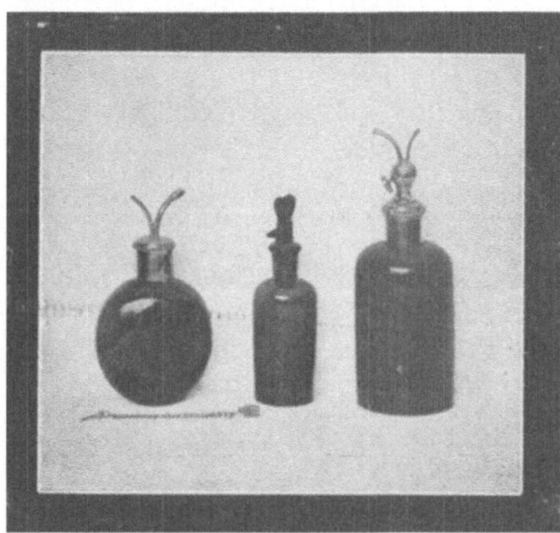

Fig. 173. Tropffläschchen, alle drei aus braunem Glas bestehend, da Chloroform und Äther durch Tageslicht zersetzt werden.

Tropfenweise werden die Narkosemittel auf die Maske gebracht, langsam, und zwar so lange bis die Narkose tief genug ist. Wird die Narkose bei einer bestimmten Schnelligkeit des Tropfens nicht tief genug, so muß schneller getropft werden; wird die Narkose zu tief, so muß weniger gegeben, das Tropfen sogar zeitweise unterbrochen werden. Kinder haben viel weniger Narkotikum nötig als Erwachsene, Frauen weniger als Männer, Alkoholisten mehr als Abstinenzler usw. Wieviel Äther, Chloroform usw. der Patient zu einer tiefen Narkose braucht, kann man nicht vorher wissen. Dies hängt nicht allein von dem Patienten, sondern auch von der Operation selbst und von der Tiefe des zu ihrer Ausführung notwendigen Schlafes ab. Bei dem Hautschnitt ist mehr Chloroform oder Äther notwendig. Weiter gibt es verschiedene Organe, welche äußerst empfindlich sind und deren Betastung usw. zu operativen Zwecken die Patienten schnell bei den Operationen aufwachen lassen. Dagegen gibt es wieder andere Organe, an denen ruhig operiert werden kann, ohne daß die Patienten hiervon etwas merken, so daß während dieses Abschnittes der Operation nur sehr wenig Narkotikum verabreicht zu werden braucht. **Stets soll die Schwester mit möglichst wenig Narkotikum eine möglichst gute, d. h. genügend tiefe Narkose zu erreichen bestrebt sein.** Wird zuviel Chloroform auf die Maske gebracht, so daß es **über das Gesicht fließt, so kann es zu Brandblasenbildung kommen:** vor allem sind die Augen gefährdet, in denen Chloroform,

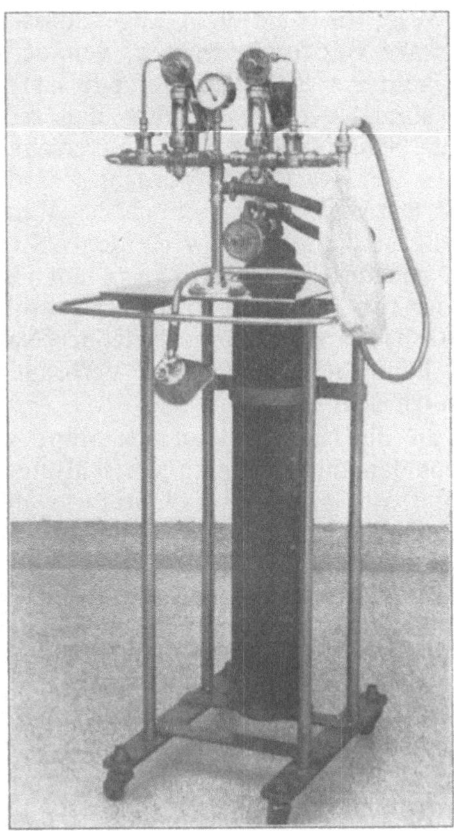

Fig. 174. Narkosenapparat nach Roth-Dräger.

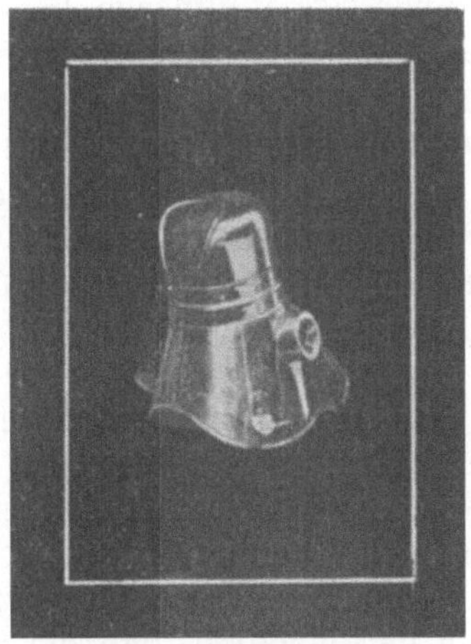

Fig. 175. Maske nach Sudeck. Ein- und Ausatmungsluft müssen ein kleines Fenster passieren. Die ausgeatmete Luft geht durch ein anderes Ventil als die eingeatmete. Am Ticken dieser Ventile kann die Atmung erkannt werden.

wie auch Äther, heftige Entzündungen hervorrufen kann. In dieser Hinsicht ist scharf Obacht zu geben. Es liegt stets ein Fehler des Narkotiseurs vor, wenn das Narkosenmittel derart im Übermaß aufgegossen wird; die Narkose wird dadurch nicht besser, denn das Mittel wird nicht gehörig ausgenutzt, weil z. B. beim Äther durch seine Verdunstung eine Eisschicht auf der Maske entsteht und der hierauf geträufelte Äther gar nicht in die Atemwege eindringen kann. Um diese „Vereisung“ zu vermeiden, soll man den Äther stets tropfenweise auf der ganzen Maske verteilen.

Früher wurden vielfach mit Wachstuch luftdicht abgeschlossene Masken verwendet, welche das ganze Gesicht bedeckten, von deren Gebrauch man jedoch ganz abgekommen ist. Die Methode ist gefährlich, weil sie viel Äther auf einmal verbraucht, ohne daß seine Menge kontrolliert werden kann. Die Narkose kann unversehens zu tief werden. Außerdem ist diese Art des Betäubtwerdens sehr unangenehm für den Kranken, weil der Wachstuchabschluß der Maske den Zutritt der Luft verhindert und Erstickungsgefühl verursacht. Stets vorzuziehen ist deshalb die oben genannte Tropfmethode auf eine durchlässige Mullmaske, bei der Tropfen für Tropfen unter gleichzeitigem Luftzutritt verabreicht wird und die Tiefe der Narkose viel besser geregelt werden kann bei sparsamstem Verbrauch, auf den es im Interesse des Kranken sehr ankommt.

Anstatt die Flüssigkeit dicht an die Nase und an den Mund zu bringen, läßt man sie auch in eigens dazu angefertigten Vorrichtungen verdunsten, vermischt die Dämpfe von Äther und Chloroform mit Luft oder Sauerstoff und läßt den Patienten dieses Gemisch einatmen.

In letzter Zeit sind mehrere Narkoseapparate angegeben worden, welche auf diese Weise eine gleichmäßigere Narkose bezwecken sollen als die gewöhnlichen Masken, erwähnt sei der Apparat nach Roth-Dräger. Zum Teil sind es sehr komplizierte Apparate, welche nur in einem Krankenhaus gebraucht werden können. Sie haben außerdem den Nachteil, daß die Schwester nicht mehr mit einer einfachen Mullmaske zurecht kommt, wenn sie sich an alle die neueren Dinge gewöhnt hat. Soll sie in Privatwohnungen, in kleineren Krankenhäusern usw. narkotisieren, so wird sie meist die alte Maske und nichts anderes vorfinden. Mit dieser muß sie sich zu helfen wissen. Die Kenntnis der komplizierten Apparate wird nur selten bei ihr vorausgesetzt werden.

Aus diesem Grunde wird hier nur die einfache Narkose mit der Mullmaske und dem Tropffläschchen geschildert werden. Und zwar werden wir die Narkose mit Äther besprechen. Obwohl der Äther den Nachteil hat, daß er die Schleimhäute der Atemwege reizt, ist er doch ein viel weniger gefährlicher Stoff als das Herzgift Chloroform und wird diesem heute fast überall vorgezogen.

C. Vorbereitung zu der allgemeinen Narkose.

Bei der Vorbereitung der Patienten für die Operation müssen Mund, Magen und Darmkanal gereinigt werden, näher werden wir darauf eingehen in dem Abschnitt, welcher die Tätigkeit der chirurgischen Stationsschwester behandelt. Es geschieht dies, abgesehen von gewissen anderen Gründen, namentlich im Hinblick auf die Narkose.

Der Mund enthält alle möglichen Krankheitskeime, welche während des schlafähnlichen Zustandes mit den vermehrten Absonderungen aus den Schleimhäuten der oberen Luftwege sehr leicht in die Luftröhre gelangen können, ohne daß sie ausgehustet werden. Hier können sie die direkte Ursache für das Entstehen einer Lungenentzündung abgeben. Wird der Mund zuvor gut gereinigt, dann wird die Gefahr einer Lungenentzündung eine geringere sein.

Der Magen muß während der Narkose leer sein, weil oft während der Narkose erbrochen wird. Das Erbrochene kann in die Luftröhre geraten und gleichfalls Lungenerkrankungen (Aspirationspneumonie) hervorrufen. Wird der Magen vorher entleert, so kommt es kaum so leicht dazu.

Die Därme und die Blase müssen vor der Narkose entleert werden, weil dann weniger Gefahr besteht, daß der Patient sich und den Operationstisch beschmutzt. Auch ist es gut, daß der Patient nach der Operation nicht zuviel Fäulnisprodukte im Darmkanal hat, weil diese Störungen des Allgemeinbefindens hervorrufen können (Fieber, Kopfschmerz usw.) und weil das Entleeren des Darmkanals nach der Operation gewöhnlich Schwierigkeiten macht und eine oft unerwünschte Steigerung des Blutdrucks veranlaßt.

Bei Säuglingen ist das nicht notwendig. Diese können das Fasten von vornherein nicht vertragen. Außerdem enthalten Mund und Darmkanal viel weniger Fäulnisprodukte, und diese werden hier schneller entfernt als bei Erwachsenen.

Kurz vor Beginn der Narkose überzeugt sich die narkotisierende Schwester, ob der Patient leicht durch die Nase atmen kann, ob nicht ein falsches Gebiß oder ein anderer Gegenstand (Näschereien, Kautabak) sich im Munde befindet. Diese müssen vor der Narkose entfernt werden, weil sie leicht im Schlafe in die Atemwege gelangen und zu Erstickung Veranlassung geben können. Wenn die Nase aus irgendeiner Ursache eine freie Atmung ausschließt, so muß man dafür sorgen, daß durch den Mund geatmet werden kann. Weder um den Leib noch am Halse dürfen sich schnürende Kleidungsstücke oder Bänder befinden, weil diese die Atmung erschweren könnten. Es muß berücksichtigt werden, daß die Patienten sich während der Narkose mit Urin und Stuhlgang beschmutzen können (trotz der getroffenen Vorsichtsmaßregeln); die Wäsche muß infolgedessen geschützt werden, am besten wird der Kranke ganz entkleidet vor der Narkose und mit angewärmten Tüchern zugedeckt.

Wenn alles für die Narkose bereit ist und die Schwester die verschiedenen Dinge, welche sie nötig haben könnte, so nahe auf einem

Tischchen bei sich stehen hat, daß sie sich nicht von dem Patienten zu entfernen braucht (Maske, Tropfflasche, Narkosemittel in genügender Menge, eine Zungenzange, einen Mundsperrer, einige

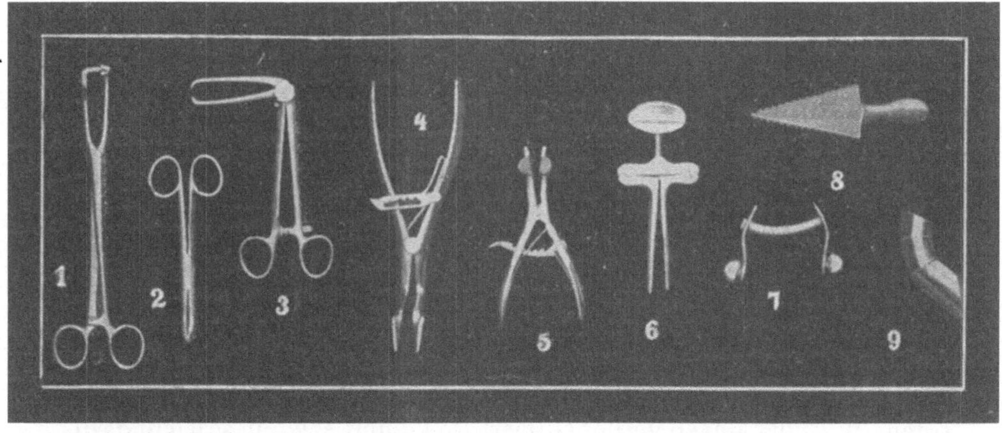

Fig. 176. Zungenzangen (1, 2 und 3) und Mundspekula (4, 5, 6, 7 und 8); 9 ist ein Metallfinger, der nicht bei der Narkose gebraucht wird, sondern zur Untersuchung des Rachens mit dem Finger dient; auf diese Weise kann letzterer nicht durch Biß verletzt werden.

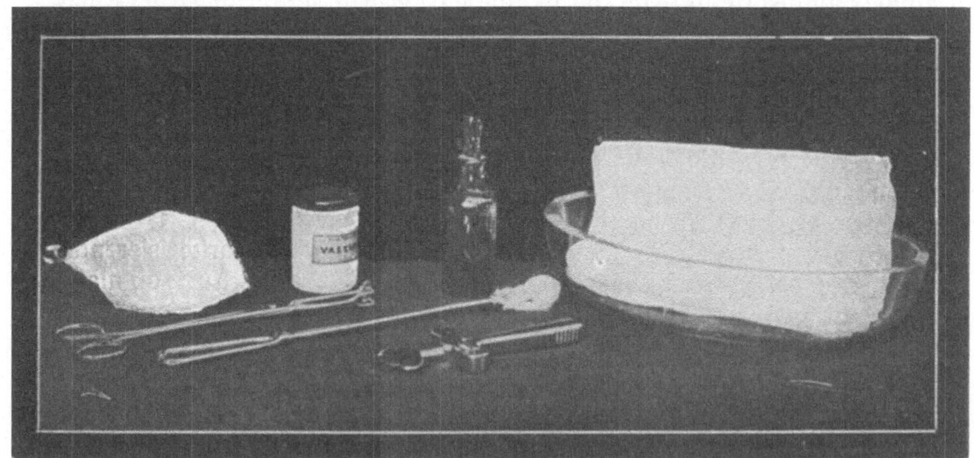

Fig. 177. Hilfsmittel bei der gewöhnlichen Narkose.

Tamponzangen mit Tupfern), und wenn weiter die Schwester, welche den Kopf usw. des Kranken halten soll, zur Stelle ist, dann kann die Narkose beginnen.

D. Die Narkose selbst.

Von dem Moment an, wo die Narkose begonnen hat, darf die narkotisierende Schwester auf nichts anderes achten als auf die Narkose, weder auf die Operation, noch auf die Umgebung, noch auf sonst etwas. Sie muß für Ruhe im Operationssaal sorgen, weil Sprechen und andere Geräusche sie selbst und den Narkotisierten stören. Niemand soll mit ihr sprechen, ebensowenig wie sie selbst mit anderen sprechen darf über Dinge, welche nicht die Narkose unmittelbar betreffen. Wer dennoch mit ihr spricht, braucht nicht auf eine Antwort ihrerseits zu rechnen.

Meist liegt der Patient auf dem Rücken. Es ist sehr zweckmäßig, nach einer Vorschrift von Witzel den Patienten mit hängendem Kopfe auf den Operationstisch zu lagern. Eine Schwester hält den Kopf: ihre Daumen liegen vor den Ohren des Kranken, ihre andern Finger der beiden Hände berühren sich in seinem Nacken und der Kopf wird

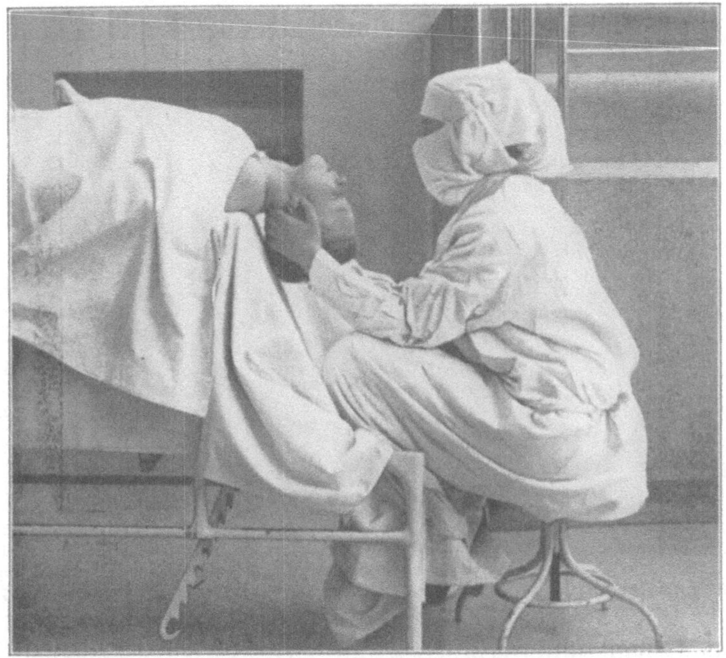

Fig. 178. Kopfhaltung in der Narkose bei „extremer Reklination".

um eine in der Halswirbelsäule gelegene horizontale Achse nach hinten gehebelt. Bei diesem Verfahren („extreme Reklination") bildet der Mund die tiefste Stelle der Atemorgane und alle Absonderungen aus dem letzteren werden bei der Atmung nicht wieder (mit den Bakterien der Mundhöhle!) lungenwärts aufgezogen, sondern fließen einfach aus dem Mundwinkel ab; dasselbe gilt natürlich für den etwa erbrochenen Mageninhalt. — So hat die den Kopf haltende Schwester nur dafür zu sorgen, daß die Atemwege frei sind. Muß der Patient brechen, so wendet sie seinen Kopf seitlich, um den Abfluß zu begünstigen. Die narkotisierende Schwester kontrolliert die Kopfhaltung, hält selbst aber den Kopf nicht, sondern tropft mit der einen Hand den Äther auf, während sie mit der anderen den Puls beobachtet.

Es kommt auch vor, daß der Operateur so viel Raum am Kopfe für sich beansprucht, daß die Schwester ihre Hände nicht so halten kann, wie dies Fig. 178 zeigt. Sie muß sich dann den Wünschen des Operateurs anpassen und die Hände eben anders halten. Wird der Patient in aufrechter Stellung operiert, dann ist die narkotisierende Schwester nicht imstande, den Kopf in jener gewünschten Stellung zu halten. Die Narkose muß dann ausgeführt werden ohne Erfüllung jener Forderung der Kopfhaltung, die wir soeben beschrieben haben und auf die wir im Interesse des Kranken sehr großen Wert legen.

Vorschriftsmäßig hält man in der rechten Hand das Tropffläschchen, mit der linken Hand die Hand des Patienten, dessen

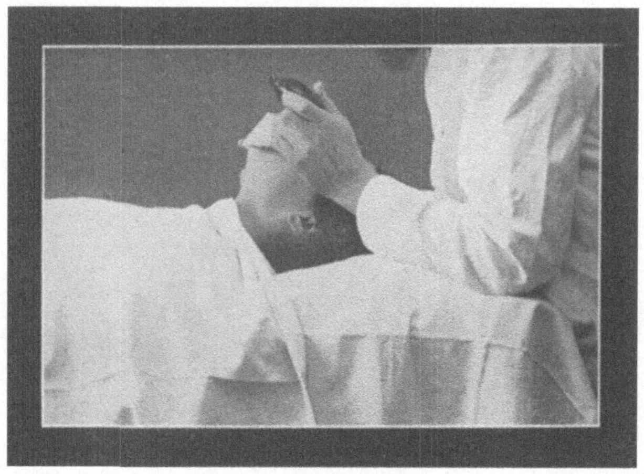

Fig. 179. Kopfhaltung bei der Narkose. Das Gesicht wird nach aufwärts gerichtet. Mit welcher Hand Kiefer und Fläschchen gehalten werden, ist hier gleichgültig. Die Operation verlangt bisweilen diese Art der Haltung. Die Gefahr, daß Speichel aspiriert wird, ist größer als bei „hängendem Kopf".

Pulsschlag man ununterbrochen an der Speichenschlagader kontrolliert. Die Zungenzange, der Mundsperrer, die Tamponzange liegen in erreichbarer Nähe. Von vornherein sei erwähnt, daß bei einer guten Narkose keines dieser Instrumente gebraucht wird und daß eine schlechte Narkose zu den Seltenheiten gehören soll.

Zunächst fordert man den Patienten auf, ruhig liegen zu bleiben, sich nicht zu ängstigen, keine Abwehrbewegungen zu machen, vor allem nicht die Maske wegzustoßen, ruhig von 200 ab rückwärts zu zählen, soweit dies geht, und zwischen zwei Zahlen tief Atem zu holen. Dieses Rückwärtszählen dient dazu, die Patienten von anderen nahe liegenden Gedanken abzulenken, und gerade bei dieser Methode des Zählens konzentrieren sich die Kranken am besten. Auch ohne Zählenlassen kann man natürlich narkotisieren! Nunmehr wird die Maske vorgesetzt, und man beginnt zu tropfen. Es war ein alter Brauch, der leider auch heute noch häufig angewandt wird, viel Narkotikum auf einmal bei Beginn der Narkose auf die Maske zu gießen. Die Patienten mußten dann auf einmal eine große Menge einatmen. Dies brachte sie zum Husten, verursachte Erstickungsgefühl und veranlaßte sie zu Abwehrbewegungen. Die Methode ist unzweckmäßig und durchaus zu verwerfen. Zuerst soll man vielmehr die trockene Maske aufsetzen und dann auftropfen, und zwar sehr langsam und regelmäßig: etwa in jeder Sekunde einen Tropfen.

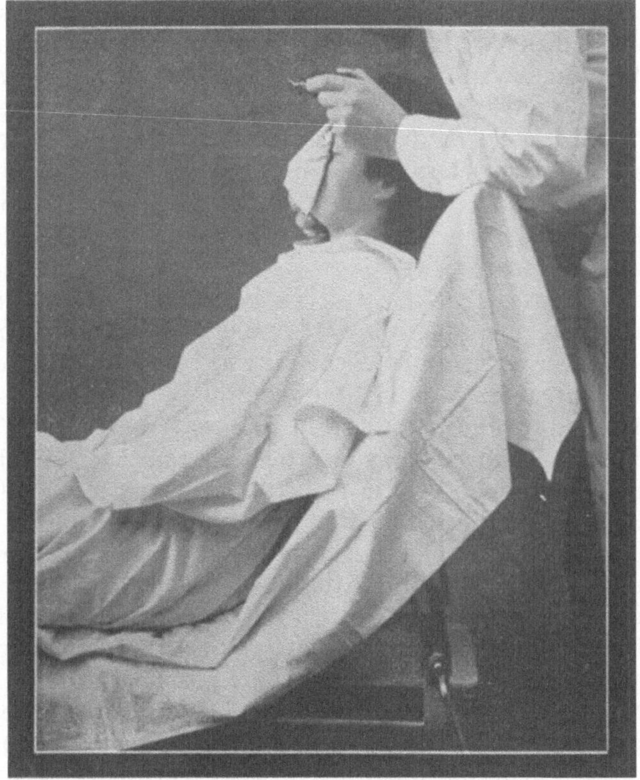

Fig. 180. Haltung des Kopfes während der Narkose bei einem sitzenden Patienten.

In einem gewissen Moment beginnt das sogenannte Erregungs- oder Exzitationsstadium. Die Patienten machen kräftige Abwehrbewegungen und suchen die Maske vom Gesicht wegzureißen. Alle Muskeln werden krampfartig angespannt, auch die Atembewegungsmuskeln. Die Folge ist, daß der Atem eingehalten wird und der Patient dunkelrot und violett im Gesicht werden kann, während die unter der Haut gelegenen Blutgefäße stark anschwellen. Die Augen rollen dabei hin und her. Halbverständliche Ausdrücke, Flüche oder Gebete je nach der Art der Patienten, werden ausgsetoßen. Während dieses Stadiums muß die narkotisierende Schwester scharf Obacht geben, sie darf keineswegs die Ruhe verlieren. Die anderen anwesenden Schwestern haben dafür zu sorgen, daß der Patient nicht vom Tische springt oder fällt, die narkotisierende Schwester hat ihre volle Aufmerksamkeit nötig, um dafür Sorge zu tragen, daß die Maske auf dem Gesicht liegen bleibt, und weiter, daß nun nicht zu viel Äther oder Chloroform auf einmal verabreicht wird. Wird regelmäßig weiter getropft, dann geht dieses Stadium in den schlimmsten Fällen nach 1—2 Minuten vorüber. Bei Kindern und bei Frauen fehlt es vollständig oder es ist sehr unbedeutend, bei starken Männern und vor allem bei Alkoholikern kann es sehr heftig sein, lange dauern und bisweilen zu kleinen Handgemengen führen. Der Kranke muß natürlich auf dem Tische festgehalten werden, doch empfiehlt es sich, hierbei nicht zu viel Kraft anzuwenden: denn je mehr Widerstand der Kranke bemerkt, um so mehr wird er gegen denselben angehen. Die Hände werden am besten festgehalten, indem das Handgelenk niedergedrückt wird. Die Beine werden leicht festgehalten, indem eine Schwester ihre Arme in der Höhe der Oberschenkel des Kranken über den Tisch legt und die andere Tischseite ergreift; die Beine eines kräftigen Mannes an Füßen oder Unterschenkeln fest zu halten, ist fast unmöglich.

Nach dem Erregungsstadium erlöschen Bewußtsein und Empfindung. In diesem Zustande würde man kleinere Operationen an dem Kranken ausführen können, nicht aber große. Hierzu bedarf es der Erschlaffung der Muskulatur, die nun weiterhin folgt. Würde man dieses Stadium nicht abwarten, so würde der Kranke z. B. bei Eröffnung der Bauchhöhle durch ungewollte, reflektorische Anspannung der Bauchmuskeln die Eingeweide herausdrängen. Jetzt besteht die Aufgabe, zu sorgen, daß nicht zu viel Narkotikum gegeben wird, sonst würde durch Lähmung von Herz und Atmung der Tod eintreten. Man hat sich nämlich vorzustellen, daß Äther und Chloroform, durch die Lungen in die Blutbahn aufgenommen, an die roten Blutkörperchen gebunden, im ganzen Körperkreislauf zirkulieren. Das Narkotikum schädigt und lähmt die Körperzellen, nicht nur in Herz, Leber, Nieren usw., sondern vor allem auch in der Gehirnrinde. Die Schädigung ist eine vorübergehende, wenn sie nicht zu intensiv einwirkt — so hat man sich die Wirkung bei der regelrechten Narkose zu erklären. Die Schädigung wird aber irreparabel und lähmt jene Zellen, besonders die Gehirnganglienzellen, tödlich, wenn zu viel Narkotikum gegeben wurde. Während der nunmehr folgenden, in den meisten Fällen gleichmäßig verlaufenden Narkose hat die narkotisierende Schwester verschiedenen Dingen ihre angespannteste Aufmerksamkeit zu widmen. Ist etwas nicht in Ordnung, so muß sie mit deutlicher Stimme dem Operateur sofort Meldung machen, der seine Maßnahmen danach richten wird. Flüstern ist nicht erlaubt — es stört den Operateur.

Atmung. Vor dem Eintritt der Bewußtlosigkeit ist die Atmung beschleunigt, beengt, abgebrochen, manchmal sogar eingehalten.

Während der tiefen Narkose ist sie langsam, ruhig, regelmäßig, manchmal unhörbar, manchmal laut schnarchend. Eine Beschleunigung der Atmung kündigt das Wachwerden an. Ein langsamer und schwächer Werden (oft unhörbar) bedeutet „sehr tiefe Narkose", und hier heißt es „aufpassen"! Hier ist bisweilen eine kurze Unterbrechung der Narkose am Platze, d. h. „die Maske weg"! Wird die Atmung behindert, dann ist irgend etwas nicht in Ordnung: Schleim sitzt vielleicht im Hals, zu enge Nasenwege gestatten bei geschlossenem Munde nicht genügenden Luftzutritt, die Zunge ist nach hinten gesunken und infolgedessen verschließt der Kehldeckel den Eingang zu Kehlkopf und Luftröhre usw. Man bemerkt dann, daß trotz versuchter Atembewegungen keine Luft in die Luftwege einstreicht, die Gesichtsfarbe des Kranken wird blaurot, weil im Blute sich Kohlensäure ansammelt, welche den Körper nicht durch Ausatmung verlassen kann und der behinderte Luftzutritt keinen Sauerstoff in die Lungen gelangen läßt. Dieser Zustand muß sofort beseitigt werden. Die Schwester darf nicht ruhen, solange sie nicht die Ursache dieses Zustandes ausfindig gemacht hat. Nie darf sie jenen Zustand als selbstverständlich hinnehmen oder denken, daß sie nichts daran ändern kann. Sie darf eben nicht weiter narkotisieren, wenn die Atmung nicht frei ist. Obwohl es natürlich nie vorkommen soll, daß ein Narkotisierter einen Gegenstand im Munde trägt, muß mit der Möglichkeit doch gerechnet werden. Gelangt dieser in die Luftwege, so kann der Kranke oft nur durch den Luftröhrenschnitt (Tracheotomie) gerettet werden und deshalb soll in einem Operationssaal stets das Instrumentarium für diesen Eingriff steril zur Hand liegen.

Husten. Im Beginn der Narkose wird gehustet, wenn viel Speichel und Schleim in die Kehle gelangen, ebenso wenn der Patient zu sich kommt nach der Narkose. Wird schnell tief narkotisiert, dann wird Speichel und Schleim leichter in die Luftröhre gelangen, ein Umstand, der später gefährlich werden kann und überdies direkt zur Folge hat, daß nicht genügend Luft hinzutritt. In diesem Falle wird man nicht mehr von einer „guten" Narkose sprechen können. Der Speichel muß aus der Kehle entfernt werden, bevor er eingesogen wird. Man kann ihn mit einem Stieltupfer auswischen. Wird der Kopf in der oben geschilderten Weise nach hinten-unten abgebogen gehalten, so wird diese gefährliche Unannehmlichkeit nicht eintreten können.

Puls. Im Anfang ist der Puls schnell, voll und kräftig. Während der Narkose ist er langsam und regelmäßig. Puls- und Atmungsbeschleunigung läßt auf „Erwachen" schließen. Sehr kleiner und sehr schneller Puls bedeutet großen Blutverlust oder Erschöpfung infolge zu langer oder zu tiefer Narkose. Unregelmäßiger und nicht fühlbarer Puls erfordert zeitweiliges Aussetzen des Tropfens. Ein sehr kleiner Puls verlangt große Vorsicht.

Gesichtsfarbe. Diese ist veränderlich wie der Puls. Im Anfang ist sie stärker gerötet, manchmal blaurot, später mäßig blaß. Cyanose (blaue Verfärbung durch Anhäufung von Kohlensäure im Blut) während der Narkose bedeutet Störung in der Atmung. Die Luftzufuhr läßt dann zu wünschen übrig und erfordert ein sofortiges Eingreifen. Tödliche Blässe ist eine Folge von zu starkem Blutverlust oder von schlechter Herztätigkeit bei zu tiefer Narkose, sie ist immer ein böses Anzeichen, dem schnell begegnet werden muß durch Aussetzen der Narkose.

Augen. Im Anfang werden die Augen fest zugekniffen und tränen oft stark. Während der Narkose wird das Auge gewöhnlich leicht geschlossen, nur dann reflektorisch fester zugekniffen, wenn die Fingerkuppe die Hornhaut berührt. Dies ist ein Mittel, mit dem man sich oft vergewissert, ob die Narkose tief genug ist. Ist diese noch nicht sehr tief, dann wird das Auge bei Berührung noch fest zugekniffen. In tiefer Narkose bleiben die Augenlider bewegungslos bei Berührung der Hornhaut. Wir raten dringend, sich dieses ganz unnötigen Mittels nicht zu bedienen, weil dadurch die zarte Hornhaut leicht verletzt werden und geschwürig erkranken kann.

Ein viel besseres Mittel, sich über die Tiefe der Narkose zu vergewissern, ist das Beobachten der Pupillen.

Ein erfahrener Narkotiseur legt während der Narkose großes Gewicht auf die Größe und die Beweglichkeit der Pupille. Im Beginn der Narkose ist die Pupille weit und während der tiefen Narkose sehr eng. Eine weite Pupille findet sich bei einer Narkose, welche nicht tief genug ist, aber auch bei einer solchen, welche zu tief ist (auf der Grenze zwischen Leben und Tod). Ein Anfänger wird sich hier nicht leicht auskennen, er soll sich deshalb auch in diesem Punkte nicht zuviel zutrauen. Stets soll die Pupille während der Narkose beim Eröffnen der Lider auf Lichteinfall reagieren und sich verengen; tut dies eine weite Pupille nicht mehr, so ist die Narkose zu tief und die Darreichung des Narkotikums muß sofort unterbrochen werden.

Kiefer und Zunge. Solange der Patient „spannt“ und sich bewegt, preßt er die Kiefer aufeinander. Der Narkotiseur hat dann Obacht zu geben, daß die Zunge nicht zwischen die Zähne geklemmt wird. Ist die Nase zu eng für eine tiefe Atmung, so muß eventuell ein Mundsperrer zwischen die Kiefer gelegt werden (der gebräuchlichste Mundsperrer ist der Heistersche). In tiefer Narkose sinkt der Kiefer herab, und damit fällt die Zunge nach hinten, der Kehldeckel verschließt den Kehlkopfeingang. Man hört dies sofort an der Atmung, der man anmerkt, daß die Luft nicht frei durch die Atemwege streicht. Diese Gefahr soll die narkotisierende Schwester sofort erkennen und auch zu beseitigen wissen, sonst droht der Erstickungstod. Der Unterkiefer muß so durch die hinter den Kieferwinkel fassenden Daumen nach vorn geschoben werden, daß die untere Zahnreihe vor die obere zu stehen kommt. Die Narkose ist wieder eine „gute“, sobald die Atmung ruhig geworden und die Gesichtsfarbe eine frische ist. Gelingt es nicht, mit den Fingern den Unterkiefer nach vorn zu bringen, so muß man die Zunge an der Spitze seitlich, nicht von oben nach unten, mit einer Zungenzange fassen und sie, soweit es geht, nach außen ziehen. Hier muß große Vorsicht obwalten, damit die Zunge nicht einreißt. Kann man den Mund nicht mit den Fingern öffnen, so geschieht dies mit dem Mundsperrer.

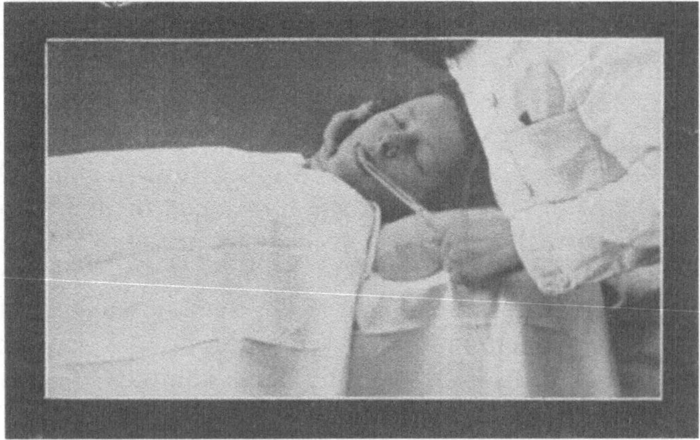

Fig. 181. Gebrauch der Zungenzange.

Zu Erbrechen kann es während aller Stadien der Narkose kommen, wenn der Patient zu wenig Narkotikum erhält und wenn er anfängt wach zu werden. Bei einer gleichmäßigen Narkose wird in der Regel nicht erbrochen. Eine Schwester, welche die Patienten während der Narkose öfter erbrechen läßt, versteht ihre Sache nicht gut.

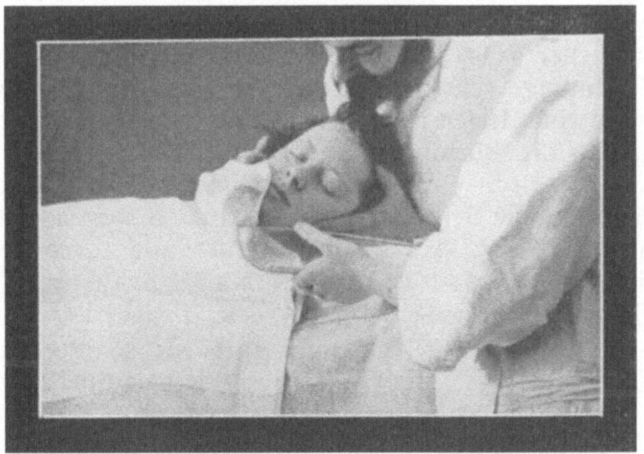

Fig. 182. Haltung des Kopfes beim Erbrechen.

Beginnt das Erbrechen trotz der getroffenen Vorsorgemaßregeln dennoch (Anzeichen hierfür sind Schluckbewegungen, stoßende Atmungsbewegungen, Kollern im Leibe usw.), und sind auch andere Beweise dafür da, daß die Narkose weniger tief geworden ist, dann kann die Schwester zwei Mittel anwenden. Schnelles Weitertropfen kann die Narkose sofort so tief machen, daß die Brechbewegungen aufhören, bevor noch Speisereste oder Schleim aus dem Magen nach oben kommen. Fürchtet die Schwester, daß das Erbrochene bereits in die Nähe des Kehlkopfes geraten ist und daß deshalb Gefahr besteht, daß das Erbrochene in die Luftröhre gelangen kann, dann muß die Narkosemaske entfernt und der Kopf zur Seite gehalten werden, damit das Erbrochene und der reichlich fließende Speichel auf diese Weise leicht nach außen gelangen können. Nahm der Patient eine sitzende Stellung ein, dann muß der Kopf vornüber gehalten werden, und es muß Obacht gegeben werden, daß nicht in die Wunde hinein erbrochen wird, zumal wenn diese sich dicht in der Nähe des Mundes befindet. Erbricht der Patient nicht mehr, dann wird schnell weiter narkotisiert, weil Unterbrechungen stets sehr unangenehm für den Operateur sind, welcher das Operieren während des Erbrechens einstellen muß. War der Magen gefüllt, dann kommen die verschiedensten Speisereste zutage; die Atmung kann hierdurch sehr behindert werden. Die Schwester, welche dies einmal erlebt hat, wird am besten verstehen, warum vor der Narkose der Magen entleert werden muß!

Nach der Narkose erbricht der Patient schon leichter, es muß jedoch auch jetzt darauf acht gegeben werden, daß nichts in die Luftröhre gelangt und daß das Erbrochene nicht auf den Wundverband und auf das Bett fließt. Mit einem Handtuch und einer kleinen Brechschale wird man dies leicht vermeiden können.

Was muß geschehen, wenn die Narkose zu tief wird, wenn drohende Erscheinungen auftreten und wenn der Patient kollabiert?

Drohende Erscheinungen sind unregelmäßiger, sehr kleiner und sehr schneller Puls, sehr blasse Gesichtsfarbe, schwache und verlangsamte Atmung, sehr weite, reaktionslose Pupillen neben allen Erscheinungen einer tiefen Narkose. Der Operateur bemerkt in solchen Fällen oft, daß die Blutung in der Operationswunde steht und daß das Blut dunkel wird. Zeigen sich eine oder mehrere dieser Erscheinungen, dann hat die Schwester sofort dafür zu sorgen, daß die Narkose weniger tief wird, daß sie in keinem Falle tiefer werden darf. Nicht allein das Tropfen muß direkt aufhören, auch die Maske muß für einige Zeit beiseite gelegt werden. Atmet der Patient reine Luft ein — eine Sauerstoffbombe soll für solche Fälle stets zur Hand sein — so genügt dies in der Regel, um die Gefahr abzuwenden. Bisweilen ist es angebracht, das Gesicht mit einem nassen oder mit Äther befeuchteten Tuch abzureiben. Manchmal ist es notwendig, die Herzgegend zu massieren, um die schlechte Herztätigkeit durch diesen Reiz anzuregen. Ist es nötig, daß der Patient weiter narkotisiert wird, dann darf es natürlich nicht so weit kommen, daß er wieder zu sich kommt, weil sonst Erbrechen usw. eintreten könnte. Mit großer Vorsicht muß dann Äther verabreicht werden, denn die drohenden Erscheinungen waren eine Folge davon, daß zeitweise zuviel Narkotikum gegeben wurde. Diese Zufälle treten meist bei der Chloroformnarkose auf, Äther wirkt dagegen als herzanregendes Mittel. Entweder hatte die Schwester nicht genügende Aufmerksamkeit gezeigt, oder ein starker Blutverlust z. B. (oder irgendein anderer Vorgang im Operationsgebiet) brachte es mit sich, daß der Patient mit einem Male bedrohliche Erscheinungen zeigte. Bei dieser Gelegenheit soll darauf aufmerksam gemacht werden, daß es Personen gibt, welche die Chloroformnarkose in keiner Weise ertragen (Idiosynkrasie) und nach Einatmung geringer Mengen sofort tief kollabieren und sterben. Eine Ursache hierfür kennt man noch nicht, das Ereignis gehört zu den furchtbarsten, die dem Chirurgen begegnen können — bei Ätherdarreichung ist dies ganz unbekannt.

Kollaps. Wenn die narkotisierende Schwester die drohenden Erscheinungen nicht zeitig bemerkt, so kann es zu Kollapserscheinungen kommen. Erst hört die Atmung auf, dann steht das Herz still, bisweilen auch umgekehrt. In keinem Fall darf die Narkose fortgesetzt werden, wenn der Puls schlecht geworden oder nicht mehr zu fühlen ist. Dann war nämlich in der Regel schon vorher die Atmung nicht mehr in der Ordnung. Vor dem gänzlichen Aufhören war diese fast unmerklich, sehr oberflächlich und langsam geworden. Was ist in diesem Falle zu tun?

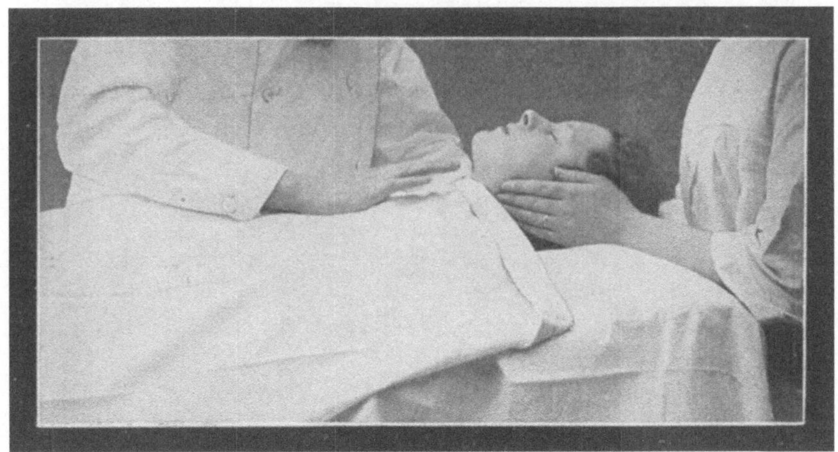

Fig. 183. Haltung der Hand bei Herzmassage.

Bisweilen erschrickt die Schwester heftig, sie vergißt, die Maske wegzunehmen und sieht den Operateur fragend an. Das darf nicht sein; denn keine Sekunde darf verloren werden. Es soll nicht gefragt, wohl aber gehandelt werden. Der Operateur erhält eine kurze Warnung, die Maske wird beiseite gelegt — nicht in die Nähe des Kopfes —, durch richtige Kopfhaltung wird für freie Luftwege gesorgt und die künstliche Atmung beginnt mit oder ohne Herzmassage.

Die letztere besteht darin, daß die Herzgegend (zwischen IV. und VI. Rippe, links von dem Brustbein) mit dem Daumenballen der Hand regelmäßig und ziemlich kräftig mit einer Schnelligkeit, welche etwa 120 Schlägen in der Minute entspricht, massiert wird. Dieses Massieren wird zunächst eine halbe Minute ausgeübt. Dann überzeugt man sich, ob der Puls besser geworden und ob die Farbe weniger blaß ist. Im negativen Falle wird das Massieren auf dieselbe Weise fortgesetzt. Bisweilen werden die Fußsohlen abgerieben und das Gesicht mit kalten nassen Tüchern frottiert.

Für die Ausführung der künstlichen Atmung gibt es mehrere Methoden: 1. Rhythmisches Zusammenpressen des Brustkorbes; 2. Rhythmisches Ausdehnen des Brustkorbes durch Bewegung der Arme. Die erstere ist leicht ausführbar bei Kindern und mageren Personen. Die

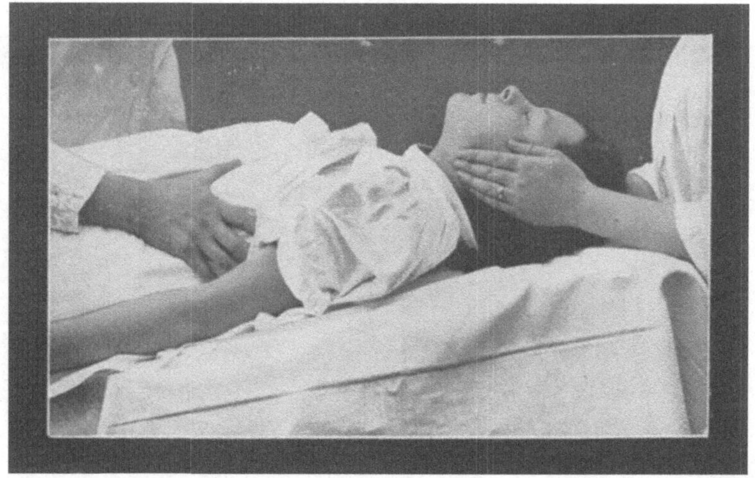

Fig. 184. Künstliche Atmung. Die Rippen werden mit beiden Händen niedergedrückt (Ausatmung).

Schwester steht am Kopfende oder neben dem Patienten. Die beiden Hände werden auf die abhängigen Teile des Brustkorbes flach niedergelegt, links und rechts, und jetzt werden rhythmisch die Rippen eingedrückt mit einer Schnelligkeit, welche ungefähr 20 Atemzügen in der Minute entspricht. Bei dem Niederdrücken wird Luft aus den Lungen ausgepreßt, während infolge der eigenen Federkraft der Rippen der Brustkorb sich nach dem Loslassen der Hände wieder erweitert und frische Luft in die Lungen hineingelangen kann. Bei sehr mageren Personen kann man, am Kopfende des Kranken stehend, die Rippenbogen mit den Händen umfassen und nicht nur niederdrücken, sondern sogar nach außen ziehen und den Brustkorb so erweitern. Dies ist nicht die gewöhnliche Art der künstlichen Atmung. In der Regel wird die rhythmische Ausdehnung des Brustkorbes durch Armbewegungen erzielt. Soll die Schwester die Bewegung allein ausführen, dann stellt sie sich an das Kopfende des Patienten. Stehen zwei Personen zur Verfügung, dann stellt sich jede von ihnen neben den Patienten und ergreift einen Arm des Kranken, indem sie die eine Hand an den Unterarm, die andere an den Ellbogen legt und zieht dann in großem Bogen langsam die Arme nach oben, bis sie sich in der Körperachse befinden. Die großen Brustmuskeln werden hierdurch gespannt und die Rippen nach außen bewegt. Vergrößerung des Inhaltes des Brustkorbes und Einstreichen der Luft in die Lungen ist die direkte Folge. Dann werden die Arme wieder nach unten geführt, so daß der ganze Arm, besonders aber der Ellbogen gegen die seitlichen unteren Teile des Brustkorbes gepreßt wird. Hierdurch wird der Brustkorb verkleinert und die eben eingeatmete Luft wieder ausgetrieben. Die so ausgeführte künst-

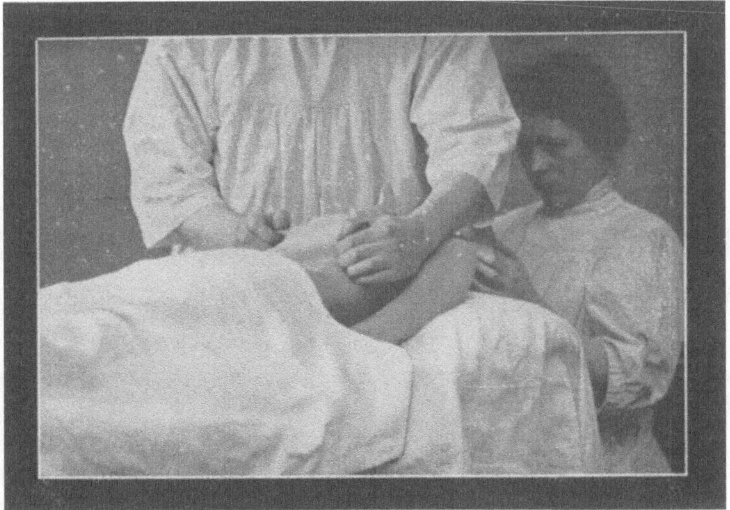

Fig. 185. Künstliche Atmung. Der Rippenbogen wird mit beiden Händen nach außen gezogen (Einatmung).

liche Atmung muß bisweilen bis zu $1^1/_2$ Stunden ununterbrochen fortgesetzt werden, wenn man Aussicht auf Erfolg haben will. Die Schwester darf nur dann „müde werden", wenn sie abgelöst werden kann. Ist dies nicht der Fall, so muß sie fortfahren, bis die Atmung zurückgekehrt ist, was meist der Fall ist, oder so lange, bis sie sicher ist, daß alle Mühe vergebens ist. Eines bedenke man vor allem bei Vornahme der künstlichen Atmung: die Luftwege müssen frei sein, damit die Luft einstreichen kann und ferner: nach Erweiterung des Brustkorbes muß man eine genügend lange Pause machen, damit die Luft hereinziehen kann, man darf nicht sogleich den Brustkorb wieder zusammenpressen, dagegen wird in der Aufregung oft gefehlt. Nie sollen mehr als 16—20 künstliche Atembewegungen in der Minute vorgenommen werden.

Oft ist es nötig, zur Belebung der Herztätigkeit Kampfer- und Ätherinjektionen zu machen. Von vornherein sollen die notwendigen Gegenstände hierzu bereit stehen.

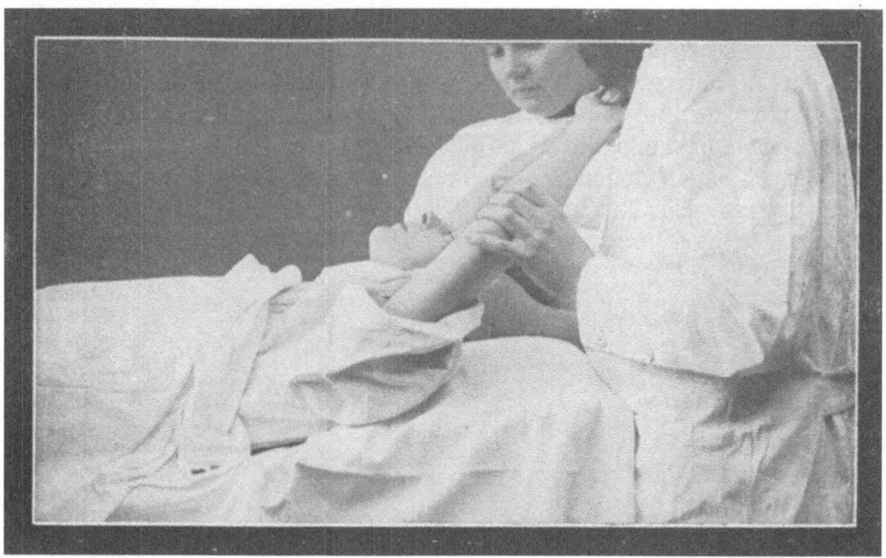

Fig. 186. Künstliche Atmung. Die Schwester hält den Unterkiefer. Der Narkotiseur zieht beide Arme stark nach oben (Einatmung).

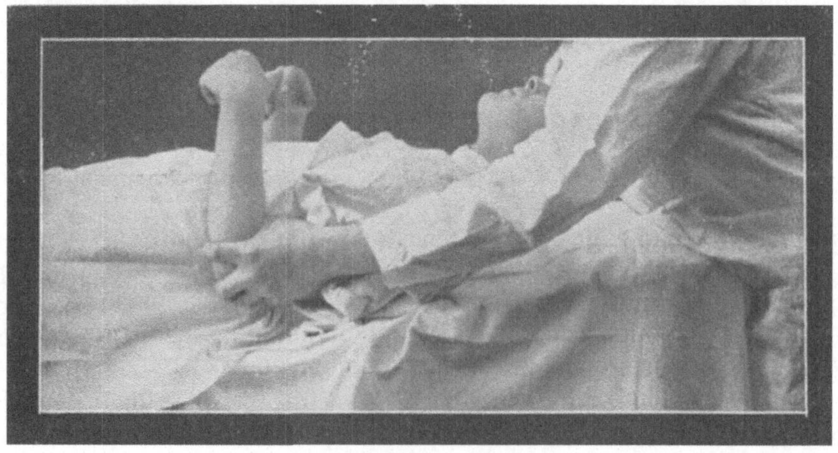

Fig. 187. Künstliche Atmung (eine hilfeleistende Person). Beide Oberarme werden an die Seite des Brustkorbes fest angedrückt (Ausatmung).

Da der Allgemeinnarkose, wie wir sahen, doch eine große Menge schädlicher Nebenerscheinungen anhaften und da sie durch die Lokalanästhesie nicht immer genügend ersetzt werden kann, sinnt man immer wieder nach neuen Mitteln einer ungefährlicheren Art der

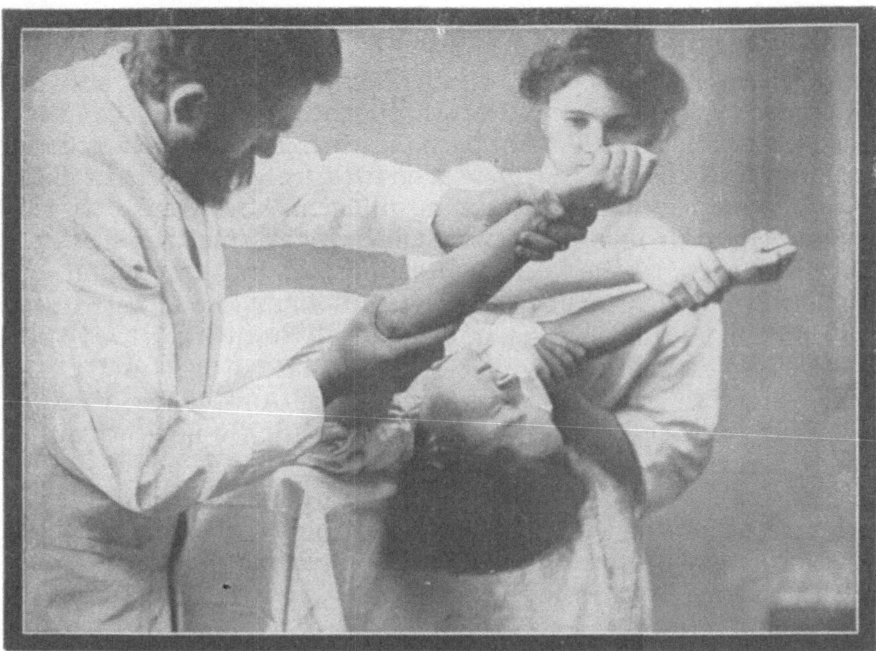

Fig. 188. Künstliche Atmung. Der Patient wird so weit nach oben über den Tisch hinausgeschoben, daß der Kopf herabhängt. Das Festhalten des Kiefers ist dann nicht erforderlich. Vorsicht wegen event. Zurücksinkens der Zunge ist stets am Platze. Schwester und Narkotiseur bewegen gleichmäßig jeder einen Arm (Einatmung).

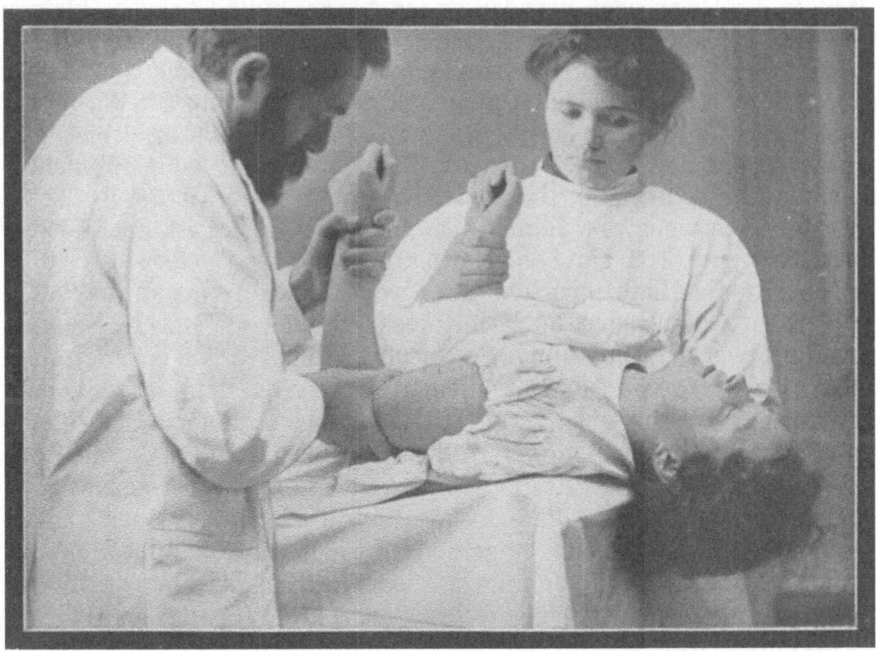

Fig. 189. Künstliche Atmung. Beide Arme werden gleichmäßig gegen die Seite angedrückt (Ausatmung).

Allgemeinbetäubung. Ein solches hat man gefunden in dem sogenannten **Ätherrausch.** Wenn man, auf die Tropfmethode verzichtend, einem Menschen eine äthergetränkte Maske vorhält und ihn auffordert sehr tiefe Atemzüge schnell nacheinander zu tun, dann gelangt er nach 10—15 Atemzügen in ein nur wenige Minuten andauerndes Stadium der Betäubung, in welchem es möglich ist, kleinere Eingriffe an ihm schmerzlos auszuführen. Der Kranke erwacht dann schnell wieder und befindet sich in einem rauschartigen Zustande. Diese Methode wird für kleinere Eingriffe sehr viel angewandt. In neuester Zeit bedient man sich zur Herbeiführung dieser kurzdauernden Narkose des tropfenweise auf die Maske gebrachten Chloräthyls. Dieses Mittel hat den Vorzug, daß auch der rauschartige Zustand nach der Narkose fast ganz vermieden wird. Seine Anwendung bedarf jedoch einer gewissen Vorsicht. Während man den gewöhnlichen Ätherrausch in eine tiefe Narkose übergehen lassen kann, wenn aus irgendwelchen Gründen der operative Eingriff sich länger hinzieht, als dies vorher zu übersehen war, muß dies beim Chloräthylrausch unbedingt vermieden werden, weil bedrohliche Störungen der Herz- und Atemtätigkeit hierbei sich einstellen können.

E. Nach der Narkose.

Wenn Operation und Narkose lange Zeit gedauert haben, dann bedarf der Patient nach Ablauf derselben noch längere Zeit der Hilfe von seiten der Schwester. Nur in Ausnahmefällen nach längeren Narkosen, in der Regel nach kurzdauernden Narkosen und bei sehr kleinen Kindern sind die Patienten weniger oder überhaupt nicht hilfebedürftig. Sie sind vielleicht etwas schwindlig und fühlen sich leicht übel. Dieser Zustand geht jedoch bald vorüber, wenn die Patienten einige Zeit ruhig liegen bleiben. Nach längeren Narkosen ist dies keineswegs der Fall. Die Patienten fühlen sich elend beim Erwachen, sie sind sehr schwindlig, können kein Licht, kein Geräusch, keine Bewegung vertragen, sie fühlen sich sehr übel. Dies ist bei starkem Blutverlust zum Teil eine Folge der Operation als solcher. Meist ist die Narkose die Hauptursache. Man weiß dies ganz genau, nachdem die gleichen Operationen auch mit Kokain ohne allgemeine Narkose ausgeführt worden sind ohne die vorhin erwähnten Allgemeinerscheinungen. Der Körper und vor allem das Nervensystem ist zeitweilig durch das Narkosemittel „vergiftet“. Solange sich noch Chloroform oder Äther im Körper befindet, fühlen sich die Patienten krank. Sie atmen das Narkotikum aus, ja schmecken es bisweilen sogar. Auch die Umstehenden riechen diese Exspirationsluft bisweilen einen ganzen Tag lang und selbst noch länger. Das Chloroform kommt auch in den Magen und wird dann immer wieder mit etwas Magensaft und Speichel in kleinsten Mengen erbrochen. Der Kranke soll angehalten werden, möglichst bald das Narkotikum aus seinen Luftwegen zu entfernen. Dies geschieht dadurch, daß man ihn in dem gut ventilierten Zimmer (offenes Fenster!) zu häufigen tiefen Atemzügen anhält, etwa 20 alle halbe Stunden. Die Ein- und Ausatmung soll durch die aufeinander gepreßten Zähne erfolgen, damit die Lungen sich dabei anstrengen müssen. Dies wird mehrere Tage sorgfältig fortgesetzt, und so vermeidet man zumeist die sehr gefürchteten Lungenentzündungen im Anschluß an die Narkose, derentwegen man natürlich auch besondere Vorsicht beim Transport des Kranken aus dem heißen Operationssaal in die Krankenstube anwenden muß: am besten unter Bedeckung des Kopfes mit einem Gazeschleier, der vor zufälligem Luftzuge schützt, während gleichzeitig der Körper des Narkotisierten mit angewärmten Decken gut eingehüllt ist.

Damit der Patient möglichst wenig an jenen Folgeerscheinungen der Narkose zu leiden hat, soll dafür Sorge getragen werden, daß im Krankenzimmer absolute Ruhe und Halbdunkel herrscht (ein Vorhang soll sich vor dem Fenster, ein Schirm vor dem Lampenlicht befinden!). Die Schwestern sollen leise auftreten, flüsternd sprechen, möglichst schweigend helfen. Die Familie soll nicht oder nur kurze Zeit zugelassen werden, denn Aufregung ist nicht wünschenswert; diese ist überhaupt niemals gut für den Patienten und kann nachteilig wirken bei großer Schwäche und bestehender Lebensgefahr. Der Patient muß flach liegen, den Kopf möglichst tief, es sei denn, daß der Operateur eine andere Haltung (etwa halbsitzend) vorgeschrieben hat. Die Schwester setzt sich neben das Bett hin und geht unter keinem Vorwand weg. Sie sorgt dafür, daß der Patient bequem liegt, stützt den Kopf beim Erbrechen, verhindert, daß der Patient sich zuviel bewegt oder in halbwachem Zustand aus dem Bett springt oder fällt. Bei manchen temperamentvollen Patienten ist bisweilen kräftige Hilfe nötig: hier handelt es sich in der Regel um Zustände, welche große Übereinstimmung mit dem Delirium tremens zeigen. Schläft der Patient, so ist dies für ihn das beste. Schlafende Patienten leiden nicht, wenigstens nicht bewußt. Sie wissen sich nur teilweise der Schmerzen zu erinnern, welche sie ausgestanden haben. Klagen über heftigen Kopfschmerz, über sehr trockenen Mund und Hals, über großen Durst usw. sind an der Tagesordnung. Trinken hilft hier nur wenig und hat den Nachteil, daß dann wieder mehr und längere Zeit erbrochen wird. Da dies die Patienten sehr erschöpft, so muß man möglichst dagegen vorgehen, um so mehr, da das Erbrechen mehrere Tage anhalten kann. Gegen die Kopfschmerzen werden kalte Tücher oder Eisblase verordnet. Die erste Nacht wird meist schlaflos verbracht, selbst dann, wenn ein Schlafmittel verabreicht wurde. Es kommt auf diesem Wege höchstens zu kurzdauerndem und oberflächlichem Schlafe, der Patient ruht jedoch, wenn auch nur wenig. Eine Wache ist in der Regel erforderlich.

Im Anfang darf der Patient nichts zu sich nehmen, hält der Arzt die Zufuhr größerer Mengen Flüssigkeit für notwendig, so wird dies erreicht durch Kochsalzeinläufe und subkutane Einspritzungen von physiologischer Kochsalzlösung. Höchstens wird man die Lippen mit wassergetränkten Läppchen anfeuchten. Kleine Stückchen Eis tun bisweilen gute Dienste, aber das beständige Verabreichen von Eis (die ganze Nacht oder den ganzen Tag) ist nicht zweckmäßig, weil zu viel kaltes Wasser aufgenommen wird. Hat sich das Übelsein etwas gelegt und fühlt der Patient sich ein wenig besser, dann werden kleine Mengen Flüssigkeit zugestanden. Kalter Tee, auch Zitronenwasser wird gut vertragen und gern genommen. Wird wieder erbrochen, so hört man selbstredend mit der Darreichung von Getränken auf. Ist der Patient sehr schwach, und glaubt man, daß es notwendig ist, irgendeine Flüssigkeit zu verabreichen, dann ist kalter, starker Kaffee am Platze zur Hebung der Herztätigkeit und zwar in kleinen Mengen, ohne Zucker oder Milch. Eventuell kommt schwerer Wein oder Champagner (nach Beseitigung der Kohlensäure!) in Frage. Die Patienten werden sich dann in der Regel schnell erholen. Man soll zunächst nicht an andere Nahrung denken!

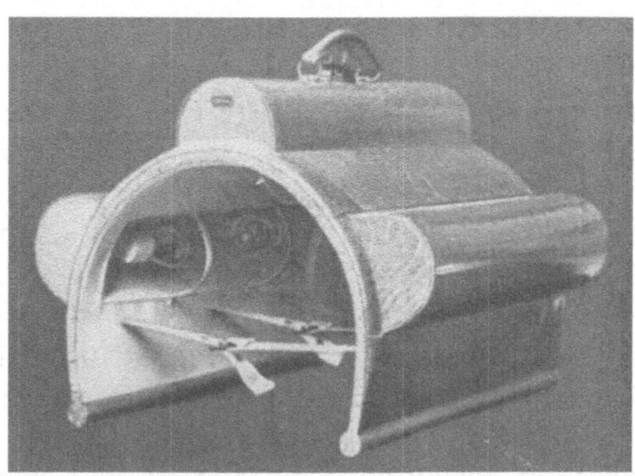

Fig. 190. Elektrisch geheizter Wärmebogen (Solar).

Durch das Fasten vor der Narkose, durch den Flüssigkeitsverlust während und vielleicht auch noch nach der Operation (z. B. bei offenen Wunden), durch das anhaltende Erbrechen haben die Patienten so viel Flüssigkeit verloren, ist das Blut so wasserarm und eingedickt worden, daß diese Tatsachen allein genügen, um das Krankheitsgefühl zu erklären. Sobald die verlorene Flüssigkeit wieder ersetzt ist, fühlen die Patienten sich bedeutend wohler.

Als Nahrung werden zunächst nur Flüssigkeiten verabreicht. Milch mit Wasser, Milch mit Mineralwasser, Kaffee und Tee, leichter Wein, Buttermilch, Zitronenwasser. Später kommt Bouillon, Zwieback, Fleisch usw. in Frage. Doch hierüber später mehr.

Puls. Blutverlust und Erschöpfung sind oft die Ursache, daß der Puls sehr beschleunigt und kaum fühlbar ist. Bisweilen sind dann anregende Mittel erforderlich, welche nicht die Schwester, sondern der Arzt zu verordnen hat. Heiße Krüge, elektrisch geheizte Wärmebögen (Solar) (Fig. 190), Sauerstoffinhalationen, Coffeïn- oder Kampferspritzen, Klysmata mit warmem Wein und Wasser werden gewöhnlich empfohlen. In einigen Fällen werden größere Mengen von Flüssigkeiten (physiologische Kochsalzlösung) unter die Haut oder in die Venen eingespritzt. Die Schwester muß den Puls sorgfältig beobachten, weil sie dann am besten beurteilen kann, ob eine unmittelbare Lebensgefahr besteht. Wird der Puls noch beschleunigter, kann sie diesen nur mehr undeutlich oder überhaupt nicht mehr fühlen, dann soll sie den Arzt, vielleicht auch die Angehörigen benachrichtigen. Dies wird die Schwester sehr oft selbst zu beurteilen haben, weil der Arzt nicht immer früh genug anwesend sein kann und weil oft die ganze Sorge für den Patienten der Schwester übertragen wird.

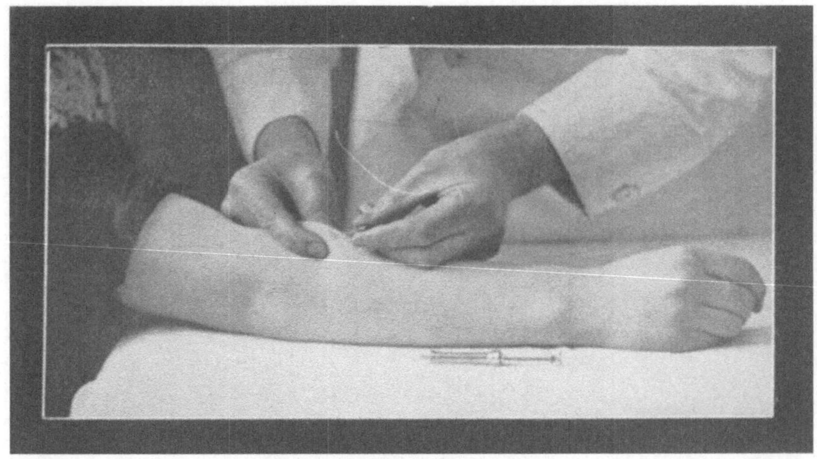

Fig. 191. Subkutane Injektion.

Einige Ärzte überlassen das Einspritzen von Lösungen der Schwester. Diese muß dann gewisse Vorsichtsmaßregeln einhalten. Die 1 ccm-Spritze (bisweilen auch eine 2 ccm-Spritze) muß nach den

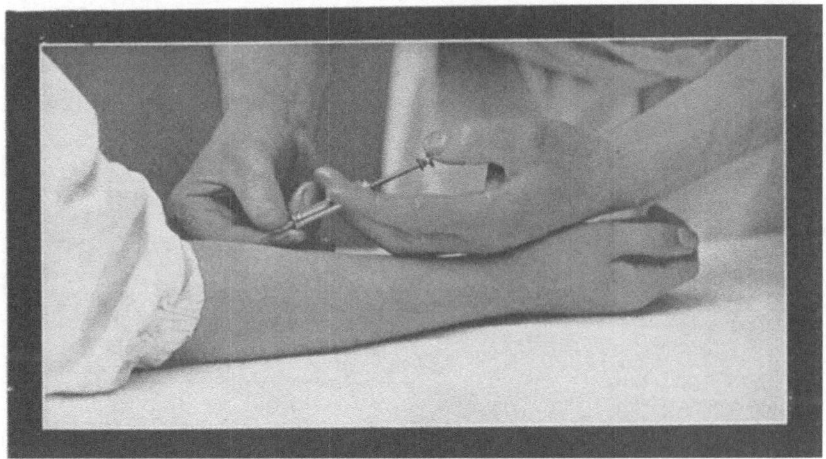

Fig. 192. Haltung der Hände bei der Einspritzung.

früher beschriebenen Vorschriften gereinigt werden. Auch die Haut der Patienten muß an der Stelle der Injektion (Arm oder Bein) gereinigt werden. Meist wird eine Stelle von der Größe des Handtellers mit Äther oder Alkohol abgerieben. Wenn dies geschehen ist, muß die Injektionsflüssigkeit in die Spritze aufgesogen werden, und zwar soviel, wie nötig erachtet wird. Jede Spritze zeigt Teilstriche, an denen man ablesen kann, wieviel Flüssigkeit sie enthält. Durch den Hals des Kampfer-, Äther- oder Morphiumfläschchens soll die Flüssig-

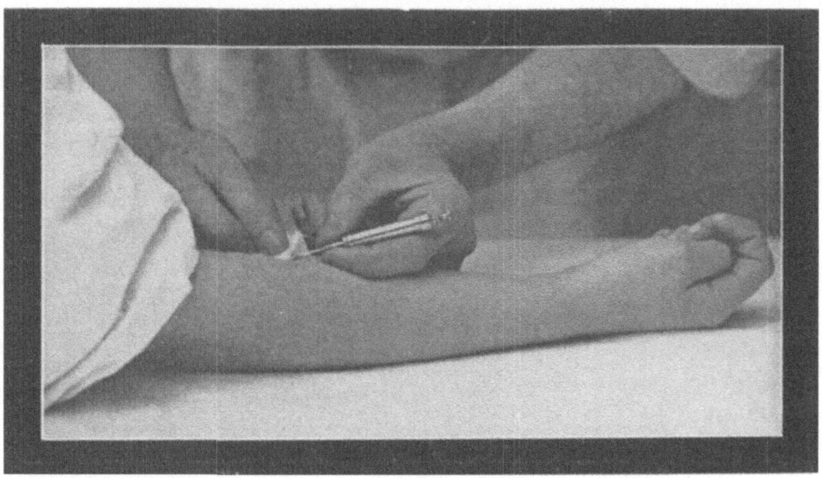

Fig. 193. Herausziehen der Nadel nach der Einspritzung.

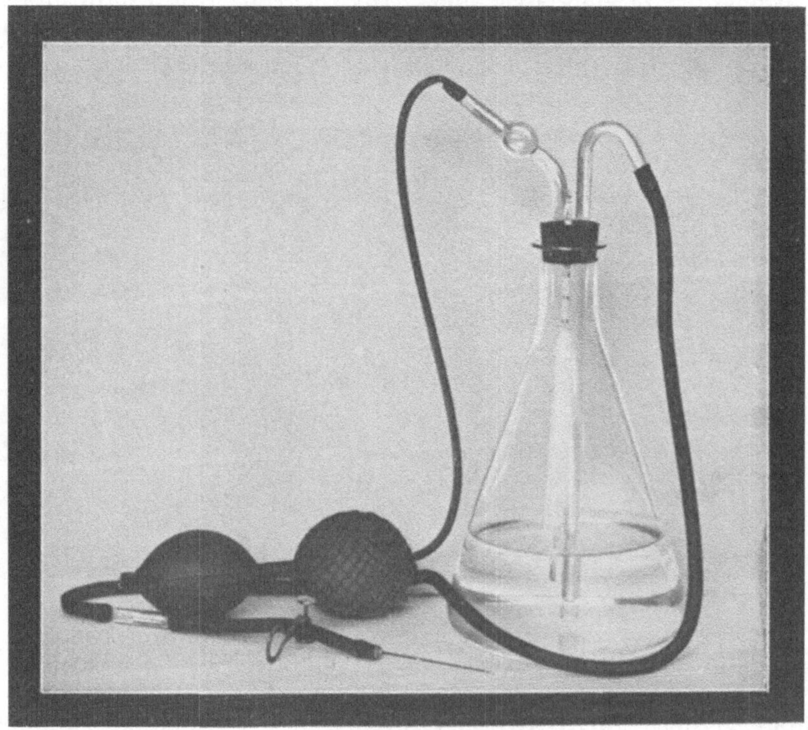

Fig. 194. Infusionsapparat. Den nötigen Druck erhält man mittels eines Doppelgebläses.

keit direkt aus dem Fläschchen in die Spritze aufgesogen werden. Hat die Schwester sich überzeugt, daß die Spritze bis zu dem gewünschten Teilstrich gefüllt ist (meist wird 0,5—1,0 ccm einer 10% Kampferöllösung, einer 1% Morphiumlösung oder reinen Äthers eingespritzt), daß die Nadel die richtige Größe besitzt, gut befestigt ist und daß die Spritze keine Luft mehr enthält, dann kann sie die Spritze in die eine Hand nehmen und mit zwei Fingern der anderen Hand eine Hautfalte des Kranken erheben. Dies ist notwendig, um zu vermeiden, daß die Spitze der Nadel in der Haut selbst stecken bleibt und die Flüssigkeit auf diese Weise in die Haut eingespritzt wird. Die Flüssigkeit muß unter die Haut gespritzt werden, weil das Spritzen in die Haut größere Schmerzen verursacht und sehr gefährlich für die Haut selbst werden kann. Indem die Schwester die Hautfalte mit zwei Fingern emporhebt, kann sie bei weitem schneller und sicherer die Spitze der Nadel 1—3 cm tief hineinstoßen. Ist dies geschehen, so stehen ihr beide Hände frei zur Verfügung. Die eine Hand drückt nun die Nadel gegen die Spritze, weil diese sich leicht verschiebt, mit der zweiten Hand wird der Stempel hineingedrückt. Ist die gewünschte Menge Flüssigkeit eingespritzt, dann wird mit einer schnellen Bewegung die Nadel herausgezogen, und zwar werden Nadel und Spritze in einer Hand gehalten. Mit einem Stück steriler Gaze oder Watte wird die Flüssigkeit leicht verstrichen und eventuell ein kleiner Verband auf die Öffnung angebracht (Gaze oder Pflaster).

Klysmata werden gegeben, wenn Flüssigkeit dem Körper zugeführt werden soll. Wie diese verabreicht werden, wissen die Schwestern aus der Lehre von der allgemeinen Pflege. Hier sei nur erwähnt, daß ein solcher Einlauf nur wenig Flüssigkeit zuführen darf (200—250 ccm). Wird mehr auf einmal eingeführt, dann ist die Gefahr groß, daß die ganze Flüssigkeit zurückläuft, womit der Zweck natürlich nicht erreicht ist.

Subkutane Einspritzung von physiologischer Kochsalzlösung. Als physiologische Kochsalzlösung wird zurzeit meist destilliertes Wasser gebraucht, in welchem 0,9% Kochsalz gelöst ist. Die Zusammenstellung dieser Lösung wird öfter modifiziert, so daß die Vorschriften der Ärzte voneinander abweichen. Die Flüssigkeit, wie der ganze Apparat, muß auf die früher beschriebene Weise sterilisiert werden. Vor der Einspritzung soll das Wasser in der Flasche eine Temperatur von etwa 44° C zeigen, denn die Flüssigkeit kühlt sich bei der Passage durch den Gummischlauch ab, muß aber unbedingt in Blutwärme in den Körper gelangen. Zwei Apparate werden zumeist gebraucht. Bei der ersten Art braucht der zum Einfließen notwendige Flüssigkeitsdruck nicht durch Hochheben erreicht zu werden, sondern die Flasche steht auf einem Tisch in der Nähe des Patienten. Die Flasche wird luftdicht geschlossen mittels eines dreifach durchbohrten Gummistopfens, der seinerseits ein luftdichtes Durchleiten nachstehender Gegenstände gestattet. Durch die eine Öffnung wird ein kurzes gläsernes Rohr geführt, mit dessen Ende ein

Gebläse verbunden ist. Durch die Wirkung dieses Gebläses kann die Luft in der Flasche zusammengepreßt werden. Hierdurch wird die in der Flasche befindliche physiologische Kochsalzlösung durch ein bis zum Grunde der Flasche reichendes zweites gläsernes Rohr nach außen gepreßt. Mit diesem zweiten Rohr ist der Gummischlauch mit der Injektionsnadel verbunden. Mittels eines Thermometers, welches gleichfalls durch den Stopfen hindurch in die Flasche hineinführt, läßt sich die Temperatur der Lösung genau ablesen. Der andere Apparat ist etwas anders gestaltet. Der notwendige Druck wird hier nicht mittels eines Gebläses erhalten, sondern durch Hochhalten eines Irrigatorähnlichen Gefäßes, dessen Öffnung mit steriler Watte geschlossen ist.

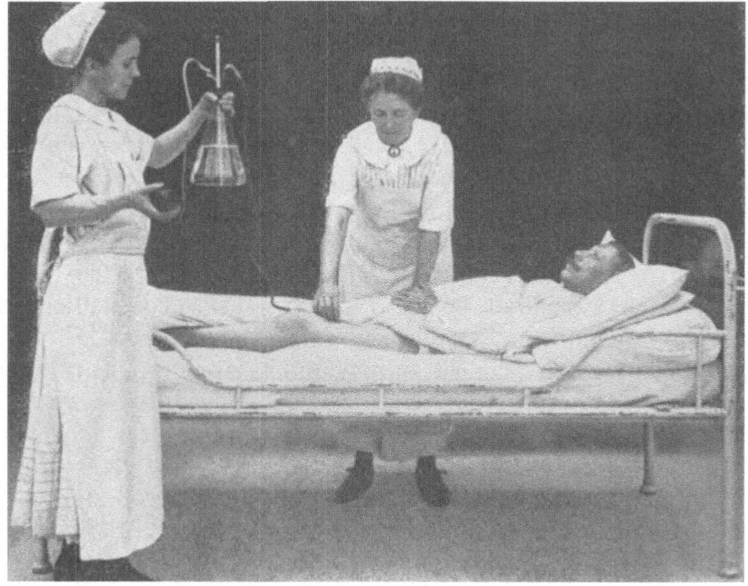

Fig. 195. Infusionsapparat im Gebrauch.

Eine Höhendifferenz von Wasseroberfläche und Nadelspitze von ungefähr 1 Meter genügt in der Regel zur Erreichung des zum Einfließen unter die Haut nötigen Druckes. Im übrigen hat die zweite Flasche große Übereinstimmung mit der ersten, auch bei ihr taucht ein Thermometer in die Flüssigkeit ein.

Wurde die Flasche kurz vorher sterilisiert, so muß sie bis zur gewünschten Temperatur abgekühlt werden, indem man sie z. B. in eine Schüssel mit kaltem Wasser stellt oder sie unter die Wasserleitung bringt. Abgesehen von der Flasche und ihrem Inhalt muß auch das Rohr und die Nadel sorgfältig desinfiziert werden. Auch die Desinfektion der Haut darf nicht vernachlässigt werden.

Nähere Vorschriften brauchen hier nicht gegeben zu werden, da wohl immer ein Arzt bei solchen Einspritzungen zur Stelle ist, der sie entweder selbst ausführt oder sie beaufsichtigt. Beim Einstechen der Nadel muß man darauf achten, daß sich keine Luft in derselben oder im Gummischlauch befindet; würde auf diese Weise Luft in eine zufällig angestochene Vene eindringen, so könnte dies leicht zu tödlichen Luftembolien (Verlegung der Lungengefäße mit Luft) Veranlassung geben. Meist läßt man $^1/_2$—1 l Kochsalzlösung auf einmal in das Unterhautgewebe an der Brust, dem Rücken oder den Oberschenkeln einlaufen, bisweilen mehrere Male am Tage. Es ist merkwürdig, wie schnell durch die Einverleibung dieser Flüssigkeitsmenge die Herztätigkeit gehoben werden kann. Man hat sich vorzustellen, daß die Flüssigkeit schnell von den Blutgefäßen (Venen) aufgesogen wird, das Blut ist dann weniger eingedickt und läuft leichter durch die Haargefäße usw.

Die Flüssigkeit wird auch wohl vom Arzte direkt in die großen Venen (Arm oder Bein) nach operativer Freilegung derselben eingespritzt. Wenn die Einspritzung nicht zu schnell vonstatten geht, so wird sie in der Regel sehr gut vertragen und hat eine schnelle Hebung der Herztätigkeit zur Folge.

F. Unterstützung der Einatmungsnarkose durch andere narkotische Mittel.

In einigen Kliniken ist es die Regel, die Patienten vor der Narkose in eine Art von Dämmerzustand zu versetzen. Man tut dies deshalb, weil dadurch das Exzitationsstadium erheblich abgeschwächt wird, weil die Leute viel ruhiger den Operationssaal betreten und auch eine geringere Menge des Narkosenmittels gebrauchen. Man gibt erwachsenen Patienten je nach ihrem Körperzustande 1—2 cg Morphium (subkutane Injektion) etwa $^3/_4$ Stunde vor der Operation. Es empfiehlt sich außerdem, etwa 1 Stunde vor dem Eingriff nach vorhergehendem Reinigungsklysma ein Alkoholklysma zu verabfolgen (50 g Rotwein, 50 g Kognak, 50 g Tee, 5—6 Tropfen Opiumtinktur, bei Kindern fällt Kognak und Opium fort). Der Alkohol wird vom Mastdarm sehr schnell aufgenommen und übt eine narkotische Wirkung aus.

In anderen, namentlich Frauenkliniken, werden die zu Operierenden in einen regelrechten Schlafzustand vor der Operation dadurch versetzt, daß man ihnen ein stark narkotisches Präparat (Skopolamin und Morphium) einspritzt. Die Leute gelangen dadurch in einen sogenannten Dämmerschlaf, in welchem sie nur geringer Mengen Äther oder Chloroform bedürfen, ja oft kann die Operation ohne jedes weitere Mittel ausgeführt werden. Ebenso wie die Ansicht über diese Methode, geht auch die Auffassung über die Stärke der Einspritzung noch auseinander. In jedem Falle wird die nicht ungefährliche Injektion wohl vom Arzte selbst vorgenommen werden.

Der Dämmerschlaf läßt die Patienten die Schmerzen nicht empfinden und nach der Operation fehlt ihnen jede Erinnerung an die Vorgänge während derselben.

VI. Instrumente.

Von der Operationsschwester wird im allgemeinen verlangt, daß sie stets genau wissen soll, welche Instrumente für eine bestimmte Operation gebraucht werden. Sie muß deshalb genau wissen, mit welcher Art von Instrumenten ein Chirurg arbeitet. Dies ist nicht selten schwierig, weil immer wieder neue Modelle in Gebrauch kommen, alte abgeschafft werden. Wenn die Schwester aber nicht mit sich im klaren ist, welche Instrumente der Chirurg für die eine oder die andere Operation braucht, so soll sie ihn vorher fragen, nicht aber aufs Geratewohl die Instrumente bereitlegen.

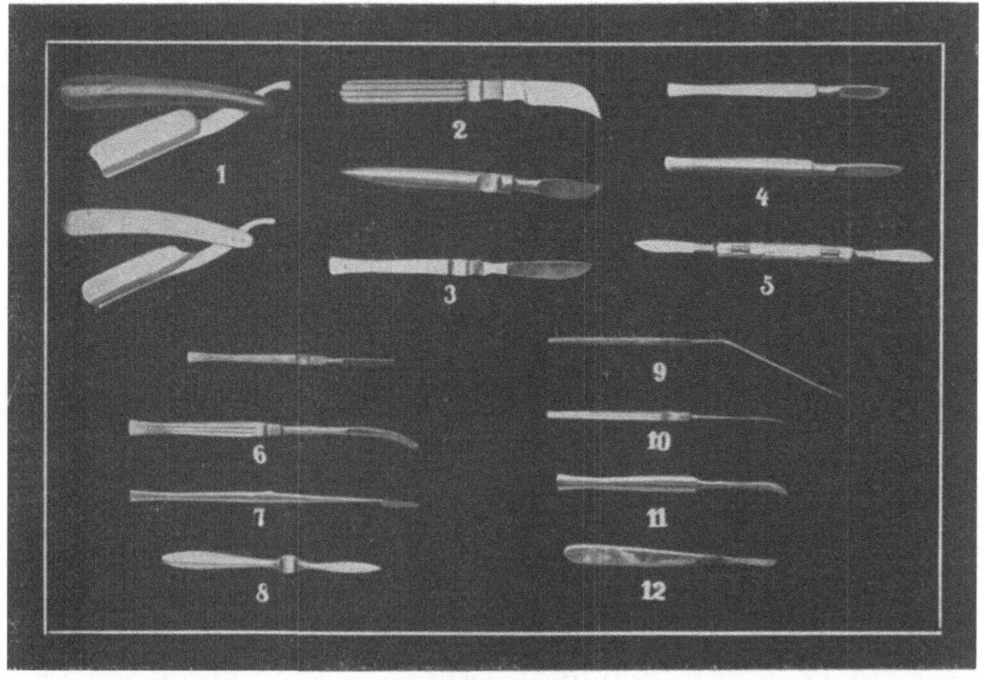

Fig. 196. Chirurgische Messer. 1: Rasiermesser; 2: Gipsmesser; 3: zwei Knochenmesser (mit dickem Rücken); 4: zwei Skalpells; 5: ein Doppel-Bistouri (zusammenlegbar); 6: zwei geknöpfte Skalpells (für eingeklemmte Hernien); 7: Tonsillenmesser; 8: doppeltkantiges Messer (für Hasenscharte und Wolfsrachen); 9: Paracentesemesser (für das Trommelfell); 10: Furunkelmesser (für den Gehörgang); 11 und 12: Tenotome (zur Sehnendurchtrennung).

Die Instrumente dienen zu verschiedenen Zwecken:

1. Zum Spalten der Gewebe.
2. Zum Auseinanderhalten der Wundränder.
3. Zur Blutstillung.
4. Zum Festhalten von Gewebsteilen.
5. Zum Sondieren der Wunden, Fisteln usw.
6. Zum Bohren kleiner, tiefer Öffnungen.
7. Zum Nähen der Wunden.

8. Zum Operieren an Knochen.
9. Zum Auskratzen von krankem Gewebe.
10. Zum Hineinsehen in die verschiedenen Körperhöhlen.

Das Spalten der Gewebe

geschieht durch die Inzision mit Messer und Schere. Die Messer (Skalpelle) sind in der Regel klein, mit metallenem Griff versehen, auf einer, selten und zu bestimmtem Zweck auf beiden Seiten ge-

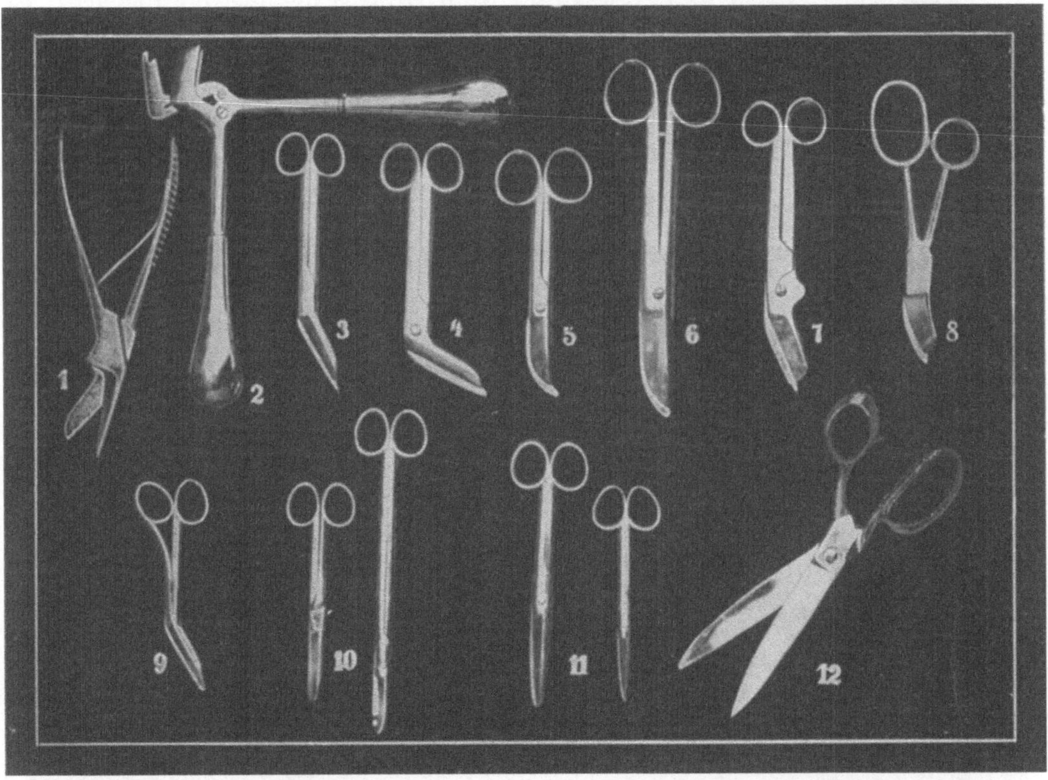

Fig. 197. Scheren. 1 und 2: Gipsscheren; 3—8: Verbandscheren; 9: Kniesschere; 10: gebogene Schere; 11: gerade Scheren (spitze und stumpfe); 12: Verbandschere zum Schneiden von Gaze usw.

schärft, mit oder ohne Spitze, und haben eine gerade oder gebogene (bauchige) Form. Die alten, sehr langen Messer zum Absetzen von Extremitäten werden heute nur mehr selten gebraucht. Zum Schneiden von Knorpel und Knochen werden sehr dicke und starke Messer angefertigt. Zum Schneiden von Gips, Wasserglas u. a. m. verwendet man ähnliche Messer. Zum Durchschneiden von Sehnen benutzt man Tenotome, welche sichelförmige Schneiden haben und so schmal sind, daß an der entsprechenden Hautstelle nur eine ganz unbedeutende kleine Wunde damit gesetzt wird. Andere, sogenannte Knopfmesser, sind an der Spitze abgestumpft, so daß in der Tiefe der Gewebe keine stichförmige Verletzungen gemacht werden können.

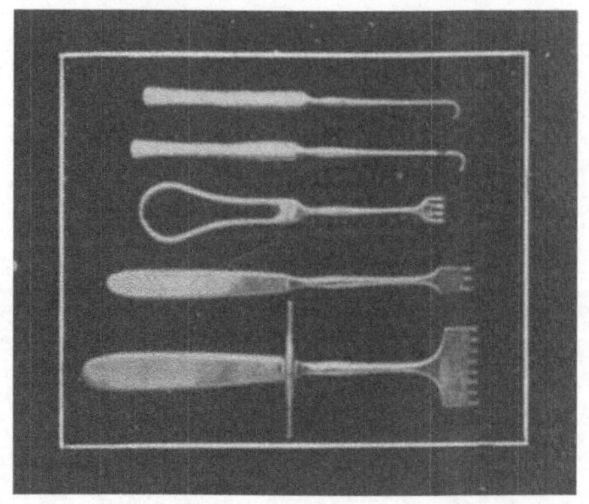

Fig. 198. Modelle von scharfen Wundhaken.

Scheren gibt es in allen möglichen Formen und Größen, mit scharfen und stumpfen Spitzen, knieförmig gebogene oder gerade. Der Chirurg bedient sich nur selten der geraden Schere, wie sie im Haushalt gebraucht wird. Er benutzt meist die über die Fläche gebogene, sogenannte Coopersche Schere. Der schneidende Teil ist oft viel kürzer als der Griff; man hat dadurch einen größeren Halt beim Schneiden als bei den im Haushalt gebräuchlichen Scheren. Die Schere wird aus zwei auseinandernehmbaren Teilen zusammengesetzt; auf diese Weise kann sie leichter gereinigt werden. Verbandscheren sind besonders kräftig konstruiert. Eine be-

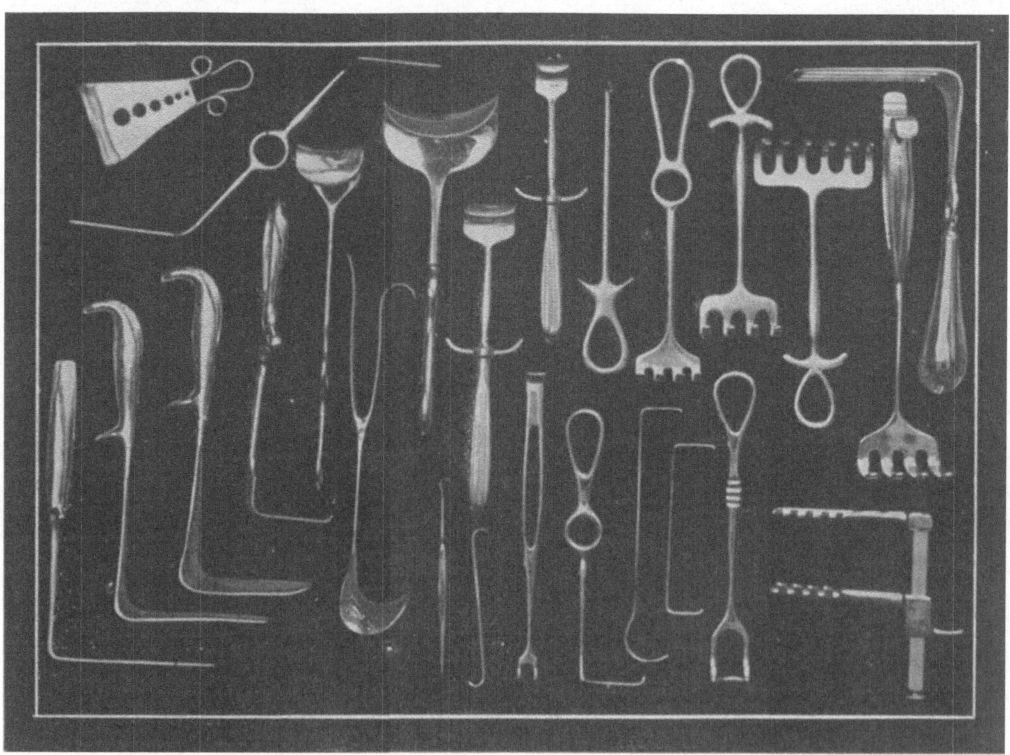

Fig. 199. Modelle von stumpfen Wundhaken.

sondere Art kräftig gebauter Scheren stellt die Gipsschere dar, die gleichzeitig mit beiden Händen geführt wird.

Das Auseinanderhalten der Wundränder

wird mittels Wundhaken ausgeführt. Sie besitzen als scharfe Haken scharfe Zähne (1—6) und werden vor allem bei Hautwunden gebraucht. Zum Auseinanderhalten von Muskeln, Beiseitehalten von Nerven usw. gebraucht man stumpfe Haken, welche verschiedene Formen und Größen zeigen können, sie verletzen die Körpergewebe weniger.

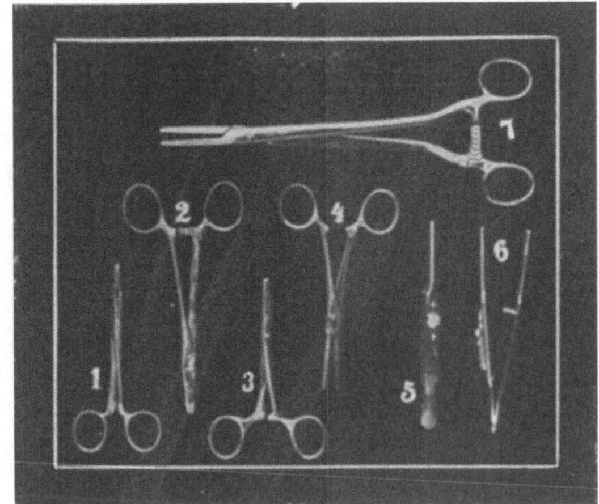

Fig. 200. Arterienklemmen. 1—4: Klemmen (Pean, Kocher); 5 und 6: geschlossene und offene Schieberpinzette; 7: große Klemme für Bauchoperationen.

Blutstillung.

Die an- oder durchgeschnittenen Blutgefäße werden mit Schieberpinzetten oder Klemmen so gefaßt, daß die Öffnung, welcher das Blut entströmt, geschlossen wird. Die ersteren werden durch einen kleinen Schieber, die letzteren mittels eines hakenförmigen Verschlusses geschlossen. Neuerdings wird unter der Bezeichnung Liese-Verschluß ein Verschluß für Klemmpinzetten angefertigt, der außerordentlich praktisch ist, da er ein Hängenbleiben des zum Unterbinden benutzten Fadens am Instrument unmöglich macht und so unnötigen Zeitverlust erspart.

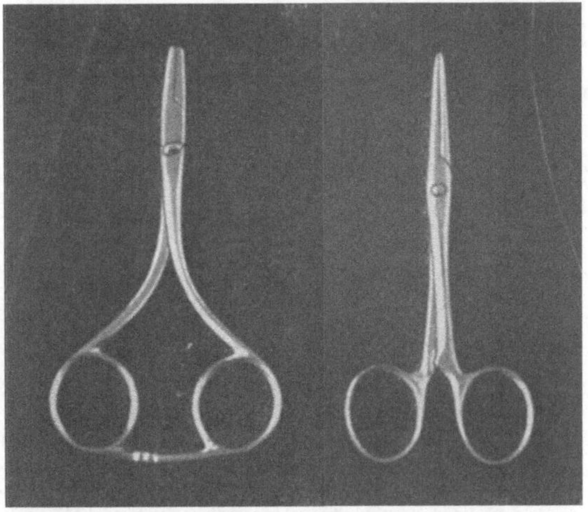
Fig. 201. Arterienklemme, links mit, rechts ohne Liese-Verschluß.

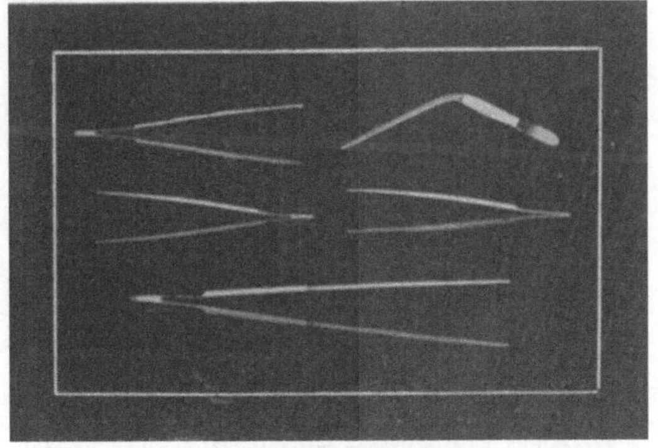
Fig. 202. Pinzetten.

Festhalten von Gewebsteilen.

Zu diesem Zwecke gibt es verschiedene Arten von Pinzetten und Zangen.

Pinzetten sind kleine Zangen, deren Branchen durch Federn klaffen. Will man etwas mit ihnen ergreifen, so müssen sie zusammengedrückt werden. Gewebe, welches zart und wenig widerstandsfähig ist, wird mit anatomischen Pinzetten gefaßt, die an ihren Enden rund und gerippt sind. Für festeres Gewebe gibt es Pinzetten mit Häkchen am Ende, die sogenannten chirurgischen oder Haken-Pinzetten.

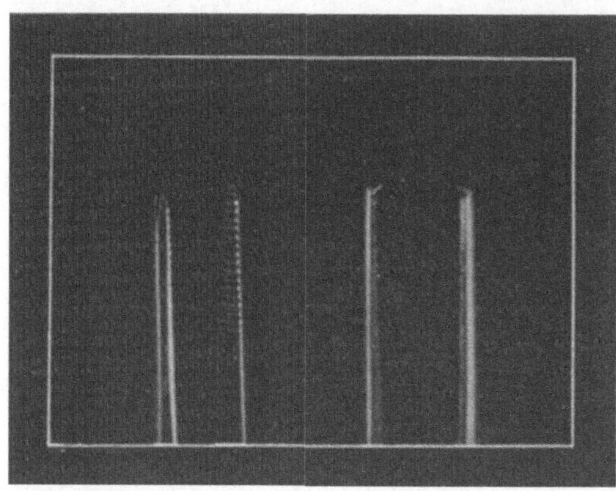

Fig. 203. Spitze einer chirurgischen Pinzette sowie einer anatomischen (natürl. Größe).

Zangen. Diese sind für die verschiedensten Zwecke konstruiert. Man hat gerade oder gebogene Kornzangen mit oder ohne Verschluß und mit gerippten Spitzen zum Einführen von Drainagerohren, Gazetampons usw. Man hat Zangen mit einem oder mehreren spitzen

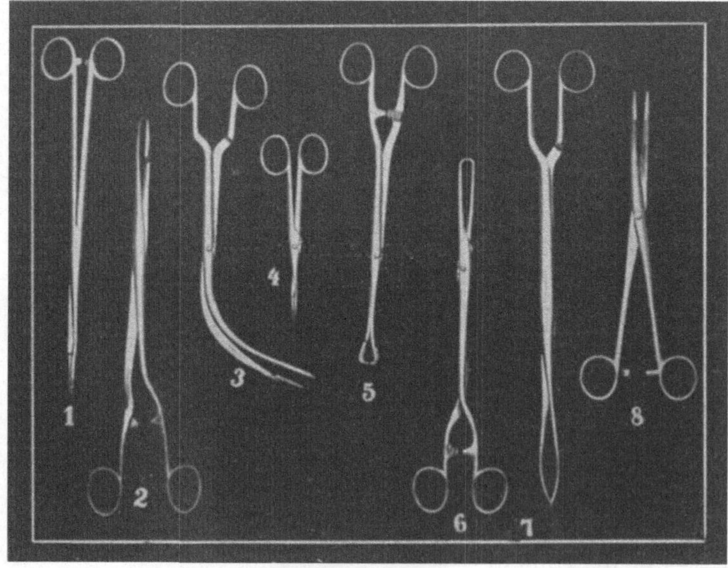

Fig. 204. Zangen. 1: Kornzange mit Verschluß; 2: Kornzange mit Verschluß und gebogenem Handgriff; 3: gebogene Kornzange; 4: gewöhnliche Kornzange; 5: Zange nach Museux mit doppelten Spitzen und Verschluß; 6: Kugelzange mit zwei Zähnen und Verschluß; 7: Instrumentenzange; 8: Tamponzange mit gebogenem Ende.

Haken (Kugelzangen, Museuxzangen usw.), welche früher zur Entfernung von Kugeln aus dem Organismus dienten, heute jedoch namentlich bei der Wegnahme von Geschwülsten gebraucht werden. Es gibt Zangen,

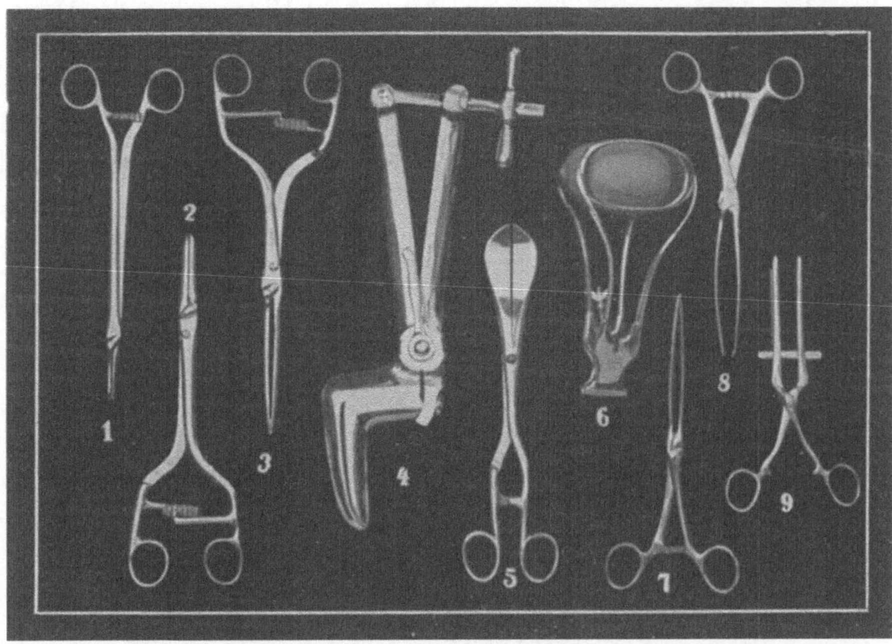

Fig. 205. Klemmen für die Därme. 1, 2, 4: Zangen, um die Därme abzuquetschen; 3, 6, 7, 8, 9: Klemmen, um Magen oder Därme zeitweise abzuschließen; 5: Zange für Hämorrhoiden.

um Polypen abzuklemmen, um bei Bauchoperationen den Darm abzuquetschen oder zeitweise abzuschließen; man hat Zangen, um Murphyknöpfe leicht befestigen zu können, um Hämorrhoiden und Nasenmuscheln abzutrennen usw. Die obenstehenden Abbildungen geben die verschiedenen Arten wieder. — Knochenzangen sollen später besprochen werden.

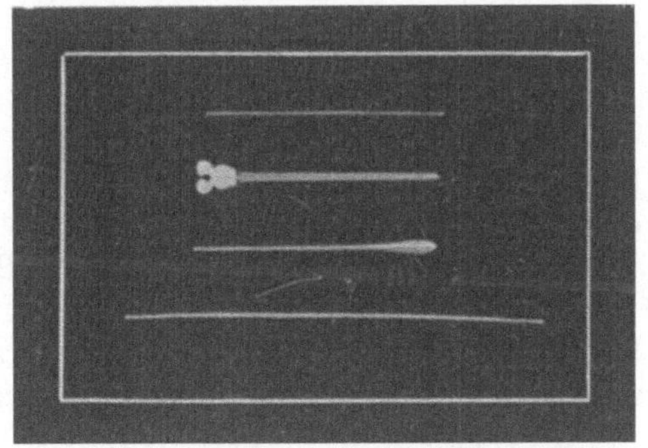

Fig. 206. Metallsonden (in der Mitte Hohlsonde und Myrtenblattsonde).

Sondieren von Wunden geschieht mit Sonden, welche verschiedene Größe besitzen, einen größeren oder kleineren Knopf an ihrem Ende haben, aus Metall und glatt sind (gewöhnliche und Myrtenblattsonde) oder eine Rille tragen (Hohlsonde, deren Handgriff gewöhnlich eine besonders geformte Metallplatte darstellt, welche zur Anspannung des verkürzten Zungenbändchens vor seiner Durchtrennung dienen soll). Die gewöhnlichen metallenen Sonden werden gebraucht bei tiefen und sehr engen Wunden (Fisteln), deren Inneres nicht zu übersehen ist und deren Ausdehnung man kennen lernen will. Bisweilen sind sie nötig, um Knochenstückchen, Kugeln usw. ausfindig zu machen. Zum Untersuchen der Harnblase hat man lange, gebogene Sonden, welche später besprochen werden.

Hohlnadeln und Spritzen.

Feine Hohlnadeln finden sich als Ansatzstücke der Spritzen, stärkere werden zu Kochsalzinfusionen benutzt, sie tragen oft auch noch seitliche Öffnungen, damit die austretende Flüssigkeit besser verteilt wird.

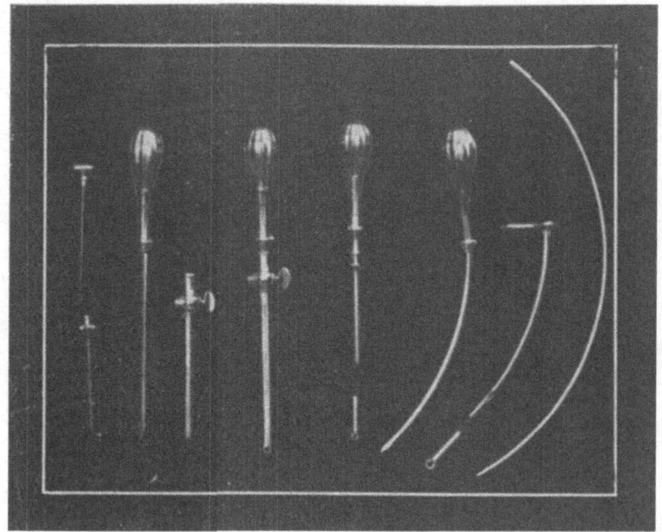

Fig. 207. Troikarts. Einige Troikarts sind mit Hähnen versehen, um das Rohr nach Belieben öffnen oder abschließen zu können. Der gebogene Troikart ist bestimmt zum Punktieren der Harnblase (durch die Bauchwand hindurch), namentlich bei älteren Personen. Die gebogene Sonde dient dazu, um die Fistelöffnung nicht zu verlieren, wenn der Troikart der Reinigung halber gewechselt werden soll.

Troikarts sind gleichfalls hohle, gerade oder gebogene Nadeln, welche stärker gebaut sind, eine lichte Öffnung von 1 cm und mehr Durchmesser haben und in ihrem Inneren einen ausziehbaren Stift mit dolchartiger, dreikantiger Spitze besitzen, der nach dem Einstoßen des Instruments (in eine Gelenkhöhle z. B.) herausgezogen werden kann. Es befindet sich dann im Körper ein Rohr, durch welches Eiter, Blut usw. abfließen kann, während andererseits durch dasselbe die verschiedensten Flüssigkeiten eingespritzt werden können.

Spritzen. Sie werden gebraucht zum Einspritzen von Heilmitteln (Morphium usw.), zum Unempfindlichmachen eines kleineren Operationsbezirkes (Kokain usw.), zum Aufsaugen von Sekreten usw. (Serum, Blut, Eiter), beim Reinigen von Wunden und Körperhöhlen (Ohren, Nase, Tränenkanälchen, Darm usw.). Sie werden in letzter Zeit nur noch aus

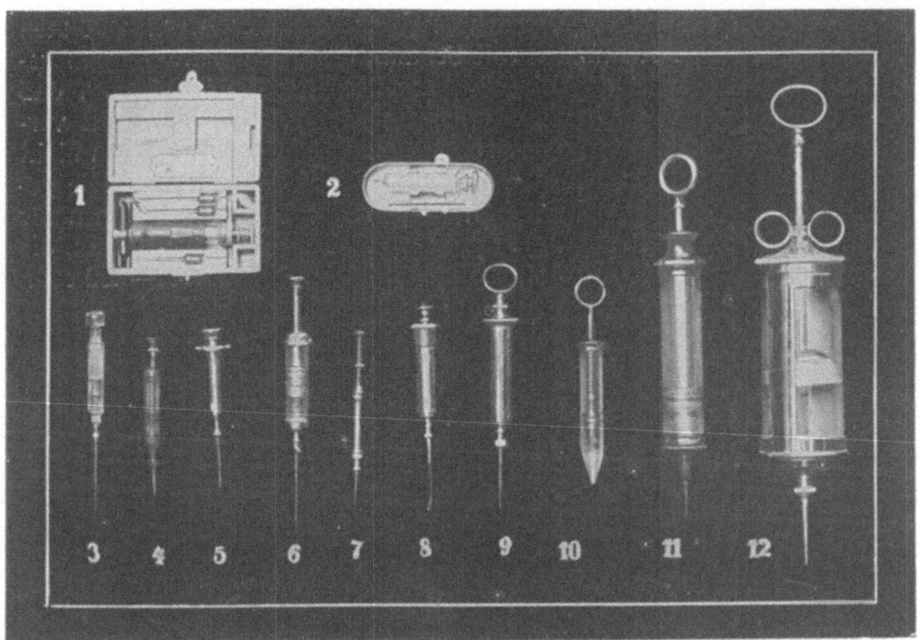

Fig. 208. Spritzen. 1: Etui mit Paraffinspritze (mit Gummimantel); 2: Etui mit gläserner Spritze; 3: gläserne Spritze; 4: Spritze mit Glaszylinder, ledernem Sauger und Ebenholzverschlußstücken; 5: Glasspritze mit Asbestsauger und metallenen Endstücken; 6: Spritze aus Metall mit Glaszylinder (Rekordspritze); 7: Spritze aus Metall; 8: Paraffinspritze mit Hartgummimantel, aus Metall bestehend; 9: Spritze aus Metall; 10: Urethralspritze aus Glas; 11 und 12: Glasspritzen mit Gummisaugern und metallenen Verschlußstücken.

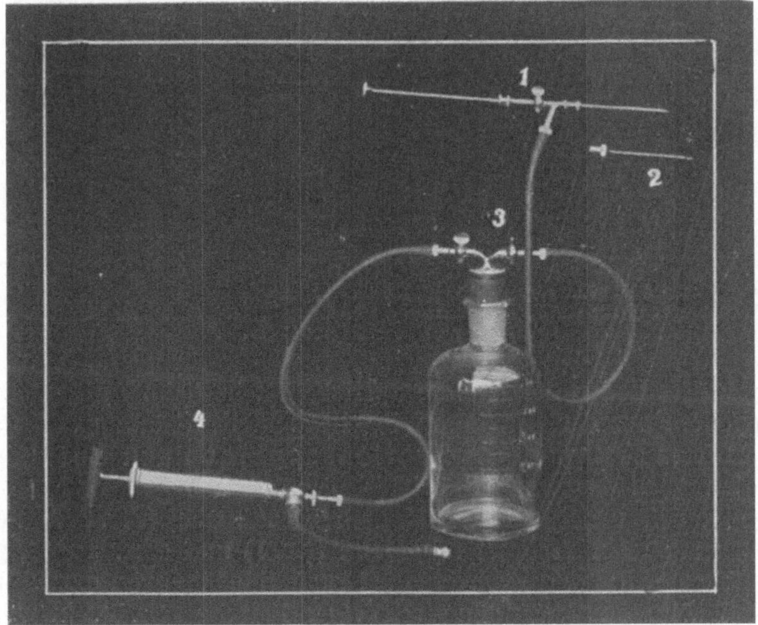

Fig. 209. Aspirationsapparat nach Potain.

solchen Stoffen angefertigt, welche leicht desinfiziert werden können (Metall und Glas). Als man damit begann, die Instrumente durch Auskochen zuverlässig zu desinfizieren, machte man die Erfahrung, daß die früheren Morphium- und Wundspritzen ein Auskochen nicht vertrugen, weil die ledernen und Asbest-Stempel nach dem Kochen nicht mehr schlossen. Die Spritzen sind von verschiedener Größe. Die gewöhnlichen Injektionsspritzen enthalten 0,5—2 ccm, die Spritzen für Lokalanästhesie 2—10 ccm, die Diphtherieheilserumspritze 10 ccm, die Urethralspritze 5—10 ccm, die Ohr- und Wundspritze 40—200 ccm.

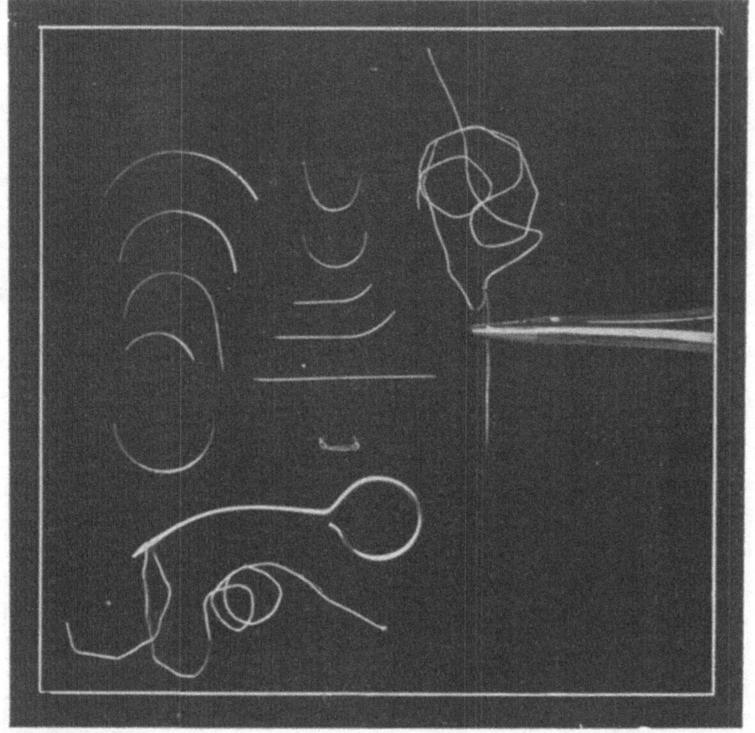

Fig. 210. Wundnadeln. Links scharfe Nadeln. In der Mitte Darmnadeln und Sehnennadeln (rund). Rechts Nadelhalter mit Nadel und Faden. Unter der großen Darmnadel eine Michelsche Klammer. Darunter Nadel nach Reverdin mit Faden.

Besonders konstruiert ist die Spritze, welche beim Aufsaugen von Flüssigkeiten aus der Brusthöhle bei Rippenfellentzündung gebraucht wird. Dieser sogenannte Aspirationsapparat nach Potain wird folgendermaßen angewandt:

Die Nadel, meist eine gewöhnliche Hohlnadel (Fig. 209, Nr. 2), bisweilen auch ein Troikart mit Hahn (Nr. 1) und einer an der Seite befindlichen Abflußröhre, wird in die Brusthöhle hineingestoßen. Dieser Troikart steht in Verbindung mit einer Flasche (Nr. 3), in welcher die Luft mittels einer Saugpumpe (Nr. 4) verdünnt werden kann.

Die Luftverdünnung kann mittels Hähne geregelt werden und hiermit auch die Abflußgeschwindigkeit des Flüssigkeitsergusses. Die Schwester wird während dieser Operation namentlich auf Gesichtsfarbe und Puls des Kranken zu achten haben. Wird zuviel Flüssigkeit entleert oder geschieht dies zu schnell, so können die Patienten kollabieren. Der Puls bietet hier die beste Kontrolle.

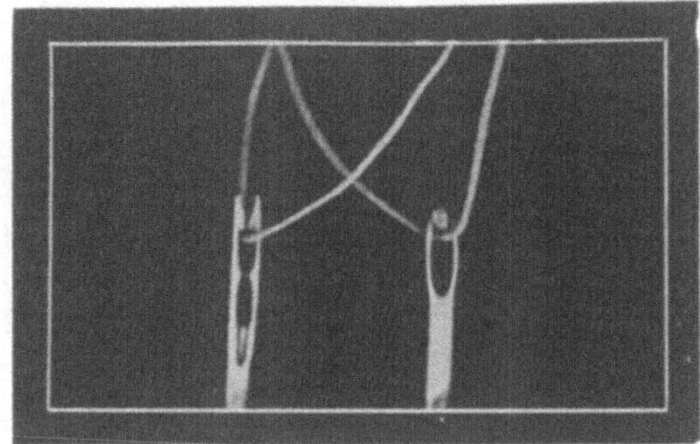

Fig. 211. Geschlossenes Öhr und federndes Öhr bei chirurgischen Nadeln (vergrößert) mit Seidenfaden.

Wundnaht.

Die in der Größe verschiedenen chirurgischen Nadeln sind gerade oder bald mehr bald weniger stark gebogen. Das Öhr, durch welches der Faden führt, ist meist oval und besitzt oft einen besonderen Spalt, der durch die gegeneinander federnden Teile des Öhrs gebildet wird. So schwierig es ist, einen nassen Seiden- oder Katgutfaden durch eine enge Öffnung hindurchzubringen, so leicht ist es, denselben zwischen den federnden Teilen des Nadelöhrs durchzudrücken.

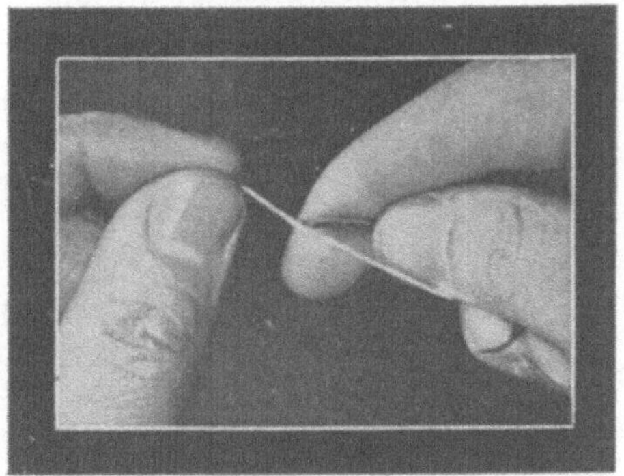

Fig. 212. Einführen des Fadens in das Nadelöhr.

Die Nadeln haben zumeist scharfe Spitzen und können für alle Gewebsteile gebraucht werden, seltener werden abgestumpfte runde Nadeln gebraucht, wenn man z. B. das Anstechen von Blutgefäßen in Muskelmassen vermeiden will. Die Nadeln werden flach, kantig oder rund hergestellt. Bei der Darmnaht gebraucht man mit Vorliebe nichtkantige Nadeln, weil hier alles daran gelegen ist, die Stichöffnungen möglichst klein anzulegen. Die gewöhnlichen

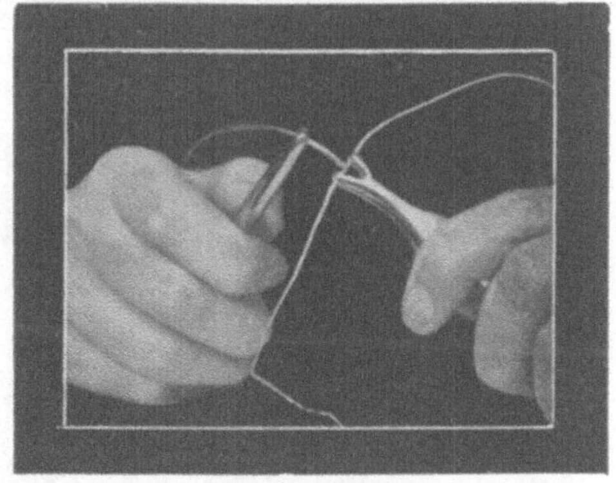

Fig. 213. Dasselbe mit Hilfe einer Pinzette: hier braucht der Faden nicht mit den Händen berührt zu werden.

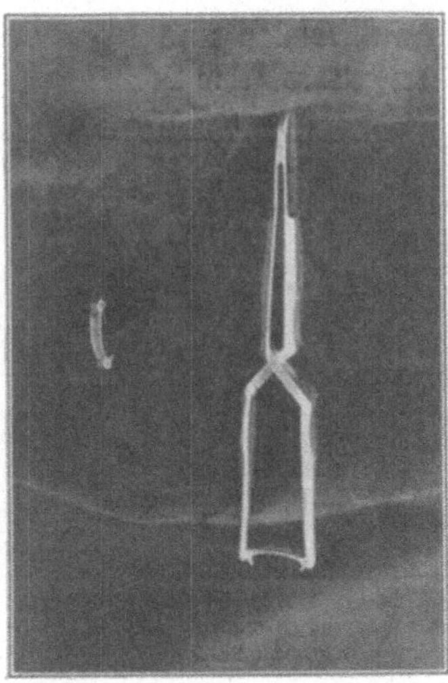

Fig. 214. Pinzette zur Hautvereinigung mit Klemmen.

Wundnadeln werden nur selten mit der Hand geführt. In der Regel werden sie mit einem Nadelhalter gefaßt. Es sind deren viele konstruiert worden, der wesentliche Unterschied liegt darin, daß der eine Operateur gern die Nadel fest im Halter eingeklemmt (durch Sperrvorrichtung) führt, der andere es vorzieht, mit dem nicht festzustellenden Halter die Nadel so mit der Hand zu führen, daß er ihre Stellung stets ändern kann. Die sogenannten Klammern nach Michel, welche sich nur für einige Arten von Hautwunden eignen, werden mit einer besonders gebauten starken Pinzette an den gewünschten Stellen durch Zusammendrücken befestigt. Einige Chirurgen, z. B. in Frankreich,

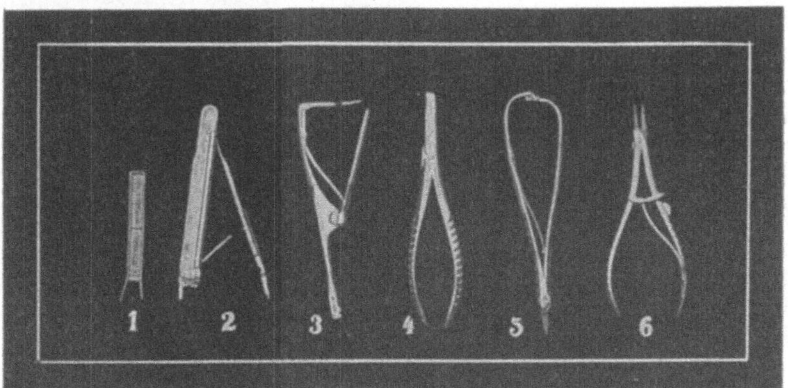

Fig. 215. Nadelhalter. 1 und 2: Agraffenpinzette; 3: Nadelhalter nach Hagedorn; 4: Nadelhalter ohne Verschluß; 5 und 6: Nadelhalter mit Verschluß.

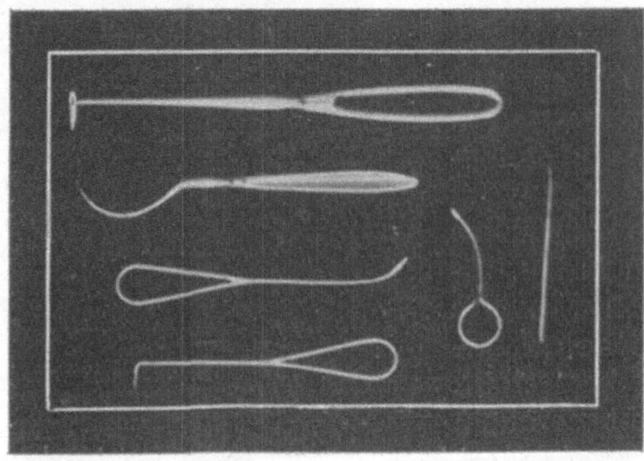

Fig. 216. Nadel und Nadelhalter, in einem Instrument vereinigt. Darüber zwei Umstechungsnadeln (Deschamps) zum Unterbinden von tiefliegenden Arterien. Darunter zwei Nadeln nach Reverdin. Rechts eine gebogene Nadel nach De Mooy und eine gerade Nadel, welche mit der Hand geführt wird.

brauchen mit Vorliebe ein Instrument, welches Nadel und Nadelhalter in einem Teile vereinigt (Reverdin). Eines besonderen nadelartigen Instrumentes sei noch gedacht: der Unterbindungsnadel nach Deschamps; sie stellt ein mit Handgriff versehenes Instrument dar, mit dem in der Tiefe der Wunde gelegene Blutgefäße oder ganze Gewebspartien umstochen und abgebunden werden.

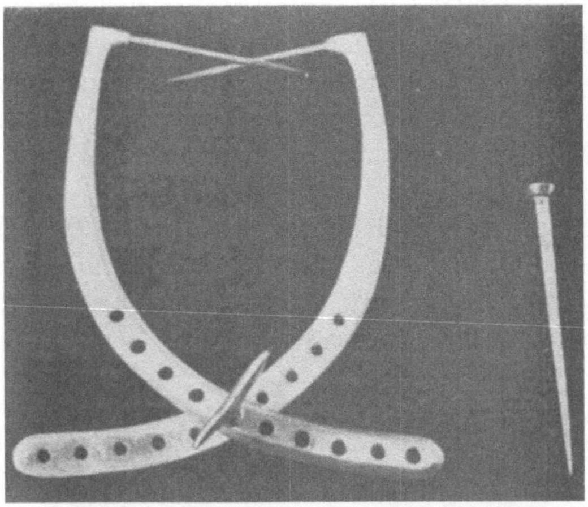

Fig. 217. Steinmannscher Bügel und Knochennagel.

Instrumente zum Operieren an Knochen.

Nägel und Klammern dienen zum Befestigen von Knochenstücken.

Zum Anlegen von Extensionsverbänden bei Knochenbrüchen bedient man

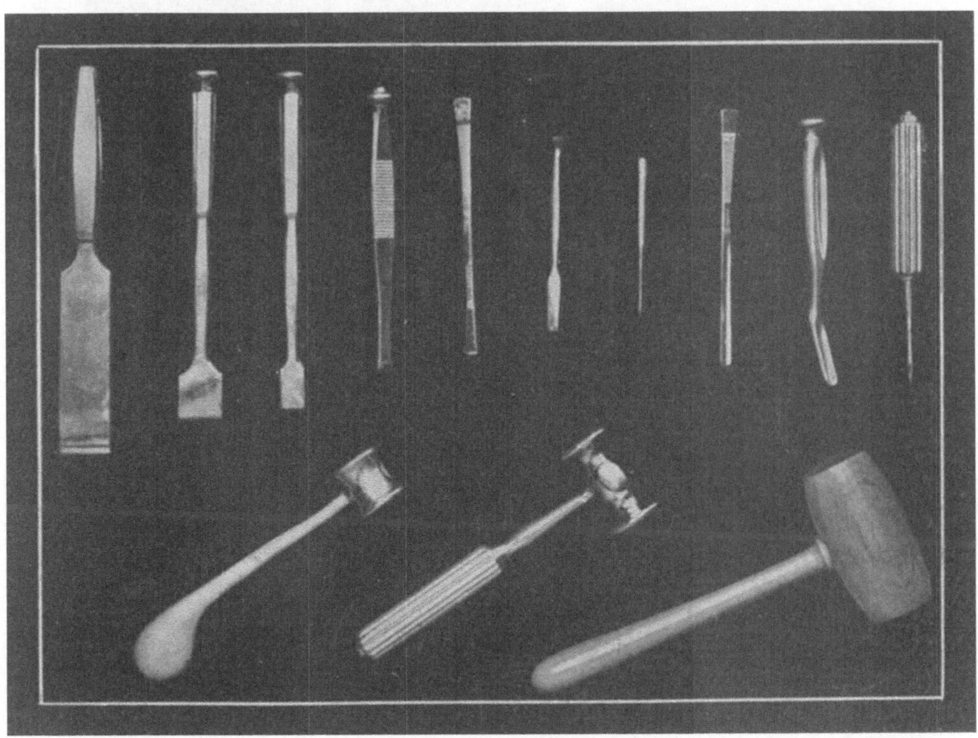

Fig. 218. Links sechs flache Meißel, rechts vier Hohlmeißel. Unten zwei metallene Hämmer und ein Hammer aus Holz.

sich vielfach der sog. Steinmannschen Nägel oder Bügel, welche so in das Fersenbein oder in den Kniegelenkabschnitt des Oberschenkels eingeschlagen werden, daß man sie mit starken Gewichtszügen belasten kann.

Meißel werden gebraucht zum Durchtrennen von verkrümmten Knochen (bei Rachitis und schlecht verheilten Knochenbrüchen), beim Eröffnen von Knochenhöhlen, in denen sich Sequester oder kranke Gewebsteile befinden. Sie finden sich in den verschiedensten Größen, haben gerade Schneiden oder stellen sogenannte Hohlmeißel dar.

Zu den Meißeln gehören Hammer, welche aus Holz oder Metall bestehen und von verschiedener Größe und Schwere sind.

Osteoklast wird ein Instrument genannt, welches dazu bestimmt ist, einen Knochen an einer bestimmten Stelle oder auf eine bestimmte

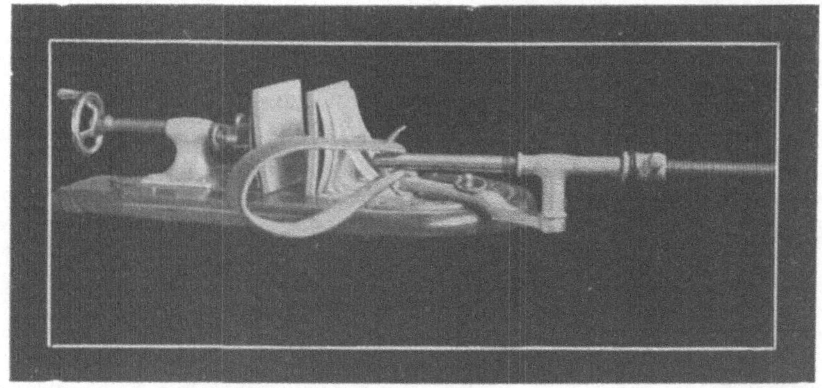

Fig. 219. Osteoklast.

Weise zu brechen, ohne daß hier eine nach außen sichtbare Wunde gesetzt zu werden braucht. Fig. 219 gibt ein solches Modell wieder. Ein Bein wird beispielsweise dicht oberhalb einer bestehenden Verkrümmung zwischen zwei Gummiplatten festgeschraubt. Dicht unterhalb der Verkrümmung wird ein lederner Riemen angelegt, der mittels einer Schraube sehr fest angezogen werden kann. Der Knochen hält diesem Zuge nicht stand, und der Knochenbruch an der gewünschten Stelle ist die Folge.

Sägen. Sie sind breit oder schmal, mit oder ohne Bügel, es gibt Bogen-, Blatt- und Stichsägen. In letzter Zeit werden die Drahtsägen nach Gigli zum Durchsägen dünner Knochen viel gebraucht. Sie sind auch besonders geeignet zum Aufsägen von Gipsabgüssen (Negativen).

Bohrinstrumente werden vor dem Anlegen einer Silber- oder Aluminiumbronzenaht durch den Knochen gebraucht, da das Eintreiben eines Nagels ohne Bohröffnung den Knochen splittern würde, außerdem bei Schädeloperationen. Die hierzu gebräuchlichen Bohrer werden Trepans genannt. In größeren Krankenhäusern stehen zu

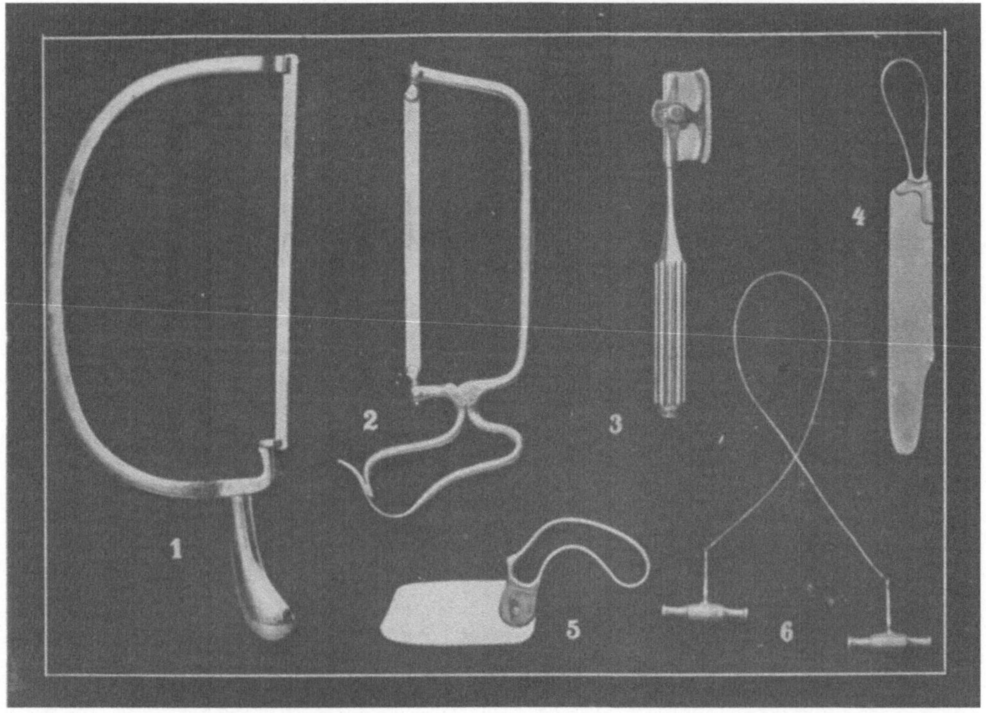

Fig. 220. Sägen. 1: Bogensäge nach Bier; 2: gewöhnliche Amputationssäge; 3 und 5: Gipssäge; 4: Blattsäge; 6: Drahtsäge nach Gigli.

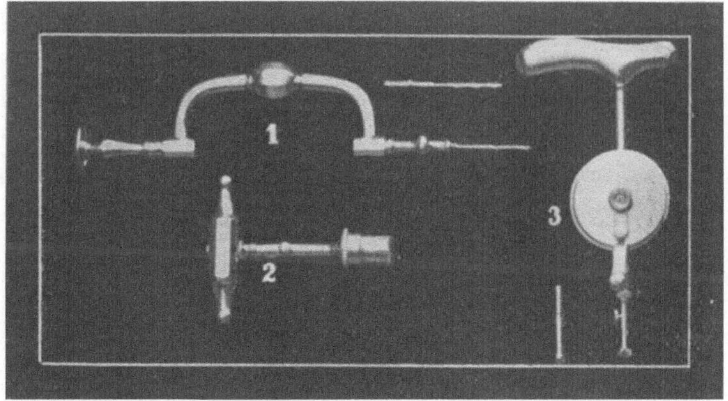

Fig. 221. Bohrer. 1: gewöhnlicher Bohrer mit verstellbaren Stiften; 2 und 3: Trepans (für den Schädel).

diesen Zwecken heute elektrisch angetriebene Bohrer zur Verfügung, die gleichzeitig auch zum Antrieb von Fräsen

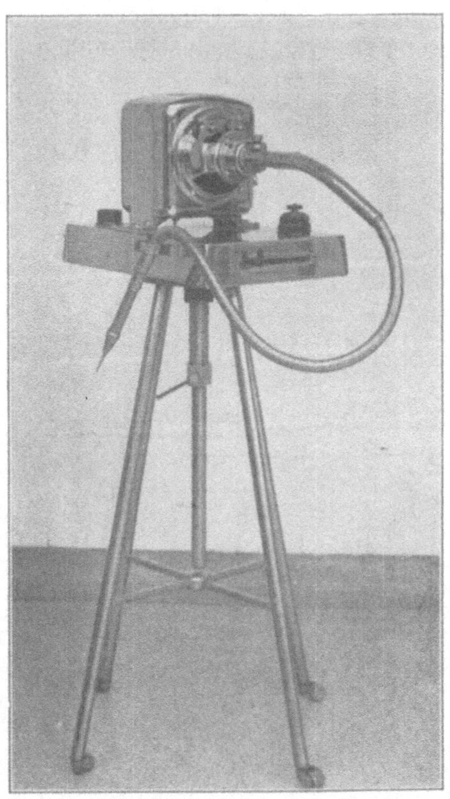

Fig. 222. Motor mit Bohrer zur Trepanation usw.

gebraucht werden, mit denen man die platten Schädelknochen durchtrennt.

Knochenzangen und Knochenscheren müssen an sich viel stärker gebaut sein als Zangen, mit denen Weichteile gefaßt werden. Sie dienen zum Festhalten und Durchschneiden von Rippen, dünnen Knochen (Finger usw.).

Scharfe Löffel werden gebraucht, um krankes Gewebe auszukratzen. Das kranke Gewebe wird bei der Bearbeitung mit dem scharfen Löffel entfernt, während das gesunde durch denselben nahezu unbeeinflußt bleibt.

Raspatorien dienen zum Abschaben von Knochenhaut und anderen Geweben, Elevatorien zum Heraushebeln von Knochen und anderen widerstandsfähigen Gewebsteilen aus der Tiefe der Wunde.

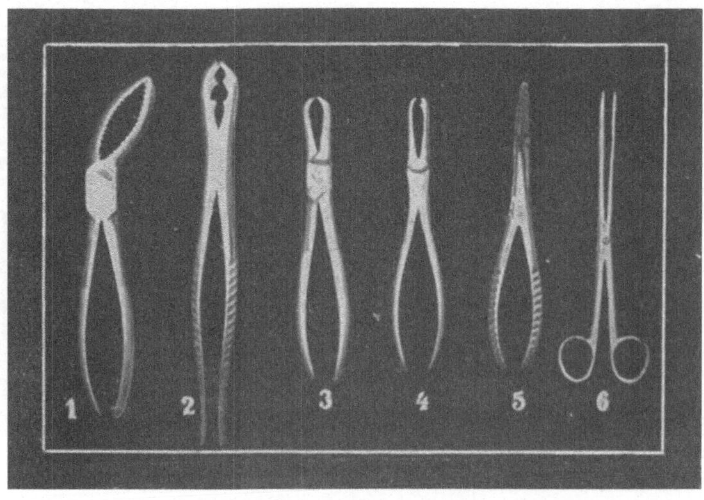

Fig. 223. Knochenfaßzangen. 1: Zange nach Mathieu; 2: Zange nach Ollier; 3: Zange nach Langenbeck; 4: Zange nach Stille; 5: Zange nach Langenbeck; 6: Sequesterzange nach Langenbeck.

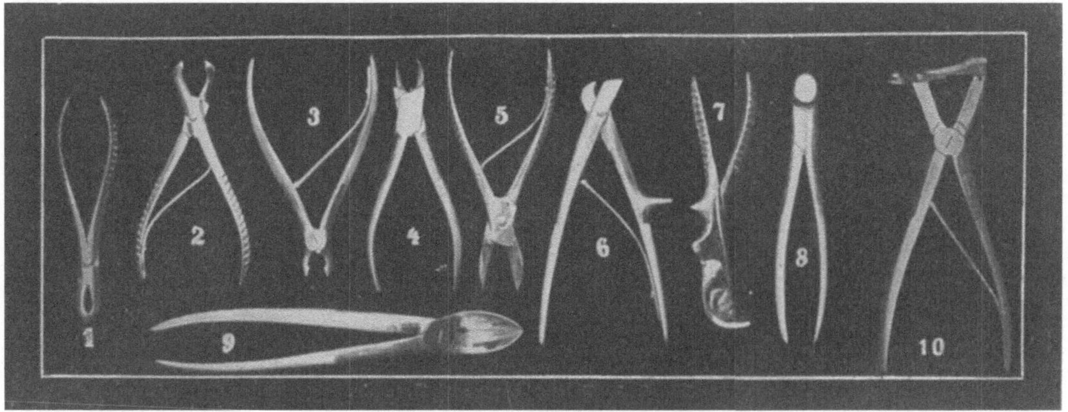

Fig. 224. Knochenzangen und -scheren. 1 und 2: Hohlmeißelzangen nach Lüer; 3: Zange nach Stille; 4 und 5: Schädelzange nach Schloffer; 7 und 10: Rippenschere nach Mathieu; 8: Zange nach Velpeau; 9: Zange nach Horsley; 6: Rippenschere nach Loth-Stöpler.

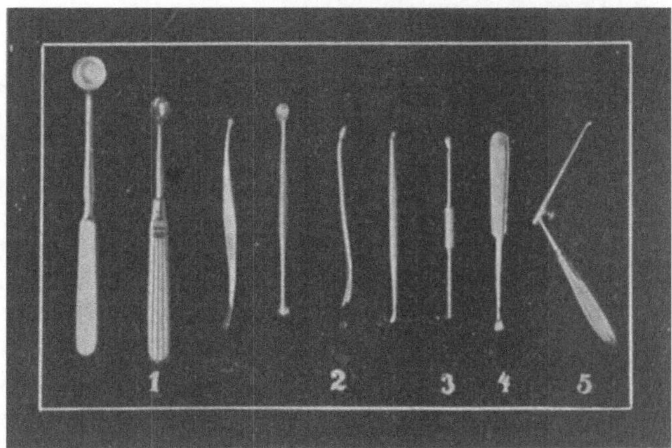

Fig. 225. Scharfe Löffel. 1: Zwei scharfe runde Löffel; 2: vier Doppellöffel; 3, 4, 5: Ohrlöffel.

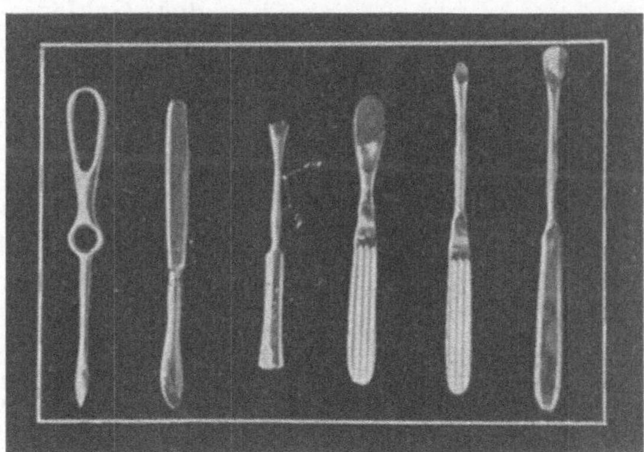

Fig. 226. Elevatorien (die beiden links) und Raspatorien (die vier rechts).

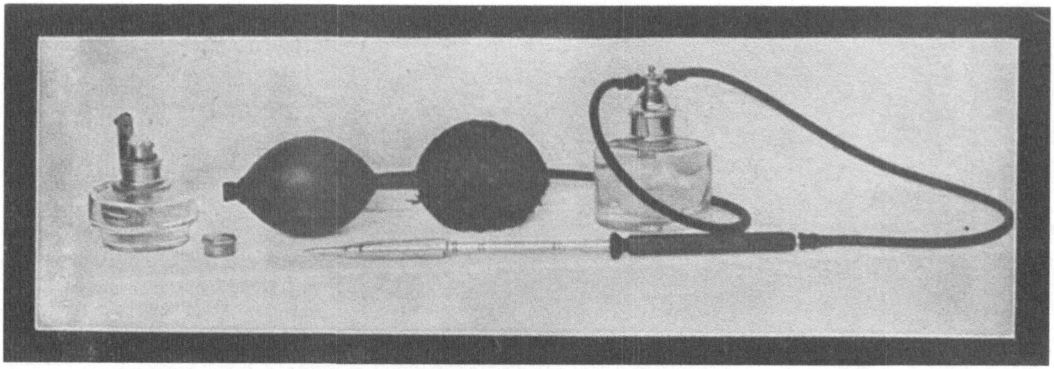

Fig. 227. Thermokauter nach Paquelin.

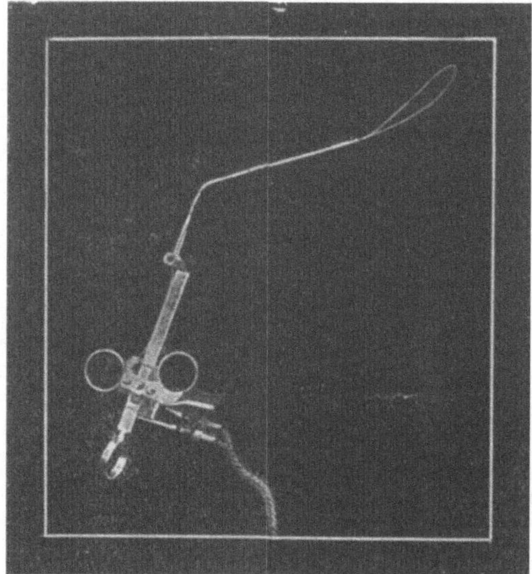

Fig. 228. Galvanische Schlinge.

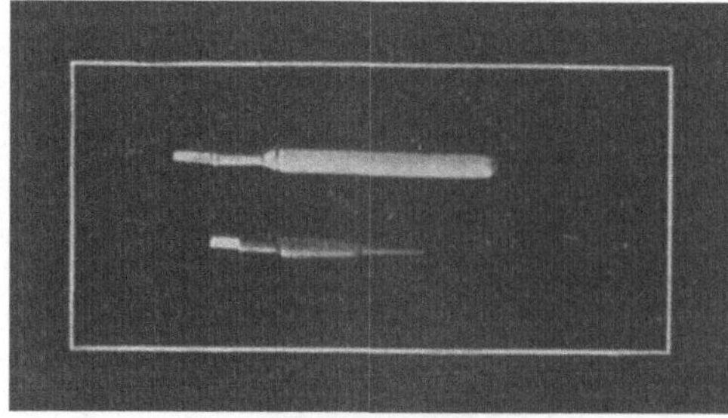

Fig. 229. Höllensteinstift.

Das Ausbrennen von Gewebsteilen

geschieht mit glühenden Platinstiften (Thermokauter nach Paquelin) oder mit einem Galvanokauter. Der erstere wird mittels Benzindämpfen auf eine besondere Art in Glut erhalten, der letztere wird durch den elektrischen Strom in Glut versetzt. Der Thermokauter wird auf folgende Weise gebraucht. Der Metallstift wird in eine Gas- oder Spiritusflamme gehalten, bis er zu glühen beginnt. Es genügt dann, das Gebläse in Tätigkeit zu bringen. Benzindämpfe werden durch das Innere des Stiftes geleitet, und hier entwickelt sich dann eine solche Wärme, daß der Stift auch ohne Flamme glühend erhalten wird. Wenn man die Benzinflasche mit einem Haken in das Knopfloch einhängt, so kann man mit der einen Hand das Gebläse in Tätigkeit bringen, während die andere den Griff, der, isoliert angebracht, nicht warm wird, fassen kann. Will der Operateur die Hände während des Ausbrennens steril halten, so kann er dies erreichen, indem er ein Stück steriler Gaze um den nicht sterilen Griff wickelt. Die Schwester, welche den Thermokauter hält, darf die Gaze nicht anrühren. Der Galvanokauter (elektrische Brenner) muß an eine elektrische Kraftquelle angeschlossen werden.

Wenn mit dem Thermokauter oder Galvanokauter ein blutreiches Gewebe versengt werden soll, so muß der Stift mattrotglühend sein. Ist er weißglühend, dann werden die Gefäße wie mit dem Messer durchgeschnitten und die Blutung wird nicht gestillt. Einige Galvanokauteransätze bestehen aus Platindrahtschlingen und werden gebraucht, um Polypenstiele und kleine Geschwülste durchzubrennen.

Auch durch Ätzmittel werden kranke Gewebe ausgebrannt. Wenn jene flüssig sind, werden sie mit Watte, welche an einer Pinzette oder

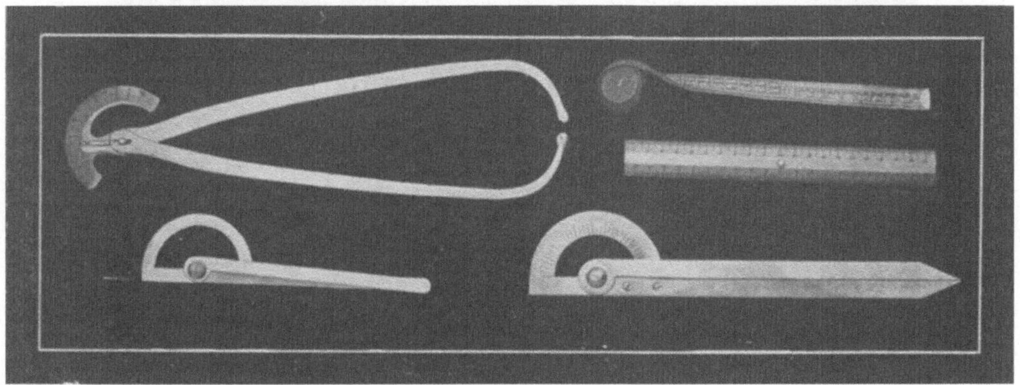

Fig 230. Meßinstrumente.

Sonde befestigt ist, auf die kranke Stelle gebracht (z. B. Flüssigkeiten auf lupöses Gewebe). Handelt es sich um Ätzmittel von fester Konsistenz, so bringt man sie in Stäbchenform an die wunden Stellen. Der Lapisstift (Argentum nitricum oder Höllenstein) befindet sich in der Regel an einem Federkiel oder in einem Zelluloid- oder Holzbehälter, er muß lichtdicht aufgehoben werden, da er sonst schwarz und unansehnlich wird, zu diesem Zweck stellt man ihn gern in ein Gefäß mit Leinsamen.

Meßinstrumente.

Ein aufrollbares Zentimetermaß aus Metall und auskochbar, von 1—2 m Länge, zirkelförmige Instrumente und Maßstäbe sind fast überall im Gebrauch.

Spiegelinstrumente (Spekula).

Diese Instrumente dienen dem besonderen Zweck, in die verschiedensten Körperhöhlen Licht hineinzubringen: auf diese Weise hat

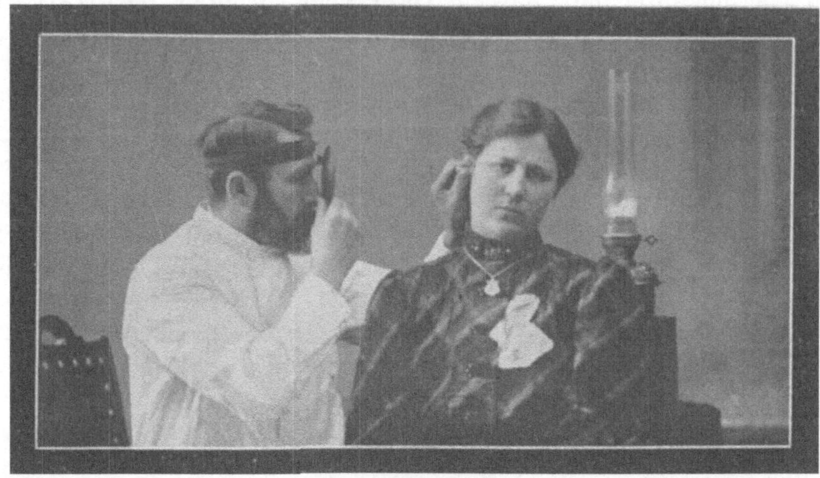

Fig. 231. Ohrenspiegeln.

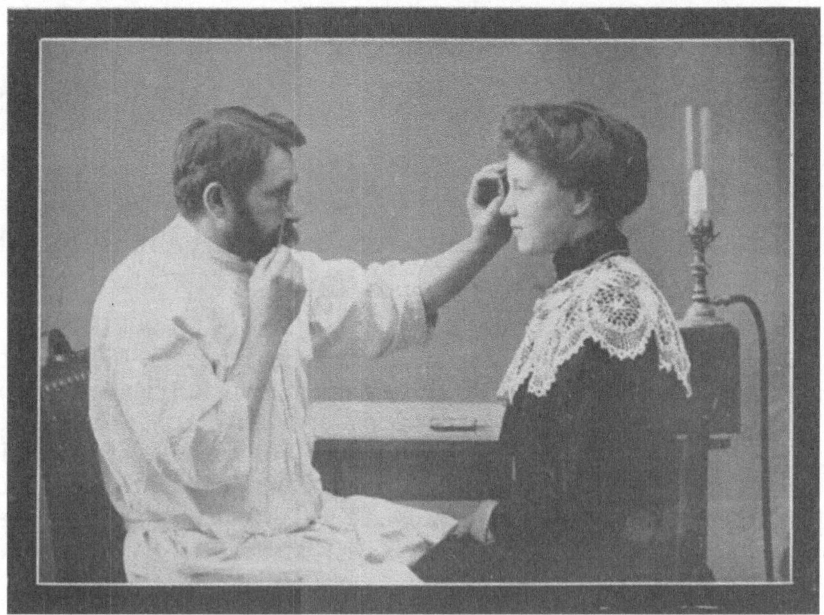

Fig. 232. Augenspiegeln.

man Gelegenheit, eventuell durch gleichzeitig in den Apparaten angebrachte optische Systeme mit dem Auge wahrzunehmen, ob sich in den Höhlen Veränderungen vorfinden. Bei den einfacheren Apparaten geschieht dies auf folgende Weise: Man bringt einen Hohlspiegel in eine bestimmte Entfernung von der zu inspizierenden Höhle und stellt eine *Lichtquelle* so zum Patienten hin (schräg hinten oder seitlich),

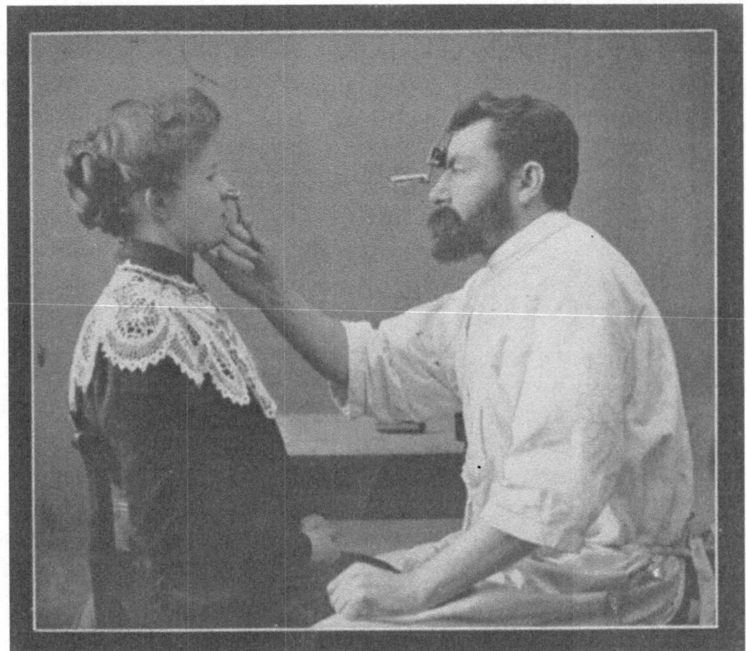

Fig. 233. Stirnlampe beim Nasenspiegeln.

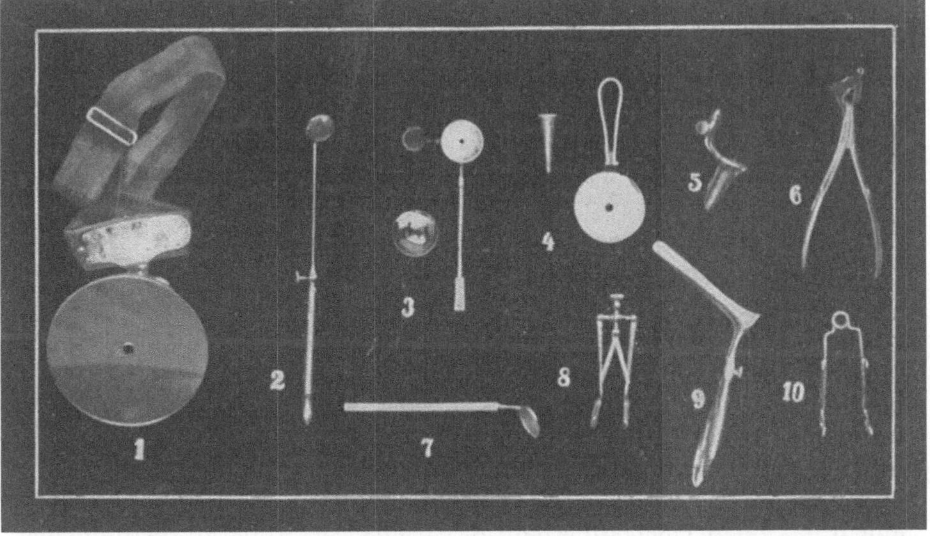

Fig. 234. Verschiedene Spiegel. 1: Reflektor mit Stirnband zum Kehlkopfspiegeln; 2: Kehlkopfspiegelchen; 3: Augenspiegel mit Linse; 4: Ohrenspiegel mit Tubus (Ohrentrichter); 7: Zahnspiegel; 5, 6, 8, 9, 10: Nasenspiegel.

daß das Licht, welches der Spiegel reflektiert, in die Höhle hineingeworfen wird. Eine kleine Öffnung in dem Spiegel gestattet die direkte Besichtigung des Organs. Man hält den Spiegel in der Hand oder man befestigt ihn mit einem Band an der Stirn: dann sind beide Hände frei. In letzter Zeit hat man elektrische Lämpchen konstruiert, welche gleichfalls an der Stirn befestigt werden. Diese haben den Vorzug, daß man weder Spiegel noch eine besondere Lichtquelle nötig hat. Beim Ohrenspiegeln hat man außerdem trichterförmige Röhrchen notwendig, welche den Zweck haben, den engen und unregelmäßig verlaufenden äußeren Gehörgang zu strecken und zu erweitern, so daß die von dem Spiegel reflektierten Lichtstrahlen das Trommelfell erreichen können. Für die Nase besitzt man eine ganze Reihe ähnlicher Instrumente, welche durch eine besondere Vorrichtung den weichen Teil des Organs erweitern können. Das innere Auge macht man sichtbar, indem man die Lichtstrahlen durch eine Sammellinse hindurchgehen läßt: auf diese Weise dringt mehr Licht in das Auge und das Objekt wird vergrößert. Die Zähne inspiziert man mit Hilfe eines zweiten kleinen Spiegelchens, welches nach allen Richtungen gedreht werden kann. Auch beim Spiegeln des Kehlkopfes (Stimmbänder usw.) ist ein zweites Spiegelchen nötig, welches, hinten an den weichen Gaumen angedrückt, die von vorn einfallenden Lichtstrahlen nach unten in den Kehlkopf wirft. Die innere Halsgegend übersieht man am besten, wenn mit einem Zungenspatel die Zunge niedergedrückt worden ist. Zum Inspizieren von Speiseröhre, Magen, Bronchien und Mastdarm hat man röhrenförmige Apparate angegeben, welche im Innern an der Spitze elektrische Glühkörper besitzen oder in welche hinein das Licht einer außerhalb des Rohres im Apparate befindlichen elektrischen Lampe reflektiert wird. Das Zystoskop, welches eine Besichtigung der Harnblase ermöglicht, enthält im Innern eine Art

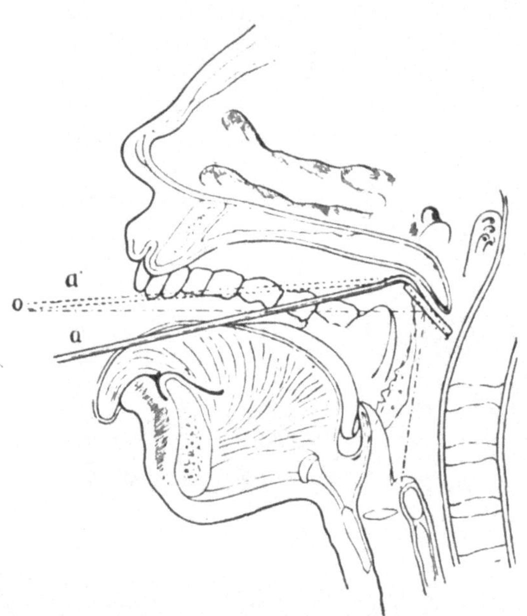

Fig. 235. Schema des Kehlkopfspiegelns. Bei weitgeöffnetem Mund und herausgezogener Zunge wird das Spiegelchen so weit in die Rachenhöhle gebracht, daß es fast den weichen Gaumen und die hintere Rachenwand berührt. Die auf das Spiegelchen fallenden Lichtstrahlen (in der Richtung *o* verlaufend) werden so nach unten reflektiert, daß bei *a* die Hinterwand der Luftröhre, bei *a'* die Vorderseite gesehen wird.

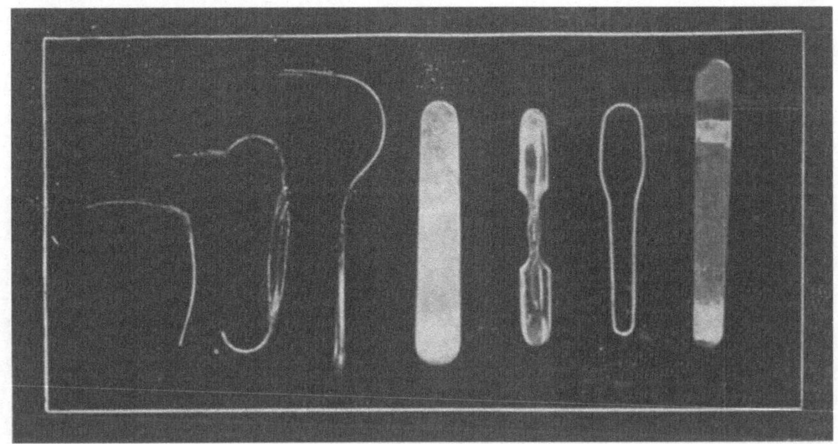

Fig. 236. Zungenspatel.

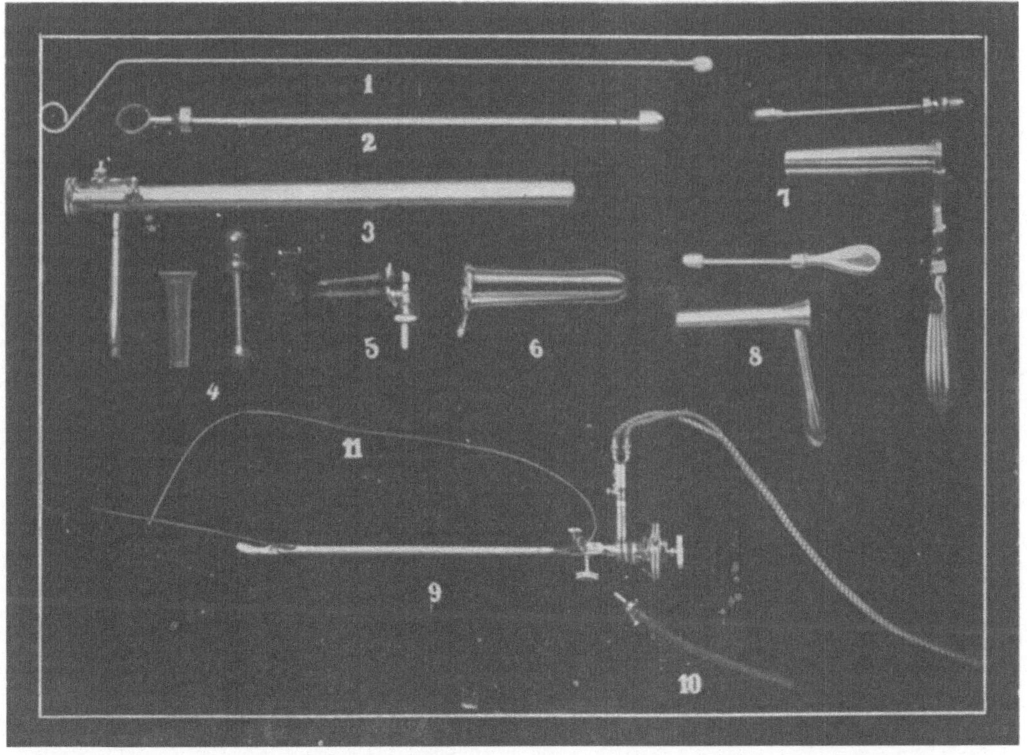

Fig 237. Spiegel für Rektum (Mastdarm) und Blase. 3: langer Spiegel für den Mastdarm (2: sog. Obturator und 1: dazu gehöriges Instrument, welches einen Wattepfropf trägt); 4: Spekulum aus Ebenholz; 5: verstellbares Spekulum; 6: offenes Spekulum; 7 und 8: Spekulum mit Obturator; 9: Zystoskop (Blasenspiegel); 10: Spülkanüle, welche dazu gehört; 11: Ureterkatheter; rechts der zu der elektrischen Batterie führende Leitungsdraht.

Fernrohr und ist an seinem Ende gleichfalls elektrisch beleuchtet; die sinnreiche Konstruktion besonderer Zystoskope gestattet es nicht nur, Katheter durch die Harnleiter bis ins Nierenbecken hinauf zu führen, um den Urin jeder Niere gesondert aufzufangen, sondern man kann auch unter dem Licht des Lämpchens gewisse operative Eingriffe in der Blase ausführen.

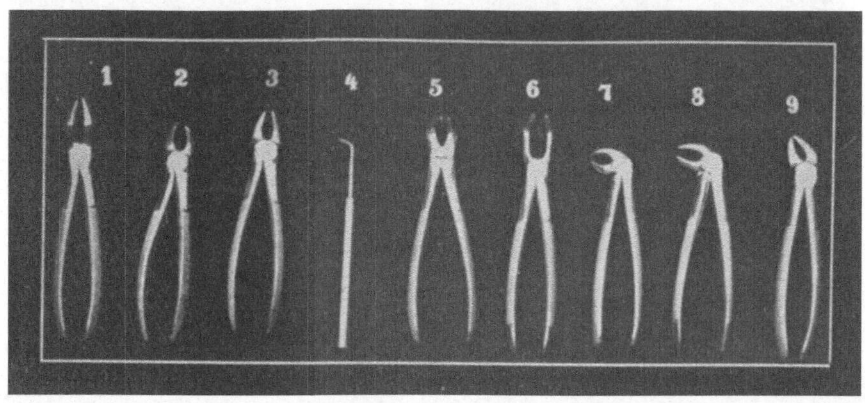

Fig. 238. Zahnzangen. 1: Zange für die hintersten oberen Backenzähne; 2: Zange für obere Backenzähne; 3: Zange für obere Zähne; 4: Sonde zum Suchen nach Öffnungen in Zähnen; 5: Wurzelzange für untere hintere Backenzähne; 6: Zange für untere hintere Backenzähne; 7: Zange für untere Zähne; 8: Zange für untere Vorder- und Eckzähne; 9: Zange für untere Zähne.

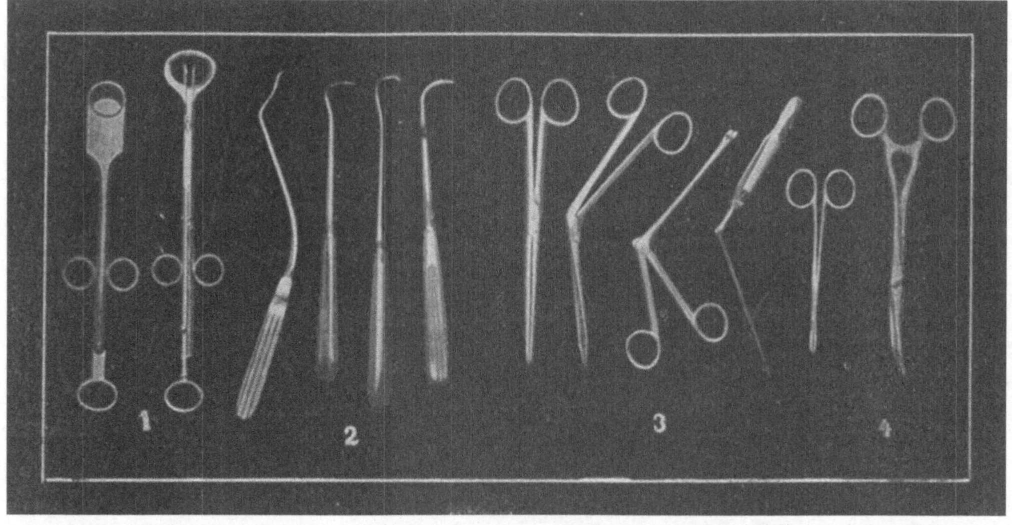

Fig. 239. Tonsillotome und Polypenzangen. 1: Zwei Tonsillotome; 2: vier Messer für adenoïde Vegetationen im Nasenrachenraum; 3: fünf Polypenzangen für Ohr und Nase; 4: Zange für Kehlkopfpolypen.

Verschiedene andere Instrumente.

Zahnzangen sind sehr kräftig gebaute Instrumente zum Ausziehen von Zähnen. Der Teil, welcher den Zahn fassen muß, zeigt die verschiedensten Formen, jedem einzelnen Zahn angepaßt. Fig. 238 zeigt einige Modelle.

Zum Wegnehmen von Mandeln und Polypen verwendet man ringförmige Messer und zangenförmige Instrumente (s. Fig. 239).

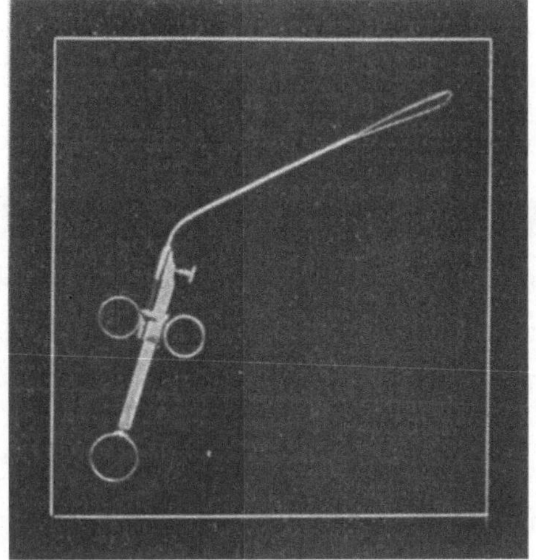

Fig. 240. Instrument zur Entfernung von Polypen.

Katheter und Blasensonden (abgebildet in Fig. 241) dienen verschiedenen Zwecken. Das Ablassen von Urin geschieht mit Gummikathetern (Nélatons), mit seidenen (mit Harzmasse imprägnierten) oder metallenen Kathetern. Die Katheter für Prostatakranke haben an dem Blasenende eine besondere Biegung. Zum Beseitigen von Verengungen der Harnröhre verwendet man Sonden aus Seide und Metall oder Dilatatoren, welche mittels einer Schraube

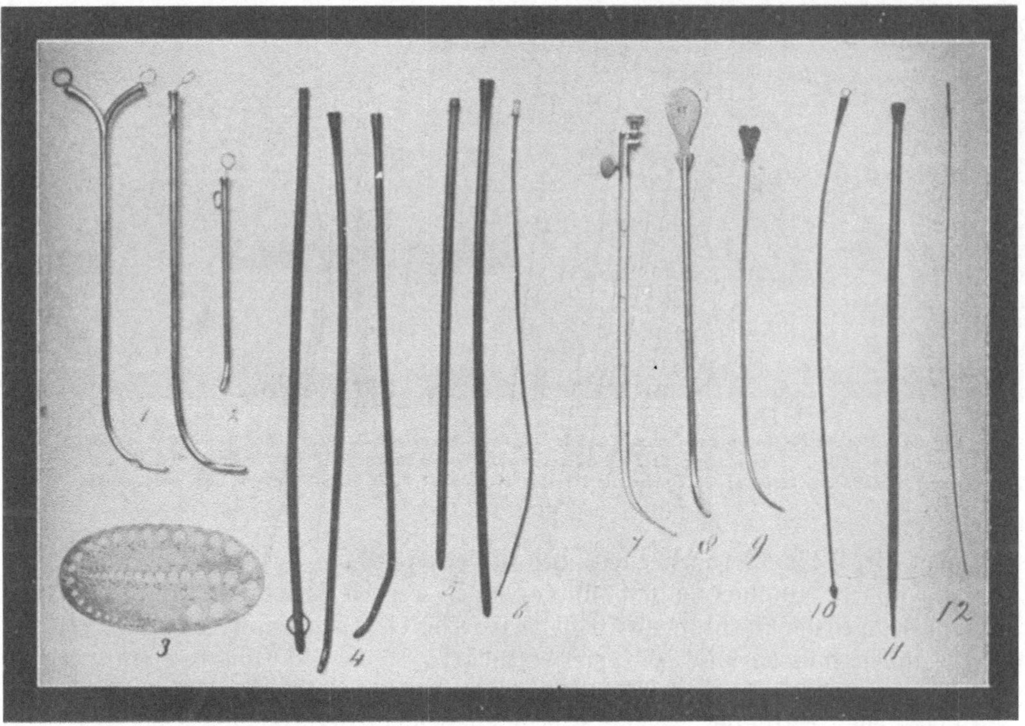

Fig. 241. Katheter und Steinsonden. 1: zwei metallene Katheter; 2: metallene Katheter; 3: Metallplatte zur Größenbestimmung der Katheter; 4: drei Prostatakatheter; 5: Nélatonkatheter; 6: zwei seidene Katheter; 7: metallener Dilatator; 8: Steinsonde; 9: geriefte Sonde; 10: Bougie à boule; 11 und 12: seidene Sonden.

erweitert werden können. Diese Sonden und Katheter haben verschiedene Größen. Man teilt sie nach dem Grad der Dicke ein (von Nr. 1 bis 30). Jede folgende Nummer ist im Durchmesser um $^1/_3$ mm dicker als die vorige. Nr. 1 ist $^1/_3$ mm dick, Nr. 18 6 mm und Nr. 30 10 mm. Diese von Charrière angegebene Skala ist auf einer metallenen Platte angebracht, welche Öffnungen enthält, an denen man die Dicke des einzelnen Instrumentes beim Hindurchstecken durch die entsprechende Öffnung abmessen und ablesen kann. Bei Kindern wird

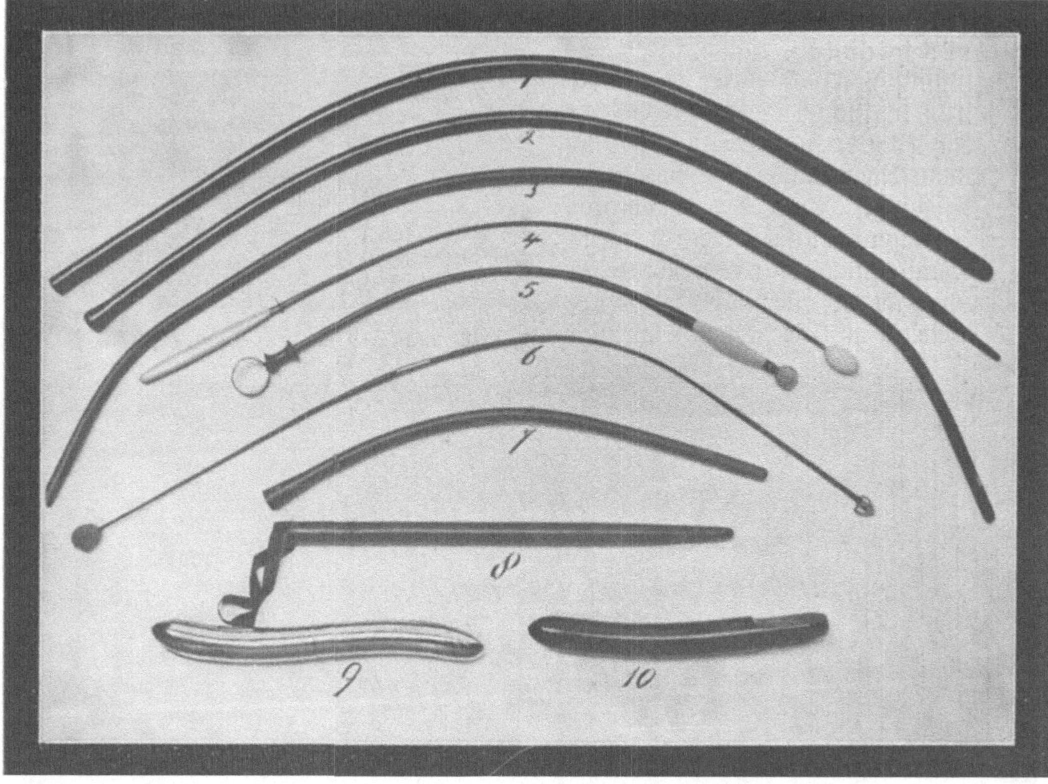

Fig. 242. Sonden für Magen und Darm. 1 und 2: Speiseröhrensonden; 3: weiche Magensonde; 4: Speiseröhrensonde mit Elfenbeinkugel; 5: Speiseröhrensonde (Grätenfänger) mit Schwämmchen; 6: Münzenfänger für die Speiseröhre; 7: Spülsonde für den Mastdarm; 8, 9, 10: Dilatatoren (bei Verengungen des Mastdarms).

man Nr. 8 bis 12 gebrauchen, bei Erwachsenen Nr. 18 bis 25, selten eine höhere Nummer. Auch andere Skalen werden verwendet. Bei Verengerungen der Harnröhre wird man wiederholt mit der dünnsten Nummer beginnen müssen und erst später dickere Sonden einführen können.

Steinsonden sind metallene Instrumente von der Form der metallenen Katheter, welche es ermöglichen, in der Harnblase befindliche Steine zu diagnostizieren: die Berührung von Metall und Stein bringt ein ganz bestimmtes Gefühl und Geräusch zustande.

Sonden für Magen und Speiseröhre sind in Fig. 242 abgebildet. Magenspülungen macht man in der Regel mit Gummischläuchen. Es gibt Sonden aus Seidengespinst oder solche aus Fischbein mit in wechselnder Größe aufschraubbaren olivenförmigen Elfenbeinansätzen (Trousseausche Sonde), welche zur Feststellung von Verengungen der Speiseröhre dienen, ferner solche (Grätenfänger, Münzenfänger) mit denen Fischgräten und verschluckte Gegenstände wieder ans Tageslicht befördert werden.

Sonden für den Mastdarm werden gebraucht zum Ausspülen und zur Beseitigung von Verengungen.

Murphyknöpfe werden von einigen Operateuren noch gebraucht, um Darmenden miteinander zu vereinigen, wenn aus einem oder dem anderen Grunde (eingeklemmte Hernie, Darmgeschwülste usw.) ein Teil des Darmes entfernt worden ist. Die Anwendung ist kompliziert, die Schwester hat lediglich dafür zu sorgen, daß die entsprechenden beiden Teile des Apparates gut und fest ineinander passen.

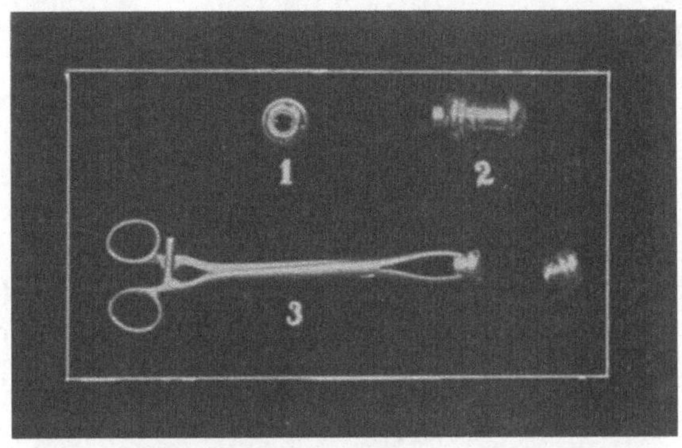

Fig. 243. Murphyknöpfe. 1: geschlossener Murphyknopf; 2: Knopf mit Öffnungsstift; 3: Knopf mit Fixationszange.

Abgesehen von den besonderen Instrumenten, welche Ohren-, Nasen-, Augen- und Halsärzte verwenden (deren Verwendung eine zu spezielle ist), wurden bisher die gebräuchlichsten Instrumente genannt und abgebildet. Die auf etwa $^1/_3$ der natürlichen Größe angefertigten Abbildungen geben der Schwester eine gewisse Vorstellung; sie wird imstande sein, die Instrumente wiederzuerkennen, wenn diese in ihre Hand kommen, während sie auch gleichzeitig über ihre Verwendung Bescheid wissen wird.

Damit die Schwester außerdem eine Vorstellung von der Zahl und der Art der Instrumente hat, welche bei den einzelnen Operationen gebraucht werden, sind auf den folgenden Seiten die Instrumente so abgebildet worden, wie sie bei den meist vorkommenden Operationen bereitstehen sollen. Diese Angaben können natürlich nicht von ausschlaggebender Bedeutung sein, da jeder Operateur bezüglich seines Instrumentariums besondere Wünsche hat.

Bei den meisten Operationen werden die Instrumente in einer ganz bestimmten Reihenfolge gebraucht. Erst wird der Hautschnitt gemacht, dann werden die Wundränder mit Haken auseinandergehalten, die Gefäße mit Arterienklemmen gefaßt usw. Müssen diese unterbunden werden, so soll die Schwester zugleich mit der Seide (Ligatur) eine Schere zum Abschneiden der Seidenfäden bereithalten.

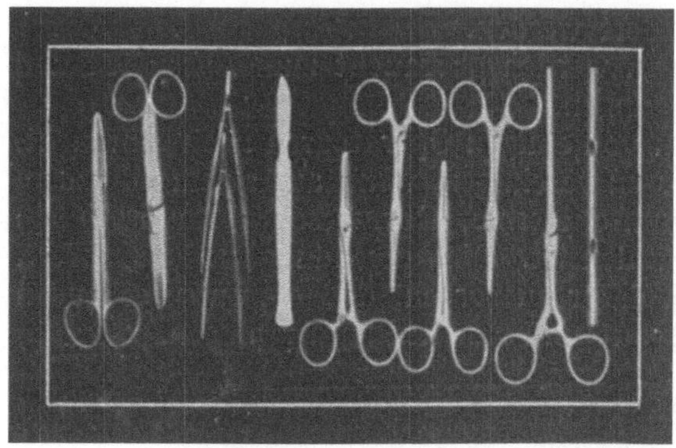

Fig. 244.

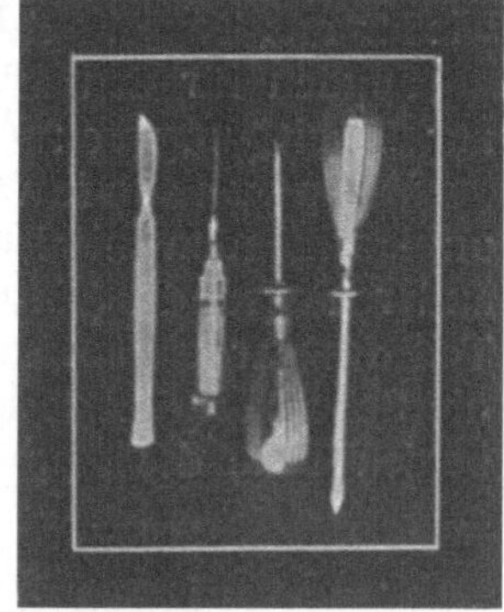

Fig. 245.

Zuletzt wird die Wunde geschlossen, und die Schwester muß dann für Pinzetten, Schere, Nadel und Nähmaterial sorgen. Weitere Einzelheiten hängen von der Operation und von dem Operateur ab. Die unten abgebildeten Instrumentengruppen können selbstredend nach Belieben ergänzt werden. Am besten wird die Operationsschwester, z. B. wenn sie eine Bauchoperation vorbereiten soll, sich die Instru-

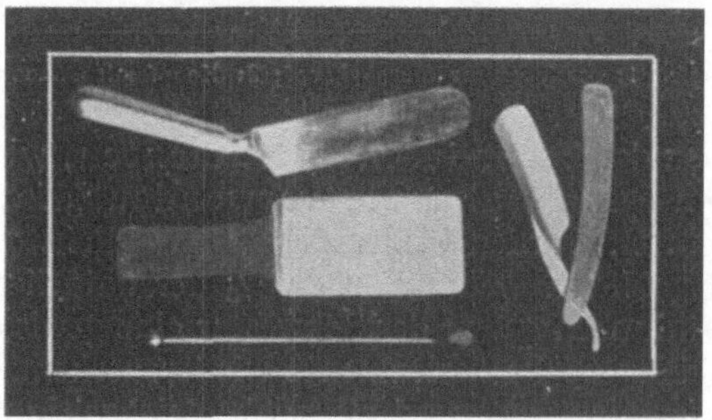

Fig. 246.

mente für eine einfache Blinddarmoperation zurechtlegen und dann überlegen, was für den speziellen, anderen Eingriff sonst noch in Frage kommt. Sie wird in kurzer Zeit durch die Erfahrung ganz genau darüber Bescheid wissen. Im Zweifelsfalle frage sie immer den Arzt, aber am Abend vor der Operation, damit alles rechtzeitig zur Hand ist! Ganz falsch würde es sein, stets einen großen Teil des gesamten Instrumentariums auskochen zu wollen — die Instrumente würden dadurch leiden und in der Menge des Materials findet sich die Schwester nicht zurecht. Immer denke aber die Schwester daran, daß einzelne Instrumente unbrauchbar werden können, indem sie z. B. zu Boden fallen. Die Operation darf dadurch nicht gestört werden. Ersatzinstrumente, wie Messer, Nadelhalter usw. müssen immer sterilisiert zur Hand sein.

Fig. 244 gibt die Instrumente wieder, welche bei einer Abszeßöffnung mit Drainage nötig sind.

Fig. 245 zeigt die Instrumente, welche bei der Punktion eines Abszesses bereitgehalten werden müssen. Einige Operateure stoßen

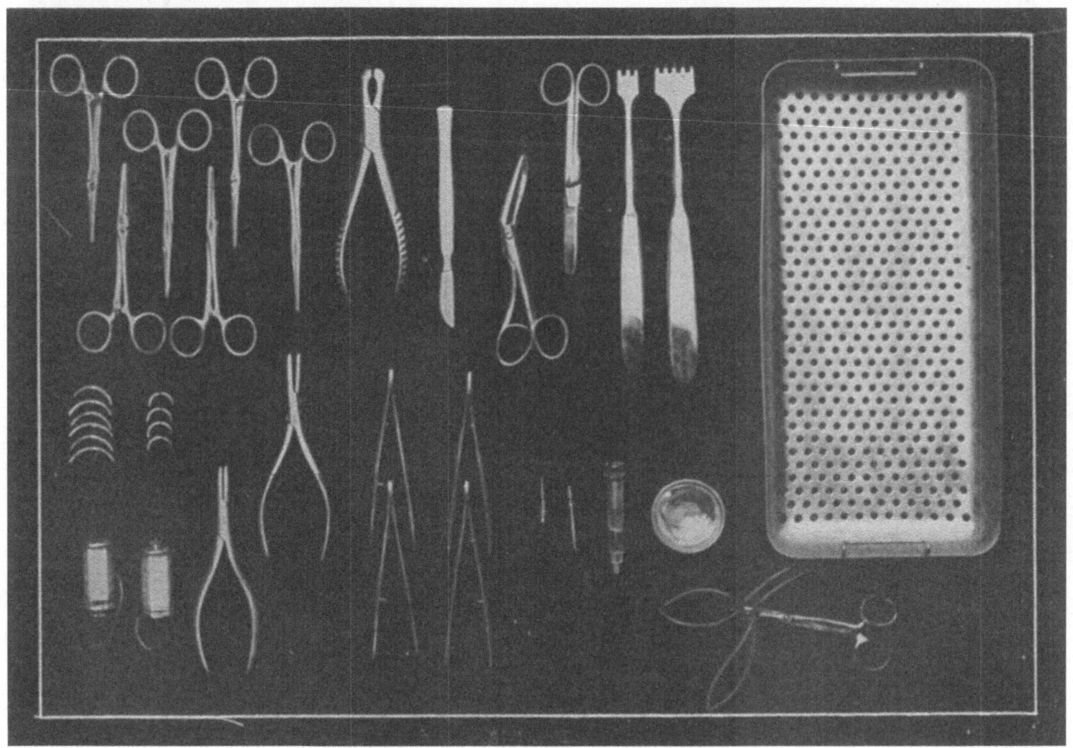

Fig. 247.

den Troikart direkt durch die Haut hindurch, andere ziehen es vor, eine Hautstelle unempfindlich und einen kleinen Einschnitt an der Stelle zu machen, wo der Troikart eingestoßen wird. Der kleine Schnitt heilt viel leichter aus als die Stichwunde des Troikarts.

Fig. 246 gibt die Instrumente wieder, welche bei der Transplantation von Hautläppchen (nach Thiersch) erforderlich sind: zwei scharfe Rasiermesser, ein Spatel, auf den die Lappen gelegt werden, und zwei Sonden, um die leicht einrollenden Lappen glatt auszubreiten (vgl. Fig. 32).

Fig. 247 gibt alles das wieder, was für einen Patienten bereitgestellt werden soll, der sich am Arm oder an der Hand verletzt hat und provisorisch verbunden ist. Wegen der Gefahr der Verblutung entfernt man den Verband nicht eher, bis die Vorbereitungen zur definitiven Hilfe getroffen sind.

Soll ein Patient mit eingeklemmter Hernie operiert werden, so werden die Instrumente, welche Fig. 248 wiedergibt, notwendig sein. Ist der Bruch nicht eingeklemmt, sondern frei, dann können die Darmklemmen weggelassen werden. Ob hier drainiert wird, hängt von dem Operateur ab.

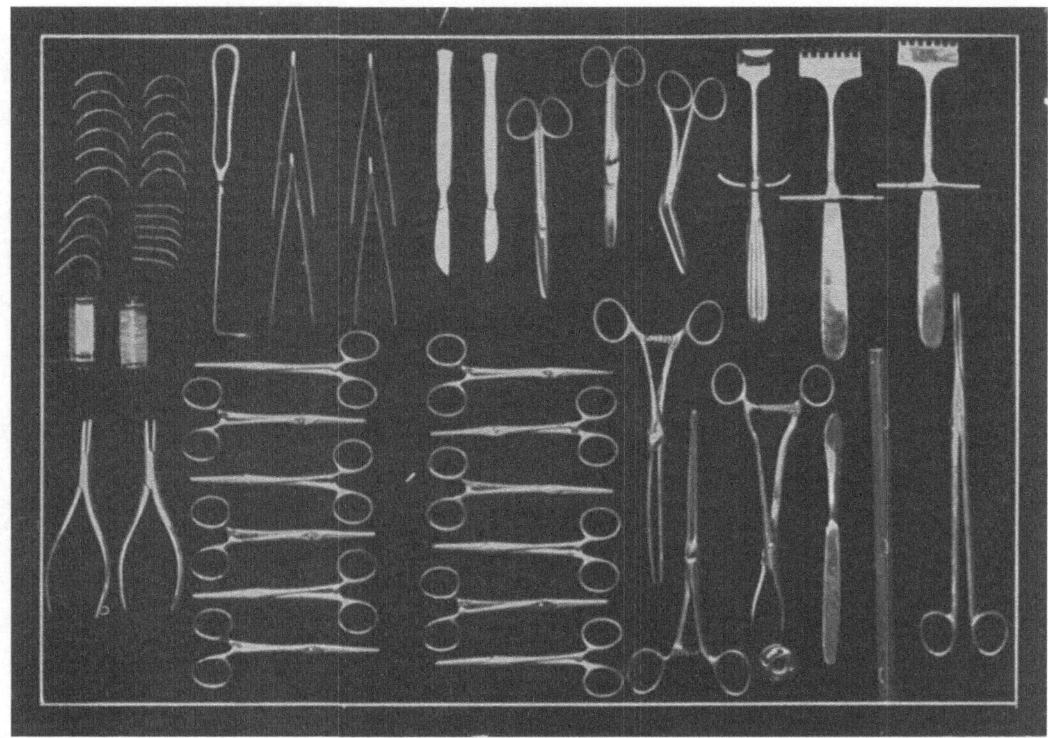

Fig. 248.

Bei einer Mammaamputation und Strumaoperation werden ungefähr dieselben Instrumente erforderlich sein.

Bei der Amputation eines Armes oder Beines sind neben den gewöhnlichen Instrumenten einige Knocheninstrumente erforderlich (Fig. 249).

Bei einer Gelenkresektion sind es der Hauptsache nach Knocheninstrumente, welche bereitgelegt werden müssen (Fig. 250).

Das Anlegen eines Anus praeternaturalis geschieht vielfach bei Patienten, welche plötzlich unter den Erscheinungen eines Darmverschlusses (Ileus) aufgenommen werden, bei denen eine längerdauernde Operation wegen der Schwäche des Patienten nicht ausführbar ist. Da man sich aber in den meisten Fällen von Ileus zur Öffnung des Leibes (Laparotomie) auch dann entschließt, wenn die Ursache des Darmverschlusses nicht bekannt ist, muß die Schwester damit rechnen, daß auch Operationen am Darm, an der Gallenblase usw. ausgeführt werden könnten und dementsprechend ihr Instrumentarium einrichten (Fig. 251).

Bei der Eröffnung der Schädelhöhle wird in einzelnen Fällen nur von Meißeln und Hohlmeißelzangen Gebrauch gemacht. Die Knochen-

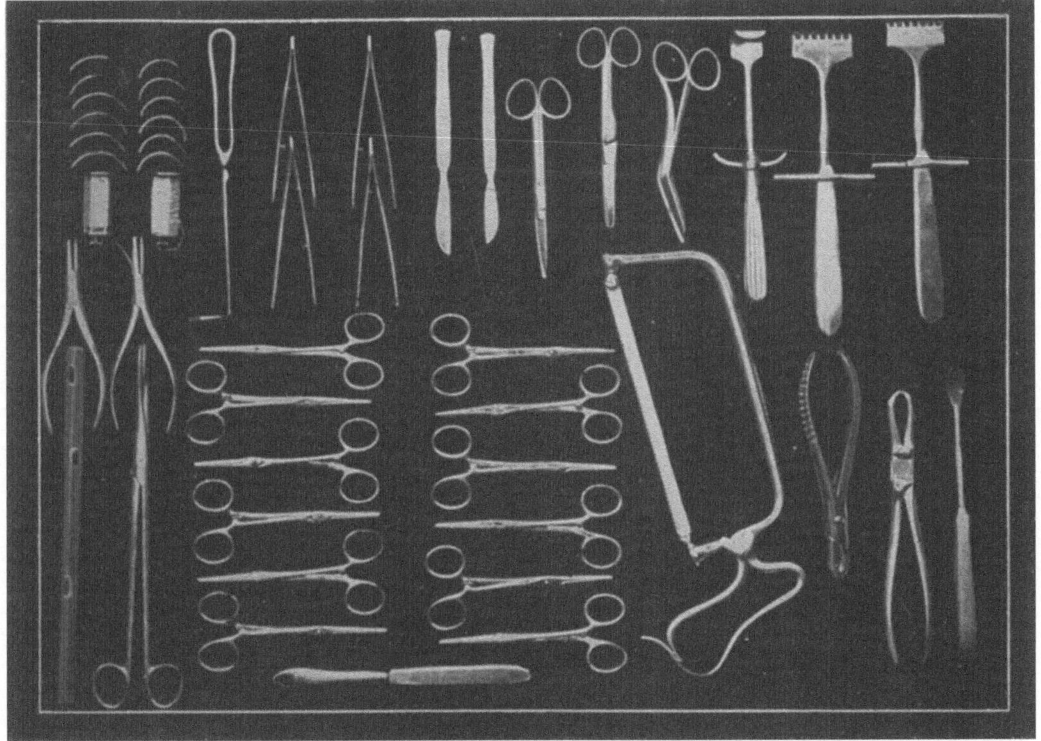

Fig. 249.

masse, welche der Stelle der gesetzten Öffnung entsprach, geht dann verloren. In vielen Fällen geht man sparsam mit dem Schädeldach um und macht die Öffnung so, daß sie nach der Operation möglichst ganz knöchern geschlossen werden kann. Zu diesem Zwecke steht eine ganze Reihe von Bohrern, Sägen usw. zur Verfügung. Mit den in Fig. 252 angegebenen Instrumenten kann die Operation ausgeführt werden.

Die Tracheotomie (Luftröhrenschnitt) und die Intubation werden später besprochen.

Die bei der Entfernung von kleinen Geschwülsten und bei Rippenresektion gebräuchlichen Instrumente sind bereits früher abgebildet worden (Fig. 85 und 86).

Aufbewahren der Instrumente.

Wie nicht alle Instrumente auf die gleiche Weise desinfiziert werden, so werden sie auch nicht alle auf dieselbe Weise aufbewahrt.

Instrumentenschränke. Man bewahrt die Instrumente am besten in eigens dazu angefertigten Schränken auf. Ihr Zweck ist ein doppelter. Man verlangt 1., daß der Schrank gut schließt und trocken bleibt, 2., daß die Reinigung auf eine sehr leichte und den Regeln der Aseptik entsprechenden Weise stattfinden kann. Das

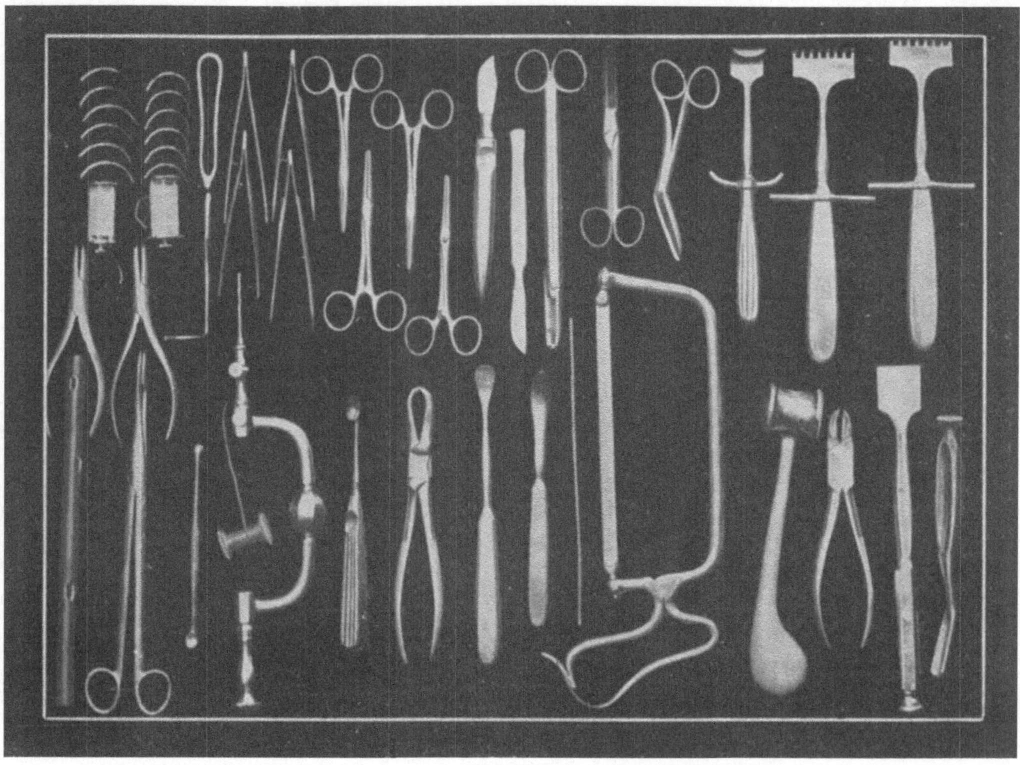

Fig. 250.

Trockenhalten ist notwendig, damit ein Rosten der Instrumente vermieden wird. Ein hölzerner Schrank, dessen Wände leicht springen, entspricht diesen Anforderungen weniger gut als einer, der aus Eisen und Glas besteht, der außerdem besser in „chirurgischem Sinne" gereinigt werden kann. In Operationssälen verwendet man deshalb nur die letzteren (Fig. 88, 151). Zur Verhütung des Feuchtwerdens stellt man Schälchen mit ungelöschtem Kalk in den Schrank; der ungelöschte Kalk ist hygroskopisch (er zieht Feuchtigkeit an), und vermindert infolgedessen den Feuchtigkeitsgehalt der Luft. Damit die metallenen Instrumente nicht rosten, ist es ferner ratsam, sie von

Zeit zu Zeit mit warmen trockenen Tüchern abzureiben. Das Einfetten (mit Vaseline) ist nur in sehr feuchten Räumen notwendig.

Von großem Einfluß auf den Zustand der Instrumente ist die Art, wie sie während der Benutzung und nachher behandelt werden. Werden sie in Sodalösung ausgekocht und kommen sie mit keinen anderen Flüssigkeiten in Berührung als mit den Körpersäften, so brauchen sie nur mit warmem Wasser abgespült und sorgfältig mit weichen

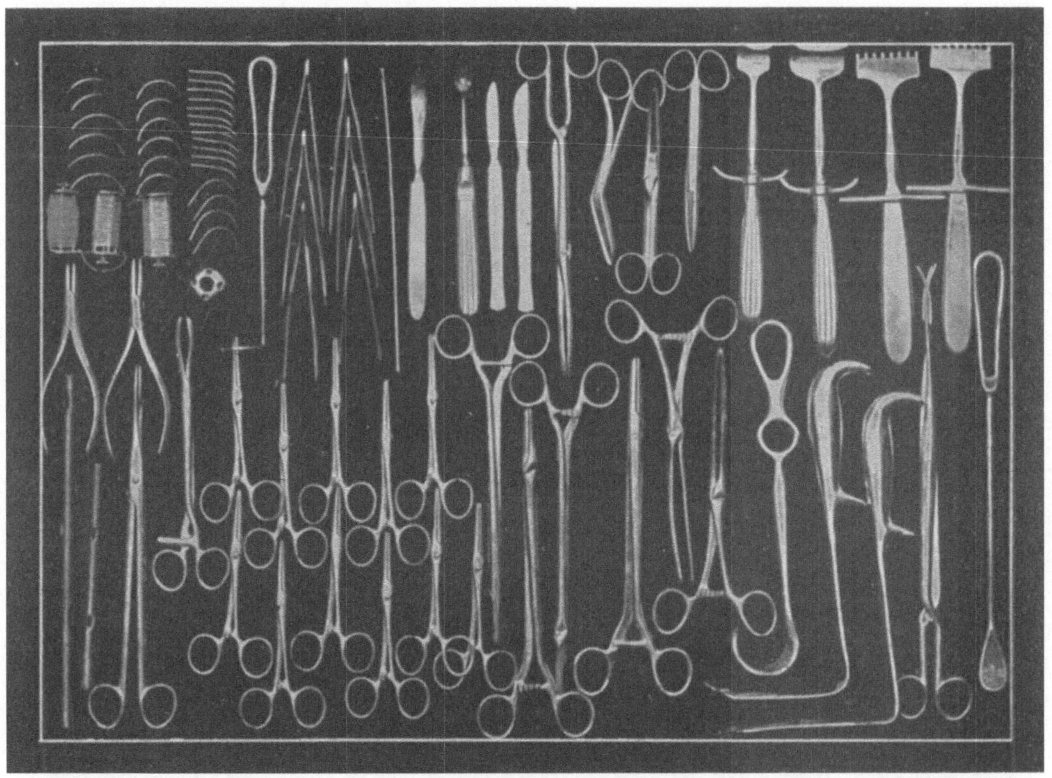

Fig 251.

Tüchern, am besten warmen, abgetrocknet zu werden. Auf diese Weise werden sie lange vor Rost geschützt bleiben können. Etwas anderes ist es, wenn sie längere Zeit in Karbol, Sublimat usw. liegen. Sie werden dann recht bald schwarz und glanzlos. Messer werden außerdem schnell stumpf. Läßt man Blut auf Instrumenten eintrocknen und kocht sie dann aus, so werden an der Stelle der Blutflecke schwarze Flecke entstehen.

Schwierig ist es, Spritzen in Ordnung zu halten. Die Hohlnadeln verstopfen sich leicht und rosten auch leicht. Werden diese nicht sorgfältig nach jedem Gebrauch durchgespritzt und getrocknet (mit heißer Luft, z. B. über Heizung oder Flamme), und wird der sogenannte Mandrin (Kupferdraht) nicht regelmäßig eingeführt, dann werden die Ansätze sehr schnell durch Rosten undurchgängig. Metallene Stempel und metallene Spritzen rosten leicht fest. Es ist gut, sie mit Glyzerin anzufeuchten. Die Gummistempel vertragen Öl nicht, sie werden leicht klebrig. Sie sind ferner nicht gegen Trockenheit widerstandsfähig: sie reißen leicht ein. Lederne Stempel trocknen leicht ein, so daß sie dann überhaupt nicht mehr passen. Sie werden untauglich, wenn sie nicht in Öl aufbewahrt werden, am besten verwendet man sie gar nicht.

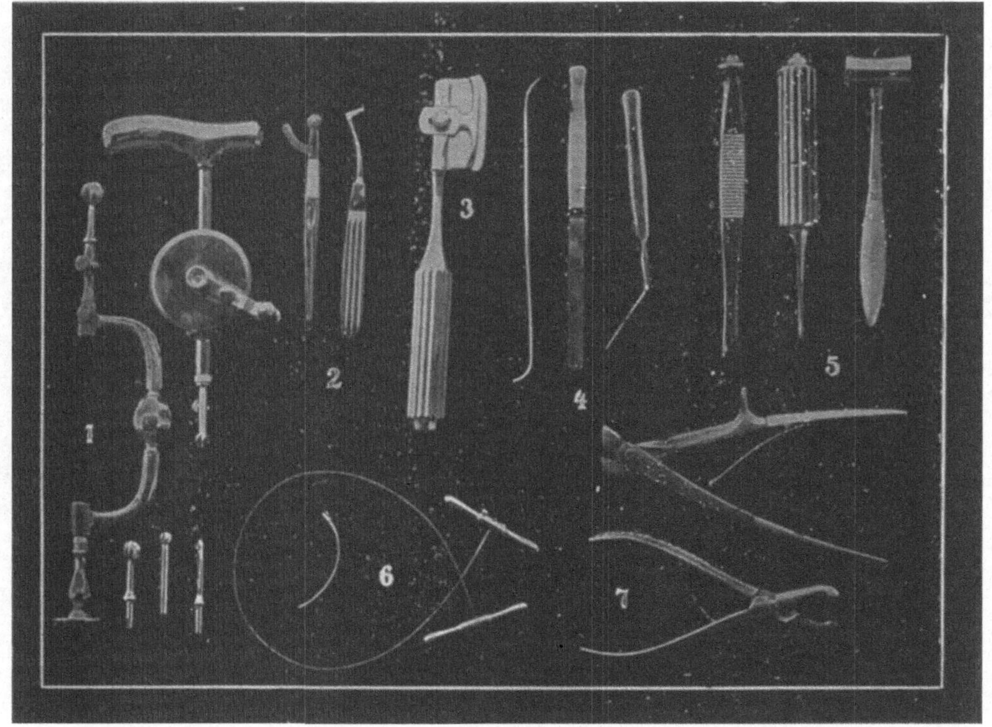

Fig. 252.

Gummiinstrumente werden am besten in Metallbüchsen oder Glaskästen möglichst kühl aufbewahrt; die Luft darf nicht zu trocken werden, weil der Gummi dann brüchig wird, am besten feuchtet man die Gummigegenstände von Zeit zu Zeit etwas mit Glyzerin an.

Daß die Schneide der Messer stets geschützt wird, z. B. durch Einwickeln in Watte oder durch Auflegen auf hierzu angefertigte Ständer, daß Klemmen und Scheren immer so ineinander gesetzt werden, daß die zusammenpassenden Hälften zueinander kommen (sie sind vom Fabrikanten mit Nummern versehen), wurde schon erwähnt; daß ferner Glasspritzen brechen, wenn sie fallen, daß endlich ein Kochkessel entzwei geht, wenn die Schwester es vergaß, ihn vor dem Anheizen zu füllen, das sind alles selbstverständliche Dinge, deren Nutzanwendung von den Schwestern sehr oft außer acht gelassen wird.

VII. Transport der Patienten.

An dieser Stelle soll nur von dem Transport der Patienten von dem Krankenzimmer zum Operationssaal und umgekehrt die Rede sein. Es handelt sich natürlich nicht um solche Patienten, welche gehen können, wenn dies auch mit Unterstützung von seiten der Schwester geschieht. Es sind namentlich die Patienten gemeint, denen jede Bewegung verboten ist, oder solche, welche überhaupt nicht imstande sind, einen Schritt zu gehen. Als Transportmittel dienen die Schwestern selbst, Tragstühle, Fahrbahren, das Bett usw.

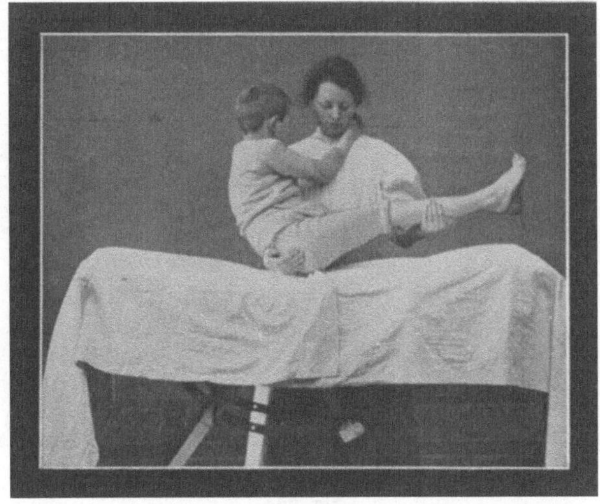

Fig. 253.

a) Die Schwester als Krankenträgerin.

Wenn Kinder nicht sehr krank sind oder wenn ihnen nicht gerade allergrößte Ruhe vorgeschrieben ist, wenn sie nicht besonders schmerzempfindlich sind, so trägt die Schwester die Kinder selbst. Wie dies am handlichsten geschieht, hängt ab von der Größe des Kindes und von der Krankheit, an der es leidet. Ist das Kind noch sehr klein, dann wird die Schwester dasselbe auf einen Arm nehmen oder auch auf beiden Armen tragen. Ist das Kind ein paar Jahre alt oder noch älter, dann wird es vielleicht noch auf dem Arm getragen werden können oder aber wie ein Erwachsener transportiert werden müssen. Es kommt vor allem darauf an, das Kind so anzufassen, daß es nicht zu unbequemer Lage, zu einer für die Erkrankung unzweckmäßigen

Stellung oder zu Schmerzäußerungen des Kindes kommt. So darf z. B. bei Brusterkrankungen die Atmung nicht behindert werden, bei Erkrankungen des Leibes sind unzweckmäßige Stellungen nicht angebracht, und was die Schmerzen betrifft, so müssen und können sie namentlich bei Gelenkerkrankungen und Knochenbrüchen durchaus vermieden werden.

Bisweilen kann die Schwester das Kind tragen, wie Fig. 253 zeigt; hier drückt das ganze Gewicht auf die horizontal gehaltenen und geradeaus gestreckten Unterarme, während das Kind selbst imstande ist, die Arme um den Hals der Schwester zu legen. Dürfen die Unterschenkel herabhängen, dann wird ein Arm die Oberschenkel stützen; müssen die Unterschenkel gerade gestreckt werden, dann wird der

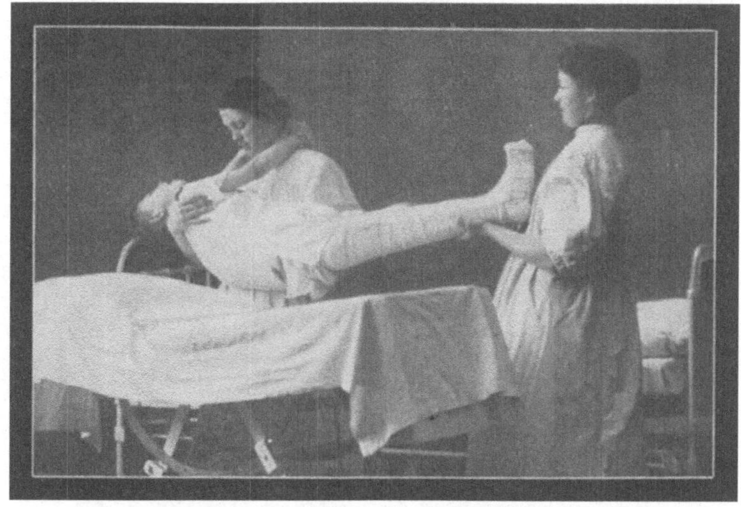

Fig. 254.

Arm gleichzeitig die Unterschenkel stützen müssen, oder eine zweite Schwester muß die Sorge für die Beine übernehmen (Fig. 254). Ist das Kind imstande, den Kopf ohne Unterstützung aufrecht zu halten, dann wird der zweite Arm mitten unter den Rücken gelegt werden. Hat der Kopf eine Stütze nötig und steht keine zweite Schwester zur Verfügung, dann wird der Arm höher gehalten, so daß der Kopf gegen die Schulter der Schwester ruhen kann (Fig. 255).

Muß das Kind vollständig horizontal gehalten werden, dann werden meist zwei Schwestern die Aufgabe des Transportes zu erfüllen haben. Die eine trägt den Leib, die zweite die Beine (Fig. 256), die letztere nimmt dann in der Regel noch das Becken mit, während die andere Schwester für den Kopf sorgen kann. Kann und darf das Kind die Arme um den Hals der Schwester legen, so erleichtert dies das Gewicht des Körpers; ist das Kind hierzu nicht imstande, dann ist das

Körpergewicht viel schwerer und die zweite Schwester wird einen Teil übernehmen müssen (Fig. 257). Bisweilen wird es nötig sein, daß die zweite Schwester sich in der Hauptsache mit dem Kopf beschäftigt

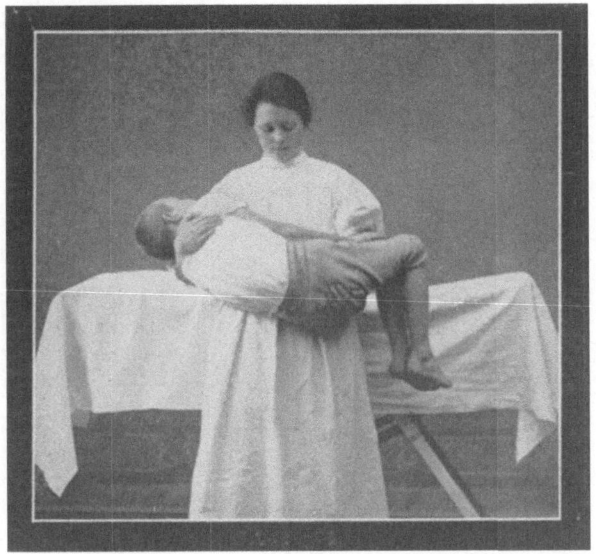

Fig. 255.

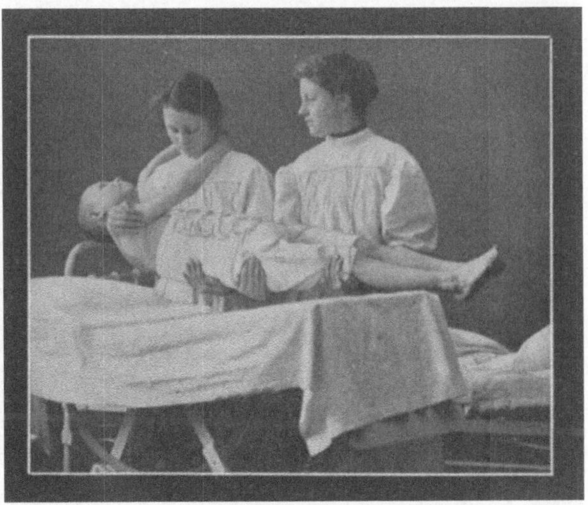

Fig. 256.

(Fig. 258), oder auch, daß die zweite Schwester nur die Beine übernehmen muß (bei Knochenbrüchen, Gelenkerkrankungen) wie in Fig. 254 usw.

Erwachsene werden selten über größere Strecken von der Schwester getragen. Für sie gilt — und dies ist auch der Fall bei sehr kranken und sehr schmerzempfindlichen Kindern —, daß sie von der Schwester

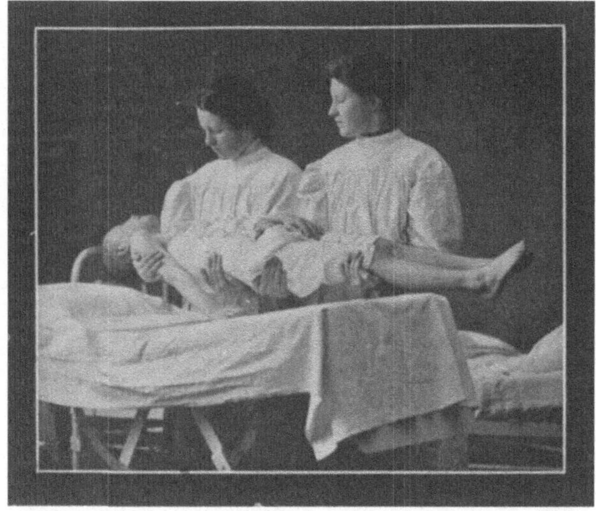

Fig. 257.

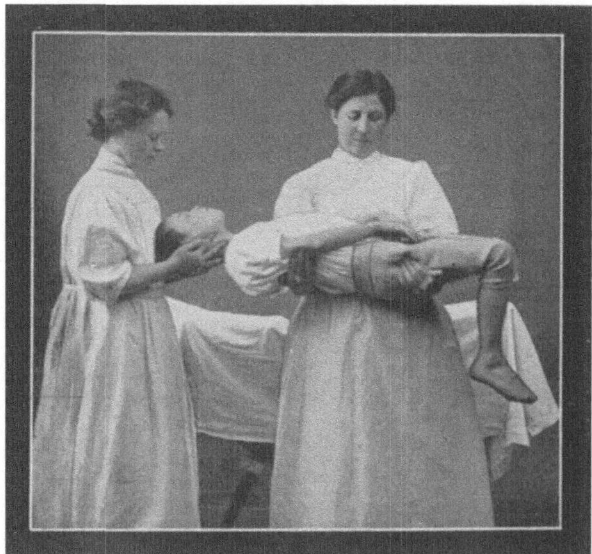

Fig. 258.

von dem Bett aus auf den Operationstisch gebracht werden, vorausgesetzt, daß dieser dicht daneben steht, oder aber auf eine Fahrbahre, die den weiteren Transport vermitteln muß. Der erste Fall tritt in der Regel ein, wenn in einer Privatwohnung operiert wird, oder dann, wenn das Bett mit dem Patienten in den Operationsraum gebracht worden ist. Wenn eine Fahrbahre als Transportmittel benutzt wird, wird der Patient in derselben Weise aufgehoben und getragen, wie dies oben beschrieben wurde.

Abgesehen von den Fällen, in denen der Patient selbst imstande ist, aus dem Bett auf die Bahre oder auf den Tisch zu klettern, hängt es gewöhnlich von dem Gewicht des Patienten und von der Art seiner Erkrankung ab, ob eine, zwei oder selbst drei Schwestern beim Transport notwendig sind. Bisweilen wird der Patient aufgehoben werden

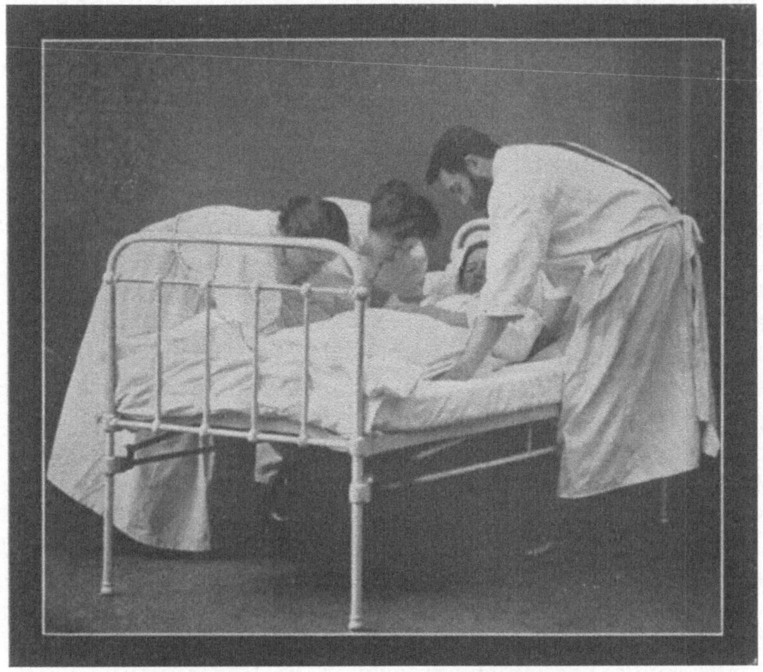

Fig. 259. Das Anreichen einer Patientin.

können, wie dies Fig. 253 zeigt, wenn es ihm möglich ist, beide Arme um den Hals der Schwester zu legen. Darf oder kann er dies nicht, dann werden meist zwei Schwestern nötig sein, die den Patienten nebeneinanderstehend (s. Fig. 257) emporheben müssen. Wenn die beiden Schwestern ihre vier Arme auf den richtigen Platz unter dem Patienten gelegt haben, so ist das Aufheben eines schweren und wenig oder überhaupt nicht mitwirkenden Patienten aus der stark vornübergebückten Haltung heraus nicht leicht. Wenn die dritte Schwester ihre beiden Arme gebraucht, um den Patienten von der Gegenseite aus aufzuheben und ihn den beiden Schwestern entgegenzuhalten, dann wird die Aufgabe der letzteren erleichtert. Ähnlich verhält es sich beim Niederlegen des Patienten. Auch hier soll die dritte Schwester von der Gegenseite (der Bahre oder des Operationstisches) aus die oft nicht leichte Last entgegennehmen. Auf diese Weise wird dem Patienten in der Regel die Angst vor dem Hinfallen erspart, gleichzeitig werden überflüssige Erschütterungen vermieden. Müssen Kopf und Beine besonders gestützt werden, so geschieht dies auf dieselbe Weise wie bei Kindern.

Beim Transportieren müssen die Schwestern noch auf andere Dinge achten: sie dürfen die Patienten nicht an der schmerzempfindlichen Seite anfassen, wenn die andere Seite weniger schmerzhaft ist, weil im ersten Fall der Druck auf den schmerzhaften Körperteil größer sein wird als in dem zweiten. Sie müssen Obacht geben, ob nicht Kleidungsstücke oder Wäsche usw. vor dem Bett liegen. Wenn dies der Fall ist, so können die Schwestern leicht stolpern, und eine unerwünschte Erschütterung für den Patienten wäre die Folge. Sie müssen beim Aufheben, beim Transportieren, bei dem Wiederniederlegen usw. auf Kommando handeln und vor allem daran denken, daß die eine Schwester den Patienten nicht höher aufheben darf als die andere. Da der Patient in der Regel für eine Schwester zu schwer sein würde, ist eine gleichmäßige Verteilung nötig.

Beim Transportieren der narkotisierten Patienten muß auf einige Punkte besonders geachtet werden. Die narkotisierende Schwester übernimmt die Sorge für den Kopl, wefche sie anderen nicht übertragen darf (s. Fig. 258). Oft wird der Patient noch so tief in der Narkose sein, daß auf die Stellung des Kiefers geachtet werden muß. Narkotisierte Patienten sind viel schwerer als andere, weil bei ihnen die Muskelspannung aufgehoben ist und sie nicht mit-, wohl aber durch ihre schlaffe Schwere beim Tragen entgegenwirken. Wenn die Schwester den Patienten allein forttragen will, so wird sie bemerken, daß der narkotisierte Körper wie ein nasser Sack herabhängt. Sie wird deshalb hier eher Hilfe nötig haben als bei Patienten, welche bei vollem Bewußtsein sind. Die kurze Zeit vorher ausgeführte Operation bedingt gleichfalls einige Vorsichtsmaßregeln, z. B. Vermeidung von Blutungen (durch Lösung von Unterbindungen, Aufreißen von frischgenähten Wunden). Es sind namentlich die Bauchwunden, mit denen äußerst behutsam umgegangen werden muß. Die Beine dürfen nicht nach unten fallen und auch nicht zu sehr gestreckt werden. Auf diese Weise könnten die Bauchmuskeln plötzlich zu stark angespannt werden. Damit Blutungen (z. B. nach Lösen der Esmarchschen Binde) vermieden werden, dürfen Arme oder Beine nicht nach unten sinken, sondern sie müssen schräg nach oben gehalten werden. Nach einigen Operationen muß der Patient in sitzender Stellung verharren (z. B. nach Strumaoperation, Kieferresektion usw.). Ist ein Dauerkatheter angelegt, dann muß Obacht gegeben werden, daß dieser Katheter nicht durch eine oder die andere unvorhergesehene Bewegung herausgezogen wird. Dieselbe Aufmerksamkeit verlangen Drainagerohre (nach Operation eines Empyems, von Gallensteinen, bei Magenfisteln, Nierenfisteln usw.). Hier heißt es vor allem darauf achtgeben daß der Patient an der der Wunde gegenüberliegenden Seite angefaßt wird.

Wird der narkotisierte Patient von dem Operationstisch auf eine Fahrbahre gelegt, dann müssen die gleichen Vorsichtsmaßregeln beobachtet werden.

b) Der Tragstuhl als Transportmittel.

Der Tragstuhl ist nur für Patienten geeignet, welche imstande sind zu sitzen. Oft kann der Sitz so weit nach vorn verlängert werden, daß die Beine nicht herabhängen. Die Tragarme sind so gebaut, daß

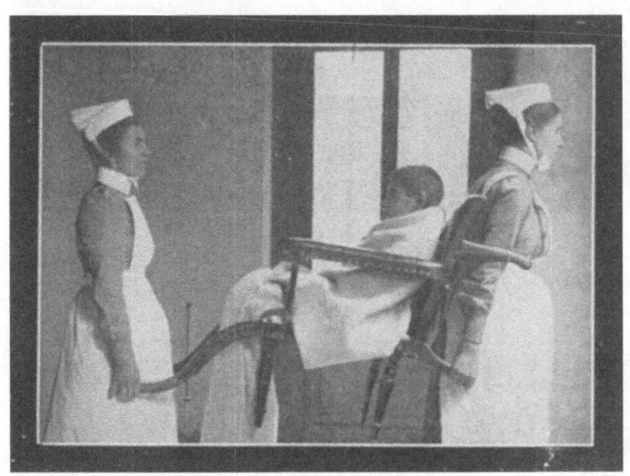

Fig. 260. Tragstuhl mit Patient.

zwei Schwestern ohne Mühe einen Erwachsenen über eine relativ große Entfernung hin transportieren können. Für die Schwestern ist die bequemste Haltung die in Fig. 260 wiedergegebene. Muß der Patient eine Treppe hinaufgetragen werden, so ist diese vielleicht breit genug, um den Stuhl quer tragen zu können. Dann ist es am vorteilhaftesten, den Stuhl in der horizontalen Lage zu halten. Ist die Treppe schmal und nicht gerade, dann erfordert es eine große Fertigkeit, den Stuhl nicht schief zu halten, so daß der Patient nicht fürchtet, hinabzugleiten. Die größere Schwester muß zuletzt gehen.

c) Die Bahre als Transportmittel.

In der Regel werden zwei Arten von Bahren benutzt, solche mit Rädern und solche ohne dieselben. Sie sind äußerst praktisch für Patienten, welche liegen müssen. Sie sind so lang, daß der ganze Patient auf ihnen ruhen kann, was namentlich bei Knochenbrüchen usw. von nicht zu unterschätzender Bedeutung ist.

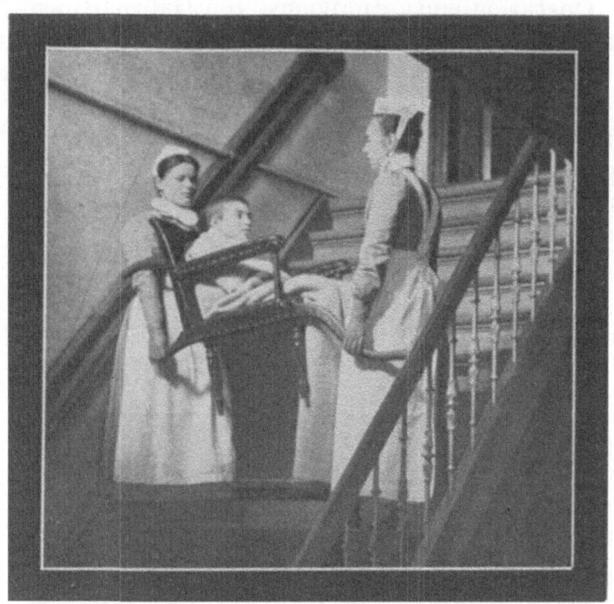

Fig. 261. Tragstuhl auf breiter Treppe.

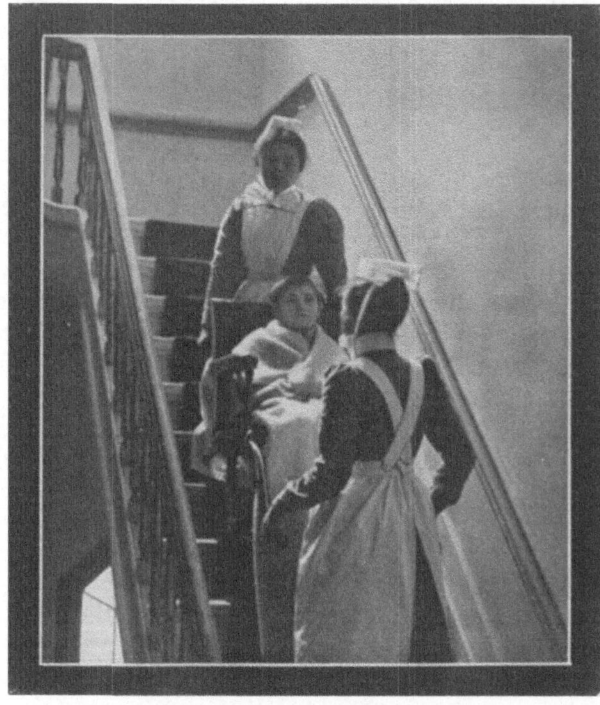

Fig. 262. Tragstuhl auf schmaler Treppe.

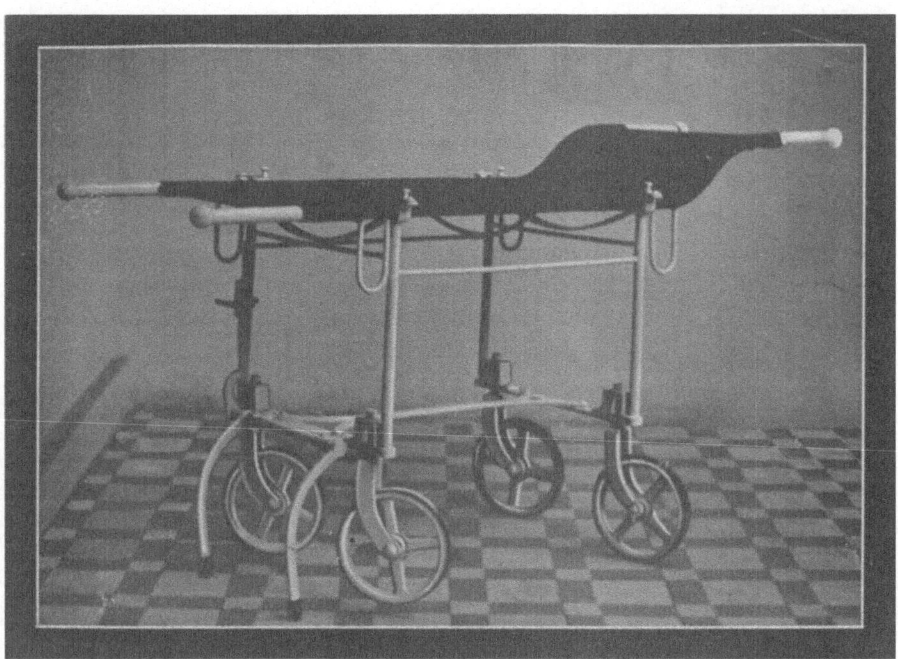

Fig. 263. Fahrbahre. Die Tragbahre kann leicht von zwei Schwestern gehoben werden.

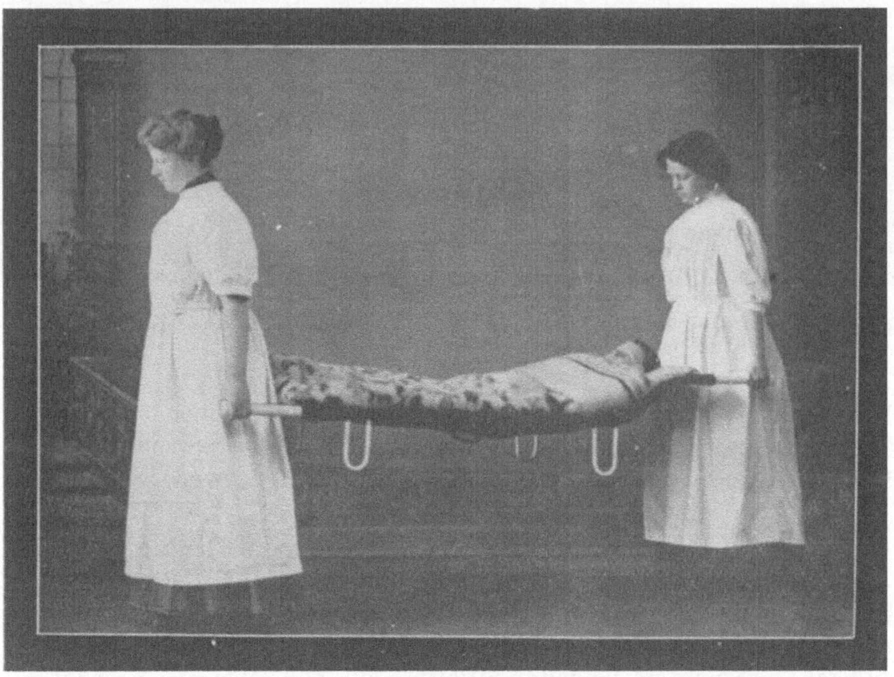

Fig. 264. Tragteil der Fahrbahre im Gebrauch.

Die Patienten werden niedergelegt wie auf ein Bett. Zwei Schwestern tragen die Bahre in derselben Weise wie einen Tragstuhl, der Kopf des Kranken muß sich beim Begehen von Treppen stets an höchster Stelle befinden. Die Schwestern müssen sich im „Gebirgschritt“ fortbewegen, d. h. kurz nachdem die erste Schwester mit dem linken Fuß angetreten ist, tritt die zweite mit dem rechten Fuße an: dadurch wird das seitliche Schwanken der Bahre vermieden.

Die meisten in Krankenhäusern benutzten Bahren besitzen Räder und sind so angefertigt, daß das Obergestell abgenommen werden kann, wodurch der Transport sehr erleichtert wird. Der Nachteil der

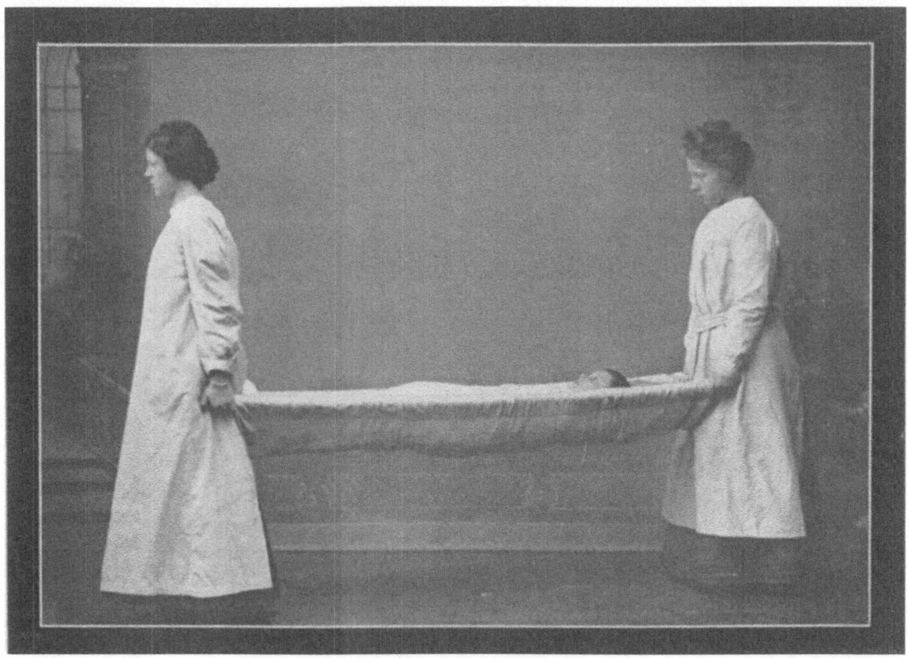

Fig. 265. Improvisierte Tragbahre. Ein starkes Leinen- oder Segeltuch ist an den Längsteilen mit einem stark befestigten Hohlsaum versehen, durch welchen die Tragstäbe hindurchgesteckt werden.

Bahre besteht darin, daß sie oft für den Transport über Treppen zu lang ist. Dieser Nachteil ist freilich gering, da sie fast ausschließlich in Krankenhäusern verwandt wird, und hier bestehen entweder sehr breite Treppen oder Aufzüge.

Bei diesem Hinüberheben von einer Lagerstelle zur anderen — auch von Bett zu Bett — ist es notwendig, daß die Schwestern sich die Lagerstelle, auf welche der Kranke gelagert werden soll, vorher bequem zurecht stellen, es tritt sonst die unpraktische und für die Umstehenden äußerst lächerlich erscheinende Situation ein, daß etwa drei Schwestern mit einem Patienten auf dem Arme hilflos im Saale stehen und nicht wissen, wie sie an die Lagerstelle gelangen sollen, um den Kranken niederzulegen! In allgemeinen Pflegekursen ist dies genügend geübt worden. Zu kurzer Wiederholung sei angegeben, daß die Lagerstellen entweder in gleicher Richtung des Kopfteiles hintereinander stehen sollen oder daß sie im rechten Winkel so aneinander stoßen, daß

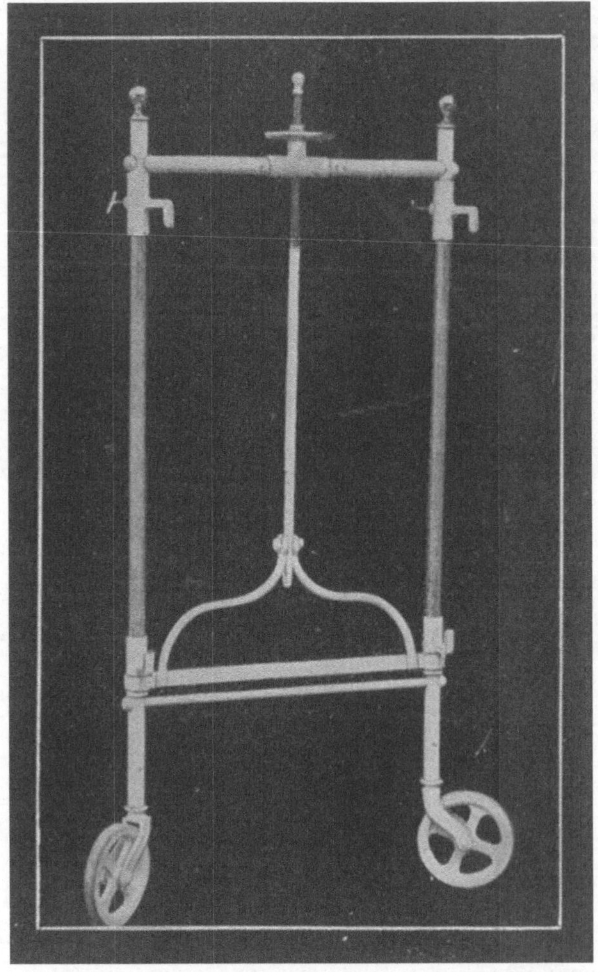

Fig. 266. Bettfahrer. Die unten angebrachten Haken können mittels der oben befindlichen Schraube nach oben geschraubt werden. Wenn der Apparat unter das Bett geschoben ist, wird mittels dieser Haken das Bett emporgehoben. Die oberen Haken verhindern das Zurückfallen.

der Kopfteil der einen im Scheitel des Winkels gegen den Fußteil der anderen stößt, oder daß endlich die Lagerstellen parallel zueinander stehen mit 2—3 m Abstand, aber in entgegengesetzter Richtung des Kopfteiles, so daß die zwischen den Lagerstellen stehenden Schwestern mit ihrer Traglast nur eine Schwenkung um 180° auszuführen haben.

d) Das Bett als Transportmittel.

Wenn der Patient im Bett bleiben muß und irgendein ärztlicher Eingriff in Gegenwart der Mitpatienten unerwünscht ist, so wird man

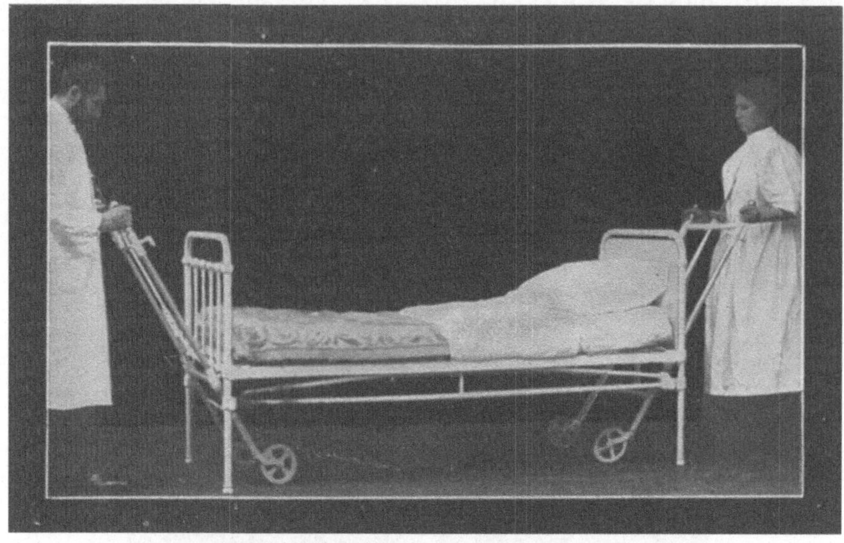

Fig. 267. Aufstellen eines Bettfahrers, erster Akt.

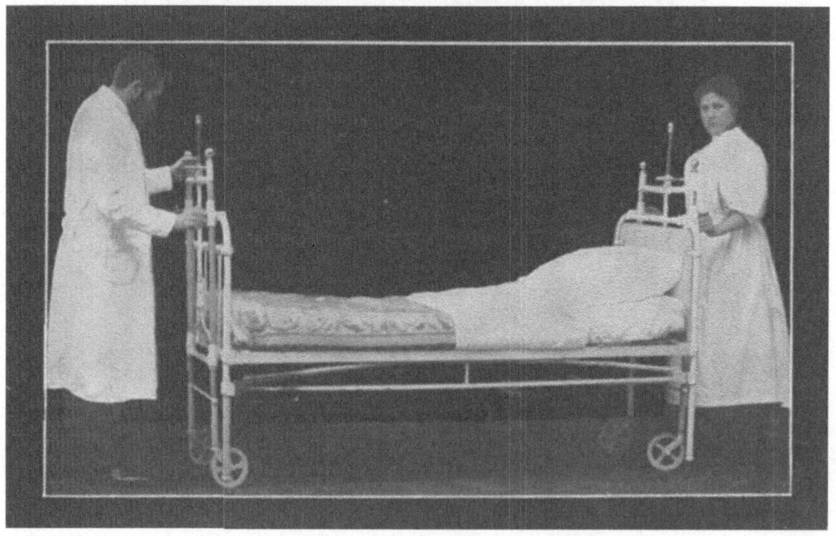

Fig. 268. Aufstellen eines Bettfahrers, zweiter Akt.

das Bett mit dem Patienten in einen andern Raum transportieren. Obwohl es möglich ist, das Bett von einem Raum in den andern zu schieben, so ist dieses Verfahren für den Patienten dennoch nicht wünschenswert, da es stets Patienten gibt, für welche Erschütterungen und Stöße schädlich sind. Um dies zu vermeiden, hat man sogenannte Bettfahrer konstruiert, die das ganze Bett aufheben und eine gleichmäßige Fortbewegung ohne übermäßige Anstrengung gestatten.

Das in Fig. 266—268 abgebildete Modell ist deshalb sehr praktisch, weil es zuläßt, jedes Bettende besonders emporzuheben, ohne daß dies dem Patienten irgendwelche Beschwerden macht. Auf der anderen Seite nimmt es viel weniger Raum in Anspruch als die kleinen Wagen, welche unter das Bett geschoben werden müssen und die den Nachteil besitzen, daß bisweilen durch das Umschlagen eines Hebels das Bett mit einem unzweckmäßigen, unsanften Stoß zurückfällt. Diese dem Patienten äußerst unangenehmen Stöße muß die Schwester namentlich auch zu vermeiden trachten beim Passieren von Türpfosten und Korridorecken sowie dann, wenn die Türschwellen nicht schräg gearbeitet sind. Wenn die Schwester namentlich bei dem Niedersetzen jener Vorrichtungen zusieht, daß die Griffe ihr nicht aus den Fingern gleiten, so wird sie niemals Unheil anrichten.

HAUPTABSCHNITT V.

Aufgaben der Stationsschwester.

Die meisten Patienten, welche einer Operation oder chirurgischer Pflege bedürfen, werden in Krankenhäuser verlegt, wo in der Regel mehrere Kranke in einem Raum behandelt werden. Besonders schwere Fälle und Privatpatienten werden auch in Einzelzimmern untergebracht. Im ersten Fall hat die Schwester für mehrere Patienten gleichzeitig zu sorgen und es wird ihr manchmal schwer fallen, jedem im gewünschten Augenblick das zu geben, was notwendig ist, im anderen Fall wird sie ihre ganze Aufmerksamkeit oft einer einzigen Person widmen können.

Abgesehen von der allgemeinen Pflege muß die Stationsschwester ihre Patienten für Operationen usw. vorbereiten. Hat eine Operation stattgefunden, dann hat die Schwester den Operierten zu beaufsichtigen. Sie muß bei der Behandlung helfen (massieren, verbinden) und hat auf Lagerung, Ernährung der Patienten und viele andere Dinge achtzugeben.

I. Vorbereitung der Patienten.

Was die vorbereitende Reinigung für eine Operation betrifft, so wurde diese bereits auf Seite 88 und 155 besprochen. Handelt es sich um Knochenbrüche, Wunden oder Erkrankungen, bei denen ein operativer Eingriff nicht erforderlich ist, so wird bei der Säuberung des Kranken oft die Schwere der Erkrankung ein Vollbad verbieten und die Reinigung muß sich auf ein Abwaschen der einzelnen Glieder beschränken. Im Zweifelfalle entscheidet darüber der Arzt. Wo es aber irgend der Zustand des Kranken ermöglicht, soll derselbe ein Vollbad bei der Aufnahme erhalten, mit dem die Säuberung von Ungeziefer gleichzeitig vorgenommen wird. Oft wird es Mühe kosten, dem Kranken die beschmutzten und blutigen Kleider auszuziehen ohne ihm Schmerzen zu bereiten. Man trenne die Kleider und Schuhe, wenn sie nicht ausgezogen werden können, stets in ihren Nähten auf und bedenke, daß die Kleider, die Schuhe vielleicht die einzigen Kleidungsstücke sind, die der Kranke besitzt!

Wenn nicht eine dringliche Operation notwendig ist, beobachtet der Arzt den Kranken zuvor einige Tage auf der Abteilung und die

Schwester muß ihm dabei zur Hand gehen. Er beobachtet die Beschaffenheit der Nieren (Harnuntersuchung!) und die Tätigkeit des Magen-Darmkanals. Es ist erwünscht, daß die Kranken vor der Operation den Darm gründlich entleeren, damit die Entleerungen nach dem Eingriff leicht und ohne allzu großen Druck (Blutdrucksteigerung nach Gefäßunterbindungen ist zu vermeiden!) vor sich gehen. Zu diesem Zwecke erhält der Kranke am Tage vor der Operation morgens 1—2 Eßlöffel Rizinusöl (in Kaffee, Kognak usw.) und abends ein Reinigungsklysma.

Bei Mastdarmoperationen (Hämorrhoiden, Karzinom) müssen Entleerungen und Klysma schon früher vorgenommen werden, so daß vom Mittag des Tages vor der Operation an der Darm durch Opium ruhig gestellt wird. Geschieht dies nicht, so würde bei der Operation durch austretenden Darminhalt die Aseptik gestört werden. Das gleiche gilt für die Vorbereitung des Darmes zur Mastdarmspiegelung (Rektoskopie).

Während der Darmentleerung darf der Kranke natürlich nicht hungern, man darf ihm aber nur leichte Suppen, Eier und möglichst wenig kotbildende Dinge verabreichen. Vom Abend vor der Operation an erhält der Kranke keinerlei Speisen mehr, auch keine Getränke am folgenden Morgen, um das Erbrechen während der Narkose zu vermeiden.

Bei Magenoperationen bedarf es besonderer Vorbereitungen. Diese Eingriffe werden oft vorgenommen wegen Erweiterung des Magens, in dem sich viele Speisen gestaut haben. Der Mageninhalt muß am Abend vor der Operation durch Magenspülung entfernt werden. Die Technik hat die Schwester schon im allgemeinen Pflegekursus gelernt. Diese reinigende Spülung muß so lange Zeit durchgeführt werden, bis die Spülflüssigkeit ganz sauber abfließt, dazu sind oft 20—30 l notwendig. Am Operationsmorgen wird dann nochmals der Magenschlauch eingeführt damit bei tiefhängendem Kopfe der Magensaft abfließen kann, der sich etwa in der Nacht aus den Drüsen angesammelt hat.

Bei blutenden Magenerkrankungen (frischem Geschwür, Karzinom) muß man von der Reinigung eventuell absehen, weil sie Schaden anrichten könnte.

Ganz besonders muß die Saalschwester darauf achten, ob der zu Operierende an Erkältungskrankheiten leidet. Man vermeidet es möglichst, in solchem Zustande zu operieren, denn durch die Narkose könnte es zur Entstehung von Lungenentzündungen kommen, weil der zur Narkose verwendete Äther an und für sich schon die Atemorgane reizt. Die Schwester lehrt den Kranken tiefe Atemzüge ausführen, die wir bei dem Kapitel Narkose als so wichtig für die Vermeidung von jenen Erkrankungen dargestellt haben, weil sie die Lungen durchlüften. Auch die Mundpflege soll eifrig betrieben werden (Spülung mit 3% Wasserstoffsuperoxydlösung, von der 1 Eßlöffel voll auf 1 Glas Wasser genommen wird) — eventuell ist der Kranke über Zweck und Gebrauch einer Zahnbürste aufzuklären! — um die Mundhöhle möglichst keimarm zu machen. — Rauchen ist an den Tagen vor der Narkose zu verbieten: einmal um den Reiz für die Atemwege zu vermeiden, dann auch um die Herztätigkeit nicht unnötig zu schädigen, der der Arzt vor der Operation seine besondere Sorgfalt zuteil werden läßt, denn von ihr hängt es oft ab, ob überhaupt die Operation vorgenommen werden darf, ob eine Narkose erlaubt ist oder nicht.

Auf die übrigen Pflichten der chirurgischen Saalschwester einzugehen erübrigt sich, sie decken sich mit dem, was sie in der allgemeinen Ausbildung lernte: peinlichste Sauberkeit in allen, auch den Nebenräumen, pedantische Ordnung überall: sei es in ihren Verband- und Materialschränken oder im Nachttisch des Kranken, gründliche Überwachung der Sauberkeit ihrer Pfleglinge (häufige Bäder, allabendliche Fußwaschung!). Ein Blick in einen Krankensaal genügt gewöhnlich, um aus dem Anblick und — dem Geruch zu schließen, ob ihm eine tüchtige Schwester vorsteht!

II. Lagerung der Patienten.

Auf jeder Abteilung gibt es Patienten, denen es erlaubt ist, im Saal frei herumzugehen. Für die Lagerung dieser Patienten braucht keine besondere Bestimmung getroffen zu werden. Die meisten Patienten dagegen sind während längerer oder kürzerer Zeit bettlägerig und hilfsbedürftig. Sie können sich entweder nicht bewegen, oder jede Bewegung ist ihnen überhaupt verboten. In beiden Fällen sind sie völlig abhängig von der Schwester, die dafür zu sorgen hat, daß die Patienten möglichst bequem liegen, ohne daß sie jeden Augenblick wegen Schmerzen oder dergleichen umgebettet werden müssen, ohne daß sie Gefahr laufen, sich durchzuliegen (Decubitus).

Säuglinge haben in der Regel die gewohnte Sorgfalt notwendig. Handelt es sich um eine Hochhängung des Beines (bei Beinbrüchen), so muß die Schwester Obacht geben, daß die oft sehr unruhigen Kinder sich nicht um die Achse jenes Beines drehen (sicher vermieden wird das dadurch, daß man beide Beine hochhängt!). Bei Beinbrüchen pflegt man nämlich einen Streckverband so anzulegen, daß das Bein gerade nach oben gerichtet ist und durch das Gewicht des kindlichen Körpers extendiert wird. Die Erfahrung hat gezeigt, daß die Pflege hierdurch erleichtert wird, daß die Kinder besser rein zu halten sind und daß der Bruch auf diese Weise schnell und gut verheilt. Liegt das Kind fortwährend schief, dann wird der Knochenbruch dementsprechend verheilen. Liegt das Kind in einem Gipsbett, so hat die Schwester darauf zu achten, daß nicht Urin und Kot in den Gips eindringen. Dies gibt leicht zu hartnäckigen Hautentzündungen Anlaß. Bei anderen Gipsverbänden ist die gleiche Sorgfalt am Platze. Sehr unangenehm ist der Juckreiz, welcher eine Folgeerscheinung von zu langem Tragen eines und desselben Gipsverbandes ist, ohne daß eine Reinigung der Haut vorgenommen werden kann. Die Schwester muß darauf achten, daß die Kinder nichts in den Verband hineinbringen (Spielsachen, Brotkrümchen usw.). Gipsverbände drücken leicht an den Rändern. Sie sind dann vielleicht zu rauh oder zu eng, oder der freigebliebene Fuß ist ungenügend unterstützt. Täglich muß hier nachgesehen und nachgeholfen werden, wenn die Schwester nicht durch einen Decubitus überrascht werden will.

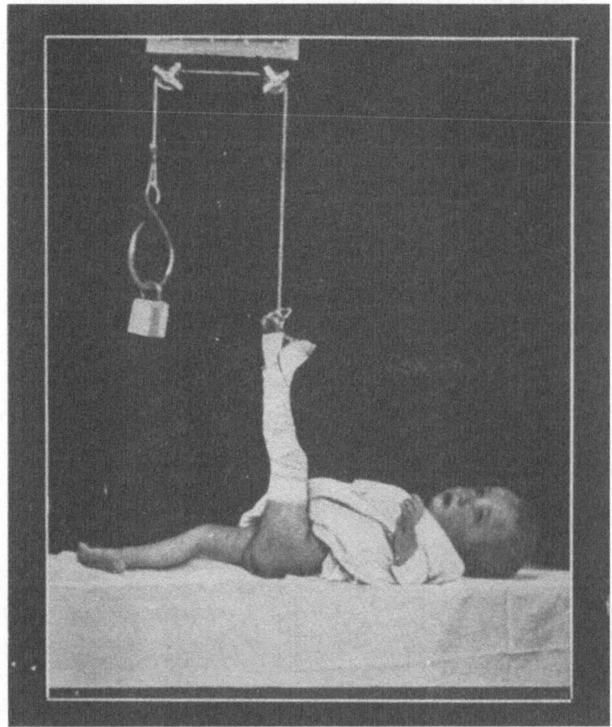

Fig. 269. Streckverband bei Beinbrüchen kleiner Kinder.

Bei Streckverbänden ist noch größere Sorgfalt am Platze. Die Patienten liegen meist und können sich wenig bewegen. Nur in einigen Stellungen liegen sie bequem, d. h. ohne Schmerzen. Hat man sie gewaschen oder aufs Stechbecken gesetzt usw., dann geht die bequeme Stellung leicht verloren und es wird Mühe kosten, diese wieder zu erhalten. Die Patienten dürfen sich auch nicht im Bett nach dem Fußende zu verschieben, weil sonst der Zweck des Zuggewichtes verloren geht. Die Lage der Matratzen, die Stellung des Bettes (Fußende erhöht), die Körperlage usw. müssen hier besonders berücksichtigt werden.

Bei schmerzhaften Gelenken ist es oft sehr schwer, die Gliedmaßen so zu lagern, daß der Schmerz einigermaßen erträglich ist. Die

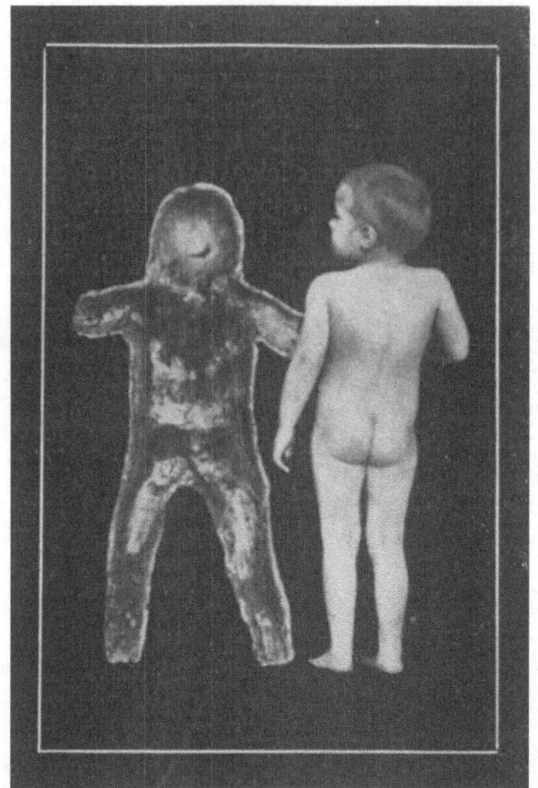

Fig. 270. Gipsbett bei Wirbelerkrankungen.

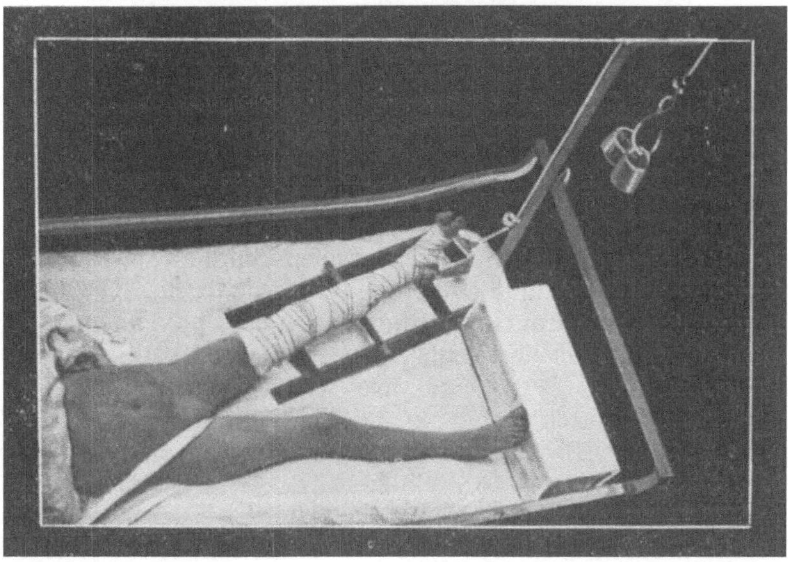

Fig. 271. Streckverband bei Beinbruch.

Knie bedürfen meist einer Stütze, beispielsweise eines weichen Kissens, so daß sie leicht gebeugt liegen. Ellenbogen und Handgelenk liegen am besten etwas erhöht, gestreckt oder gebeugt. Bisweilen kann der Patient nur auf einer Seite liegen (wegen Schmerzen, Behinderung der Atmung oder auch auf Verordnung des Arztes). Er hat dann mehr

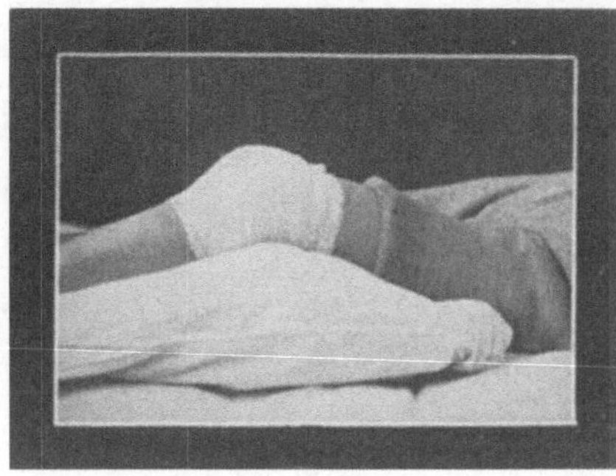

Fig. 272. Schmerzhaftes Kniegelenk, unterstützt.

Hilfe nötig: der Kopf muß oft auf die andere Seite gewendet werden, Schultern und Hüfte schmerzen leicht. Große Geschicklichkeit ist oft von seiten der Schwester nötig, welche durch eine kleine Änderung in der Lage von Matratzen und Kissen Erleichterung schaffen kann.

Über schmerzende Glieder stellt man einen Drahtkorb oder Reifenbahre, welche sie vom Druck der Bettdecke befreit. Bei

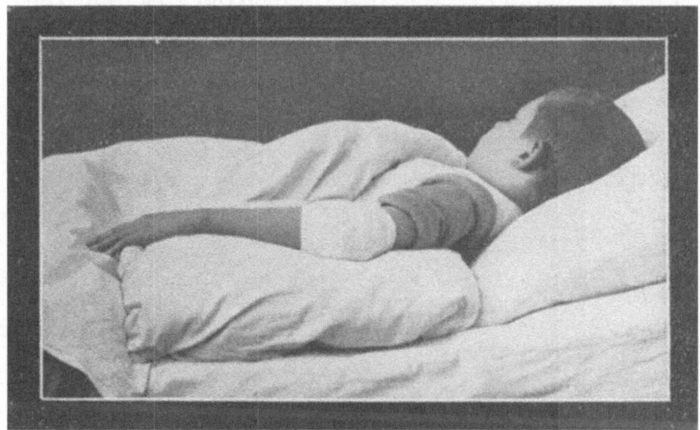

Fig. 273. Schmerzhaftes Ellenbogengelenk, unterstützt.

längerem Krankenlager soll die Schwester dafür sorgen, daß eine solche Reifenbahre über den Füßen steht und daß mehrmals täglich die Füße und Zehen bewegt werden: es kommt gar zu leicht allein durch den unscheinbaren Druck der Bettdecke zu schwerer Spitzfuß- und Krallenzehstellung, die später nicht mehr zu beseitigen ist.

Rückenlage wird meist nach größeren Operationen, namentlich Bauchoperationen, angeordnet. In den ersten Tagen klagen die Patienten fast immer über heftige Rückenschmerzen, ganz von den

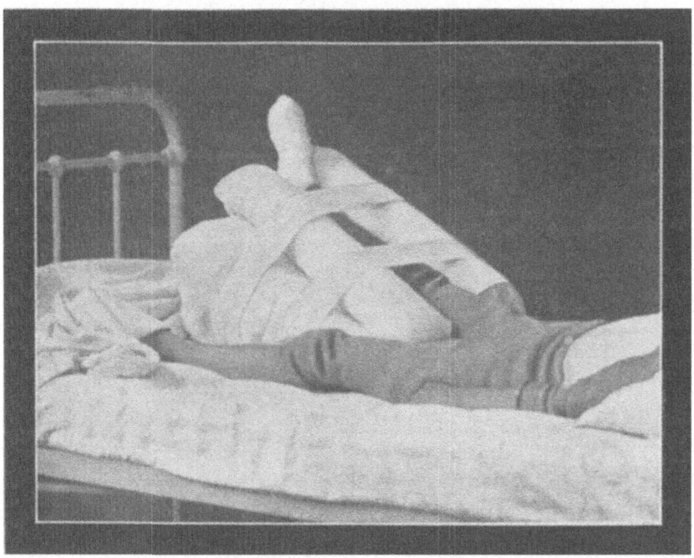

Fig. 274. Der Unterschenkel mit dem schmerzempfindlichen Fuß liegt auf einem keilförmigen Kissen. Die an der Seite angebrachten Sandsäcke verhindern jede schmerzhafte oder verbotene Bewegung.

Schmerzen abgesehen, welche vielleicht die Operation verursacht. Liegt der Patient bequem, so gehen diese Rückenschmerzen von selbst vorüber. Die meisten Patienten verlangen nach einer Stütze in der Lendengegend. Kann man die Hand leicht unter den Rücken schieben,

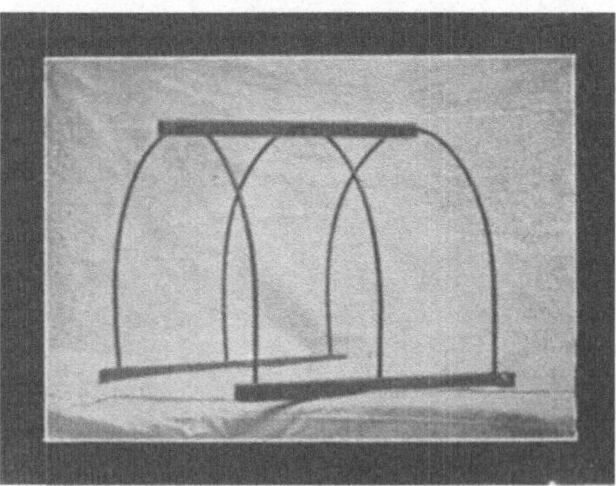

Fig. 275. Drahtgestell (Reifenbahre), welches den Druck der Bettdecken auf schmerzempfindliche Körperteile beseitigt. Die Vorrichtung ist so groß, daß sie leicht über dem Patienten angebracht werden kann.

so darf man in der Regel annehmen, daß die Patienten nach einem Kissen Verlangen tragen. Sehr empfehlenswert ist es, wenn Rückenlage angeordnet ist, die Knie durch eine unter dieselben geschobene etwa 10—15 cm im Durchmesser große Bettrolle in leicht gebeugte Stellung zu bringen: der Rücken liegt dann der Matratze besser auf. Die Patienten empfinden es selbst am besten, ob sie bequem liegen oder nicht.

Bewußtlose Patienten bleiben so liegen, wie man sie hinlegt. Die Schwester muß ihnen eine Lage zu verschaffen wissen, die ihnen am bequemsten sein würde, wenn sie nicht bewußtlos wären. Namentlich hat sie auf die Kopfhaltung zu achten, damit die Atmung nicht behindert ist. Liegt das Kinn zu sehr der Brust an, so ist die Atmung nicht frei. Am besten liegt der Kopf leicht nach einer Seite geneigt.

Sitzende Stellung ist bisweilen erforderlich, wenn der Patient nicht liegen kann, z. B. bei Lungen- und Herzleiden. Oft wird sie von dem Operateur nach Operationen am Kopf, Hals oder Brust angeordnet. Viele Kissen im Rücken sind nötig, damit die Haltung erreicht wird, in welcher sich der Patient am wohlsten befindet. Die Matratzen müssen so gelegt werden, daß der Patient nicht fortwährend nach unten sinkt, weil dies unbequem sein würde.

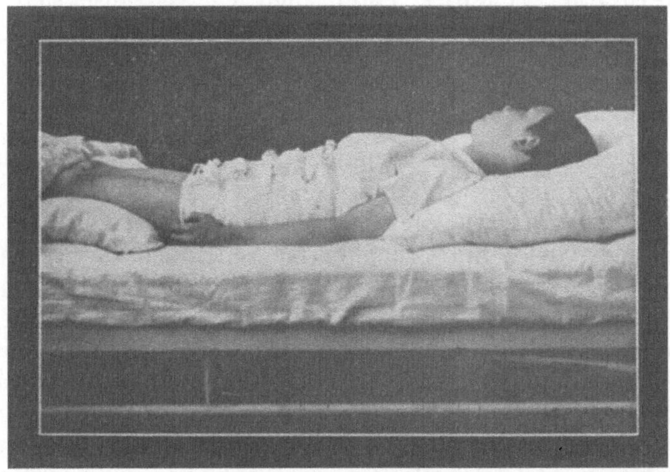

Fig. 276. Rückenlage nach einer Operation (Bauchoperation). Kopf und Knie werden durch Kissen erhöht, damit die Bauchmuskulatur entspannt wird. Erscheint das Liegen auf der festen Matratze unzweckmäßig, so kann die Schwester hier mit Luftkissen, Wasserkissen usw. abhelfen.

Manchmal wird es für nötig erachtet, daß der Operierte aufrecht auf einem Stuhl sitzt, z. B. ältere Personen, welche leicht an einer von der Operation unabhängigen Lungenentzündung erkranken können. Diese husten dann leichter den Schleim aus, wozu sie überhaupt stets energisch angehalten werden sollen. Langes Liegen auf dem Rücken ist oft mit großer Lebensgefahr, besonders für ältere Personen, verbunden. Nicht vergessen darf die Schwester, daß ein alter Patient oft durch längeres Sitzen ermüdet. Daher wird sie oft gezwungen sein, den Patienten bald wieder zu Bett zu bringen. Er kann freilich hier in halb- oder völlig sitzender Stellung verharren.

Bei langer Ruhelage ist die Zirkulation des Blutes nicht so gut als wenn der Körper sich bewegte. Das Blut, namentlich in den Beinvenen staut sich dann, es dickt sich ein und gerinnt, so daß sogenannte Thrombosen (Venenverstopfungen) entstehen. Sie sind äußerst gefährlich, weil sich von dem Gerinnsel leicht Teile abreißen, in den Kreislauf gelangen und die Lungengefäße verstopfen, so daß die Kranken ganz plötzlich am Lungenschlag (Embolie) unter den Erscheinungen des Erstickens zugrunde gehen, da den Lungen nicht mehr genügend Blut infolge Verstopfung der Gefäße zugeführt wird, um die für den Körper notwendige Sauerstoffaufnahme und Kohlensäureabgabe aufrecht zu erhalten.

Die Thrombosen vermeidet man dadurch, daß man die Leute zu Bewegungen der Beine (Beugen und Strecken aller Gelenke, Drehbewegungen im Hüftgelenk) anleitet, und vor allem dadurch, daß man ganz systematisch bettlägerigen Kranken täglich die Beine massiert — es sei denn, daß der Arzt aus besonderen Gründen dies untersagt hätte.

Ist einmal eine Thrombose eingetreten, so bedürfen die Kranken freilich peinlichster Ruhe, damit eben jene Gerinnsel sich nicht loslösen, können, Massage darf dann unter keinen Umständen stattfinden.

Das chirurgische Bett.

Das „chirurgische Bett“ muß ganz besonderen Ansprüchen der Lagerung des Patienten gerecht werden.

Große Schwierigkeiten kann in der Privatpflege das Fehlen einer geeigneten Bettstelle und brauchbarer Matratzen verursachen. Im allgemeinen ist das chirurgische Bett so eingerichtet, daß das Gestell wenig oder gar kein Holz enthält, daß der Patient von allen Seiten leicht erreicht werden kann, daß die Abmessungen das Anlegen von Streckverbänden zulassen, daß sich am Kopfende ein Aufbau befindet, der als Rückenstütze dienen kann (Stellrahmen). Hölzerne Bettstellen gehören nicht mehr auf eine chirurgische Abteilung. Man findet hier in der Regel eiserne Betten (aus Eisenröhren), mit einer Metalldraht-Unterlage. Das Kopfende kann hoch gestellt werden, oder es kann ein besonderer Aufbau angebracht werden. An den Seiten ist das Bett vollständig frei. Das Fußende ist vielfach offen, damit hier die Vorrichtungen für Streckverbände leicht angebracht werden können. Im Hinblick auf Streckverbände gibt man diesen Betten für Erwachsene in der Regel bis zu 210 cm Länge, ein gewöhnliches Bett ist etwa 190 cm lang, während die Breite 90—100 cm beträgt. Die Matratze (Federbetten sind unbrauchbar) besteht aus einem Teil oder sie ist 1 : 2 zerlegbar. Diese Einrichtung ist sehr vorteilhaft beim Wechseln der Bettwäsche, wenn der Patient das Bett nicht verlassen darf. Über Matratze und Laken wird der Reinlichkeit halber ein Gummituch gelegt, welches mit einem leicht auswechselbaren, sogenannten Stecklaken bedeckt ist.

Die Beine werden mit Kissen und Sandsäcken fixiert, während schmale Keilkissen am Platze sind, wenn ein Arm oder Bein hochgelagert werden soll. Diese Kissen und Sandsäcke sollen unter einem alles bedeckenden Laken angebracht und eventuell festgesteckt werden mit

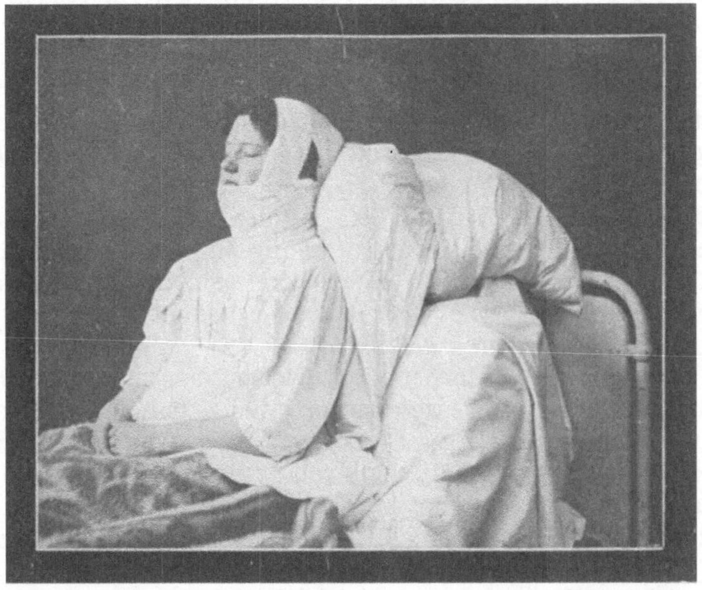

Fig. 277. Sitzende Haltung, z. B. nach Strumaoperation. Der an der Metallmatratze angebrachte keilförmige Aufbau wird hinter der Matratze aufgestellt und die mangelnde Stütze durch Kissen ersetzt.

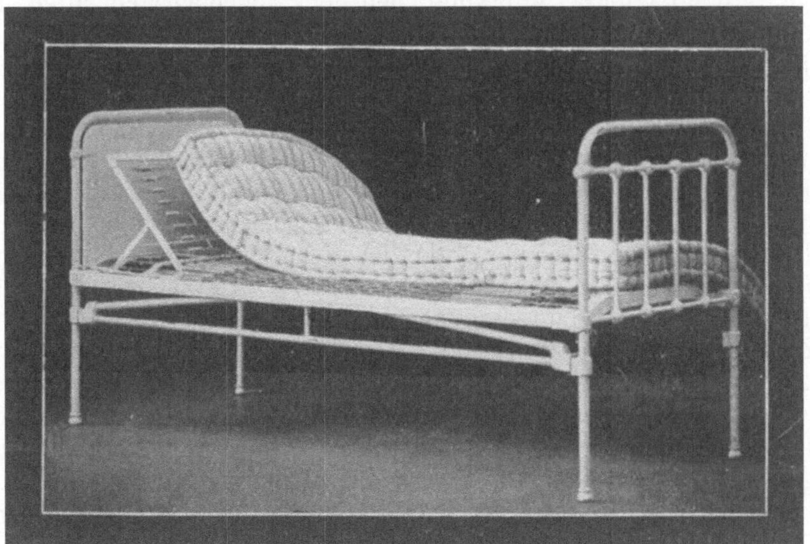

Fig. 278. Chirurgisches Bett. Die Matratze ist zur Seite geschoben, damit die metallene Unterlage sichtbar wird.

großen Sicherheitsnadeln, damit nicht die Kissen ihre Lage verlieren und durch das ganze Bett wandern. Bisweilen sind die verschiedensten komplizierten Apparate (Heftpflasterzüge nach den Seiten hin oder nach unten durch die geteilte Matratze hindurch oder große hölzerne und metallene Aufbauten) angebracht, namentlich für Knochenbrüche, damit die gewünschte Stellung erreicht und beibehalten wird. Der Länge nach über das Bett zieht sich gewöhnlich eine kräftige Eisenstange in etwa 1 m Höhe oberhalb der Matratze; an dieser Stange befindet sich, mit einer festen Kette befestigt, ein Griff, mit dessen Hilfe die Kranken sich anheben können, oder an der z. B. eine Eisblase leicht schwebend so befestigt werden kann, daß sie den Kranken nicht durch ihre Schwere belästigt.

Auch Apparate zu maschinellem Hochwinden des Kranken (zum Zwecke des Bettmachens) sieht man häufig angebracht, aber diese Vorrichtungen sind alle nicht so einwandfrei konstruiert, daß sie einer genauen Beschreibung wert wären, auch kommt das Pflegepersonal recht gut ohne dieselben aus.

Die verschiedenen Anforderungen, welche man an ein chirurgisches Bett stellt, zielen kurz gesagt darauf hinaus, daß das Bett leicht und zuverlässig gereinigt, daß der Patient von allen Seiten ohne Mühe erreicht werden kann (deshalb soll das Bett freistehen), daß die Unterlage flach und federnd ist, daß das Bett Raum läßt zum Anbringen der notwendigen Apparate, daß die Patienten ungezwungen in den gewünschten Stellungen verharren können.

Mit einigen Worten sei noch des Durchliegens oder Decubitus gedacht, einer der bösesten Komplikationen in der Krankenpflege. Er entsteht bei unbesinnlichen oder abgemagerten, alten, bei gelähmten Personen und solchen, die Kot und Urin unter sich lassen an denjenigen Stellen ihres Körpers, welche nur geringes Fettpolster haben und dauerndem Druck ausgesetzt sind: also an den Fersen, Kreuzbein, Rollhügeln, Dornfortsätzen der Wirbel, Schulterblatt, Ellbogen und Hinterhaupt. Man bemerkt zunächst eine dunkle Rötung der Haut, der dann sehr schnell — schon nach Stunden — blaue und schwärzliche Verfärbung folgt. Die Erkrankung zeigt ein sehr schnelles Absterben der Haut (Gangrän) und der darunter liegenden Teile, einschließlich des Knochens, an diesen Stellen, dem sich weitgehende Zellgewebsentzündung, Blutvergiftung und der Tod anschließt.

Zu vermeiden ist der Decubitus fast stets durch sorgsame Pflege, die darauf bedacht ist, daß der Kranke seine Lage wechselt, daß er sauber gehalten, täglich mit Alkohol abgewaschen wird, daß die Bettwäsche ohne Falten unter ihm liegt und vor allem, daß durch Luftringe, Wasserkissen (beide dürfen nur mäßig gefüllt sein!), Wattepolsterung der Druck von den gefährdeten Stellen fern gehalten wird.

Droht ein Decubitus — die Schwester muß täglich darnach forschen —, so ist dies unverzüglich dem Arzte zu melden, der die entsprechenden Anordnungen (Abwaschungen, Salben-, Puderverbände usw.) treffen wird. Die Erkrankung ist von so rapidem Verlaufe und so gefährlich, daß die Schwester niemals die Verantwortung für die Behandlung allein übernehmen darf!

III. Das Verbinden.

Beim Verbinden soll stets schnell und dennoch zweckmäßig verfahren werden: die Schwester darf nicht jeden Augenblick weglaufen,

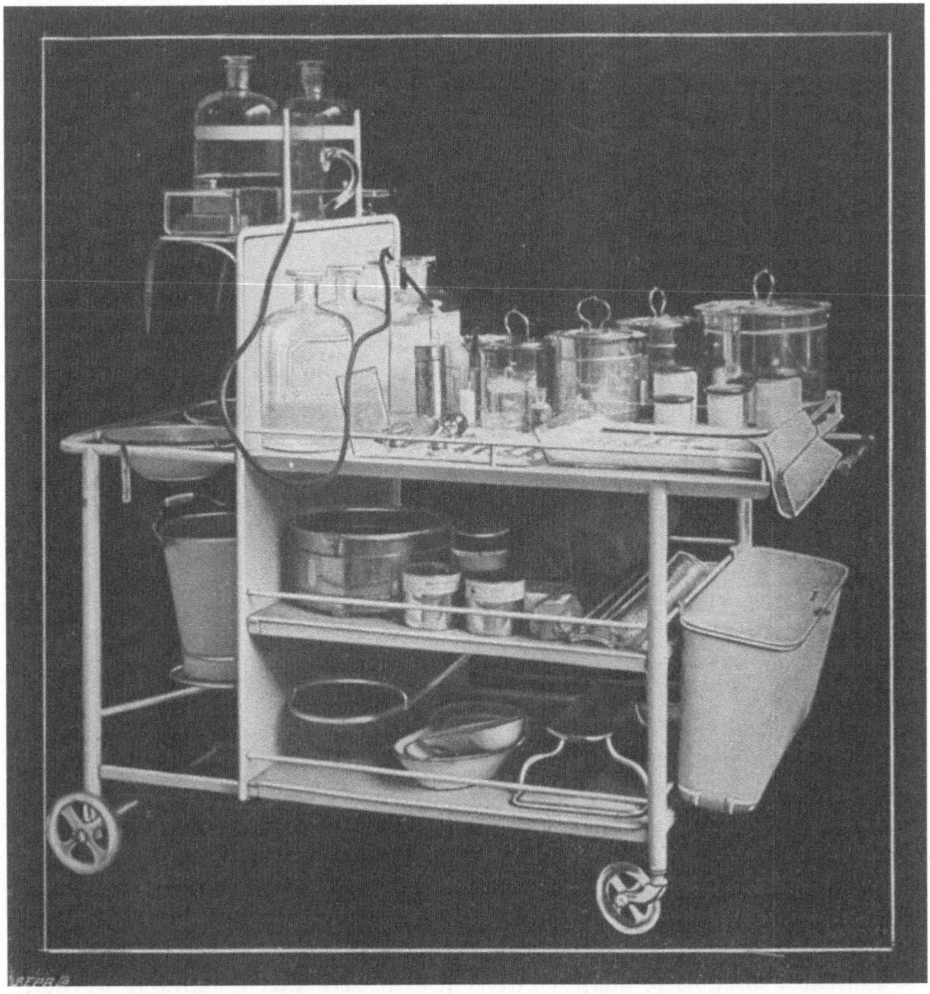

Fig. 279. Verbandwagen. Die ausgekochten Instrumente liegen in einer Glasschale auf einem sterilen Handtuch ausgebreitet und werden mit diesem zugedeckt, damit sie nicht verunreinigt werden. Es müssen bereit stehen: Scalpells, Scheren, Pinzetten, Sonden, Drainagerohre mit Sicherheitsnadeln, Kornzangen, eine Zange zum Anreichen des Verbandzeugs, vielleicht ein Nadelhalter mit einigen Nadeln und Seide, ein Nélatonkatheter, ein Salbenspatel. Weiter sind vorhanden eine sterile Injektionsspritze mit den hierzu gehörigen Injektionsflüssigkeiten (Kampferöl 1 : 10 und Morphium 1 %), einige Salbentöpfe (Vaselin, Öl, Zinksalbe, Borsalbe usw.), Streupulver und Pulverzerstäuber, ein Höllensteinstift, Vorratsflaschen mit physiolog. Kochsalzlösung, Borwasser, Sublimat usw., eine Salbenplatte für den Spatel. Weiter einige Verbandscheren und Gipsscheren, die nötigen Büchsen mit sterilem Verbandzeug (hydrophile Gaze und Binden), mit sterilen Handtüchern, mit Holzwolle- oder Zellstoffkissen, mit Watte, Flanell- und Stärkebinden; dann Gipsbinden und Schienen, Eiterbecken und Beckenstützen, eine Büchse mit Jodoform (Vioformgaze), eine große Spritze. Die Büchsen mit Pflastern müssen luftdicht schließen. Die wasserdichten Stoffe (Guttapercha usw.) werden am besten in geschlossenen Büchsen aufbewahrt. Bisweilen ist mit dem Wagen eine Sublimat-Alkoholvorrichtung in Verbindung gebracht und es wird außerdem noch ein Irrigator mitgeführt. An dem hier abgebildeten Modell ist ferner ein Eimer für das gebrauchte Verbandzeug angebracht, so daß dieses nicht auf den Boden geworfen zu werden braucht.

um irgendeinen „notwendigen“ Gegenstand zu holen, außerdem soll während des Verbindens möglichst nicht gefragt oder gesprochen werden. Die Patienten erkälten sich, wenn sie zu lange ohne Kleidung liegen müssen. Sie werden unruhig, wenn nicht alles schnell vonstatten geht. Die Schwester muß es so einzurichten wissen, daß von vornherein alles bereitsteht. In den Krankensälen und auch in Privatwohnungen sollen in diesem Punkte niemals Schwierigkeiten oder Verzögerungen entstehen. In den Krankenhäusern hat man die sogenannten Verbandwagen eingeführt, auf denen sich alles das befinden soll, was in der Regel beim Verbinden gebraucht wird, falls der Arzt es nicht vorzieht, in einem besonderen Verbandraum den Verbandwechsel vorzunehmen.

Wenn die Schwester sich rechtzeitig bei dem Arzte erkundigt hat, was er nötig zu haben glaubt, so kann alles von vornherein bereitgestellt und der Verbandwagen in die Nähe des zu verbindenden Patienten gebracht werden. Geschieht dies, so braucht man sich beim Verbinden kaum von der Stelle weg zu begeben und die ganze Sache kann in kurzer Zeit und mit möglichst wenig Beschwerden für die Patienten vor sich gehen. In Privatwohnungen hat man keine Verbandwagen. Man hat sie hier auch nicht nötig, weil gewöhnlich nur ein einziger Patient behandelt werden muß. Nichts ist einfacher, als auf einem besonderen Tisch alles in Bereitschaft zu bringen. Die Schwester darf nicht vergessen, daß der Arzt Gelegenheit haben muß, sich die Hände zu desinfizieren, daß Gelegenheit zur Entfernung von gebrauchtem Verbandzeug vorhanden sein soll, daß die gebrauchten Instrumente möglichst bald wieder gereinigt werden müssen usw.

Vorsichtsmaßregeln zur Vermeidung von Infektionen

sind vor allem angebracht in Krankensälen, in denen mehrere Patienten nacheinander verbunden werden müssen und dürfen niemals außer acht gelassen werden. Zunächst muß die Schwester stets auf ihre eigenen Hände bedacht sein. Wenn sie diese mit infektiösen Stoffen in Berührung bringt, kann sie sich selbst eine Infektion zuziehen: eine Folge ihrer eigenen Unvorsichtigkeit.

Ferner kann die Schwester mit ihren nichtaseptischen Händen die Infektion auf andere Patienten übertragen. Dies geschieht um so eher, je mehr Patienten in kurzer Zeit behandelt werden müssen, weil hier die nötige Zeit zur jedesmaligen gründlichen Desinfizierung der Hände fehlt. Unter Berücksichtigung dieser Gefahr der Übertragbarkeit der Wundinfektionen bemüht man sich heute neben der selbstverständlichen Isolierung von Erkrankungen an Wundrose usw., die an infizierten Wunden oder septischen Erkrankungen leidenden Patienten von den nichtseptischen zu trennen, d. h. sie nicht in demselben Raum unterzubringen. Geht dies nicht, so wird man in jedem Fall die Patienten mit eiterigen oder ansteckenden Erkrankungen zuletzt behandeln. Weitere Vorsichtsmaßregeln bestehen darin, daß der unreine Verband möglichst wenig mit den Händen berührt, sondern mit Pinzette und Schere angefaßt wird, ferner daß dieser unreine Verband möglichst kurze Zeit im Krankensaal bleibt, nicht auf den Boden fällt, weder Kleider noch Bett beschmutzt, sondern sofort in einen Verbandeimer geworfen wird, in dem er aus dem Raume hinausgetragen wird, um desinfiziert oder verbrannt zu werden. Billrothbattist usw. darf nur gründlich desinfiziert wieder gebraucht werden. Dasselbe gilt von gebrauchten Instrumenten, an erster Stelle von der Verbandschere. Die Schwester soll nie mit den Händen in die Verbandzeugbüchsen hineinlangen, sondern das Verbandzeug stets mit einer Zange herausholen. Beim

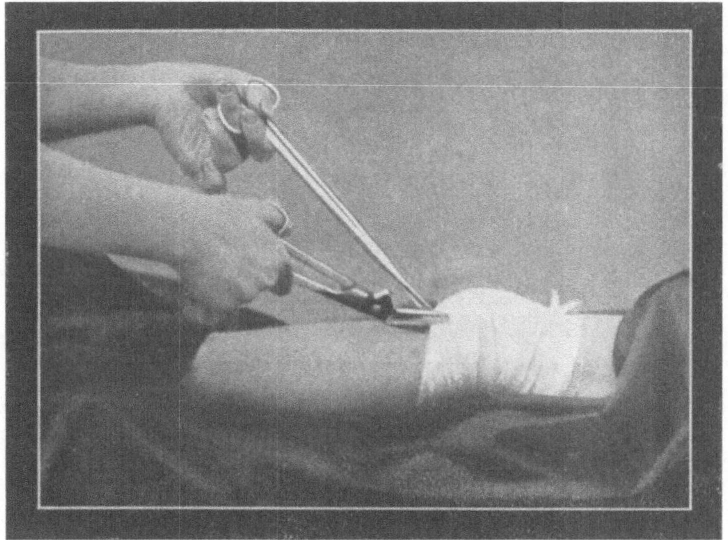

Fig. 280. Der Verband darf bei dem Abnehmen nicht mit den Händen angefaßt werden.

Reinigen der Wunde und ihrer Umgebung soll sie aus demselben Grunde möglichst wenig die Wunde selbst mit den Händen berühren.

In der Praxis lernt die Schwester eine Unmenge von Dingen kennen, wodurch sie bei dem Verbinden der Patienten mit ansteckenden Krankheiten sowohl für sich selbst als auch für die anderen Patienten Gefahren vermeiden kann. Wer sieht, wie durch fehlerhafte Anwendung der Regeln der Aseptik viele Menschen dauernd geschädigt oder an den Folgen einer Infektion gestorben sind, die mit den notwendigen Vorsichtsmaßregeln hätte vermieden werden können, der denkt nicht leichtfertig über eine sorgfältige Wundbehandlung und er wird stets danach trachten, alles das zu tun, was die Wundheilung fördern kann und alles das zu vermeiden, was sie verzögern oder ungünstig beeinflussen könnte.

Festhalten der Patienten.

Der Laie glaubt oft, daß das Verbinden mit Schmerzen verbunden sein müsse. Solange er nicht am eigenen Körper erfahren hat, daß dies nicht der Fall zu sein braucht, hat er Angst, und er wird oft festgehalten werden müssen, damit er keine unerwünschten Bewegungen während

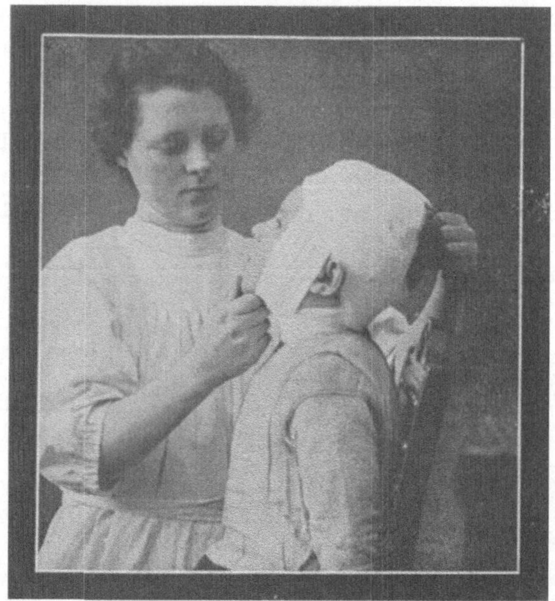

Fig. 281. Festhalten des Kopfes beim Anlegen eines Kopfverbandes.

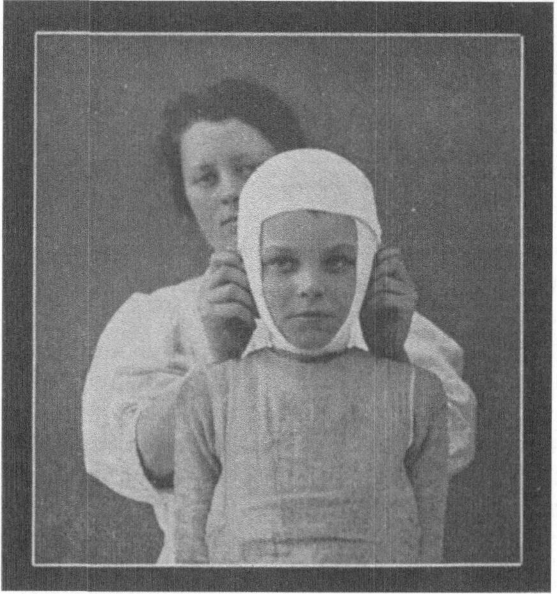

Fig. 282. Festhalten des Kopfes beim Anlegen eines Kopfverbandes.

des Verbindens macht. Dies gilt namentlich für Kinder, welche in der Regel widerspenstig sind, solange sie Arzt und Schwester nicht trauen.

Demgegenüber steht die Tatsache, daß es leicht ist, durch liebevollen Zuspruch, in gewissen Fällen aber auch durch energisches Verhalten das Vertrauen der Kinder zu gewinnen und daß diese sich dann willig behandeln lassen, vorausgesetzt, daß das Verbinden nicht mit Schmerzen

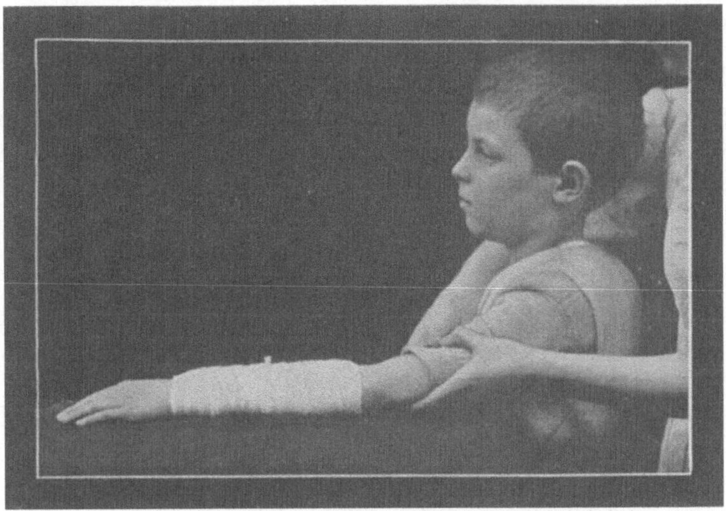

Fig. 283. Der Arm darf nicht zurückgezogen werden (z. B. aus Angst vor Schmerz usw.).

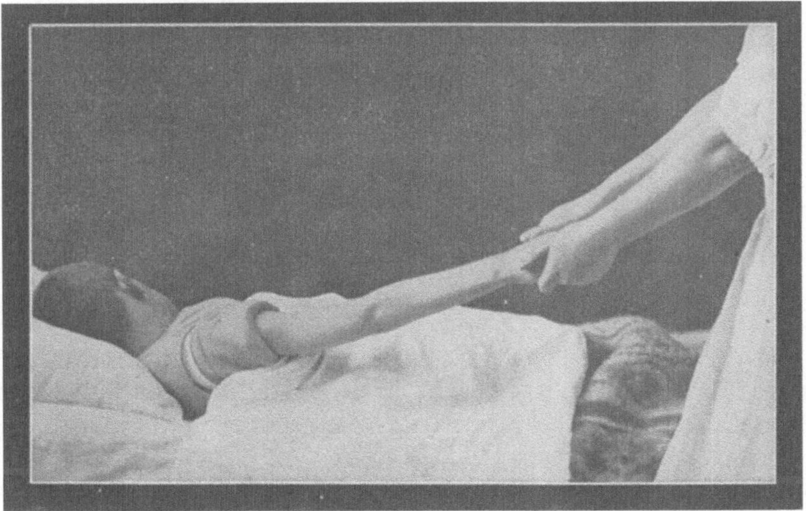

Fig. 284. Anziehen des Armes bei Oberarmbruch. Der Patient befindet sich in liegender Stellung.

verbunden ist. Man hat es oft in der Hand, diese Schmerzhaftigkeit herabzusetzen. Wenn ein Verband festklebt, so wird die Lösung des Verbandes Schmerzen bereiten. Man kann dies vermeiden, wenn man den Verband mit Wasserstoffsuperoxyd oder durch Bäder losweicht und ihn vorsichtig entfernt, Pflaster nicht abreißt, sondern mit Benzin ablöst.

Ebenso verhält es sich mit der Wundbehandlung selbst. Wenn man ruhig und rücksichtsvoll verfährt, nicht zu viel ätzende Stoffe (Höllenstein) verwendet, an den empfindlichen Stellen weder drückt noch zerrt, so ist das Verbinden in der Regel nur mit geringen Schmerzen verbunden. Wenn ein Gelenk, ein Glied sehr empfindlich ist und beim Verbinden bewegt werden muß, so geschieht dies ohne großes Schmerzgefühl für die Patienten, wenn das empfindliche Glied ruhig und gleichmäßig bewegt wird, wenn es auf eine zarte Weise, unter Vermeidung jeder Erschütterung in die gewünschte Stellung gebracht wird.

Jedoch nicht allein aus diesem Grunde müssen die Patienten festgehalten werden. Oft dürfen und können sie sich nicht so bewegen,

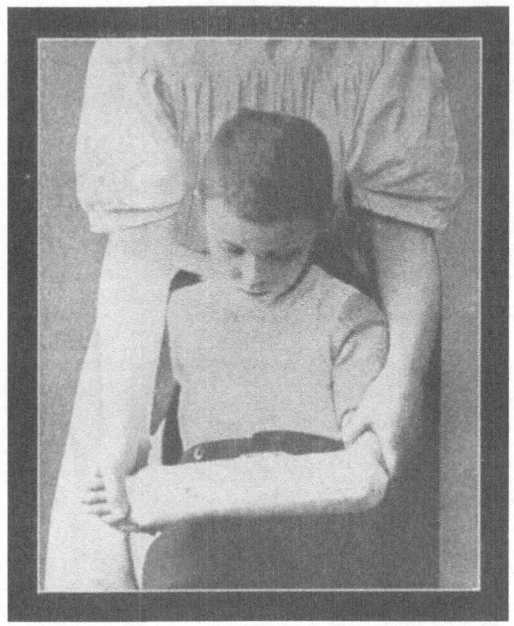

Fig. 285. Stützen bei Vorderarmbruch.

daß ein Verbinden möglich ist, weil die Wunde ohne Bewegung von seiten des Patienten nicht erreicht werden kann, weil Kleider, Bettwäsche usw. nicht gewechselt werden können, ohne daß die Patienten aufgehoben werden.

Soll der Kopf gestützt werden, so wird es von der Stelle der Erkrankung abhängen, wie dies geschieht. Befindet sich die Erkrankung auf einer Seite des Kopfes, so wird man die andere Seite stützen können. Bei dem Anlegen des typischen Kopfverbandes (Capistrum) wird man am besten mit beiden Händen Hinterhaupt und Kinn stützen. Bisweilen wird man auch die Ohren als Stützpunkt verwenden.

Bei Erkrankungen am Arm wird es oft genügen, den Oberarm festzuhalten, um so ein Zurückziehen des Armes von seiten des

Patienten zu verhindern. Bei Brüchen des Arms muß dieser sehr langsam bewegt und stets in einer gestreckten Lage gehalten werden. Bisweilen genügt hierzu eine einzige Schwester, oft sind zwei Schwestern nötig. Wenn der Patient liegt, so wird man ziemlich stark an dem

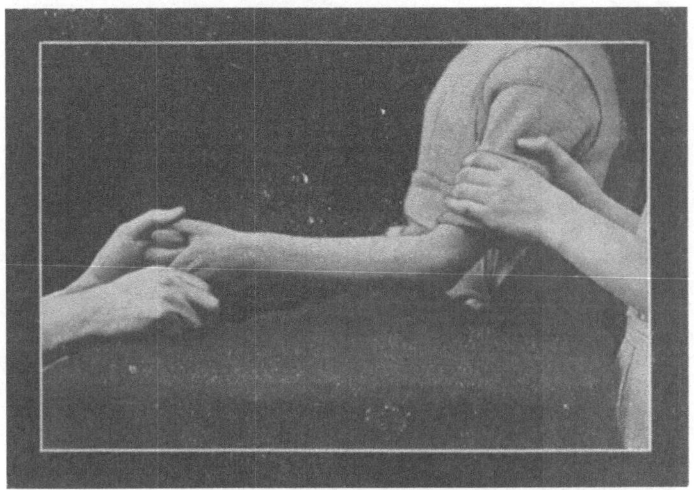

Fig. 286. Stützen bei Brüchen des Vorderarmes (zwei Schwestern).

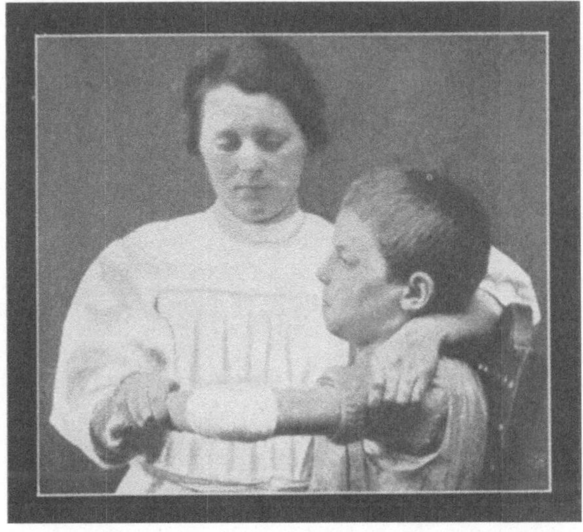

Fig. 287. Stützen bei Erkrankungen am Ellenbogengelenk.

Arm (Hand) ziehen können, ohne daß der Patient dem Zuge folgt. Gerade bei einem bestimmten Grad von Zugwirkung ist die Schmerzhaftigkeit am geringsten. Sitzt der Patient dagegen, so wird er allzu leicht geneigt sein, dem Zuge nachzugeben. Es ist dann nicht gut möglich, den kranken Arm zu strecken und der Patient muß zurückgehalten werden, z. B. am Oberarm. Bei Erkrankungen des Ellenbogengelenks werden Unter- und Oberarm gestützt werden müssen.

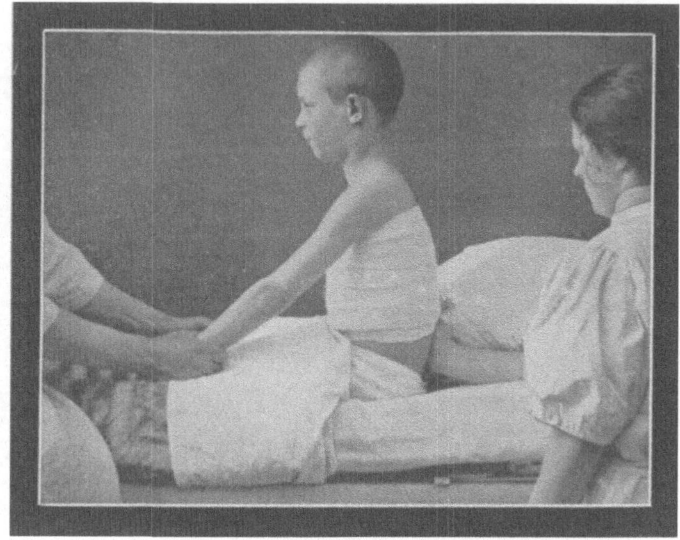

Fig. 288. Stützen bei Erkrankungen des Rumpfes.

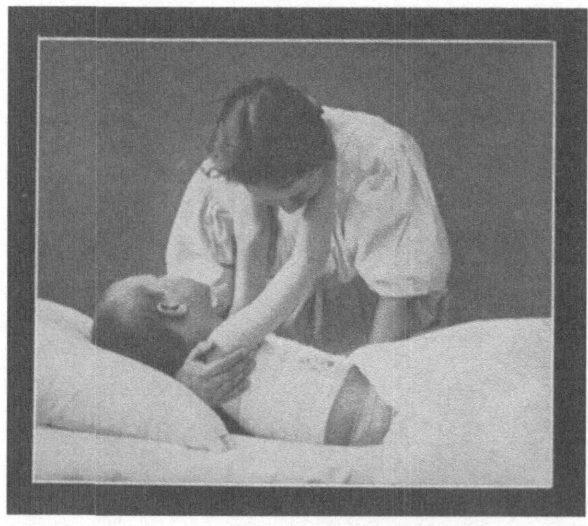

Fig. 289. Der Patient wird emporgehoben (bei Erkrankungen des Rumpfes).

Bei Erkrankungen am Rumpfe, welche den Patienten eine sitzende Stellung gestatten, genügt es gewöhnlich, den Rücken (Lendengegend) zu stützen und die Arme leicht fest zu halten. Soll der Patient liegen bleiben, dann wird er leicht auf eine Seite gewendet oder vorsichtig aufgehoben werden müssen, indem man eine Hand unter das Hinterhaupt oder unter die Schulter legt. Bisweilen ist der Patient imstande, die Hände um den Hals der Schwester zu legen und sich so emporzuheben.

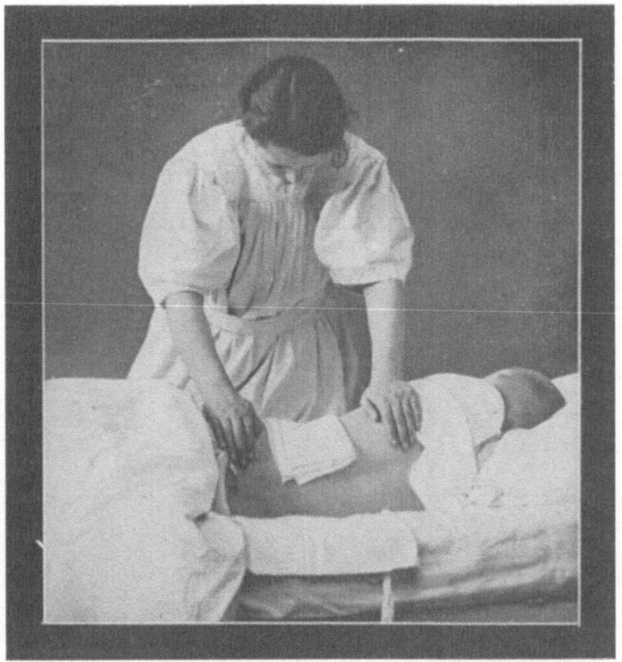

Fig. 290. Der Patient wird auf die Seite gelegt (bei Erkrankungen des Rumpfes).

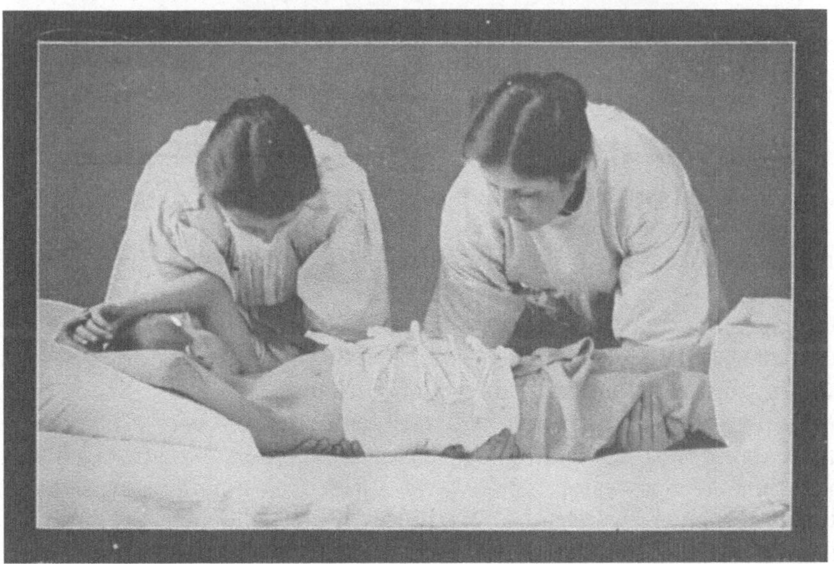

Fig. 291. Emporheben des Patienten bei Erkrankungen des Rumpfes.

Bei Erkrankungen am Unterleib ist in der Regel absolute Ruhe vorgeschrieben. Solange Hilfe geleistet werden kann, ohne daß eine Veränderung der Lage einzutreten braucht, werden sich keine Schwierigkeiten in den Weg stellen. Es ist ratsam, die Patienten auf eine Seite zu wenden. Der Patient ist dann in der Regel imstande, den gegenüberliegenden Bettrand zu fassen: beim Wenden nach links wird mit der rechten Hand der linke Bettrand gefaßt. Die Schwester stellt sich an die linke Seite des Bettes und zieht mit beiden Händen die rechte Hüfte und die Schulter des Patienten zu sich heran. Die Patienten können sich auf diese Weise ohne große Mühe herumwenden

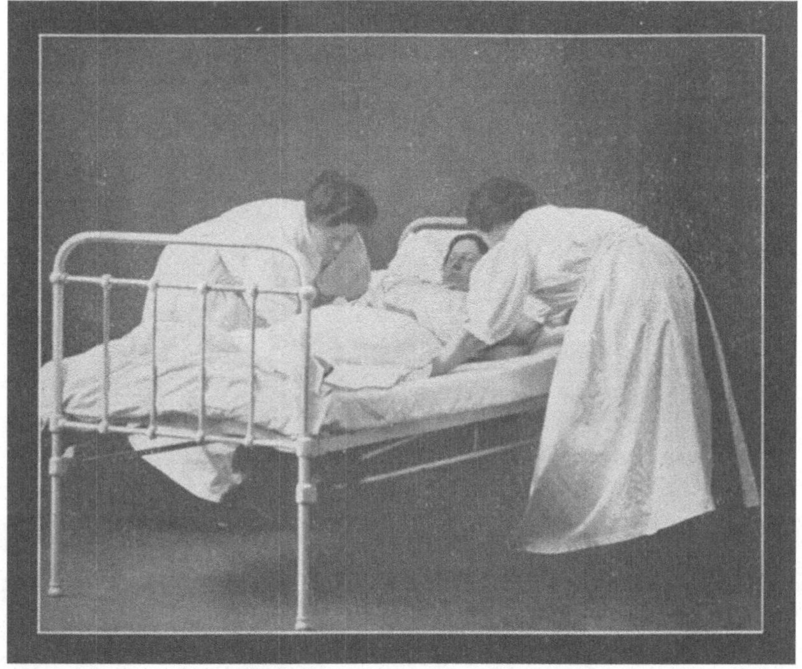

Fig. 292. Emporheben des Patienten bei Erkrankungen des Rumpfes.

und der Rücken liegt genügend frei. Ist der Patient dazu nicht imstande und ist es nötig, ihn aufzuheben zum Anlegen des Verbandes, zum Wechseln der Bettwäsche usw., so sind hier in der Regel zwei Schwestern nötig. Diese stellen sich beide auf eine Seite des Patienten, während der Arzt sich auf die gegenüberliegende Seite stellt, oder aber die Schwestern stellen sich jede auf eine Seite. Wenn der Patient imstande ist, mit den Händen den Hals der Schwester zu umschlingen, so kann eine Schwester beide Arme unter den Oberkörper legen und diesen aufheben, während die andere in der gleichen Weise Becken und Oberschenkel emporhebt. Stehen die Schwestern zu beiden Seiten des Patienten, so braucht der Patient selbst nichts zu tun; die Hände der Schwestern schließen sich unter dem Patienten und zwar sowohl in der Nacken- oder Schulterblättergegend wie in der Hüftgegend. Kann der Patient selbst mitwirken, so soll er sich an einer der beiden

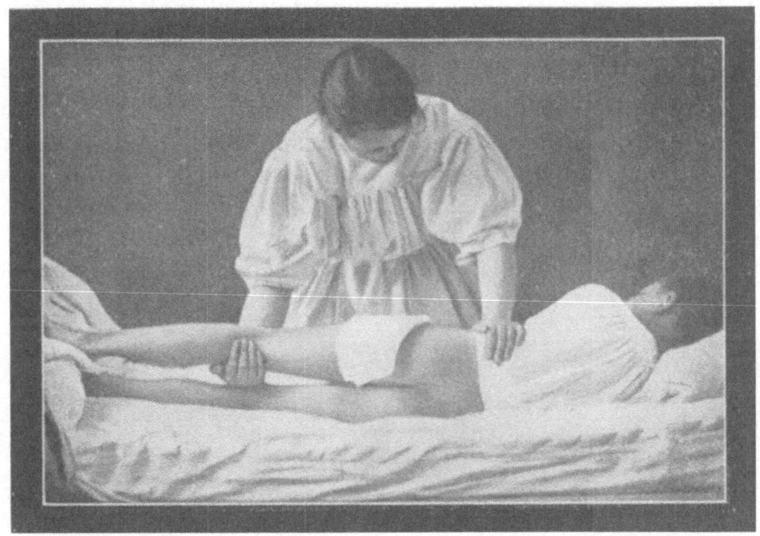

Fig. 293. Der Patient wird auf die Seite gelegt (bei Hüftgelenkserkrankungen).

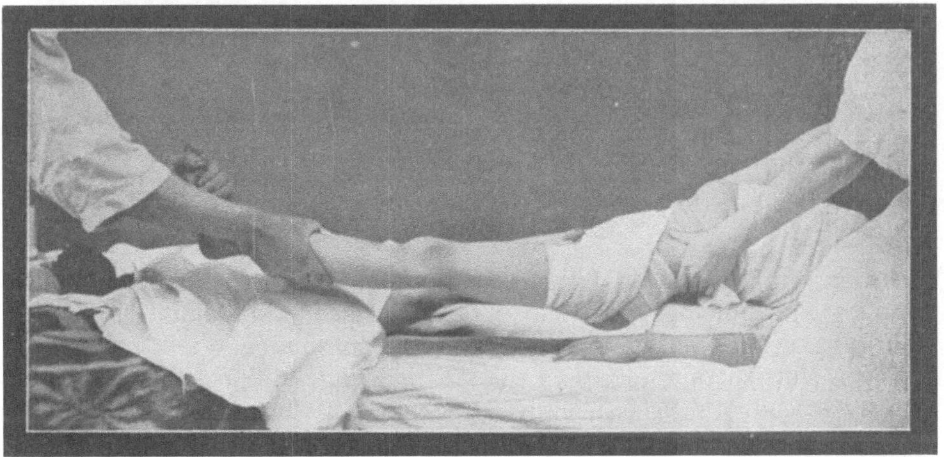

Fig. 294. Anwendung der Beckenstütze. Auf diese Weise ist die Hüfte (hier die linke) von allen Seiten zu erreichen.

Schwestern festhalten. Manche andere erleichternden Handgriffe wird die Schwester sich während ihrer Berufstätigkeit zu eigen machen.

Erkrankungen an den Hüften können mit großen Schmerzen verbunden sein, z. B. Hüftgelenkserkrankungen im Kindesalter. Die

Kinder können sich oft nicht erheben, ja selbst nicht auf die Seite legen. Mit einer Hand in der Lendengegend und einer unter den Oberschenkeln ist der Patient meist leicht zu lagern. Oft müssen auch hier zwei Schwestern ihre Hilfe zur Verfügung stellen. Die eine stützt und streckt das Bein der kranken Seite und folgt allen Bewegungen des Körpers, welcher von der zweiten Schwester umgewendet wird.

Die Hilfeleistung beim Verbinden von Knochenbrüchen erfordert große Sorgfalt. Beim Anlegen oder Wechseln eines Verbandes (Streckverbandes) muß das Bein so lange aufgehoben und angezogen werden, bis der Verband und die Schiene, wenn eine solche gebraucht wird, angelegt ist. Dasselbe gilt beim Anlegen von Gips- und anderen Verbänden. Nimmt das Anlegen des Verbandes eine längere Zeit in Anspruch, dann ist das gleichmäßige Anziehen eines schweren Beines

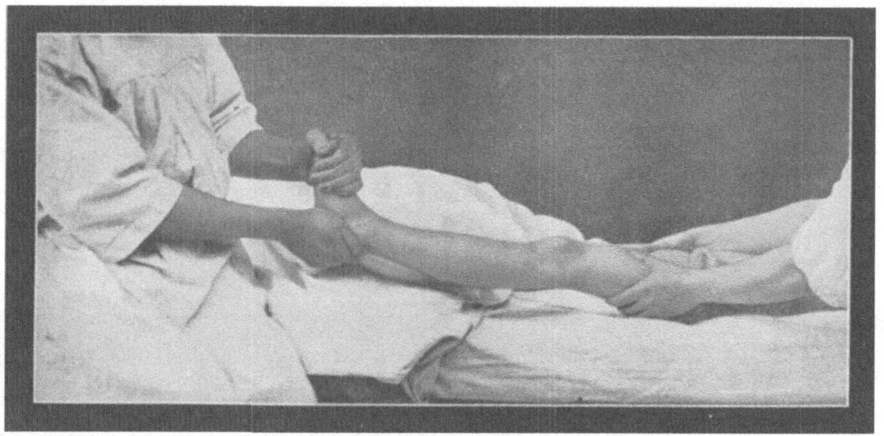

Fig. 295. Anziehen eines gebrochenen Beines. Eine Schwester hält den Oberschenkel und sorgt dafür, das dieser sich nicht nach außen oder nach innen dreht. Die andere Schwester zieht in der Fersengegend und gibt Obacht, daß der Fuß gerade nach oben gerichtet ist, daß er sich nicht dreht oder Spitzfußform zeigt.

sehr anstrengend. Der Patient wird durch den gleichmäßigen Zug an das Fußende der Lagerstätte herabgezogen und damit wird die Wirkung der Extension aufgehoben, deshalb muß er stets mit den nötigen Vorsichtsmaßregeln in die richtige Lage zurückgebracht werden, während das Bein in einer Streckung gehalten wird.

Auf das Verbinden der Patienten folgt oft unmittelbar das Umkleiden und Umbetten, wenn beispielsweise Wundsekret durch den Verband gedrungen ist und Kleider und Bett beschmutzt hat. Hier müssen, was das Festhalten der Patienten betrifft, dieselben Vorsichtsmaßregeln getroffen werden wie bei dem Verbinden selbst. Ebenso hat die Reinigung der Patienten mit entsprechenden Vorsichtsmaßnahmen zu erfolgen. Es handelt sich hier um eine Aufgabe, welche in das Gebiet der allgemeinen Pflege gehört.

Schutz des Verbandes.

Seitdem hydrophile Gaze, fettfreie Watte und Gips eine große Rolle in der Chirurgie spielen, haben die Sorgen der Pflegerinnen zugenommen, weil diese Verbandstoffe stark Wasser anziehen und deshalb leichter verunreinigt werden als die fetthaltige Watte, welche man früher verwandte. Ein feucht gewordener Verband ist für den Patienten unangenehm, namentlich wenn Urin, Stuhlgang und erbrochener Mageninhalt hineingelangt sind; er ist ferner gefährlich wegen der Möglichkeit einer Wundinfektion. Die Schwester kann mit einer dicken Schicht Watte, mit wasserdichten Stoffen und etwas Sorgfalt in der Regel eine Verunreinigung verhüten. Bei Säuglingen werden sich hier stets Schwierigkeiten in den Weg stellen; ein reichlicher Gebrauch von Pflasterverbänden und wiederholter Verbandwechsel werden hier notwendig sein. Gipsverbände werden oft geschützt indem man sie mit Wasserglas oder gelöstem Schellack (Spiritus) überzieht. Der Gips wird durch Feuchtigkeit weich und verliert dann seine Festigkeit und seinen Zweck. Dies ist von großem Einfluß bei der Behandlung von Knochenerkrankungen. Läuft z. B. ein Kind mit zurechtgerichtetem Klumpfuß auf feuchten Wegen ohne genügenden Schutz, dann wird der ganze Verband zwecklos und er wird eher schädlich wirken können. Dasselbe gilt von Stärkeverbänden, welche noch schneller weich werden wie Gipsverbände.

Große Mühe können die sogenannten gefensterten Gipsverbände und Stärkeverbände machen; das Fenster ist in der Regel angebracht, um eine bestehende Wunde erreichen und behandeln zu können. Das Wundsekret verbreitet sich unter dem Gips, wenn hier nicht Abhilfe geschaffen wird, und dies gibt gern Anlaß zu einer Infektion der benachbarten Haut. Der Gips wird weich und verbreitet einen äußerst unangenehmen Geruch. Wenn das Gipsfenster an der richtigen Stelle angebracht ist, wird man eine Verunreinigung längere Zeit hintanhalten können: 1. durch öfteres Verbinden; hierdurch werden stärkere Sekretanhäufungen vermieden, 2. indem man die Fensterränder mit dicken, auswechselbaren Wattestreifen versieht, welche mit Pinzette oder Kornzange unter den Gips gebracht werden. Diese zusammengepreßte Watteschicht hält das Wundsekret relativ lange zurück. Feuchte Verbände werden kaum in dem Gipsfenster angebracht werden können, weil die Feuchtigkeit des Verbandzeugs in kurzer Zeit den Gipsverband unbrauchbar machen würde.

Auf diese und andere Besonderheiten wird man bei dem Verbinden Obacht zu geben lernen.

IV. Pflege bei gewissen Erkrankungen.

Die Art der Pflege bei den einzelnen Erkrankungen ist natürlich nicht die gleiche. Hier spielt nicht nur die Art und die Schwere der Erkrankung, sondern auch ihr Sitz eine nicht zu unterschätzende Rolle.

Nacheinander soll alles das besprochen werden, was die Schwester im besonderen bei Erkrankungen des Kopfes, des Leibes und der Gliedmaßen zu beachten hat.

Erkrankungen des Kopfes.

Schädelverletzungen können bisweilen unbedeutend sein. Die Schwester hat hier darauf zu achten, daß der Verband sich nicht verschiebt oder Blut durchläßt. Bei ernsten Verletzungen mit Gehirnerschütterung oder bei einem Schädelbruch mit innerer Blutung ist die Pflege viel schwieriger. Die Patienten müssen sehr ruhig gehalten werden, sie liegen meist zu Bett, klagen über heftigen Kopfschmerz, sind lichtscheu, haben Erbrechen und können weder Geräusch noch Bewegung vertragen. In noch ernsteren Fällen können sich epileptische Erscheinungen zeigen. In erster Linie hat die Schwester dann in unmittelbarer Nähe des Patienten zu verbleiben und soll niemand anderem ihre Aufmerksamkeit schenken. Sie hat aufzupassen, daß der Patient sich nicht verletzt, nicht aus dem Bett fällt oder springt, daß er nicht den Verband löst. Sie soll die Anfälle genau beobachten, weil sie meist die einzige ist, welche diese zu sehen bekommt, da der Arzt bei deren kurzer Dauer oft nicht rechtzeitig zur Stelle sein kann. Sie muß darauf achten, wie oft die Anfälle auftreten, zu welcher Zeit (bei Tag oder Nacht) dies am häufigsten geschieht, an welchem Teil des Körpers die Krämpfe beginnen (Gesicht, Arm, Bein), ob sie mit gänzlicher Bewußtlosigkeit einhergehen, wie Puls, Gesichtsfarbe und Pupillen während des Anfalles beschaffen sind, ob Stuhlgang und Urin von selbst abgehen, wie der Patient sich nach dem Anfall verhält (unruhig, betäubt, schlafend) usw. Nach allem dem wird von dem behandelnden Arzte in der Regel gefragt werden. Es ist für diesen von großem Werte, wenn die Schwester genaue Angaben zu machen weiß. Bei noch ernsteren Verletzungen kann der Patient bewußtlos eingeliefert werden, oder es kann sich dieser Zustand nach und nach entwickeln. Abgesehen davon, daß der Patient bequem gelagert wird, hat die Schwester nunmehr auf verschiedene Erscheinungen besonders zu achten. Sie muß über Puls und Temperatur Bescheid wissen, sie muß wissen, ob Krämpfe auftreten, ob Urin und Stuhlgang von selbst abgehen, wie es mit der Gesichtsfarbe und Atmung steht, wie lange eine etwa bestehende Bewußtlosigkeit andauert, ob Lähmungen einzelner Glieder bestehen usw. Sie muß genau unterrichtet sein, ob Lebensgefahr droht. Die Gesichtsfarbe, die Atmung und der Puls zeigen dies an. Rechtzeitig muß auch Arzt und Familie (Geistliche) benachrichtigt werden. Die Schwester muß daran denken, daß diese Patienten, wenn sie zu sich kommen, in der Regel sofort nach Wasser verlangen und nur mit großer Anstrengung schlucken können. Ein Verschlucken ist für solche Patienten verhängnisvoll, weil sie stets große Gefahr laufen, an Lungenentzündung zu erkranken. Nach Schädeloperationen, welche meist wegen Gehirnerkrankungen oder -verletzungen ausgeführt werden, muß man sich auf alle diese Erscheinungen gefaßt machen. Eine recht sorgfältige Beaufsichtigung solcher Patienten ist notwendig.

Bei Erkrankungen am Auge oder in der Umgebung des Auges wird man den Verband so anlegen, daß die Patienten imstande sind, mit dem anderen Auge zu sehen. Man soll deshalb nicht vergessen, sich zunächst zu erkundigen, ob das Auge, welches frei bleibt, sehen kann. Es ist vorgekommen, daß ein blindes Auge freiblieb, während das andere verbunden wurde! Manchmal ist dies freilich nicht anders möglich. Solche Patienten sind natürlich sehr hilfebedürftig, sie können sich nicht frei bewegen, sie können nicht allein essen, und dies macht sie sehr verstimmt, oft sogar melancholisch.

Bei Erkrankungen in oder an der Nase darf die Schwester nicht vergessen, daß die Nase bei der Atmung beteiligt ist und daß mindestens eine Nasenöffnung möglichst freibleiben soll. Anfälle von Atemnot (wie bei Asthma) sind oft die Folgeerscheinung des Verstopftseins beider Nasenöffnungen. Die Schwester soll auch aufpassen, ob keine gefährliche Nasenblutung eintritt. Läuft das Blut vorn aus der Nase, so wird dies schnell bemerkt. Weniger leicht geschieht dies bei Blutungen nach hinten in den Nasen-Rachenraum. Schnelle Hilfe von seiten des Arztes ist hier manchmal nötig.

Bei Mund- oder Halserkrankungen haben die Patienten oft große Mühe beim Sprechen, Schlucken und Husten. Solche Personen sollen eine Klingel und eine Tafel zur Hand haben, damit sie ihre Wünsche mitteilen können. Außer Beaufsichtigung bei Hustenanfällen, welche Erbrechen zur Folge haben können, und Hilfe, wenn eine Blutung eintritt, haben diese Patienten namentlich bei der Nahrungsaufnahme Unterstützung nötig. Können sie keine feste Nahrung zu sich nehmen, so muß man sich zu flüssiger Ernährung entschließen. Vorsichtig, in kleinen Mengen, langsam und in größeren Pausen zugeführt, wird diese Ernährung oft vollständig genügen. Bisweilen gelingt das Schlucken überhaupt nicht und es ist nötig, eine Magensonde durch Mund oder Nase einzuführen, um so die Nahrungsaufnahme zu ermöglichen. Solchen Patienten kann der Speichelfluß viel Last verursachen. Dies ist besonders deshalb unangenehm, weil die Patienten alles beschmutzen und weil der Wundverband, wenn ein solcher getragen wird, beschmutzt wird, so daß er wiederholt gewechselt werden muß. Das Reinhalten eines solchen Mundes erheischt große Sorgfalt, weil die Patienten die Zähne nicht mittels der gewöhnlichen Kaubewegungen reinhalten können. Der unangenehme Geschmack, den diese Patienten empfinden, und die Luft, welche sie verbreiten, belästigen sie selbst sehr. Bisweilen sind sie imstande, den Mund mit schwach antiseptischen Flüssigkeiten auszuspülen, z. B. mit leicht rotgefärbter Lösung von Kaliumpermanganat. Sonst muß die Schwester ihnen den Mund vorsichtig auswischen und mit einer Spritze ohne besondern Druck ausspülen.

Halserkrankungen.

Nach der Entfernung einer Struma (Kropf) besteht die Gefahr der Erstickung durch innere Verblutung. Zu dieser Erstickungsgefahr kann es sehr schnell kommen. Fühlt der Patient sich plötzlich sehr beengt, wird er blau im Gesicht, ist ein Arzt nicht in unmittelbarer Nähe, so darf die Schwester selbst eingreifen. Sie muß möglichst schnell den Verband entfernen. Genügt dies nicht, so muß sie einige Nähte aus der Wunde entfernen, so daß die Wunde sich öffnen und das Blut abfließen kann. Damit ist die direkte Gefahr gewichen, und der herbeigeeilte Arzt wird schnell endgültige Hilfe bringen können. Solche Zustände gehören glücklicherweise zu den Seltenheiten. Die Schwester soll wissen, daß sie nicht bei jeder Klage über Behinderung der Atmung den Verband und die Wunde öffnen darf und daß ihre erste Pflicht ist, den Arzt herbeizurufen.

Diphtherie (Croup).

Diese Erkrankung muß ausführlicher besprochen werden, weil bei der Behandlung die Schwester eine große Verantwortung trägt. Sie muß sehr oft selbständig handeln, um das Leben des Kranken zu erhalten. Die Pflege ist deshalb eine so schwierige, weil es sich meist um Kinder handelt, welche sich nicht oder nur wenig von ihren Empfindungen Rechenschaft geben können, weil ferner das Befinden bei dieser Erkrankung sich schnell verändern, sehr bald eine Erstickungsgefahr eintreten kann, und weil die Schwester oft selbst zu entscheiden hat, ob ärztliche Hilfe eingreifen soll. Sie muß sehr gut über Puls, Atmung, Temperatur und Gesichtsfarbe unterrichtet sein. Sie muß das Geräusch kennen, welches die Kinder bei der Ein- und Ausatmung machen, wenn die Luftröhre sich zu verstopfen droht. Erscheinungen wie Husten, Atemnot, blasse Gesichtsfarbe usw. treten auf. Die Behandlung zielt darauf hinaus, eine Verstopfung der Atemwege zu verhüten oder zu beseitigen. Die durch die Erkrankung gebildeten zähen Häute (Membranen) bilden die Ursache. Lösen diese sich leicht los, so werden sie schnell ausgehustet, und wenn es nicht wieder zu einer Neubildung kommt, so ist die Gefahr für den Kranken nicht groß. Sind viele Membranen vorhanden, wollen diese sich nicht lösen, gehen sie tief in das Gewebe hinein und hat der Patient nicht die Kraft, sie auszuhusten, so ist die Gefahr groß.

Die Kranken werden dann blaurot bis blauschwarz im Gesicht und zeigen alle Symptome von großer Atemnot und Luft- bzw. Sauerstoffmangel. Beim Einatmen entsteht ein charakteristisches pfeifendes Geräusch und zwar ein so starkes, daß es auf große Entfernung wahrgenommen werden kann. Alle Atemmuskeln wirken jetzt mit. Der Kranke sitzt aufgerichtet und stützt sich auf die Hände, der Mund bleibt offen, alle Halsmuskeln sind straff gespannt, die Schultern werden in die Höhe gezogen, damit der Brustkasten besser ausgedehnt werden kann. Das Zwerchfell zieht sich krampfartig zusammen, während die

Bauchmuskeln, die untersten Rippen und die Grube oberhalb des Brustbeins nach innen gezogen werden. Schlimm ist es, wenn dieser Zustand länger andauert und die Gesichtsfarbe plötzlich totenblaß wird. Wenn dann nicht unmittelbar Hilfe kommt, so stirbt der Kranke. Die Atemmuskeln bleiben nicht mehr in Spannung, der Kranke sinkt zusammen, während die Atmung still zu stehen scheint. Auch dann ist der Patient noch zu retten, vorausgesetzt, daß unmittelbar eingegriffen wird.

Die Schwester darf es nicht bis zu diesem Stadium kommen lassen. Lieber soll sie zu früh den Arzt rufen. Die ärztliche Hilfe während dieses Stadiums mäßiger Atembehinderung besteht in der Regel in der Zuführung von heißen Dämpfen. Der Schwester liegt die Sorge für den Inhalationsapparat ob. Dieser darf nicht zu nahe bei dem Patienten stehen wegen der übergroßen Wärme, welche

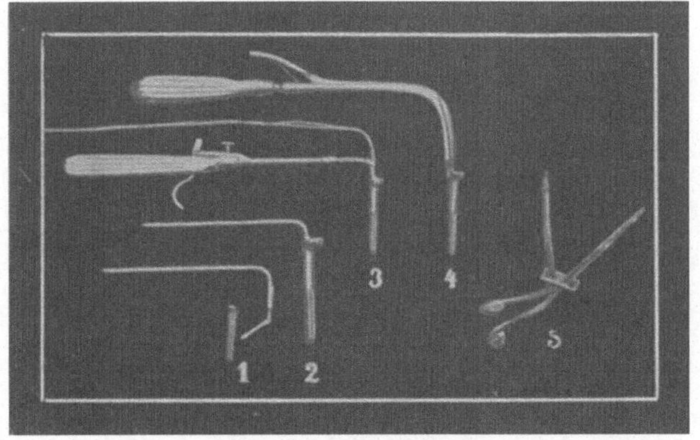

Fig. 296. Instrumente zum Intubieren: 1: Teil des Intubationsapparates, daneben das dazu passende Röhrchen; 2: derselbe Teil mit angebrachter Röhre; 3: der Apparat gebrauchsfertig (der Seidenfaden ist befestigt); 4: Zange, um das Röhrchen zu entfernen, wenn der Faden nicht mehr da ist; 5: Mundspekulum.

von dem ausströmenden Dampfe ausgeht und wegen Verbrennungsgefahr. Der Apparat muß auch zur rechten Zeit nachgefüllt werden wie jeder Kessel, welcher nicht trocken kochen darf. Das Inhalationsrohr muß so gerichtet werden, daß der Dampf das Gesicht des Kranken erreicht, so daß die eingeatmete Luft warm und feucht ist. Außerdem werden die Patienten mit Seruminjektionen und auf andere Weise behandelt. Droht eine Verstopfung der Luftröhre, so kann man hier Abhilfe schaffen durch das Einführen eines metallenen Röhrchens in den Kehlkopf, welches sich nicht leicht verstopfen wird, oder durch einen Einschnitt in die Luftröhre unterhalb der verstopften Stelle. Die erste Methode ist die Intubationsmethode, die zweite die Tracheotomie.

Intubieren: Die Tube wird mittels eines eigens dazu angefertigten Instrumentes durch den Mund in den Kehlkopf eingeführt. Ein Kind wird zu diesem Zwecke von der Schwester auf den Schoß genommen, so daß es mit den Beinen nicht strampeln kann. Die Hände müssen festgehalten werden, denn das Einführen der Tube ruft eine große Atemnot hervor und das Kind tritt und schlägt dabei um sich. Eine zweite Schwester muß den Kopf festhalten. Ist dies alles so weit, dann geht das Intubieren leicht von statten. Kann dagegen das Kind den Kopf hin und her bewegen und mit den Händen das Instrument ergreifen, so kann das Intubieren mit großen Schwierigkeiten verknüpft sein. Die Tube hat an dem oberen Ende einen verdickten Rand, der ein Hinabgleiten zwischen die Stimmbänder hindurch verhindern soll. Ein dicker Seidenfaden ist an der Tube befestigt, um im Notfalle das Röhrchen herausziehen zu können. Sobald das Röhrchen an der

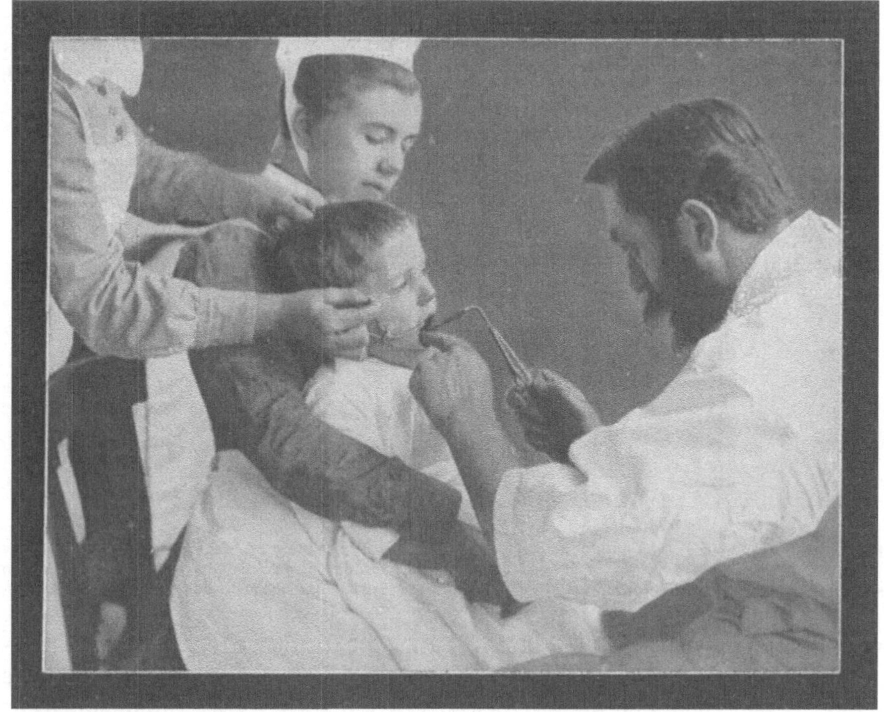

Fig. 297. Festhalten des Kindes während des Intubierens.

richtigen Stelle liegt, wird die Atemnot verschwinden. An die Stelle der stoßenden Atembewegungen scheint Atemstillstand getreten zu sein. Es ist so viel Luft (Sauerstoff) durch die Tube eingeatmet worden, daß das Kind zunächst mehr davon hat als es braucht. Es atmet dann so lange nicht, bis dieser Sauerstoff aufgebraucht ist. Dies ist eine ganz gewöhnliche Erscheinung, über die man sich nicht zu beunruhigen braucht. In der ersten Zeit wird das Kind ruhig sein, es wird schlafen und ruhig atmen. In der Regel verläuft alles gut, bis die Tube nach 1—2 Tagen entfernt werden muß. Dies vollzieht sich jedoch nicht immer ohne Störung. Es kommt vor, daß sich Schleim und Membranen unter der Tube bilden und daß diese die Öffnung verstopfen. Oft sieht die Schwester diesen Augenblick herannahen: das Kind beginnt wieder zu husten, wird unruhig und zeigt Atemnot. Es ist dann wieder an der Zeit, ärztliche Hilfe in Anspruch zu nehmen. Manchmal tritt dieses Stadium ziemlich plötzlich ein und die Schwester muß dann selbst die

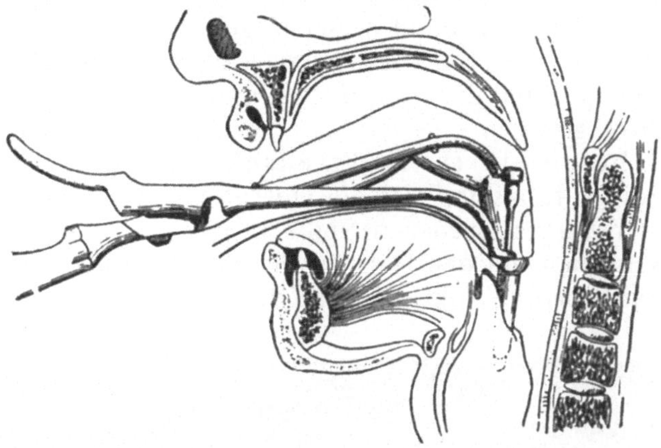

Fig. 298. Das Röhrchen wird in die Stimmritze gebracht, während der Zeigefinger das Zurückgleiten (infolge Hustens) verhindern soll. Sodann wird die Zange entfernt.

Tube entfernen. Ist der Faden noch vorhanden, welcher meist durch die Zähne hindurchgezogen und an der Wange befestigt wurde, dann ist dies leicht möglich. Die Schwester führt einen Zeigefinger in den Mund des Kindes bis in die Gegend des Kehldeckels, läßt den Faden auf ihm ruhen, hält diesen mit den anderen Fingern fest, zieht ihn

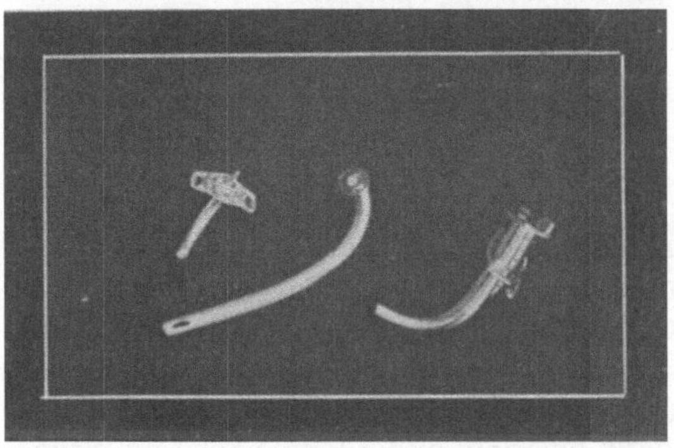

Fig. 299. Trachealkanüle. Links: Kanüle für Kinder (bei Diphtherie); in der Mitte: weiche Kanüle (nach Kropfoperation); rechts: Kanüle für Erwachsene.

nach oben an, und während das Kind wegen der Beengung Husten- und Würgbewegungen macht, geht die Tube leicht nach oben und kann dann entfernt werden. Sobald dies geschehen ist, wird das Kind wieder ruhig atmen. Erstickungsgefahr kann zwar wieder eintreten, aber es ist dann genügend Zeit, um ärztliche Hilfe herbeizuholen.

War der Faden durchgebissen und der Rest zu kurz, um mit den Fingern gefaßt werden zu können, oder hatte er sich gelöst, dann kann die Schwester mit einer eigens dazu angefertigten Zange oder mit dem nächsten besten Instrument versuchen, das Ende zu fassen. Gelingt dies nicht, so muß versucht werden, von außen die Tube nach oben zu pressen. Der Kopf des Kindes wird vornüber gehalten: der untere Rand der Tube ist dann in der Regel am Halse zu fühlen. Die Schwester versucht jetzt, die Tube mit zwei Fingern nach oben zu schieben. Wenn sie das Kind dabei zu Husten und Würgbewegungen bringt, wird es leichter gelingen.

Die Tracheotomie (Luftröhrenschnitt) wird häufiger ausgeführt wie die Intubation. Ist die Operation beendigt und liegt die Kanüle an der vorgeschriebenen Stelle in der Luftröhre, so wird sie mit einem Bändchen um den Hals des Kindes nicht allzu fest befestigt und die Verantwortung ruht jetzt wieder auf der Schwester, welche

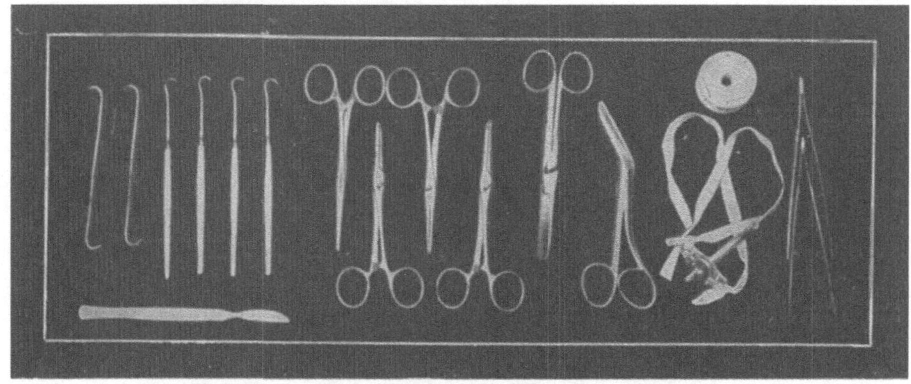

Fig. 300. Instrumente, welche bei der Tracheotomie gebraucht werden.

darauf achten muß, daß z. B. ein Kind die Kanüle nicht aus der Wunde zieht, daß die Kanüle sich nicht verstopft, daß keine kalte Luft durch die Kanüle eingeatmet wird. Sobald die Kanüle sich in der Luftröhre befindet, kann der Kranke nicht mehr auf die gewohnte Weise atmen, die Atmung geschieht dann durch die Kanüle hindurch. Dringt die kalte Luft direkt in die Lungen hinein, so kann dies eine Entzündung zur Folge haben. Wird fleißig inhaliert und befindet sich außerdem noch ein Stück feuchte Gaze über der Öffnung, so ist die Gefahr bei weitem geringer. Man zieht kleinen Kindern vorsichtshalber steife Pappärmel an, damit sie in diesen Ärmeln die Ellenbogen nicht beugen und mit den Fingern die Kanüle nicht erreichen können. Verstopft sich die Kanüle mit Schleim oder durch Bildung von Membranen, so kann die Schwester mit einer angefeuchteten Hühnerfeder den Schleim entfernen. Besser ist es, die Innenröhre zu entfernen, sie zu reinigen und dann wieder hineinzubringen. Die Kanüle ist nämlich so eingerichtet, daß sich in ihr ein zweites Röhrchen befindet, welches, mit einem Häkchen

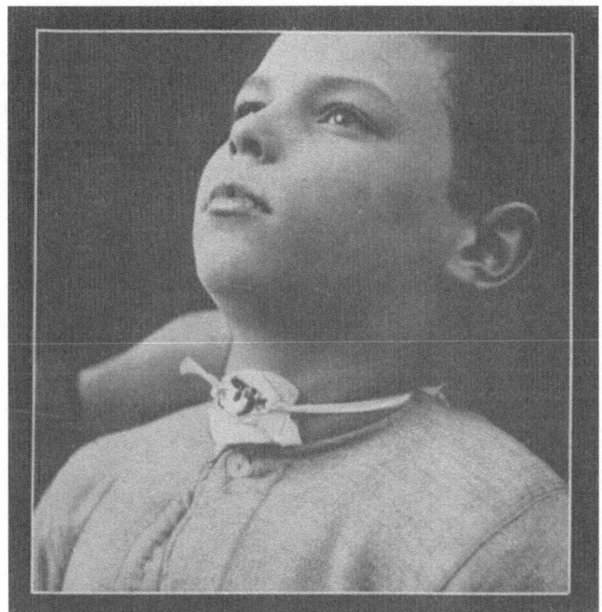

Fig. 301. Sitz der Kanüle nach der Tracheotomie.

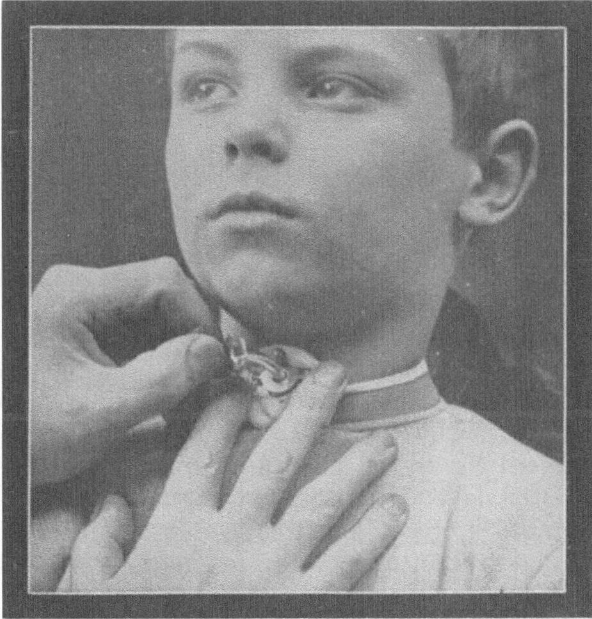

Fig. 302. Entfernung der Innenröhre; die Kanüle selbst darf sich nicht verschieben.

(„Fahne“) befestigt, leicht herausgenommen werden kann. Dies hat folgenden Zweck: das Herausnehmen der ganzen Kanüle bei Verstopfung ist leicht, sie jedoch nachher wieder einzuführen, ist mit großen Schwierigkeiten verbunden und dies darf der Schwester nicht überlassen werden. Befindet sich in der Kanüle eine zweite kleinere Kanüle, so kann diese bei der Verstopfung herausgenommen werden, ohne daß die Wunde selbst irgendwie berührt wird. Das Wiedereinführen des Röhrchens wird der Schwester keine großen Schwierigkeiten bereiten. Bei dem Herausnehmen muß sie nur die Kanüle selbst gut festhalten, damit diese nicht gleichzeitig mit der kleineren Kanüle

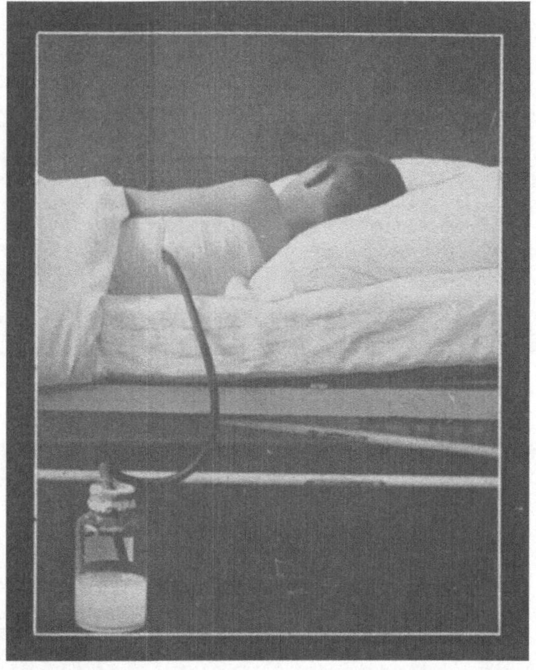

Fig. 303. Kind mit eiternder Rippenfellentzündung. Der Eiter fließt durch das lange Rohr in die mit einem leichten Antiseptikum gefüllte Flasche. Die Flasche soll sich unterhalb der Höhe des Bettrandes befinden.

herausgezogen wird. Neben jedem tracheotomierten Kinde soll in erreichbarer Nähe eine zweite Kanüle zum Auswechseln bereit liegen, in derselben ein Seidenkatheter, welcher das Enführen in die Luftröhre erleichtert. Der Luftröhrenschnitt wird nicht nur bei Diphtherie ausgeführt, sondern bei vielen andern Erkrankungen (Geschwülsten, Verletzungen, entzündlichen Vorgängen, Fremdkörpern), welche zu einer Verengerung der oberen Luftwege geführt haben.

Wenn der Kranke intubiert oder tracheotomiert ist, so fällt ihm oft das Schlucken schwer. Beim Trinkenlassen muß die Schwester vorsichtig sein, weil das Verschlucken nach Intubieren verhängnisvoller werden kann als nach Tracheotomieren (durch Verstopfung der Tube).

Die Schwester darf bei der Pflege von Diphtheriekranken nicht vergessen, auf sich selbst Obacht zu geben und Vorsichtsmaßregeln für sich selbst zu treffen. Nach Berührung des Patienten soll sie stets die Hände desinfizieren. Besonders gefährlich sind die diphtherischen Augenentzündungen, welche zuweilen Erblindung zur Folge haben. Die Schwester hat deshalb darauf acht zu geben, daß das Kind ihr nicht in die Augen hustet und daß sie selbst nicht mit den beschmutzten Fingern ihre Augen berührt. Andern gegenüber muß sie die gewöhnlichen Maßnahmen ergreifen, welche bei ansteckenden Erkrankungen vorgeschrieben sind.

Erkrankungen an Brust und Rücken.

Frauen, denen eine Brust amputiert worden ist (z. B. wegen Karzinoms), sind in der Regel insofern pflegebedürftig, als sie den Arm der operierten Seite zunächst nicht gebrauchen können und dürfen. Wurde ein Patient wegen einer eiterigen Brustfellentzündung oder dergleichen operiert, so hat man sehr genau auf Puls und Atmung zu achten. Die Patienten, welche bei diesen Erkrankungen oft mehr sitzen als liegen, leiden leicht an Atemnot oder werden ohnmächtig. Wenn nach der Operation einer eiterigen Rippenfellentzündung ein Drainagerohr eingeführt worden ist, so wird an diesem oft ein langer Gummischlauch angebracht, welcher in ein neben dem Bett befindliches, mit leicht antiseptischer Lösung gefülltes Gefäß führt. In dieses Gefäß fließt der Eiter ab. Die Schwester hat durch sinngemäße Befestigung des Schlauches dafür zu sorgen, daß dieser bei Bewegungen des Kranken nicht aus der Wunde gezogen wird.

Erkrankungen des Leibes.

Laparotomie. Nach dieser Operation pflegen die Patienten mehrere Tage in Rückenlage zu verbringen. Sie dürfen sich selbst nicht aufrichten, sie dürfen sich nicht zur Seite wenden und sich auch nicht beim Anreichen der Urinflasche oder des Stechbeckens irgendwie anstrengen. In dieser Rückenlage haben fast alle Patienten Beschwerden beim Husten, Erbrechen, Schlucken (Trinken), Urinieren. Die Nahrung wird in der Regel zunächst eine flüssige sein. Wenn eine Schnabeltasse anstatt eines Glases gebraucht wird, so geht das Trinken leichter und unter Vermeidung jeder Beschmutzung von statten. Das Urinieren verursacht bisweilen solche Schwierigkeiten, daß man katheterisieren muß. Wann katheterisiert werden muß, bestimmt der Arzt. Die Schwester hat dann für Sublimatlösung zur Reinigung, sterile Katheter und eine Schale zum Auffangen des Harns zu sorgen. Oft wird die Schwester beauftragt, weibliche Patienten zu katheterisieren. Sie hat dann für peinlichste Säuberung ihrer Hände und der Geschlechtsteile der Kranken zu sorgen. Der Katheter darf nur unter Führung des Auges eingeführt werden. Näheres über den

Katheterismus hat die Schwester bei der allgemeinen Ausbildung gelernt. Beim Verabreichen von Klystieren (Ernährungs- oder Reinigungsklystieren) muß die Schwester sorgfältig darauf achten, daß der Verband nicht beschmutzt wird. Dasselbe ist der Fall bei Verbänden, welche um die Hüften angelegt werden, z. B. nach einer Bruchoperation, ganz besonders bei Kindern. Große Sorgfalt erfordern die Magen-, Gallen-, Darm-, Urinfisteln, weil deren Inhalt die Haut leicht angreift sowie Kleider und Verbandzeug beschmutzt. Die Laparotomierten werden in den ersten Tagen meist sehr durch die Trägheit ihres Darmes belästigt, bis die Blähungen abgehen. Man wird die Darmtätigkeit in vorteilhafter Weise anregen dadurch, daß man

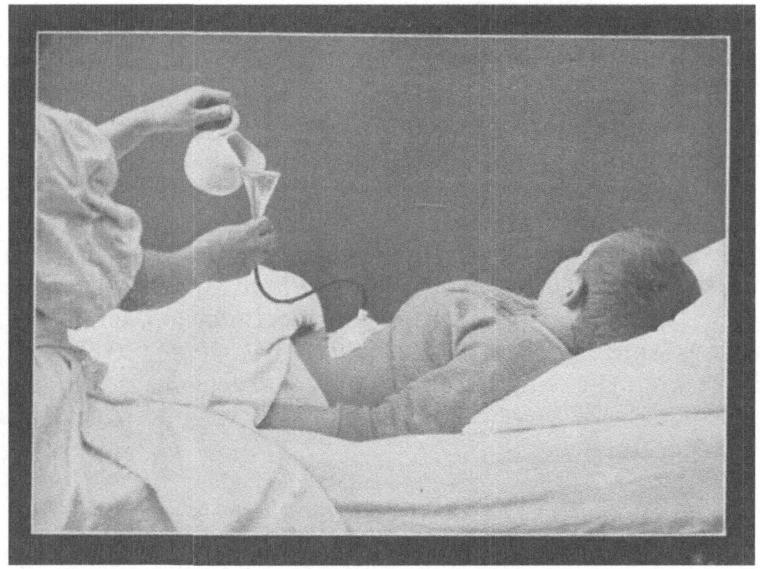

Fig. 304. Ernährung mittels einer Magenfistel.

heiße Breiumschläge auf den Leib macht, kleine Glyzerinklystiere und Einläufe mit purgierendem Tee gibt. Ein in den After eingeführter Darmschlauch erleichtert das Entweichen der Darmgase. Die heißen Umschläge dürfen die Haut nicht verbrennen, bei Benutzung eines elektrisch geheizten Wärmekissens sei man vorsichtig, daß nicht durch im Kissen entstehenden Kurzschluß das Bett in Brand gerate!

Erst auf Anordnung des Arztes dürfen Abführmittel verabfolgt werden, weil bei zu frühzeitiger Verordnung durch die zu heftige Bewegung der Därme eventuell wichtige Verklebungen dieser Organe zum Schaden des Kranken gelöst werden könnten.

Magenfisteln verursachen besondere Schwierigkeiten bei der Ernährung. In der Fistel befindet sich ein dünnes Röhrchen, durch welches der Patient seine flüssige Nahrung zu sich nimmt. Beim Verabreichen der Nahrung muß acht gegeben werden, daß Verband und Kleider nicht beschmutzt werden. Dies kann zu Wundinfektion Anlaß geben. Die Art der Nahrungsmittel bestimmt der Arzt.

Gallenfisteln beanspruchen namentlich anfangs eine große Menge von Verbandzeug, weil täglich ein Liter Galle und auch mehr abgesondert werden kann, und diese greift die Haut an. Häufiger Verbandwechsel und Einfetten der Haut mit Zinkpaste ist hier das beste Schutzmittel.

Darmfisteln (Kot- oder Stercoralfisteln, künstlicher After) verursachen den Patienten große Beschwerden. Diese Fisteln können dauernd eine große Menge je nach ihrer Lage mehr oder weniger flüssigen Darminhalt absondern, so daß kein Verband genügt. Oft ist es nötig, den Patienten mehrere Male hintereinander zu verbinden, die Kleider zu wechseln, ihn umzubetten. Wenn eine solche Fistel ausgespült werden soll, so ist es eine große Kunst, dies so zu machen, daß Bett und Kleider trocken bleiben. Mit Gummitüchern, Spülschalen und etwas Vorsicht kann man dies freilich erreichen. Schwieriger ist es, die Haut genügend gegen die ätzende Wirkung des Darminhaltes zu schützen. Mit Salbe und öfterem Verbandwechsel kommt man aber auch hier aus. Bleibt eine solche. Fistel bestehen, so werden die Kranken, mit besonderen Bandagen zur Auffangung des Kotes ausgerüstet entlassen und lernen es, sich selbst zu versorgen.

Urinfisteln nach Nieren- und Blasenoperationen machen noch größere Schwierigkeiten. Sie verursachen im großen und ganzen ähnliche Beschwerden wie die Darmfisteln, sie belästigen jedoch die Patienten außerdem noch durch den Geruch des sich zersetzenden Urins, welcher unter Umständen die benachbarten Hauptpartien zur Entzündung bringt. Man kann den Urin im Verbandzeug auffangen, wenn möglich läßt man ihn durch Drainagerohre und Katheter abfließen in mit Sublimatlösung gefüllte Gläser, welche am Erdboden neben der Lagerstätte aufgestellt sind. Außerdem ist eine große Anzahl von Vorrichtungen angegeben worden (Urinale), in denen sich Urin ansammeln kann, während die Patienten frei herumgehen.

Gliedmaßen.

Viele Patienten mit Armaffektionen können laufen und bedürfen keiner besonderen Pflege. Müssen sie liegen bleiben, so sind sie in der Regel zufrieden, wenn der Arm eine Stütze hat und nicht unnötig bewegt wird. Abgesehen von Unterstützung beim Essen und Umbetten haben diese Patienten weiter nicht viel Hilfe notwendig. Bei Beinverletzungen können die Patienten sehr hilfsbedürftig sein, wie es in dem Abschnitt über Lagerung und Festhalten der Patienten besprochen wurde.

Nach Vornahme einer Amputation versäume die Schwester nicht, auf dem Nachttisch des Kranken einen Gummischlauch zum Abbinden des Gliedes bereitzuhalten. Es könnte sich ein Unterbindungsfaden der großen Schlagadern lösen, so daß nur schleunigste Abbindung des Gliedes dem Kranken das Leben erhalten würde.

Sehr häufig wird der Arzt die Behandlung eines Gliedes, eines Gelenkes mit Heißluft verordnen, um eine stärkere arterielle Durchblutung des Körperteiles zu veranlassen. Die Schwester wird diese Behandlung meist im Krankensaale vorzunehmen haben. Viele Arten von Apparaten stehen zur Verfügung, die mit Elektrizität oder Spiritus geheizt werden (Gasheizung ist gänzlich zu verwerfen, weil sie Explosionen im Apparate bei ungeschickter Handhabung herbeiführen kann); Spiritusheizung ist die gebräuchlichste. Die

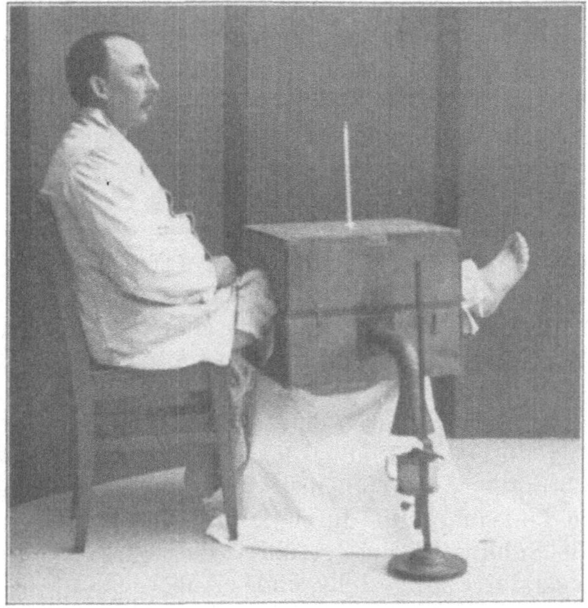

Fig. 305. Heißluftkasten für Kniegelenk nach Bier.

Schwester muß bei den hohen Temperaturen von 110—120° C, die erzielt werden sollen, genau acht geben, daß der Kranke nicht verbrannt wird. Eintritt- und Austrittstelle des Gliedes aus dem Kasten müssen sorgfältig mit feuerfester Watte abgedichtet werden. Die Schwester darf den im Apparate in seiner Bewegung behinderten Kranken wegen der Feuersgefahr keinen Augenblick verlassen.

Es läge nahe, bei dieser Gelegenheit die Massage zu besprechen. Dies würde aber den Rahmen dieses Lehrbuches überschreiten. Die Massage ist eine Kunst, die nur in praktischen Sonderkursen erlernt werden kann und sie soll auch nur ausgeübt werden von solchen Personen, die eine vollkommene Ausbildung darin erhalten haben. Nur die Ausführung der einfachen Streichmassage der Extremitäten, namentlich der Beine, wie wir sie bei bettlägerigen operierten Kranken zur Verhütung der Gefäßverstopfung (Thrombose) oben als dringend notwendig beschrieben haben, muß jede Pflegeschwester auszuführen in der Lage sein.

V. Ernährung.

Welchen Anforderungen die Nahrung entsprechen soll, welche Nahrung gesunde Menschen nötig haben, worin die Fieberdiät besteht, welche Nahrung bettlägerigen Patienten und solchen, welche innerlich erkrankt sind, verabreicht werden soll, dies alles wird als bekannt vorausgesetzt. In dieser Hinsicht unterscheidet sich der chirurgische Patient nicht von anderen Patienten, über deren Versorgung die Schwester in allgemeinen Pflegekursen unterrichtet wurde.

Viele chirurgische Patienten sind, was ihre Konstitution angeht, vollkommen gesund. Wenn sie herumgehen können, so kommen sie mit der Kost der Gesunden vollkommen aus. Wenn solche gesunde Personen zu Bett liegen, dann ist der Appetit in der Regel geringer. Es ist nicht vorteilhaft, ihnen zu viel Nahrung zu verabreichen. Da sie weniger Arbeit leisten als sie gewohnt sind, so haben sie auch weniger Nahrung nötig. Am besten vertragen sie das, was sie alltäglich essen und trinken, freilich in geringeren Quantitäten. Es ist nicht gut, ihnen eine Eßlust für Speisen, welche sie nicht kennen, beibringen zu wollen. Dies gilt für solche Patienten, welche viel Fleisch und wenig Pflanzenkost zu sich nehmen ebensogut wie für die, welche fast ausschließlich vegetarisch leben. Entziehe den ersteren nicht das Fleisch, dränge es den letzteren nicht auf! Ebenso verhält es sich mit den Getränken, vor allem den alkoholischen. Wenn ein Gewohnheitstrinker nicht täglich eine gewisse Menge Alkohol zu sich nimmt, so wird er sich unbehaglich fühlen, im schlimmsten Falle das Delirium tremens bekommen. Ein anderer jedoch, der Abstinenzler ist, wird es schlecht vertragen, wenn ihm Bier, Wein usw. in größeren Mengen verabreicht wird. Am besten ist es, wenn auf einer Krankenabteilung der Alkohol nur zu Heilungs-, nicht aber zu Genußzwecken verabfolgt wird. Als Regel soll die Schwester beherzigen, daß für einen bettlägerigen Kranken in erster Linie Mäßigkeit am Platze ist. Diätfehler rächen sich bei ihm eher als bei normalen Menschen.

Infektiös erkrankte Patienten haben in der Regel Fieber. Ihr Appetit ist im allgemeinen sehr gering. Sie sind stets durstig, weil sie viel schwitzen und außerdem in schweren Fällen in der Regel einen sehr trockenen Mund haben. Im Hinblick auf den starken Säfteverlust und auf den schwächenden Einfluß des Fiebers wird ihnen eine leicht verdauliche Nahrung und relativ viel Flüssigkeit verabreicht. Bisweilen ist der Appetitmangel und der Widerwille gegen Nahrung so groß, daß es schwierig ist, etwas anderes als Wasser, Limonade usw. den Kranken beizubringen. Flüssigkeitszufuhr ist für den fieberhaft Erkrankten das wichtigste; wofern er sie genügend hat, kann er tagelang ohne Speisen auskommen, die man ihm nicht wider Willen aufdrängen soll.

Ernährung vor und nach der Narkose.

Daß die meisten Patienten nur dann narkotisiert werden sollen, wenn sie einige Stunden vorher gehungert haben, wenn also ihr Magen- und Darmkanal möglichst entleert ist, wurde bereits erwähnt. Des weiteren wurde erwähnt, daß die meisten Patienten (mit Ausnahme von kleinen Kindern) nach der Narkose nicht imstande sind, Nahrung zu sich zu nehmen (Erbrechen von chloroform-, ätherhaltigem Magensaft usw.). In der Regel gibt man ihnen nach dem Erbrechen zunächst kalten Tee oder Zitronenlimonade (eventuell nur zum Mundspülen!), dann Milch, später Bouillon, welche nicht zu fetthaltig sein darf. Sehr schwache Personen bedürfen anregender Mittel. Wein ist hier am geeignetsten, Sekt und Mineralwasser sollen von der Kohlensäure befreit werden, die namentlich bei Bauchoperierten die Därme unangenehm aufbläht. Gelingt es aus bestimmten Gründen nicht, Nahrung einzuführen, oder erbricht der Kranke dieselbe, dann muß man sich zunächst mit Ernährungsklysmen oder subkutanen Einspritzungen begnügen. Für Ernährungsklysmen, welche nicht mehr als 200 ccm enthalten sollen, kommen in Frage: Wasser, Wein, Eier, Hygiama usw. mit etwas Salz und Opiumzusatz. Ein Reinigungsklysma muß vorausgehen. Subkutan eingespritzt wird in der Regel physiologische Kochsalzlösung, 0,5—1 l in einer Dosis, 2—3 mal täglich, auch Infusionen mit Zuckerlösung werden gelegentlich zu Ernährungszwecken vom Arzte verordnet.

Manche Chirurgen bevorzugen es, in gewissen Fällen die dem Körper notwendige Flüssigkeitsmenge nicht durch subkutane Infusion zuzuführen, sondern durch den sog. dauernden Tropfeneinlauf; man nutzt dabei die physiologische Funktion des Dickdarms aus, der dem Darminhalt die Flüssigkeit entzieht und ihn eindickt. Ein langes Darmrohr wird durch den After hoch eingeführt und mit einem Irrigator in Verbindung gebracht, dessen Abfluß so eingestellt ist, daß er seinen Inhalt tropfenweise entleert. Das Darmrohr bleibt stundenlang liegen.

In der Regel kann man am dritten Tage nach der Narkose mit fester Nahrung beginnen, es sei denn, daß dies ausdrücklich untersagt wird. Man gibt Zwieback, gewiegtes Fleisch, geröstetes Brot, Eier, breiige Gemüse (Spinat usw.), Suppe, leichte Mehlspeisen. Später Kartoffelbrei, weißes Fleisch (Geflügel, Kalbfleisch, Hammelfleisch) und Fisch (nicht zu fettreich), feines grünes Gemüse usw., und zwar wird diese Nahrung so lange verabreicht, bis der Patient die normale Kost wieder verträgt.

Nicht vergessen werden darf, daß die frisch operierten, bettlägerigen Patienten ihren Stuhlgang längere Zeit unterdrücken, ein Umstand, welcher von großer nachteiliger Wirkung auf Appetit und Allgemeinbefinden sein kann. In der Regel dauert es 3 bis 4 Tage, bis die Därme wieder in gewohnter Weise funktionieren. Meist ist es dann notwendig, mit Glyzerineinspritzungen, Öl-, Tee- oder Wassereinläufen oder mit irgendeinem Laxans (Bitterwasser, Pillen usw.) nachzuhelfen.

Ernährung nach verschiedenen Operationen.

Operationen am Kopf verursachen in der Regel Beschwerden beim Kauen und Schlucken, so daß hier kleine Mengen Nahrung verabreicht werden müssen. Kinder mit Hasenscharten sollen niemals sofort nach dem Eintritt ins Krankenhaus operiert werden. Sie müssen sich zunächst an die Milch des Krankenhauses gewöhnen. Erst dann darf operiert werden. Nach Ablauf der Operation darf das kleine Kind nicht hungern, es muß durch den Mund ernährt werden, es soll jedoch nicht saugen, weil sich sonst die Nähte lösen. Manche Schwestern sind recht geschickt in der Ernährung solcher Kinder, denen sie aus der Saugflasche durch Zusammendrücken des Gummistopfens die Milch in kleinen Mengen in die Mundhöhle spritzen. Von der Nahrungszufuhr nach anderen Mundoperationen war bereits die Rede.

Magen- und Darmoperierte beanspruchen, was die Ernährung angeht, recht große Sorgfalt. Es ist selbstverständlich, daß in den Fällen, wo eine Öffnung am Magen und an den Därmen gemacht und wieder genäht worden ist, nicht jede Nahrung verabreicht werden darf. Man gibt solchen Patienten in der Regel kleinere Nahrungsmengen und anfangs überhaupt keine feste Nahrung. Manche Patienten finden es grausam von seiten der Schwester, sie so hungern zu lassen. Strenge Beaufsichtigung ist hier oft am Platze, wenn man dafür Sorge tragen will, daß die Patienten sich nicht über verbotene Dinge hermachen. Den Patienten selbst soll man dies nicht verübeln, weil es sich hier oft um Menschen handelt, welche bereits vorher längere Zeit gehungert haben und hierdurch sowohl wie durch die Operation recht geschwächt worden sind. Daß die Patienten fürchten, noch länger hungern zu müssen, ist leicht verständlich. Nichtsdestoweniger ist gerade bei solchen Patienten große Vorsicht bei der Ernährung notwendig. Wieviel Nahrung und in welcher Form sie nach Magenoperationen verabreicht wird, das ist völlig Sache des behandelnden Arztes. Zumeist wird 1—2 Wochen hindurch ausschließlich flüssige Nahrung gegeben und zwar in kleinen Mengen, dafür aber um so häufiger. Kann der Magen nicht genügend vertragen, dann ist es immer noch möglich, hier mit Ernährungsklystieren und subkutanen Einspritzungen nachzuhelfen.

Bei Magenfisteln kann man nur flüssige Nahrung verabreichen. Das enge Röhrchen, welches durch die Fistel hindurch in den Magen führt, läßt keine andere Nahrung hindurch. Bei einiger Übung gelingt es in der Regel, die genügende Menge Nahrung durch das Röhrchen einzuführen, auf welches man zum Eingießen einen kleinen Glastrichter aufsetzt, nachdem der abschließende Stopfen entfernt worden war. Jede flüssige Nahrung kann verabreicht werden, jedoch in der ersten Zeit nur in Mengen von etwa 200 ccm etwa 6—8 mal täglich. Die Verstopfung des Röhrchens behebt man am besten, wenn man dasselbe mit einer Spritze unter leichtem, kurzem Druck durchspritzt. Es ist ratsam, dafür Sorge zu tragen, daß sich das Röhrchen nicht verstopft. Vor und nach der Nahrungsaufnahme muß das Röhrchen mit Wasser durchgespült werden: vor der Nahrungsaufnahme, damit eingedrungene Nahrung und Magensaft entfernt werden, nach der Nahrungsaufnahme, damit sich keine Reste der frisch eingeführten Nahrung festsetzen können. Milch muß zuvor gesiebt werden, damit sich keine Gerinnsel in ihr befinden. Fügt man zu der Milch etwas Kalkwasser hinzu (1 Eßlöffel = 15 g auf 200 ccm Flüssigkeit), so gerinnt sie nicht so leicht. Eier müssen gut gesiebt werden, ebenso Bouillon. Manche Patienten empfinden es angenehmer, etwas Nahrung in den Mund zu nehmen, z. B. kleine Stücke Fleisch; sie kauen diese und führen die so erhaltenen Säfte selbst in das Röhrchen ein.

Nach Darmoperationen in den tiefer gelegenen Abschnitten des Darms ist es erwünscht, daß wegen der hier geringen Dicke der Darmwandung der Darm während einiger Tage möglichst wenig feste Stoffe aufnimmt. In solchen Fällen gibt man natürlich möglichst wenig Nahrung und auch dann nur solche, welche vermutlich völlig verdaut wird. Bestimmte Vorschriften gibt es hier nicht. Alles hängt ab von dem Zustand des Patienten, von der Art der Operation und von der Ansicht des Arztes. In der Regel nimmt man an, daß eine Darmwunde (mit Darmnaht) in 9 Tagen ausheilt: vor Ablauf dieser Zeit soll die Darmwand als sehr geschwächt angesehen werden.

Operationen an dem Mastdarm. Es ist nach diesen Operationen oft notwendig, daß der Patient eine Woche hindurch und auch noch länger keinen Stuhlgang haben darf. Während dieser Zeit hat die Darmwand Gelegenheit zur Ausheilung, da der Heilungsprozeß nicht mehr durch den von harten Kotballen ausgehenden Reiz gestört wird. Auf der einen Seite Verabreichung von möglichst wenig Nahrung (nur flüssiger) und auf der anderen Seite Beruhigung der Därme durch Opium (15—20 Tropfen 3 mal täglich) führt hier in der Regel schnell zum Ziele. Wie nach dieser langen Zeit die Ernährung, der Stuhlgang usw. geregelt wird, das ist Sache des behandelnden Chirurgen. Es empfiehlt sich, vor Eintritt des ersten, etwas eingedickten Stuhlganges, die Darmwand durch einen kleinen Öleinlauf schlüpfrig zu machen. Sehr oft legt man einige Zeit vor Ausführung schwerer Mastdarmoperationen (z. B. wegen Karzinoms) einen künstlichen After (anus praeternaturalis) etwas höher, etwa in der Blinddarmgegend, an, der später wieder geschlossen wird. Für die Dauer seines Bestehens wird der Kot dem operierten Mastdarm dann gänzlich ferngehalten.

HAUPTABSCHNITT VI.

Aufgaben der Gemeindeschwester und der Privatpflegerin.

Diese unterscheiden sich kaum von den Aufgaben der Krankenhausschwester. Der einzige Unterschied besteht darin, daß diese Schwestern selbständiger auftreten und handeln müssen, daß ihnen weniger Hilfsmittel zur Verfügung stehen und daß sie oft zu improvisieren gezwungen sind.

Von der Gemeindeschwester wird oft verlangt, daß sie die meist mittellosen Patienten besucht und diese verbindet. Hilfsmittel wird sie in der Wohnung der Armen gar nicht oder nur in geringem Maße vorfinden.

Die meisten Schwestern besitzen eine Verbandtasche, welche folgendes enthalten soll:

1. Ein ledernes Etui, in welchem sich Schere, Pinzette, Epilierpinzette, Arterien-Klemme, Katheter, Thermometer, Salbenspatel sowie eine Büchse mit Sublimatpastillen befinden.
2. Sterile Gaze, Vioformgaze, Watte, Gaze- und Flanellbinden, Sicherheitsnadeln, Billrothbattist oder Guttaperchapapier, Pflaster usw.
3. Seife, Bürste, Nagelschere, Nagelreiniger, Alkohol.

In jeder Wohnung kann die Schwester kochendes Wasser und einige Schüsseln oder Teller bekommen. Dies genügt, wenn man eine Wunde vorschriftsmäßig verbinden will. Die vielleicht erforderliche Salbe und andere vom Arzt angeordnete Dinge müssen vom Patienten selbst besorgt werden. Selbst unter solchen Verhältnissen kann die Schwester ohne die Hilfsmittel der Krankenhäuser auskommen.

Erlauben es die Verhältnisse der Patienten einigermaßen, so kann man sich in der Privatwohnung wohl so ziemlich alles das besorgen lassen, was man nötig hat. Man kann das Bett so herrichten wie in einem Krankenhaus, man kann einen Teppich mit Wachstuch usw. schützen oder ihn wegnehmen lassen, man kann sich einen vollständigen Verbandzeugtisch einrichten usw.

Muß in einer Privatwohnung operiert werden und handelt es sich um solche Operationen, bei denen strenge Aseptik erforderlich ist, so können sich größere Schwierigkeiten ergeben. Gestattet die Operation einige Zeit zur Vorbereitung, so hat man Gelegenheit, das geeignetste Zimmer auszusuchen, verdunkelnde Gardinen für die „Operation bei Tageslicht" zu entfernen, für künstliche Beleuchtung (abends oder nachts) zu sorgen (Acetylen-Fahrrad-Laternen!), alle staubverursachenden Kleider und Möbel wegzuräumen und das ganze Zimmer einer gründlichen Reinigung zu unterziehen. Man improvisiert einen Operationstisch (großer Tisch, darauf eine Matratze, bedeckt mit einem Leintuch!), sorgt für kleine Tische oder Stühle, welche als Instrumenten- und Verbandzeugtische dienen sollen, sorgt für reine Waschschüsseln, für genügende Mengen abgekochten Wassers, für Schüsseln mit Alkohol und Sublimat. Sterile Tücher, Handtücher und Verbandzeug können bereitgestellt, ein geeigneter Kessel (Fischkessel, wenn vor-

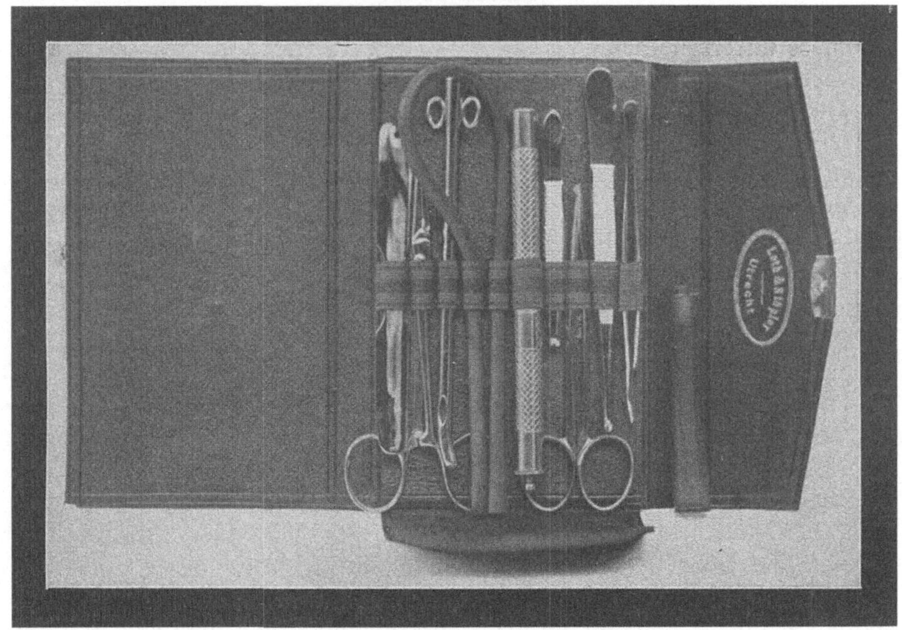

Fig. 306. Instrumententasche für Gemeindeschwestern.

handen!) zum Auskochen der Instrumente herausgesucht werden usw. Man kann es in der Regel so einrichten, daß alles das, was nötig ist, zur Hand ist. Nur das staubfreie Zimmer und die gute Beleuchtung werden in der Regel entbehrt werden müssen, wenn man auch den Boden, Tische und Stühle mit Sublimatlösung abwaschen und mit sauberen Tüchern bedecken kann.

Soll plötzlich operiert werden, dann wird die Aufgabe noch schwieriger. In solchen Fällen wird der Arzt steriles Verbandzeug, vielleicht auch sterile Instrumente mitbringen. Am meisten Schwierigkeiten macht dann die Wahl des Operationsraumes. Man wird es möglichst vermeiden, die verschiedenen Möbel und Gardinen zu verschieben oder zu entfernen. Dieses Hin- und Hertransportieren würde so viel Staub aufwirbeln, daß das Zimmer dann noch mehr Staub enthalten wird als zuvor. Auch in diesem Falle wird man für genügend reines und kochendes Wasser sowie für die nötigen Waschschüsseln und für zweckmäßige Beleuchtung sorgen. Die Hände desinfizieren kann man überall, ebenso Instrumente auskochen. Für steriles Verbandzeug hat der Arzt zu sorgen, eventuell muß Leinen ausgekocht und feucht benutzt werden.

In größeren Städten kommt es selten vor, daß in einer Privatwohnung Operationen ausgeführt werden, weil sich hier stets gut eingerichtete Krankenhäuser finden, in denen die Patienten operiert werden können. An kleinen Plätzen dagegen fehlt oft ein Krankenhaus, und wenn der Zustand oder die Abneigung der Patienten eine Überführung in eine größere Stadt nicht wünschenswert oder auch unmöglich machen, so wird es hier häufiger zu Operationen in Privatwohnungen kommen. Wenn auch die Operation in einem modernen gut geleiteten Krankenhause eine viel sicherere Aussicht für einen aseptischen Wundverlauf bildet als der stets mehr oder weniger improvisierte Eingriff in einer Privatwohnung, so unterliegt es doch keinem Zweifel, daß eine chirurgische Schwester, die sich ihrer verantwortungsvollen Aufgabe ganz bewußt ist, durch verständnisvolle Herrichtung im Notfalle jeden Wohnraum für einen aseptischen Eingriff vorbereiten kann, sobald sie nach dem Grundsatze handelt, der ihr ganzes Wirken jederzeit beeinflussen soll:

Alles das als chirurgisch unsauber zu betrachten, was sie nicht selbst sterilisiert hat oder was nicht unter ihren Augen gesäubert worden ist.

VERZEICHNIS DER ABBILDUNGEN.

1. Schnittwunde.
2. Verlauf der Hautfasern.
3. Stichwunde.
4. Schrotschuß(Röntgenphotographie).
5. Schußwunde.
6. Schuß durch das Schienbein.
7. Knochensplitterung durch Infanteriegewehrschuß (Röntgenbild).
8. Gewehrkugeln.
9. Dum-dum-Munition.
10. Dum-dum-Patrone und Fliegerpfeil.
11. Deformierte Kugeln.
12. Granatsplitter.
13. Rißwunde.
14. Abgerissene Arterie.
15. Bruch in der Gegend des Handgelenks.
16. Unterschenkelbruch.
17. Zusammengedrückter Knochen.
18. Verschiebung der Knochenbruchenden (Röntgenphotographie).
19. Flötenschnabelbruch.
20. Torsionsbruch.
21. Schädelbruch.
22. Wirbelbruch.
23. Luxation (Daumen).
24. Verbrennung (1. und 2. Grades).
25. Karbolgangrän.
26. Narben nach Verbrennung.
27. Beingeschwür.

28\. 29. Heilung per primam.

30. Narbe nach Heilung per primam.
31. Heilung per secundam.
32. Hauttransplantation.

33\. 34. Knochensequester.

35. Schiefgeheilter Oberschenkelbruch.
36. Geheilter Bruch im Durchschnitt.
37. Reposition im Schedetisch.
38. Difform geheilter Bruch (Röntgenbild).
39. Pseudarthrose (falsches Gelenk).
40. Heilung eines Knochenbruchs (Röntgenphotographie).
41. Knochenfistel.
42. Darmfistel.
43. Streptokokken.
44. Staphylokokken.
45. Diplokokken.
46. Milzbrandbazillen.
47. Fäulnisbakterien.
48. Typhusbazillen.
49. Tuberkelbazillen.
50. Tetanusbazillen.
51. Diphtheriebazillen.
52. Syphilisspirochäten.
53. Schimmelpilze.
54. Kleiderlaus.
55. Krätzmilbe.
56. Entzündung der Lymphbahnen.
57. Milzbrandpustel.
58. Gelenktuberkulose.
59. Knochentuberkulose.
60. Operationsanzug.
61. Operationsschleier.
62. Patient, vorbereitet zu einer Armoperation.
63. Patient, vorbereitet zu einer Bauchoperation.
64. Waschbecken.

65\. 66. Wegtragen von Waschschüsseln.

67. Bürste und Loofa zur Händereinigung.
68. Bürsten in Sublimatschüsseln.
69. Kurzer und langer Fingernagel.
70. Nagelschere und Nagelreiniger.
71. Nagelschere und- reiniger in geschlossenen Schalen.
72. Tretvorrichtung für Alkohol und Sublimat.
73. Sanduhren.

74. Handschuhe und Fingercondome.
75. 76. Haltung des Rasiermessers.
77. Sterilisator für Verbandzeug.
78. Großer Sterilisator für Verbandsstoffe.
79. Kleiner Sterilisator.
80. Verbandzeugbüchsen.
81. Ausglühen von Instrumenten.
82. Ausbrennen von Waschschüsseln.
83. Sterilisator für Instrumente.
84. Kleiner Instrumentensterilisator.
85. Sterilisatoreinsatz mit Instrumenten für kleine Operation.
86. Instrumente für Rippenresektion, auf einem sterilen Handtuch ausgebreitet.
87. Messer auf Bänkchen.
88. Instrumentenschrank.
89. Formalinglas für Zystokope.
90. Sterilisieren von Gummikathetern.
91. Sterilisieren von Seidenkathetern in Formalin.
92. Glaskästen für Nahtmaterial.
93. Sterilisierte Stovainkölbchen.
94. Kokaintabletten.
95. Gebrauch von Stovainkölbchen.
96. Schnellverband nach Utermöhlen.
97. Sonde nach Bellocq.
98. Sonde nach Bellocq in der Nase.
99. Lage des Gazetampons.
100. Komprimieren der Armarterie mit dem Daumen.
101. Komprimieren der Beinarterie.
102. Binden zur Abschnürung.
103. Arm, mit Binde abgeschnürt.
104. Arm, mit Gasschlauch abgeschnürt.
105. Arm, mit Taschentuch abgeschnürt.
106. Abschnüren der Schädelgefäße.
107. 108. Blutleermachen des Unterarms.
109. Unterbindung von Blutgefäßen (Schema).
110. Wunddrainage.
111. Kleine Badewanne für den Arm.
112. Sauggläser nach Bier.
113—115. Sauggläser nach Bier im Gebrauch.
116. Stauung nach Bier.
117. Hautnaht (Schema).
118. Wunddeckverband.
119. Wundschutzverband.
120. Schienen.
121. Schienenverband.
122. Kollodiumverband.
123. Suspensionsverband.
124. Offene Wundbehandlung.
125. Gipsverband.
126. Streckverband.
127. Salbenplatte mit Spatel.
128. Ölkappe.
129. Epilierpinzette.
130. Pulverzerstäuber.
131. 132. Operationssaal.
133. Vorraum zur Händedesinfektion.
134. Operationstisch.
135—141. Lage der Patienten auf dem Operationstisch.
142. 143. Beckenstützen.
144. Instrumententisch.
145. Waschbecken auf einem Stativ.
146. Irrigator auf einem Stativ.
147. Stühle.
148. Flaschengestell.
149. Verbandzeugeimer.
150. Verbandzeug- und Eiterbecken.
151. Kleiner Instrumentenschrank.
152. Sterilisator für Kochsalzlösung.
153. 154. Armhaltung bei der Narkose.
155. 156. Anziehen eines Operationsmantels.
157. Operationssaal in Benutzung.
158—166. Anreichen von Instrumenten.
167. Festhalten des Patienten unter dem sterilen Tuch.
168. Chloräthylspritzen.
169. Gebrauch von Chloräthyl.
170. Finger zur Lokalanästhesie abgeschnürt.
171. 171a. Rückenmarkanästhesie nach Bier.
172. Narkosemasken.
173. Tropffläschchen.
174. Roth-Dräger-Apparat.
175. Maske nach Sudeck.
176. Zungenzangen und Mundspekula.
177. Hilfsmittel bei der Narkose.
178. Haltung des Kopfes bei extremer Reklination.
179. 180. Haltung des Kopfes bei der Narkose.
181. Gebrauch der Zungenzange.
182. Kopfhalten bei Erbrechen.

183. Haltung der Hand bei Herzmassage.
184—189. Künstliche Atmung.
190. Solar.
191—193. Subkutane Injektion.
194. 195. Infusion.
196. Messer.
197. Scheren.
198. Scharfe Wundhaken.
199. Stumpfe Wundhaken.
200. Arterienklemmen.
201. Liese-Verschluß.
202. Pinzetten.
203. Endstück einer anatomischen Pinzette und einer Hakenpinzette.
204. Kornzangen.
205. Gewebsklemmen.
206. Sonden.
207. Troikarts.
208. Spritzen.
209. Aspirationsapparat nach Potain.
210. Wundnadeln.
211. Nadelöhren.
212. Einführen eines Fadens in die Nadel.
213. Einfädelpinzette.
214. Pinzette zur Hautvereinigung mit Klammern.
215. Nadelhalter.
216. Unterbindungsnadeln, Nadel und Nadelhalter in einem Instrument vereinigt.
217. Nagel und Steinmannscher Bügel.
218. Meißel, Hammer.
219. Osteoklast.
220. Sägen.
221. Bohrer.
222. Elektrischer Bohrer.
223. Knochenzangen.
224. Knochenscheren.
225. Scharfe Löffel.
226. Elevatorien, Raspatorien.
227. Thermokauter nach Paquelin.
228. Galvanische Schlinge.
229. Höllensteinstift.
230. Meßinstrumente.
231. Ohrenspiegel.
232. Augenspiegel.
233. Stirnlampe.
234. Spiegel.
235. Kehlkopfspiegel.
236. Zungenspatel.
237. Spiegel für Mastdarm und Blase.
238. Zahnzangen.
239. Tonsillotome, Polypenzangen.
240. Instrument zur Entfernung von Polypen.
241. Katheter, Steinsonden.
242. Sonden für Magen und Darm.
243. Murphyknöpfe.
244. Instrumente, welche nötig sind bei Abszeßöffnung mit Drainage.
245. — bei Abszeßpunktion.
246. — bei Hauttransplantation.
247. — bei Arm- oder Handverletzung.
248. — bei eingeklemmter Hernie.
249. — bei Amputation.
250. — bei Gelenkresektion.
251. — bei Ileus.
252. — bei Trepanation.
253—259. Transport von Kranken durch 1—3 Schwestern.
260. Das Gehen mit dem Tragstuhl.
261. Tragstuhl auf breiter Treppe.
262. Tragstuhl auf schmaler Treppe.
263. Fahrbahre.
264. Tragbahre.
265. Improvisierte Tragbahre.
266. Bettfahrer.
267. 268. Aufstellen eines Bettfahrers.
269. Kind im Beinstreckverband.
270. Gipsbett.
271. Streckverband.
272. Lagerung bei schmerzhaftem Kniegelenk.
273. Lagerung bei schmerzhaftem Ellenbogengelenk.
274. Hochgelagertes Bein.
275. Drahtgestell für das Bett.
276. Rückenlage nach Bauchoperation.
277. Sitzende Haltung im Bett.
278. Chirurgisches Bett.
279. Verbandwagen.
280. Verbandentfernung mittels Schere und Pinzette.
281. 282. Festhalten des Kopfes beim Verbinden.
283. Festhalten des Oberarmes beim Verbinden.
284. Halten des Armes beim Verbinden.
285. 286. Halten des Unterarmes durch eine oder zwei Schwestern.

287. Halten des Ellenbogengelenks.
288. Stützen des Körpers in der Lendengegend und an den Armen.
289. Aufheben des Oberkörpers mit einem Arm.
290. Umlegen des Patienten.
291. 292. Emporheben eines Patienten mit Bauchaffektion durch 2 Schwestern.
293. Umlegen bei Hüfterkrankung.
294. Gebrauch der Beckenstütze.
295. Halten beim Anlegen eines Streckverbandes, Gipsverbandes usw.
296. Intubationsapparat.
297. Festhalten des Kindes bei der Intubation.
298. Schema für Intubation.
299. Trachealkanüle.
300. Instrumente, welche bei der Tracheotomie gebraucht werden.
301. Kanüle in richtiger Lage.
302. Entfernung der Innenröhre der Kanüle.
303. Drainagerohr bei Rippenfellentzündung.
304. Ernährung bei Magenfistel.
305. Heißluftkasten.
306. Instrumententasche für Schwestern.